Lehrbuch der Zahntechnik

Band 2
Prothetik

von Studiendirektor Arnold Hohmann
Fachlehrer für Zahntechnik, Bielefeld

und Studiendirektor Werner Hielscher
Fachlehrer für Zahntechnik, Bielefeld

4., vollständig überarbeitete Auflage

Quintessenz Verlags-GmbH
Berlin, Chicago, London, Paris, Barcelona, Istanbul, São Paulo,
Tokio, New Delhi, Moskau, Prag und Warschau

Die Deutsche Bibliothek - CIP-Einheitsaufnahme

Hohmann, Arnold:
Lehrbuch der Zahntechnik/von Arnold Hohmann und Werner Hielscher.-
Berlin; Chicago; London; Paris; Barcelona; Istanbul;
São Paulo; Tokio; New Delhi; Moskau; Prag; Warschau:
Quintessenz-Verl.-GmbH.
 (Quintessenz-Bibliothek)

Bd. 2. Prothetik -
4., vollst. überarb. Aufl. - 2001
 ISBN 3-87652-123-8

Vierte, vollständig überarbeitete Auflage, 2001

Satz, Layout: Arnold Hohmann
Abbildungen, wenn nicht anders gekennzeichnet: Arnold Hohmann, Arnold Kai Hohmann, Werner Hielscher
Umschlaggestaltung: Arnold Kai Hohmann
Printed in Slovakia

ISBN 3-87652-123-8

Inhaltsverzeichnis

Vorwort zur 4. Auflage

Die Überarbeitung zur 4. Auflage betrifft die Aktualisierung, Ergänzung und Erweiterung der Inhalte und Abbildungen. An der grundsätzlichen Zielsetzung der Lehrbücher hat sich nichts geändert.

In den bisherigen Fachcurricula der Zahntechnik wurden Inhalte, Themen oder Lerngegenstände aus berufsspezifischen Objekten abgeleitet; berufliche Objekte standen synonym für zu erreichende berufliche Fertigkeiten; ein Bündel naturwissenschaftlicher und medizinischer Inhalte wurde relativ beziehungslos daneben gesetzt, von denen die Erfahrung zu lehren schien, sie seien zur Bewältigung beruflicher Aufgaben nützlich.

Alte Ausbildungspläne gliederten die Inhalte nach Fächern mit den traditionell wirksamen Systematiken und methodischen Strukturen ihrer jeweiligen wissenschaftlichen Vorbilder. Inhalte waren auf scheinbar schülergemäßes Niveau verkleinert, aber der Transfer für die berufliche Praxis blieb dem Lernenden überlassen.

Mit der Entwicklung des bundeseinheitlichen Rahmenlehrplans für den Ausbildungsberuf der Zahntechnik liegt heute ein eigenständiger Leitfaden vor, der Auskunft gibt, wie das Zahntechniker-Handwerk planvoll und rationell zu erlernen ist.

Der neue Rahmenplan bietet ein umfassendes und systematisches Begründungsmodells für die Ausbildung in der Zahntechnik. Er ist nach Lernfeldern gegliedert; das sind didaktisch begründete, problemorientierte Aufgabenkomplexe der Zahntechnik.

Aus diesen Lernfeldern lassen sich sowohl die gegenwärtig aktuellen Inhalte der Ausbildung und Prüfungen ableiten und begründen als auch die mittel- und langfristigen technologischen Entwicklungen in zukünftige Inhalts- und Themenbereiche einbinden.

Die thematische und inhaltliche Überarbeitung der Neuauflage der Lehrbücher konnte problemlos auf die Aufgabenkomplexe der Lernfelder bezogen werden, weil die Lehrbücher diese didaktische Grundstruktur immer schon besaßen. Hier werden die Problemstellungen der Zahntechnik aus der allgemeinen Spezifik medizintechnischer Dienstleistungen abgeleitet, um deutlich zu machen, in welchem Maße die Zahntechnik eingebettet ist in das gesamte medizinische Handlungsfeld. Mit den Lehrbüchern sollte immer schon eine Identifikation mit dem Gesundheitsberuf erzeugt und zur Verantwortungsübernahme für die Gesundheit sensibilisiert werden.

Die Lehrbücher beziehen die Lernfelder auf den medizintechnischen Kooperationsverbund zwischen Zahnmedizin und Zahntechnik, sie heben aus dem allgemeingültigen Problem das spezifisch Zahntechnische hervor und machen es zum Ausbildungsgegenstand. Objekte des zahntechnischen Leistungsspektrums werden als komplexe zahntechnische Kompetenzen dargestellt. Eine Vollgusskrone z. B. und deren Herstellungsprinzipien sind nicht Objekte des Lernens in Form additiver Anhäufung von Wissen, sondern der Komplex der Arbeitsorganistation, der Verfahrens- und Gerätetechnik und die Konsequenzen für das gesundheitsberufliche Handeln stehen im Vordergrund der Erarbeitung.

Dem Quintessenz-Verlag danken wir ein weiteres Mal für die vorzügliche Zusammenarbeit und die großzügige Ausstattung des Buches.

Im Jahr 2001

Arnold Hohmann/Werner Hielscher

Vorwort zur 1. Auflage

In dem zweiten Band des Lehrbuches der Zahntechnik folgen wir den gleichen Ansprüchen, die sich schon im ersten Band als richtig und notwendig herausgestellt haben: nämlich den Lernenden des Handwerks in die grundlegenden wissenschaftlichen Fakten einzuführen, die in fast allen Fachbüchern und zahntechnischen Fachzeitschriften vorausgesetzt werden. Es wird eine umfassende Darstellung der Zahntechnik geboten, womit das Lehrbuch auf schwierige Gebiete der Fachtheorie vorbereitet und ein Arbeiten mit der spezifischen Fachliteratur ermöglicht und anregt. Wie wird dieser Anspruch erfüllt?

Die pädagogische Konzeption, die sich in der Gliederung des Stoffes, der didaktischen Reduktion wissenschaftlicher Fakten und der methodischen Aufbereitung der Fachtheorie zeigt, stellt die Konzession an die Bedürfnisse des Berufsanfängers dar.

Die einfache, aber dennoch anspruchsvolle Sprache der Texte unterstützt das Erfassen auch komplizierter Zusammenhänge. Dazu bieten die komplexen Zeichnungen mit ihren erschöpfenden Abbildungslegenden die visuellen Zusammenfassungen, mit denen man „sich ein Bild machen" kann.

Der didaktische Wert von Zeichnungen wird dadurch betont, dass die wesentlichen sachlichen Fakten im Kontext so eindeutig und unstrittig dargestellt werden können, wie es mit Fotografien nicht möglich ist. Wir verzichten ausdrücklich auf Fotografien, weil die Aussagekraft solcher Abbilder beschränkt wird durch die von hoher Redundanz erzeugten ästhetischen Qualität. Zahntechnische Arbeitsgänge fotografisch zu belegen, die der Lernende ohnehin täglich vor Augen hat, scheint uns Selbstzweck, es sei denn, es handelt sich um Dokumentationen außergewöhnlicher Techniken.

Ein weiteres pädagogisches Mittel bieten wir dem Lernenden mit den graphisch gegliederten Zusammenfassungen am Ende eines jeden Lernabschnittes. Der Quintessenz-Verlag hat in dankenswerter Weise diese sehr einprägsamen, formalen Gliederungen des Stoffes unserem Wunsch entsprechend gestaltet, so dass nun die jahrelang erprobten Tafelanschriebe von überschaubaren Lerneinheiten vorliegen.

Die formalen Hilfen und Gliederungshinweise des Textes bieten zudem die Möglichkeit, bei der Erarbeitung den Stoff in kleine Schritte zu zerlegen. Die Zusammenfassungen wiederholen den Stoff und helfen, dass sich das Erlernte „setzen" kann. Bei späteren Wiederholungen sind die Zusammenfassungen und die Abbildungen mit den Legenden "die Schrittmacher" für rationelles Lernen.

Das Erlernen des Stoffes wird abgerundet durch die Fragen zur Erarbeitung am Schluss eines jeweils größeren Abschnittes. Damit wäre der methodische Rahmen dieses Buches umrissen; das didaktische Konzept, wie wir es auch im 6. Kapitel dieses Buches darstellen, geht jedoch noch weiter.

Die modernen komplexen Arbeitsabläufe in dem zahntechnischen Handwerk fordern eine zunehmende Spezialisierung auf einzelne Tätigkeitsbereiche mit dem Argument, Arbeitsabläufe effektiv halten zu müssen. Spezialisierung auf einen Aufgabenbereich bedeutet aber Einseitigkeit und Entfremdung. Der Zahntechniker, ohnehin von einer besonderen Art der Entfremdung in seiner Arbeit betroffen, weil er seine fertige Arbeit nur mittelbar als Endprodukt erleben kann, kompensiert diesen Entfremdungsprozess, indem er das, in dem einzelnen Arbeitsschritt herzustellende Produkt in schädlicher Manier stilisiert. Und dann wird Spezialisierung zum Mangel.

Dieser Mangel wird im dualen Ausbildungssystem dann noch verstärkt, wenn streng in theoretische und praktische Ausbildung geschieden wird. Außerdem scheint die Schule dieser Tendenz zur Spezialisierung anzuhängen, wo sie Fachtheorie nicht in ihrer Gesamtheit anbietet, sondern in den wissenschaftlichen Fakultäten wie Physik, Chemie und Biologie. Der Transfer in die berufliche Anwendung bleibt in der Regel dem Schüler überlassen. Dabei wäre die Schule die Institution in der dualen Ausbildung, die ganzheitlich lehren kann. Berufspädagogisches Tun muss zum Ziel haben, die Verbindung zwischen theoretischen Fakten und dem handwerklichen Handeln herzustellen; der Anspruch moderner Berufspädagogik wird in der ganzheitlichen Lehr- und Lernmethode verwirklicht. Die Fachtheorie der Zahntechnik in der Gesamtschau in einem Lehrbuch statt in der Addition von Detailproblemen aufzubereiten ist das pädagogische Prinzip an sich.

Bei der Zusammenstellung des Materials waren den beiden Autoren sowohl Privatpersonen als auch öffentliche Institutionen behilflich. Ihnen allen danken wir hiermit.

Diesen zweiten Band des Lehrbuches widmen wir dem Leiter unserer Schule, Herrn Oberstudiendirektor Heinz Volker, als Dank für sein wohlwollendes Verständnis und als Ausdruck unserer persönlichen Hochachtung.

Dem Quintessenz-Verlag danken wir für die vorzügliche Zusammenarbeit und die großzügige Ausstattung des Buches.

Im Jahr 1983

Arnold Hohmann/Werner Hielscher

Funktionsstörungen nach Zahnverlust

Das Kausystem ist eine Einheit funktionell orientierter Gewebsteile, das nur dann funktionsfähig ist, wenn alle Systemteile vorhanden sind und störungsfrei arbeiten. Ist die normale Funktion des Kausystems nicht mehr vorhanden, sei es durch den Verlust oder die krankhafte Veränderung eines dieser Systemteile, so spricht man von Funktionsstörung, Fehl- oder Dysfunktion. Im Zusammenhang mit der Lage und der Größe einer Zahnlücke oder verkürzten Zahnreihe sind neben den Auswirkungen auf die Kaufunktion, die Kaumuskulatur und die Kiefergelenke auch Veränderungen des Gesichtsausdrucks und bei der Lautbildung festzustellen. Vor allem aber wird der restliche Zahnbestand nachteilig beeinflusst.

Wird die **Zahnreihe unterbrochen**, so geht die Abstützungsfunktion der geschlossenen Zahnreihe über die approximalen Kontaktpunkte verloren und die Zähne wandern in die Zahnlücke.

Unter dem **Druck der Zahnwanderung** wird die knöcherne Alveolarwand abgebaut, die der Lücke zugewandt ist. Gleichzeitig resorbiert der Alveolarknochen in der Lücke. Die Folge ist die Bildung einer parodontalen Tasche im lückenbegrenzten Bereich. Außerdem lockert sich nun auch der approximale Kontakt zu den anderen Zähnen. Dadurch öffnen sich die Interdentalbereiche und sind nicht mehr geschützt gegen Speiseteile, die sich einpressen können. Dadurch kommt es zur Bildung von Approximalkaries und zu Entzündungen, die das marginale Parodontium schädigen.

Durch die **Kippung der Zähne** gehen die normalen Okklusionskontakte mit den Antagonisten verloren. Die Kaufläche neigt sich gegen das normale Okklusionsniveau, wodurch einige Okklusionspunkte über das Normalniveau wandern und andere unter das Normalmaß sinken. Die Antagonisten wachsen dann so weit aus ihrem Kiefer, bis sie wieder okklusalen Kontakt bekommen, und dadurch enstehen massive Okklusionsstörungen.

Die **Elongation** (Verlängerung) von Zähnen lässt sich auf das reaktive Gewebsverhalten des Zahnhalteapparates zurückführen: wird der Zahn nicht durch Kaukraft in die Alveole gepresst, so hebt der Blutgefäßdruck den Zahn aus der Alveole. Der sanfte, aber permanente Zug auf den Bandapparat wirkt als Stimulanz auf den Alveolarknochen, der dann in Richtung des Zuges wächst, bis der Zahn durch Antagonistenkontakt oder den Gegenkiefer gehalten wird.

Das **Herauswachsen eines Antagonisten** hat zweierlei Auswirkungen. In der Zahnreihe, aus der der Zahn herauswächst, kommt es zu einer Auflockerung der Zahnreihe mit all ihren Folgen, wie der Verlust der sagittalen Abstützung, Öffnung der Interdentalräume, Approximalkaries und Schädigung des marginalen Parodontiums. Außerdem entsteht durch die Elongation eine Okklusionsstörung, der herausgewachsene Zahn wird zum Gleithindernis. Aus der zentrischen Okklusion ist kein gleichmäßiges okklusales Gleiten mehr möglich.

Mit der **Vergrößerung der Zahnlücken** werden die Belastungen für die Restzähne größer und die Parodontalschäden deutlicher, der Verfall des Gebisses schreitet immer schneller voran.

Okklusionstörungen im Lückengebiss entstehen durch Unterbrechung des kontinuierlichen Kaufeldes, bei dem sagittale oder okklusale Stützkontakte verloren gegangen sind. Dadurch treffen zentrische Stopps nicht mehr gleichzeitig in ihre Kontaktareale; einige haben vorzeitigen Kontakt, andere später. Es kommt zu einer ungleichmäßigen Kraftverteilung im Kaufeld, einige Zähne werden überlastet, andere unterfordert. Weil die sagittale Abstützung fehlt, kommt es zu Zahnkippungen und Wanderungen, wodurch die gekippten und gewanderten Zähne exzentrisch und damit unphysiologisch belastet werden.

Bei allen **Seitwärts- oder Vorschubbewegungen** gleiten alle Unterkieferzähne durch die Gelenk-, Muskel- und Zahnführung auf den posterioren Schrägflächen ihrer oberen Antagonisten nach vorn unten. Wenn durch die Zahnkippungen die Höckerbahnen nicht mehr in der passenden räumlichen Neigung angeordnet sind, verlieren die zentrischen Stopps ihren Antagonistenkontakt.

Die **Gelenk- und Muskelführung** wird also auch fehlbelastet, es kann zu Gelenk- und Muskelerkrankungen kommen. Bei den Gelenkschäden zeigen sich häufig Diskusverlagerungen mit akutem Gelenkknacken, wenn der Diskus aus der Normalposition über den Rand der Gelenkgrube springt. Dabei kommt es zu unterschiedlich starken Belastungsschmerzen.

Myopathien sind Erkrankungen des neuromuskulären Systems, die sich zunächst in Verspannungen, Verhärtungen und später in Störungen des Stoffwechselabbaus und den damit verbundenen Muskelschmerzen zeigen.

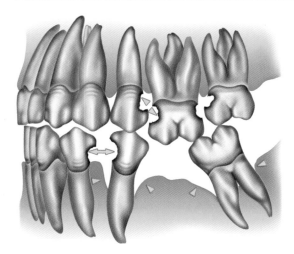

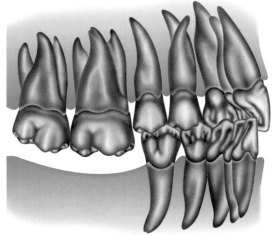

Abb. 1 Fehlt in einer Zahnreihe ein Zahn, neigen sich die noch erhaltenen Zähne in die entstandene Lücke. Dadurch geht die Abstützungsfunktion verloren, die Interdentalpapillen sind nicht mehr geschützt, es entsteht in den Approximalbereichen Karies. Im lückenbegrenzenden Bereich kommt es zudem zur Taschenbildung am marginalen Parodontium. Außerdem wächst der Antagonist in die Lücke, wodurch sich die Zahnreihe des Gegenkiefers ebenfalls auflockert, die Abstützung verlorengeht und Approximalkaries entsteht.

Abb. 2 Fehlen die Antagonisten, so wachsen die Zähne so weit heraus, bis sie durch den Gegenkiefer aufgehalten werden. Dieses Herauswachsen erscheint wie eine Verlängerung des Zahnes und wird als Elongation (Verlängerung) bezeichnet. Durch die Elongation liegen die Zahnhalsbereiche frei, so dass Zahnhalskaries entstehen kann. Die prothetische Versorgung wird unter solchen Bedingungen schwierig.

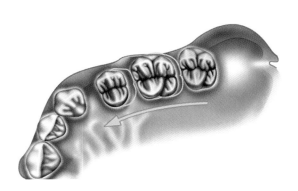

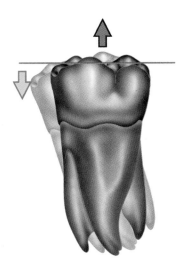

Abb. 3 Die beginnende Zerstörung des Lückengebisses ist zu erkennen durch die Zahnwanderung der Seitenzähne, wodurch es zum Verlust der interdentalen Abstützung kommt. Mit der Zahnwanderung sind immer Zahnkippungen und damit eine Veränderung der Okklusionsverhältnisse verbunden.

Abb. 4 Durch die Zahnkippung wandern die distalen Okklusionspunkte über die Okklusionslinie, und die mesialen Punkte darunter. Dadurch verändern sich auch die Belastungsverhältnisse für den betreffenden Zahn. Es kommt innerhalb der Zahnreihe zu Gleitstörungen bei Unterkieferbewegungen.

Funtionsstörungen und Restgebissbelastung

Fehlbelastungen der Kiefergelenke und der Kaumuskulatur zeigen sich, wenn die Stützfunktion der Seitenzähne verlorengegangen ist und der Gelenkkopf durch die Kaumuskulatur in die Gelenkpfanne gepresst wird. Mit den Fehlbelastungen der Kaumuskulatur kommt es zu Bisslagenverschiebungen, bei denen sich der Unterkiefer nach vorn verlagert, was die Veränderungen im Kiefergelenk beschleunigt.

Die **Bisslagenverschiebung** beeinflusst das Restgebiss. Entweder werden die verbliebenen Frontzähne durch den Okklusionsdruck nach labial verlagert oder es entsteht eine Kopfbisssituation mit einer starken Abrasion der Schneiden. Es kommt zu starken Zahnlockerungen bis zum völligen Verfall des Gebisses.

Die **fortschreitende Zerstörung** des Lückengebisses mag sich über lange Zeiträume verzögern. So kann bei normaler Belastung und bei widerstandsfähigem Parodontium ein Gebiss selbst den Verlust mehrerer Molaren kompensieren. Aber in den meisten Fällen treten die beschriebenen Symptome innerhalb weniger Jahre auf und führen schnell zum Verlust aller Zähne, wenn nicht durch prothetische Versorgung dem Verfall Einhalt geboten wird.

Bei **völliger Zahnlosigkeit** sind die Veränderungen am markantesten. Durch den Zahnverlust fallen die zahntragenden Kieferknochen zusammen, die Abstützung der Lippen geht verloren, es kommt zu einer Bisssenkung, wodurch der Unterkiefer zwangsläufig vorgeschoben wird. Dies alles bewirkt ein Einfallen der Lippen, das Lippenrot verschwindet, der Mund wird schmal und die untere Gesichtspartie wirkt verkürzt. Es entsteht ein greisenhafter Gesichtsausdruck mit verstärkter Faltenbildung um die Mundpartie. Es kommt zur allgemeinen Erschlaffung der Kaumuskulatur und der perioralen Muskulatur, da diese Gewebsanteile durch eine normale Kaufunktion nicht mehr belastet werden. Auch jene Knochenbereiche resorbieren, an denen die Kaumuskulatur ansetzt, wodurch der Eindruck der Alterung des Gesichtes noch mehr verstärkt wird.

Eine **gestörte Kaufunktion** hat Einfluss auf den gesamten Verdauungsprozess. Eine mangelhafte Zerkleinerung der Nahrung und damit verbunden eine ungenügende Einspeichelung und Vorverdauung verlängert zunächst die Verweildauer der Nahrung im Magen, die Magenwandmuskulatur erschlafft und es kommt zu Erkrankungen des Darmtraktes durch abnorme Fäulnis- und Gärungsprozesse.

Die Kenntnis von den funktionsbeeinträchtigenden Folgen von Zahnverlust legt nahe, dass prothetischer Ersatz für fehlende Zähne unabdingbar ist. Der prothetische Ersatz muss dabei entweder auf noch vorhandenen Restzähne, die durch die Gebissschädigung geschwächt sind, verankert, oder auf der Schleimhaut, die für die Kaukraftaufnahme nicht geeignet ist, aufgelagert werden.

Zahnhalteapparate sind wesentlich besser für die Kaukraftaufnahme geeignet als der Schleimhaut-Knochenuntergrund für die Prothesenbasis. Das parodontale Feingewebe hat sich für die Kraftaufnahme differenziert; die Sharpeyschen Fasern wandeln Druck in Zug um, was die alveoläre Kortikalis stabilisiert, die dann die Kraft gut ableiten kann. Bekanntlich wächst der Knochen in Richtung des Zugs und wird unter Druck abgebaut; ein funktioneller Zusammenhang, der bei orthopädischen Zahnbewegungen ausgenutzt wird.

Der **Schleimhaut-Knochenuntergrund** kann mäßige Kaulast durch Flüssikeitsverschiebungen im Weichgewebe aufnehmen. Die Schleimhaut leitet die Kaulast auf den Knochen weiter, für den eine mäßige Kaulast günstig ist, weil hier das Periost durch die Faserverankerung der befestigten Schleimhaut stimuliert wird. Bei völliger Inaktivität atrophiert der Knochen. Jedoch auch bei den, für das Parodontium normalen Kaukräften wird der Knochen dermaßen auf Druck belastet, dass er resorbiert, was durch permanente Unterfütterungen korrigiert werden muss.

Ist die **Restzahnbelastung** durch prothetischen Ersatz stärker als normal, zeigt sich eine deutliche Zunahme der Sharpeyschen Faserbündel und damit eine höhere Belastbarkeit des Parodontiums. Wichtig ist dabei, dass die höhere Belastung das Parodontium zentrisch trifft und den Zahn nicht kippt, wodurch der Faserapparat unphysiologisch belastet wird.

Im **vollbezahnten Gebiss** erfolgt eine Kompensation der Zahnkippung durch die sagittale Abstützung der Approximalkontakte, die Gewebskopplung, die antagonistische Doppelverzahnung und den neuromuskulären Reflexbogen. Im Lückengebiss gehen sagittale Abstützung, Gewebskopplung und Antagonistenkontakte weitgehend verloren, nur der Reflexbogen bleibt. Der wirkt aber nur bei Überlastung und nicht bei unterschwelligen, permanenten Lasten. Daraus lassen sich bestimmte Forderungen an den Zahnersatz ableiten und begründen.

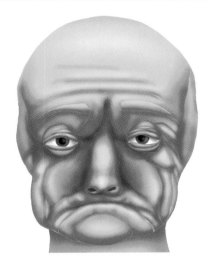 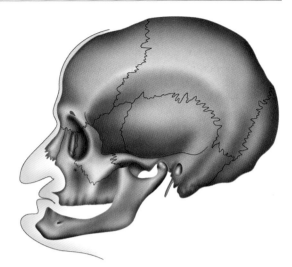

Abb. 5 Bei einem zahnlosen Greisengesicht wird die extreme Faltenbildung um den eingefallenen Mund deutlich, die Nase scheint sich zu verlängern, die seitlichen Schädelgruben sind ebenfalls eingefallen und die erschlaffte Wangenmuskulatur lässt die Wangen herabhängen. Die Gesichtsproportionen sind verschoben.

Abb. 6 Bei völliger Zahnlosigkeit sind die Veränderungen des Kausystems und des Gesichtes am markantesten: Die Kieferkämme und Knochengewebe für die Muskelansätze resorbieren, der Unterkiefer nähert sich dem Oberkiefer, die Lippenabstützung geht verloren, das Lippenrot verschwindet, es entsteht das typische Greisengesicht.

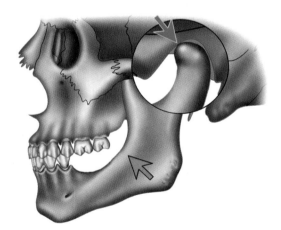 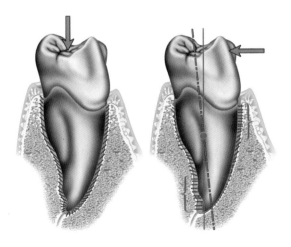

Abb. 7 Im vollbezahnten Gebiss befindet sich im Zustand der zentrischen Okklusion der Kondylus in einer neutralen Lage in der Gelenkgrube. Wenn durch eine Zahnreihenverkürzung die Stützfunktion der Reihen verlorengegangen ist, kommt es zwangsläufig zu einer Fehlbelastung der Kiefergelenke. Durch die Aktivität der Kaumuskulatur wird der Gelenkkopf in die Gelenkpfanne gepresst. Das führt zu traumatischen Veränderungen der Kiefergelenke.

Abb. 8 - 9 Trifft eine Kraft den Zahn zentrisch, wird das gesamte Parodontium physiologisch auf Zug belastet. Bei transversaler Belastung und Zahnkippung steht nur ein Drittel der parodontalen Faserfläche physiologisch unter Zugbelastung (grüne Klammer), ein Drittel bleibt neutral und unbelastet, und ein Drittel wird unphysiologisch gestaucht.

Funktion zahnmedizinischer Prothesen

Als **Prothesen** werden alle mechanischen Vorrichtungen bezeichnet, die dem Funktionsersatz oder kosmetischen Ersatz verlorener anatomischer Gewebe dienen. Danach ist jeder Zahnersatz eine Prothese, auch eine Krone oder eine Brücke. Der Begriff partielle Prothese stellt eigentlich eine Tautologie dar, weil eine Prothese grundsätzlich ein partieller (teilweiser) Ersatz ist. Eine zweckmäßige Unterscheidung bietet die folgende Gruppeneinteilung von Zahnersatz, wobei diese Benennungen die konstruktiven Merkmale des speziellen Ersatzes betonen:

- **Ersatzkronen** ersetzen Zahnhartsubstanz in den verschiedensten, festsitzenden Ausführungen; im weitesten Sinn fällt hierunter auch die Füllungstherapie.
- **Brückenersatz** ersetzt Zähne, Zahnhartsubstanz und Kieferanteile; dieser festsitzende prothetische Ersatz wird entsprechend dem üblichen Brückenbegriff fest zwischen Pfeilern aufgespannt.
- **Partielle Prothese** ist herausnehmbarer Zahnersatz, mit dem einzelne Zähne und Kieferanteile im Lückengebiss ersetzt werden.
- **Totale Prothese** ist eine herausnehmbare Vollprothese, mit der alle Zähne und fehlende Kieferanteile ersetzt werden.

Nach der **Tragdauer** einer Prothese wird zwischen Übergangs- oder Sofortprothesen und definitiven Prothesen unterschieden. Die Begriffe Immediatprothese und Interimsprothese bezeichnen die Sofortprothesen für eine spezielle Indikation.

Eine **Immediatprothese** (immediatus = unmittelbar) oder Sofortprothese wird nach einem Modell gefertigt, welches vor der Extraktion der zu ersetzenden Zähne hergestellt wurde. Die Zähne werden auf dem Modell radiert und durch eine Prothesenkonstruktion ersetzt. Unmittelbar nach der Extraktion der Zähne wird diese Sofortprothese eingesetzt.

Die **Interimsprothese** (interim = inzwischen) ist ein provisorischer, herausnehmbarer Zahnersatz, der unmittelbar nach Zahnextraktion als Wundverschluss hergestellt und eingesetzt wird, um die Zeit bis zur Eingliederung des definitiven Zahnersatzes zu überbrücken. Nach der Extraktion erfolgen Abformung, Modellherstellung und die Anfertigung der Prothese, die die gleichen konstruktiven Merkmale und Aufgaben besitzt wie eine Immediatprothese.

Sofortprothesen bietet einen guten Wundverschluss und eine bessere Anpassung des Kieferkammgewebes an die Belastung, wobei beobachtet wird, dass die Schrumpfung der Kieferkammteile geringer bleibt als in Fällen ohne Versorgung mit Immediatprothesen. Sie bieten ästhetischen Ersatz bis zum Einsetzen des definitiven Zahnersatzes, sie erhalten die Bisshöhe, ermöglichen natürliche Kaubewegungen und verhindern als Platzhalter ein Verlagern von lückenbegrenzenden Zähnen. Einen weiteren Vorteil bieten diese Immediate bei der Kieferrelationsbestimmung für den endgültigen Ersatz, vor allem bei totalen Prothesen. Außerdem bleibt für den Patienten die Sprachfunktion erhalten.

Definitive Prothesen stellen den Zahnersatz für einen längeren Zeitraum dar.

Das **Ziel prothetischer Versorgung** ist es, verlorengegangenes Gewebe zu ersetzen und alle Funktionsstörungen, die durch Zahnverlust eintreten, zu vermeiden oder wenigstens zu vermindern. Es lassen sich somit die speziellen Aufgaben des Zahnersatzes ableiten:

- **Biomechanische Funktion** betrifft die Wiederherstellung der geschlossenen Zahnreihe durch den Ersatz fehlender Gewebsteile. Dadurch soll die Stützfunktion innerhalb der Zahnreihe gesichert, die normale Okklusionssituation erzeugt und vorhandenes Gewebe physiologisch belastet werden.
- **Therapeutische Funktion** umfasst das Abstoppen des begonnenen Gebissverfalls. Damit verbunden ist auch die Verzögerung oder Verhinderung der Veränderungen anderer Gewebsteile des Kausystems durch korrekte Prothesenkonstruktionen.
- **Prophylaktische Funktion** bedeutet, Folgeschäden durch den prothetischen Ersatz zu unterbinden und zukünftigen, krankhaften Veränderungen vorzubeugen.
- **Regulative Funktion** betrifft prothetische Maßnahmen, mit denen die Funktion eines Kausystems verbessert oder erst hergestellt wird. Dazu gehören ästhetische Aspekte und eine ungestörte Phonetik.

Alle **Konstruktionsgrundsätze** und die Kriterien der Funktionsprüfung sind aus dieser allgemeinen Aufgabenbeschreibung abzuleiten. Bei der weiteren Beschreibung speziellen Zahnersatzes werden nicht nur die konstruktiven Maßnahmen erläutert, sondern auch die funktionellen Bezüge des Zahnersatzes mit einbezogen. Mögliche, daraus entstehende Fehler werden einzeln exakt untersucht.

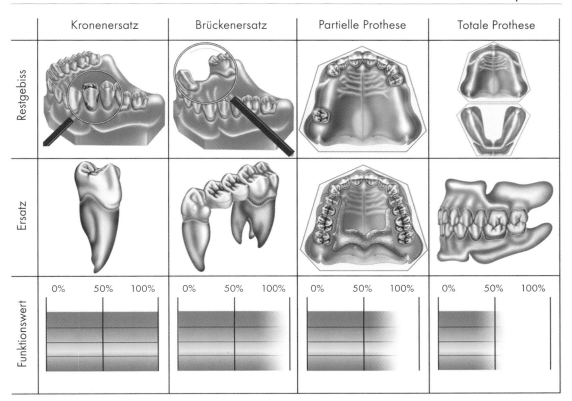

	Kronenersatz	Brückenersatz	Partielle Prothese	Totale Prothese

Abb. 10 Mit der Gruppeneinteilung von Zahnersatz lässt sich das Maß des möglichen Funktionswertes verbinden, der von dem Zahnersatz im Idealfall erreicht werden kann. Mit zahnmedizinisch-technischen Mitteln lässt sich in der Einzelzahnrehabilitation ein Funktionswert von 100% erreichen, während in der Totalprothetik mit starken Einbußen der Kaufunktion zu rechnen ist.

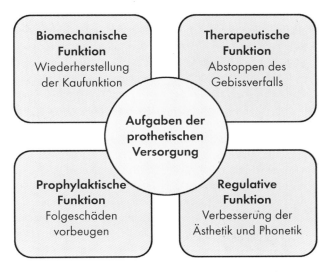

Abb. 11 Die Aufgaben der prothetischen Versorgung lassen sich didaktisch in vier Funktionsbereichen aufschlüsseln. Kein Bereich besitzt besondere Priorität, sondern alle müssen gleichermaßen erfüllt werden.

17

Schienungstherapie bei Myoarthropathien

Die **fortschreitende Zerstörung** des Kausystems vollzieht sich als Veränderung der Form und führt zu Funktionsstörungen der Muskulatur, Kiefergelenke und der Parodontalgewebe. Es verändern sich die Vertikalabstände und Horizontalbeziehungen der Kiefer. Das Kausystem passt sich an die durch Zahn- oder Kauflächenverlust geänderte Funktion an. Dabei führen Okklusionsstörungen meist zur Hyperaktivität der Kaumuskulatur, wodurch das normale neuromuskuläre Programm gestört wird. Es kommt zu neuromuskulären Koordinationsstörungen mit Ausweich- bzw. Anpassungsprogrammen; es entstehen Muskelerkrankungen, sog. Myopathien, die auch die Gelenkgewebe krankhaft verändern.

Myoarthropathien des Kausystems wie Bruxismus oder Muskelschmerzen sind Muskel- und Gelenkerkrankungen, die häufig durch Okklusionshindernisse ausgelöst werden.

Eine **definitive prothetische Versorgung** kann zum Behandlungsmisserfolg werden, wenn die Gewebsteile keine Zeit bekommen, sich auf die neu rekonstruierte Okklussionssituation einzustellen. Durch eine präprothetische Schienentherapie sollen über einen definierten Zeitraum diese neuromuskulären Koordinationsstörungen beseitigt und eine funktionelle Anpassung vorgenommen werden. Dabei sollen die Schmerzsymptome gelindert und die eingeschränkte Unterkieferfunktion verbessert werden.

Ziel der Schienentherapie ist, die statischen und dynamischen Okklusionsverhältnisse zu verändern, um die Zähne vor fortschreitender Attrition zu schützen. Daneben soll die Kondylus-Diskus-Fossa-Relation verändert und okklusal angreifende Kräfte gleichmäßiger verteilt werden. Es treten neurophysiologische Effekte auf, die die erhöhten Muskelaktivitäten reduzieren.

Eine **Schiene** soll die krankhaften Reflexbögen unterbrechen, indem durch plane Schienenflächen die okklusalen Störgrößen im neuromuskulären Regelkreis des Kausystems ausgeschaltet werden. Das Herstellen des früheren Vertikalabstands schaltet Gleithindernisse aus und führt die Muskulatur zum normalen Funktionsablauf. Wenn die okklusalen Zwangsführungen beseitigt sind, sinkt die muskuläre Hyperaktivität, die Gelenke werden entlastet und die Schmerzsymptome der Myoarthropathie verschwinden. Ziel ist daher, die normale Bisslage wieder herzustellen, die für die definitive Restauration gelten soll.

Aufbissschienen sind intraorale Schienen aus Kunststoff für die Therapie der Myoarthropathien. Damit keine Okklusionsveränderungen durch Elongationen entstehen, überdeckt die Schiene die Zähne und stützt sie antagonistisch ab. Diese abnehmbaren Schienen sind einfach herzustellen und problemlos in der Handhabung. Sie sind ästhetisch nachteilig, behindern beim Sprechen und begünstigen die Plaqueakkumulation, Karies und Gingivitis. Bezogen auf das Therapieziel unterschiedet man folgende Aufbissschienen:

Entzahnungs-Deokklusionsschienen sind Geräte mit planer Oberfläche für unbehinderte Entlastungsbewegungen zur Behandlung einer traumatischen Okklusion mit exzentrischen Fehlkontakten durch Zahnkippungen, Zahnwanderungen und Unterkieferverlagerung. Durch die Entschlüsseln der Fehlverzahnung kann die zentrale Relation der Kondylen wieder eingenommen werden; was mit Rückführungs-Retrusionsschienen erfolgt.

Mit **Bisshebungs- Vertikalisierungsschienen** kann ein abgesunkener Vertikalabstand behoben werden, der durch Seitenzahnverlust oder generalisierte Abrasion entstanden ist. Durch die Wiederherstellung der Bisslage erhält die Kaumuskulatur ihrer normale Wirkungslänge wieder zurück.

Entlastungs-Kiefergelenkschiene dient der Dekompression der Gelenke, während die **Entspannungs-Myorelaxationsschiene** bei muskulären Fehlfunktionen, Hypotrophien und funktionellen Atrophien bei einzelnen Muskelabschnitten angewendet wird. Dazu wird eine schmerzfreie Unterkieferposition gesucht, die als therapeutisches Zwischenstadium dient.

Fixierungs-Zentrikschienen erhalten eine festgelegte Interkuspidation und werden vor Beginn einer definitiven Restauration einige Monate getragen, um eine interferenzfreie Okklusion festzulegen.

Der **Kaumuskelsynchronisator** wird zu Anpassungen des neuromuskulären Bewegungsablaufs überwiegend im Unterkiefer als Okkusionsschiene mit dominanter Front- und Eckzahnführung eingesetzt.

Aufbissplatten dienen der orthopädischen Rückführung von Frontzähnen. Es sind meist mit einfachen Klammern an den oberen Molaren befestigte Gaumenplatten mit Frontzahnaufbissplattform und Labialbügel (z. B. Hawley-Platte).

Die **Shore-Platte** dient als Kaupfadplatte der Behandlung muskulärer Fehlfunktionen im vollbezahnten Gebiss. Auf die tiefgezogene Schiene wird in plastisches Autopolymerisat der Kaupfad einformt.

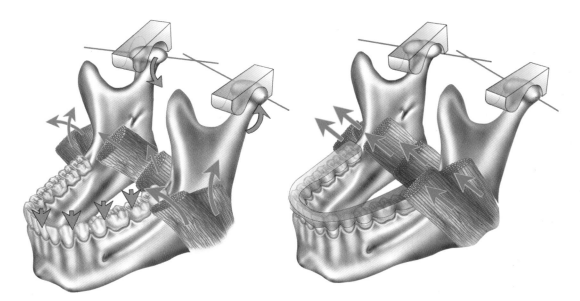

Abb. 12 Bei einer Muskel-Inkordination kommt es zu Fehlbelastungen der Gelenke und zu einer traumatischen Okklusion. Mit der Schienungstherapie kann hier eingegriffen werden.

Abb. 13 Das Ziel der Schienungstherapie ist die Wiederherstellung der Biostatik, bei der durch eine ausgeglichene Muskelfunktion die Gelenke entlastet werden.

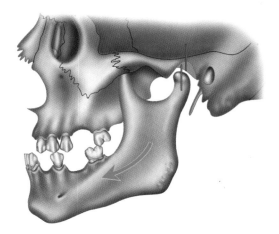

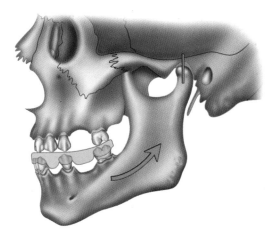

Abb. 14 Eine Folge der Gebisszerstörung ist die Verlagerung der Unterkieferposition mit okklusaler Zwangsverzahnung; die physiologischen Kontaktmuster sind verloren gegangen und es entstehen exzentrische Fehlkontakte mit Zahnkippungen. Die zentrale Position der Kondylen in der Gelenkgrube ist verschoben.

Abb. 15 Durch eine Aufbissschiene wird die Fehlverzahnung aufgehoben und es kann eine Entspannung eintreten und unbehinderte Entlastungsbewegungen ausgeführt werden. Die Aufbissschiene hat zunächst eine plane Oberfläche ohne Bisslagefixierung; die neue Unterkieferrelation wird in einem weiteren Therapieschritt festgelegt.

Zentrische Okklusionsschienen

Zentrische Okklusionsschienen werden im Ober- oder im Unterkiefer eingegliedert. Die Bisshöhe liegt innerhalb des Ruheschwebeabstandes, die horizontale Relation wird in Form okklusaler Mulden für die aktiven Höckerspitzen eingeschliffen. Das Einschleifen muss permanent an die sich ändernde Kieferrelation angepasst werden.

Die **Stabilisierungsschiene** (Michigan-Schiene, Relaxierungsschiene) gilt als Standardgerät der Okklusionsschienen und wird sowohl bei schmerzender, verspannter Muskulatur und Bruxismus als auch bei Kiefergelenkarthrosen zur Entlastung der Gelenkstrukturen angewendet. Sie werden hauptsächlich nachts getragen und bei eingetretener Beschwerdebesserung schleichend abgesetzt. Bei Nichtbenutzung wird die Schiene in Wasser gelagert.

Diese **zentrische Schiene** wird aus hartem Kunststoff für den Oberkiefer angefertigt, wobei alle Zähne überdeckt und die Okklusalflächen plan gehalten werden. Der Kunststoff umfasst die Zähne bis knapp über den prothetischen Äquator. Es können Führungsflächen für die Front- (Frontzahnplateaus) und Seitenzähne eingearbeitet werden, um für die Protrusions- und Lateralbewegungen des Unterkiefers eine Eckzahn- bzw. Eckzahn-Frontzahnführung zu erzwingen.

Die **Herstellung der Schiene** erfolgt auf exakt montierten Modellen (zentrisches Wachsregistrat, Gesichtsbogen), damit das Einschleifen im Artikulator erfolgen kann. Die Schiene kann aus Wachs modelliert, eingebettet und im Heißpressverfahren hergestellt werden. Sie hat dann eine sehr gute Passgenauigkeit, gute Materialeigenschaften und ist sehr mundbeständig.

Am **Oberkiefermodell** wird der Randverlauf der Schiene ca. 1 bis 2 mm zervikal unterhalb des prothetischen Äquators markiert; aus parodontalhygienischen Gründen ist ein Mindestabstand von 1 mm zum marginalen Parodontium einzuhalten. Im Frontzahnbereich ragt der Schienenrand nur 1 mm über die Schneidekante hinaus; der Gaumen wird U-förmig ausgespart. Untersichgehende Bereiche zervikal und interdental sowie tiefe okklusale Reliefs werden ausgeblockt. Zur Sicherung der okklusalen Mindestmaterialstärke wird eine Bisshebung von ca. 2 bis 4 mm durchgeführt.

Die **Schiene** wird aus rosa Modellierwachs modelliert. Einzelne Höckerpunkte des Gegenkiefers sollen sich auf der planen okklusalen Schienenfläche abzeichnen; sämtliche Unterkieferzähne stützen sich mit ihren Stampfhöckern auf der Schiene ab. Unter Kontrolle von Seitwärts- und Vorschubbewegungen lassen sich Protrusions- und Lateralführungsbahnen modellieren. Danach fertigt man von der Wachsmodellation eine zweiteilige Pressform an und stellt die Schiene im Heißpressverfahren her. Nach dem Ausarbeiten wird die Schiene im Artikulator vollständig eingeschliffen.

Partielle Aufbissbehelfe dienen ebenfalls der Korrektur von Kieferrelationen.

Der **Anterior-Jig** bietet eine inzisale Horizontalführung zur Einstellung der Zentrik bei prothetischen Maßnahmen.

Der **Interzeptor** ist ein klammerverankerter Modellguss-Gaumenbügel mit bilateralem kugel- oder walzenförmigen Auflager im Prämolarenbereich. Er unterbricht eingefahrene Parafunktionen der Kaumuskulatur, indem er alle Zähne außer Kontakt stellt.

Repositionsschienen sind exzentrische Schienen mit frontalen Führungsflächen, die den Unterkiefer in eine anteriore Position führen sollen. Sie werden angewendet bei einer anterioren Diskusverlagerung, die mit Knackgeräuschen und Schmerzen verbunden ist. Diese Schienen werden für den Unterkiefer angefertigt und ganztägig getragen. Durch eine temporäre Vorverlagerung des Unterkiefers soll eine normale Kondylus-Diskus-Relation wiederhergestellt werden.

Die **Repositionsschienen** werden während der Tragzeit permanent nachgeschliffen, um den Unterkiefer allmählich aus der Vorschub-Position wieder nach dorsal und den Kondylus in seine normale anatomische Position zu bringen.

Dieses **Verfahren** macht regelmäßige Kontrollen nötig, damit die okklusalen Kontaktbeziehungen nicht verändert werden, damit z. B. kein posterior offener Biss entsteht. Wenn die akuten Symptome abgeklungen sind, sollte die Behandlung mit Stabilisierungsschienen fortgesetzt werden. Meist kann eine Wiederherstellung der physiologischen Kondylus-Diskus-Beziehung mit Stabilisierungsschienen schneller erfolgen.

Die **Pivotschiene** besitzt eine walzen- bzw. kugelförmige Erhöhung im Bereich der letzten Zähne, und erzeugt ein hinteres Drehlager zur Entlastung der Kondylen. Durch das Absenken des Kieferwinkels und der Kondylen soll der Gelenkhals auseinandergezogen werden.

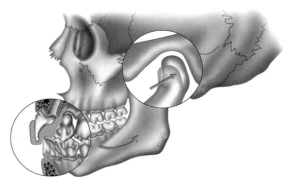 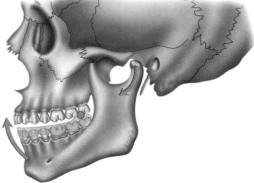

Abb. 16 Mit einem Anterior-Jig wird über eine Dreipunktabstützung durch Frontzahn- und Kondylenpunkte eine bestmögliche Okklusionszentrik angestrebt.

Abb. 17 Mit der Pivotschiene wird ein Drehpunkt im Molarenbereich gesetzt, wodurch es zur Distraktion der Kondylen aus den Gelenken kommen soll und die Gelenke entlastet werden.

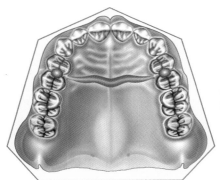 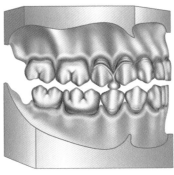

Abb. 18 - 19 Ein Interzeptor unterbricht die Parafunktion der Muskulatur, indem durch eine Bisssperrung im Seitenzahnbereich, meist bei den Prämolaren, die okklusalen Kontakte aufgehoben werden.

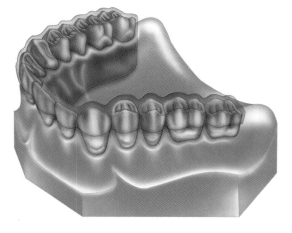

Abb. 20 Die Okklusionsschiene für unterschiedliche Therapieansätze umfasst alle Oberkieferzähne bis zum prothetischen Äquator und kann anteilig auf das Gaumendach reichen. Die Okklusionsbereiche können plan gehalten werden oder mit ausgewählten Aufbissmulden versehen sein. Zentrische Aufbissschienen haben eine Bisssperrung innerhalb des Ruheschwebeabstandes der Kiefer.
Als Miniplastschiene wird eine thermoplastische Aufbissschiene bei traumatisch gelockerten Zähnen eingesetzt.

Füllungstherapie

Die Füllungstherapie ist eine Einzelzahnrestauration, bei der die erkrankte Zahnhartsubstanz mit gewebsverträglichem Material ersetzt wird. Füllungstherapie wird bei Zahndefekten nötig, die enstanden durch:

- Absplitterungen bei einem Unfall,
- kariöse Läsionen,
- abrasive Abnutzungen.

Füllungen sollen die ursprüngliche Zahnform wiederherstellen, sie sollen resistent sein gegenüber Mundhöhleneinflüssen, sie sollen formbeständig und gewebsverträglich sein. Sie sollen keine vom Zahn abweichende Farbe haben und kostengünstig in der Herstellung sein. Der Rand der Füllung wird in Zonen gelegt, die mechanischen Mundhygienemaßnahmen zugänglich sind oder der Selbstreinigung unterliegen. Die Füllung muss Kaubelastungen standhalten und darf nicht herausfallen. Füllungen lassen sich unterscheiden nach:

- dem Umfang der Zahnzerstörung bzw. dem Umfang der zu ersetzenden Zahnflächen;
- der Art des Füllungsmaterials, plastisches oder festes Material;
- der Art des Herstellungsverfahrens, direkte oder indirekte Herstellung.

Die **Kavitätenpräparation** ist die Vorbereitung des Zahnes für die Aufnahme einer Füllung; sie erfolgt mit Ausräumung der Karies bzw. der Aufbereitung des Substanzdefektes und der Versorgung der Dentinwunde (Unterfüllung). Um die weiche kariöse Substanz durch Bohren mit geringer Drehzahl zu beseitigen, wird zunächst die harte Schmelzschicht mit hoher Drehzahl unter Wasserkühlung abgetragen. Die Kavitätenpräparation soll die Zahnhartsubstanz schonen, eine dauerhafte Verankerung für die Füllung bieten und neue Karies verhindern. Sie wird mit rotierenden Instrumenten bei niederen oder normaltourigen Umdrehungszahlen (ab 4.500 U/Min) unter Wasserkühlung durchgeführt und wird nicht bis zum Gingivasaum ausgedehnt.

Die **Kavität** (Aushöhlung) zur Aufnahme einer Füllung weist reguläre Merkmale auf, man unterscheidet:

- **Kavitätenboden** ist die zur Pulpa hin gerichtete Grenzfläche, die zur Zahnoberfläche einen Mindestabstand von 1,5 mm aufweisen soll, damit hinreichend hohe
- **Kavitätenwandungen** entstehen, das sind die seitlichen Begrenzungen zum Schmelz und Dentin. Die Übergänge zwischen Boden und Wandung sind abgerundet. Für plastische Füllungsmaterialien sind die Kavitätenwandungen leicht untersichgehend, für feste Füllungsmaterialien bilden Boden und Wandung nahezu 90°.
- **Kavitätenrand** ist die Grenze zwischen Kavitätenwand und der Zahnoberfläche; er bildet den späteren Füllungsrand. Für Gussfüllungen und für Adhäsivfüllungen aus Komposit wird der Kavitätenrand im Schmelz angeschrägt.
- **Extensionsflächen** sind die Kavitätenwandungen, die den senkrechten, pulpoaxialen Kavitätenboden an den Approximalflächen einfassen.

Die **Kavitätenformen** sind in Kavitätenklassen nach Black eingeteilt; hiernach werden fünf Kavitätenklassen unterschieden:

Kavitätenklasse I bezeichnet die okklusalen Kavitäten im Bereich der Grübchen und Fissuren bei Molaren und Prämolaren. Sie wird angewendet bei Fissurenkaries, welche punktförmig in den Fissuren beginnt und unter der Schmelz-Dentin-Grenze entlang verläuft. Es dürfen keine überhängenden Schmelzbereiche entstehen, die unter Kaudruck abbrechen.

Kavitätenklasse II sind approximale Kavitäten bei Prämolaren und Molaren. Ein approximaler Defekt bei Seitenzähnen in einer geschlossenen Zahnreihe lässt sich nur von okklusal präparieren, so dass eine mehrflächige Kavität entsteht. Die okklusale Kavität wird wie die Klasse I gestaltet, während die approximale Kavität kastenförmig mit abgerundeten Übergängen präpariert wird. Die approximal-zervikale Stufe liegt senkrecht zur Kronenachse oder leicht von außen nach innen abfallend.

Kavitätenklasse III sind approximale Kavitäten bei Fontzähnen ohne Beteiligung der Schneidekante. Die kleine, runde Kavitätenöffnung im Frontzahnbereich wird von lingual präpariert, wobei die Kavitätenränder breitflächig angeschrägt werden, um eine breite Haftfläche am Zahnschmelz zu erreichen.

Kavitätenklasse IV betrifft approximale Defekte bei Frontzähnen mit Beteiligung der Schneidekante. Der Verlust der Schneidekante macht eine großflächige Schmelzanschrägung (1-2 mm) nötig, die meist mit einer zahnfarbenen, in Schmelz-Ätztechnik retentiv am Zahnschmelz befestigten Füllung versorgt wird.

Kavitätenklasse V sind zahnfleischnahe Defekte an den labialen und bukkalen Zahnflächen. Zervikale Kavitäten sind allseitig von Zahnschmelz umgeben.

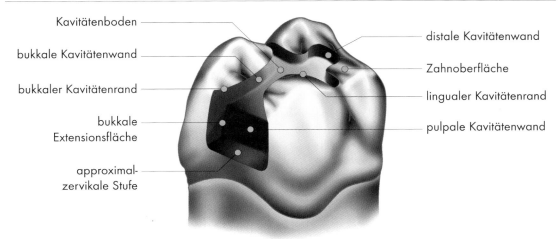

Kavitätenboden

bukkale Kavitätenwand

bukkaler Kavitätenrand

bukkale Extensionsfläche

approximal-zervikale Stufe

distale Kavitätenwand

Zahnoberfläche

lingualer Kavitätenrand

pulpale Kavitätenwand

Abb. 21 Die Kavitätenpräparation zur Beseitigung der kariösen Zahnhartsubstanz dient der Ausformung einer Kavität für die Aufnahme einer Füllung. Die Kavität weist die oben benannten Merkmale auf.

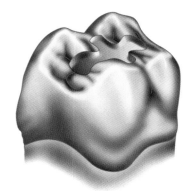

Klasse I okklusale Kavitäten bei Seitenzähnen

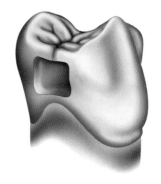

Klasse II approximale Kavitäten bei Seitenzähnen

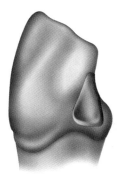

Klasse III approximale Kavitäten bei Frontzähnen

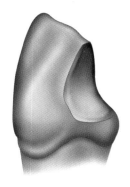

Klasse IV approximal-inzisale Kavitäten bei Frontzähnen

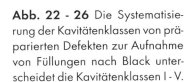

Abb. 22 - 26 Die Systematisierung der Kavitätenklassen von präparierten Defekten zur Aufnahme von Füllungen nach Black unterscheidet die Kavitätenklassen I - V.

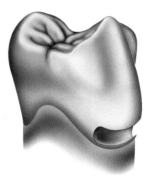

Klasse V zervikale Kavitäten auf den Glattflächen

23

Füllungen mit plastischen Füllungsmaterialien

Füllungen aus plastischem Füllungsmaterial werden im direkten Verfahren vom Zahnarzt im Mund des Patienten hergestellt. Man unterscheidet dabei die provisorische Füllung als temporären Verschluss und die definitive Füllung für die Langzeitversorgung.

Als **provisorische, temporäre** Füllungswerkstoffe werden erhärtende Substanzen in Form gebrauchsfertiger Mischungen aus Zink- u. Calciumsulfat aus Tuben, Zinkoxid-Nelkenöl mit Zusätzen, warm verformbare Guttapercha verwendet.

Für **definitive Füllungen** werden Amalgam, Komposite, Glasionomerzemente und Blatt- bzw. Schwammgold verwendet. Die Kavitätenpräparation erfolgt wie beschrieben auf das Füllungsmaterial bezogen.

Die **Amalgamfüllungen** zur Kariestherapie der konservierenden Zahnheilkunde bestehen aus einer heterogenen Legierung aus Quecksilber mit anderen Metallen. Sie werden im okklusionstragenden Seitenzahnbereich und zum Aufbau von Höckern verwendet; für Frontzahnfüllungen werden Amalgamfüllungen aus ästhetischen Gründen nicht eingesetzt. Das plastische Gemisch aus Quecksilber und anderen Metallen lässt sich bequem in die Kavität stopfen und geht in die feste Form über. Die fertige Amalgamlegierung wird aus zwei Komponenten im Verhältnis 1:1 mechanisch vermischt: das flüssige Quecksilber und die Amalgam-Pulver-Feilung. Korrekt angefertigte Amalgamfüllungen sind sehr langlebig und geben nur geringe Mengen Quecksilber ab.

Quecksilber bildet mit festen Metallpulvern Legierungen, die als Amalgame bezeichnet werden. Amalgame stehen in dem Verdacht, gesundheitsschädigend zu sein, weil auch ausgehärtete Amalgamfüllungen geringe Spuren von Quecksilber freisetzen. Messungen von Hg im Speichel, Blut und Urin stellen einen Zusammenhang zwischen der Konzentration anorganischer Hg-Verbindungen und der Anzahl der Amalgam-gefüllten Zähne her. Für Kinder bis 6 Jahre und Schwangere sowie bei Patienten mit Nierenerkrankungen sind Amalgamfüllungen nicht geeignet. Wegen der Gefährdung durch Quecksilberdämpfe und ihrer chemischen Affinität zu Edelmetallen werden sie selten verwendet. Ebenso wird Amalgam im direkten Kontakt mit Metallkronen durch elektrogalvanische Korrosion Quecksilber freisetzen.

Die **Kompositfüllung** besteht aus zahnfarbenem Kunststoff, der durch anorganische Füllkörper verstärkt ist. Das Komposit wird im plastischen Zustand in die Kavität gefüllt und härtet chemisch oder unter UV-Licht aus. Komposit ist mechanisch nicht so widerstandsfähig wie Amalgam, es schrumpft während der Polymerisation und hat eine große Wärmeausdehnung. Sie sind für Seitenzahnfüllungen nicht so gut geeignet wie für den Frontzahnbereich. Bei kleinen okklusalen Kavitäten können sie angewendet werden, wenn die Antagonistenkontakte auf der natürlichen Zahnhartsubstanz liegen. Komposit-Füllungen werden in der Schmelzätztechnik adhäsiv-retentiv mit Zahnschmelz verbunden, wozu die Kavität absolut trockengelegt werden muss (Kofferdam).

Mit der **Präparation** von mechanischen Retentionen (Rillen, Haftpunkte) und mit Dentinhaftvermittlern wird die Randspaltbildung bei den Kompositfüllungen unterbunden. Außerdem wird eine dichte und säurefeste Unterfüllung gesetzt, um die Pulpa vor dem Kunststoffmonomer bzw. Phosphorsäure (Ätzgel) zu schützen. Das Komposit-Material wird schichtweise aufgebracht, ausgearbeitet, poliert und bietet dann eine randdichte und ästhetisch anspruchsvolle Füllung.

Glasionomerzementfüllungen sind für kleine Kavitäten möglich. Glasionomerzemente haften gut am Dentin und Schmelz, so dass eine randspaltfreie Füllung entsteht. Zemente lassen sich nicht polieren, sie sind lichtundurchlässig und nicht abrasionsfest. Die Anwendung beschränkt sich auf schmelzbegrenzte Zahnhalskavitäten sowie auf Kavitäten im Wurzelzement. Als Unterfüllungsmaterial und für Aufbauten bei Kronenstümpfe wird Glasionomerzement hauptsächlich angewandt.

Goldhämmerfüllungen werden sehr selten für kleine okklusale und approximale Kavitäten angefertigt. Die Kavität muss kastenförmig mit scharfen Kanten präpariert werden. Die Kavitätenwände stehen parallel oder untersichgehend, um genügend Retention zu bieten. Das Füllungsmaterial besteht aus einer spezielle Goldfolie (Blattgold) oder Schwammgold. Mit dem Schwammgold wird der Füllungskern aufgebaut, der mit Blattgold außen überzogen wird.

Das Gold wird portionsweise in die Kavität gestopft und mit Hammerschlägen kalt verschweißt, so dass es sich in der Kavität randdicht verkeilt. Die Herstellung ist zwar zeit- und kostenaufwendig, aber es entstehen langlebige, formstabile Einlagefüllungen, die angebracht sind, wenn der Patient gegen andere plastische Füllungsmaterialien und deren Bestandteile allergisch ist.

Abb. 27 - 28 Die bukkalen und lingualen Kavitätenwandungen für eine Amalgamfüllung werden leicht untersichgehend präpariert. Die Kavitätentiefe liegt bei mindestens 2 mm. Die Übergänge werden zum Kavitätenboden abgerundet, um eine Kerbwirkung zur Zahnsubstanz zu verhindern.

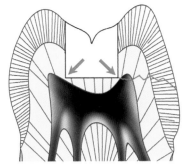
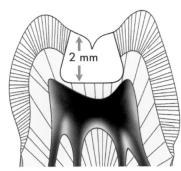

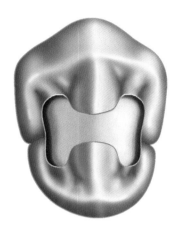

Abb. 29 Die approximalen Kavitätenwandungen für eine Amalgamfüllung werden nach okklusal leicht divergierend präpariert, damit die Randleistenbereiche nicht brechen können. Die bukkalen und lingualen Wandungen werden leicht untersichgehend gestaltet, damit das Füllungsmaterial hinreichende Retention findet.

Abb. 30 - 31 Bei einer mehrflächigen Kavität für eine Kompositfüllung liegt der Kavitätenboden mindestens 2 mm tief. Die approximalen Extensionsflächen werden deutlich nach lingual und bukkal ausgerichtet. Der Kavitätenrand wird umlaufend mit einer Schmelzabschrägung versehen. In diesem Schmelzbereich erfolgt die Konditionierung mit einem Ätzgel.

Im allgemeinen wird für eine mehrflächige Kavität eine Einlagefüllung aus Gold angefertigt, wobei die gleiche Kavitätenform gewählt wird, mit der genannten Tiefe, den Extensionsflächen und der Schmelzanschrägung. Immer müssen die okklusalen Antagonistenkontakte außerhalb des Kavitätenrandes liegen.

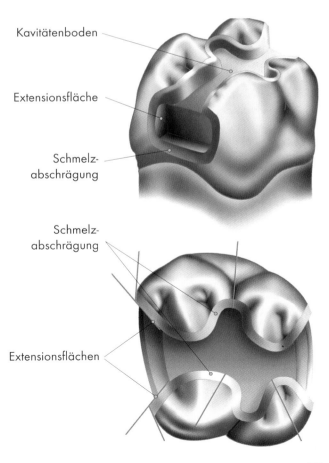

Kavitätenboden

Extensionsfläche

Schmelzabschrägung

Schmelzabschrägung

Extensionsflächen

25

Einlagefüllungen

Mit **Einlagefüllungen** aus Metall, Keramik oder Komposit lassen sich durch kariöse Defekte, Bruch u. a. entstandene und durch Präparation ausgeräumte okklusale, approximale bzw. aproximal-inzisale Kavitäten in einem Zahn restaurieren. Die Indikation für Einlagefüllungen setzt eine gute Mundhygiene des Patienten, eine geringe Kariesanfälligkeit und gesunde Parodontalverhältnisse voraus.

Einlagefüllungen können über mehrere Flächen geführt werden. Sie unterscheiden sich nach dem Umfang der zu ersetzenden Zahnsubstanz; sie können durch Schultern und Stifte zusätzlich verankert werden. Unter dem Begriff Einlagefüllungen werden Inlays, Onlays, Overlays und Pinlays (Pinledge) zusammengefasst.

Während ein **Inlay** (engl. für Einlagefüllung) vollständig intrakoronal fixiert ist, ohne die Kaufläche eines Zahnes zu bedecken, überzieht ein Onlay die gesamte Kaufläche und ein Overlay umfasst die okklusionstragenden Höcker und zieht beide Approximalflächen mit ein. Der Übergang vom Overlay zur Teilkrone ist fließend, wenn neben okklusalen und approximalen Defekten auch der Zahnhalsbereich versorgt werden muss.

Die **Kavität** für Einlagefüllungen wird extendiert ausgeformt und fordert viel Zahnhartsubstanz, vor allem wenn eine die Kaufläche abdeckende Metall- und Keramikfüllung gesetzt werden soll. Die Kavitätenwände sind nach okklusal im Gegensatz zur Präparation für plastische Füllungsmaterialien nicht untersichgehend. Pulpennahe Kavitätenwände erhalten eine Unterfüllung, womit auch untersichgehende Stellen ausgeblockt werden. Die Kavitätenwandungen und die Unterfüllung sind zu glätten; danach erfolgt die Abformung. Bis zur Fertigstellung der Einlagefüllung im Zahntechniklabor werden die präparierten Zähne mit einem Kunststoff-Provisorium versorgt.

Einlagefüllungen werden durch zahntechnische Maßnahmen hergestellt, indem man die Kavität abformt und indirekt auf einem Modell die Füllung herstellt, durch folgende Verfahren:

- im Wachsausschmelzverfahren in Metall gießen,
- im CNC-Verfahren aus einem Keramikblock fräsen,
- im Fließpressverfahren in Keramik pressen,
- auf galvanische Trägerschichten die Keramik aufbrennen,
- in Schichttechnik in Komposit polymerisieren.

Nach Fertigstellung werden Einlagefüllungen mit Zement oder speziellen Klebern eingesetzt. Sie halten durch Klemmwirkung und Haftreibung an den Kavitätenwänden.

Metall-Einlagefüllungen werden aus Goldlegierungen hergestellt; andere Metall-Legierungen (Nichtedelmetall- und Palladium-Legierungen) werden selten verwendet. Zunächst werden Arbeitsmodell und Gegenkiefermodell aus Super-Hartgips hergestellt und in den Artikulator gesetzt. Im traditionellen Verfahren wird die Einlagefüllung in Wachs modelliert, mit Gussstift versehen, eingebettet und gegossen. Metallische Einlagefüllungen lassen sich auch in der CNC-Technik aus einem vollen Metallblock fräsen.

Komposit- und **Keramik-Einlagefüllungen** können in indirekter Technik über Abdruck und Gipsmodell hergestellt und mit der Säureätztechnik adhäsiv in der Kavität befestigt werden.

Die **Herstellung** von Keramik-Einlagefüllungen erfolgt in unterschiedlichen Verfahren. In dem Sinterverfahren wird ein Sägemodell aus Gips und ein Duplikatmodell aus feuerfester Masse angefertigt, worauf die Füllung gesintert wird. Wird die Keramik-Einlagefüllung aus einer gießbaren Keramik (z. B. Glaskeramik) oder Presskeramik angefertigt, muss die Füllung auf dem Arbeitsmodell aus Wachs modelliert und eingebettet werden. Bei der Herstellung durch computergesteuerte Verfahren muss über spezielle bildgebende Verfahren ein optischer Abdruck der präparierten Kavität gemacht werden, nach dem im CNC-Verfahren die Einlagefüllung aus einem kompakten Keramikblock herausgeschliffen wird. Im Kopierschleifverfahren lässt sich ein zunächst aus Kunststoff hergestellter Füllungsblock mechanisch abtasten und ein Keramikduplikat aus einem Keramikblock herausfräsen.

Komposit-Einlagefüllungen werden aus einem Komposit mit hohen Anteil an anorganischen Füllstoffen angefertigt. Sie lassen sich direkt im Mund herstellen oder durch indirekte Herstellung auf einem Arbeitsmodell im zahntechnischen Labor.

Bei **Galvanoinlays** wird zahnfarbene Keramik auf eine dünne Trägerschicht aus Galvanogold aufgebrannt. Auf den Modellstumpf wird eine dünne Goldschicht elektrogalvanisch abgeschieden, um eine Keramikschicht aufzubrennen. Diese Einlagefüllungen haben eine sehr gute Passgenauigkeit und werden mit Phosphatzement eingesetzt. Es bleibt ein dünner Goldrand sichtbar, der ästhetisch störend wirkt.

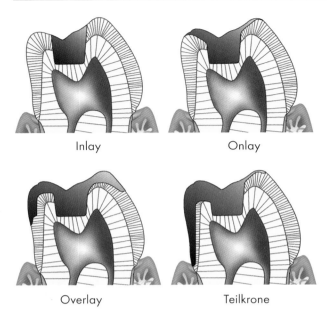

Inlay   Onlay

Overlay   Teilkrone

Abb. 32 - 35 Unter dem Begriff Einlagefüllung werden Füllungen aus Metall in unterschiedlicher Ausdehnung zusammengefasst; man unterscheidet nach dem Grad der zu ersetzenden Zahnsubstanz:
Inlays, Füllungen in intrakoronalen Kavitäten;
Onlays, in kauflächenbedeckenden Kavitäten;
Overlays umfassen die Kaufläche und die okklusionstragenden Höcker;
Teilkronen umfassen die vertikalen Glattflächen außer dem vestibulär sichtbaren Anteil.

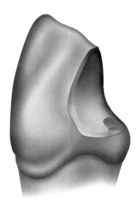

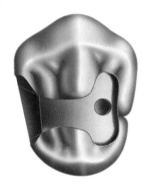

Abb. 36 - 37 Eine weitreichende Kavität kann mit zusätzlichen Retentionen in Form von Zapfenbohrungen ausgestattet werden. In diese Bohrungen greifen kurze Pins, die die Füllung absichern. Die Bezeichnung Pinlays wird für Füllungen verwendet, die ihre Retention in der Zahnsubstanz hauptsächlich durch die Zapfenbohrungen bzw. Pins erhalten.

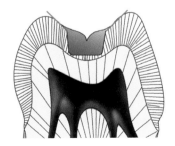

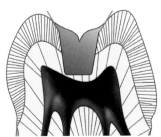

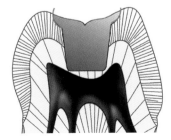

Abb. 38 - 40 Die Abschrägung der Kavitätenränder bei metallischen Einlagefüllungen wird bezogen auf das Volumen der Kavitäten unterschiedlich gestaltet: Eine flache Kavität erhält 45°-Abschrägungen; eine sehr tiefe Kavität erhält steilere Abschrägungen; sehr tiefe und breite Kavitäten werden mit runden Abschrägungen versehen.

Inlays, Onlays, Overlays, Verblendschalen

Bei **okklusalen Inlays** beträgt die Breite der Kavität die Hälfte des Höckerabstandes, um die Stabilität der Zahnsubstanz zu erhalten und um die Okklusionskontakte auf der natürlichen Zahnsubstanz zu belassen. Die **okklusale Kavität** ist 1,5 mm breit und tief und umfasst die Hauptfissuren. Die Kavitätenwände haben eine gemeinsame Einschubrichtung ohne untersichgehende Stellen. Die inneren Kanten der Kavität sind abgerundet und der okklusale Kavitätenrand wird abgeschrägt, damit der Rand der Metallfüllung anfiniert werden kann. Antagonistenkontakte liegen entweder vollständig auf der natürlichen Zahnsubstanz oder auf der Füllungsfläche.

Als **Inlayschiene** bezeichnet man miteinander verlötete Gussfüllungen, wodurch gelockerte Zähne an feste Nachbarzähnen fixiert und stabilisiert werden. Inlays lassen sich als Brückenanker einsetzen, haben aber eine geringere Retention an Pfeilerzähnen als Brückenanker in Form von Kronen.

Onlay- oder Overlays werden präpariert, wenn bei großen kariösen Läsionen die Zahnhartsubstanz zu stark geschwächt ist und zudem Okklusionskorrekturen nötig sind. Beim Onlay umfasst die Präparation die Kaufläche einschließlich der Höckerspitzen, meist bis in beide Approximalflächen hinein. Die Overlaypräparation umfasst die tragenden Höcker und endet in einer Stufenpräparation mit Abschrägung. Die Präparationsgrenze verläuft im Bereich des Zahnäquators und reicht in beide Approximalflächen. Es besteht ein fließender Übergang zu den Teilkronen.

Ein **Kernaufbau** aus plastischen Füllungsmaterialien (Glasionomerzement oder Komposit) wird bei stark zerstörten Zähnen nötig, bevor die Onlay- oder Overlaypräparation angesetzt werden kann. Alle Füllungsränder müssen in gesunder Zahnhartsubstanz liegen und nicht im Aufbaumaterial. Solche Kernaufbauten werden mit parapulpären Stiften in Form von Wurzelkanalschrauben verankert, wenn nicht gegossene Stiftaufbauten angefertigt werden.

Verblendschalen, sogenannte Veneers (Halbschalen) werden angefertigt, wenn für ästhetische Frontzahnkorrekturen die Zahnkrone nicht zirkulär präpariert werden soll, um viel natürliche Zahnsubstanz zu erhalten. Verblendschalen lassen sich direkt im Mund oder labortechnisch aus Kunststoff, Komposits und Keramik individuell herstellen oder im CNC-Verfahren aus vorgefertigten Keramikblöcken fräsen.

Indiziert sind Verblendschalen bei Facettenverfär-bungen oder großen Frontzahnfüllungen, Schmelzrissbildungen oder Absplitterungen und bei Form- oder Stellungskorrekturen.

Bei der **Präparation** eines Veneerstumpfes werden der labiale Schmelz und die Schneidekante bis in die Approximalflächen in einer Stärke von ca. 0,5 mm abgetragen, ohne dass Dentin freigelegt wird. Die Präparationsfläche ist in horizontaler und vertikaler Richtung leicht gekrümmt und glatt ohne Unterschnitte. Die Approximalflächen können bis zur Hälfte einbezogen werden, sind die approximalen Bereiche intakt und unverfärbt, kann der Approximalkontakt aus natürlicher Zahnsubstanz bestehen bleiben.

Die Verblendschalen werden mikromechanisch, adhäsiv am Zahnschmelz verankert. Für die mikromechanische Verankerung wird der Zahnschmelz am Kavitätenrand in der Säureätztechnik konditioniert, wodurch die Oberfläche dieses Schmelzbereichs vergrößert und benetzbar wird. Die Innenseite der Verblendschale wird ebenfalls konditioniert (Keramikschalen werden mit Flußsäure angeätzt) und mit Haftsilan als Haftvermittler zum Komposit vorbereitet. Die adhäsive Befestigung kann mit autopolymerisierendem Dualzement oder mit lichthärtendem Kompositzement erfolgen.

Die **Säureätztechnik** dient der Oberflächenkonditionierung des Schmelzes zur adhäsiven Befestigung von Einlagefüllungen aus Keramik oder Komposit. Die für den Adhäsivverbund vorgesehenen Schmelzflächen werden gereinigt und mit Orthophosphorsäure (H_3PO_4) oder Phosphorsäure-Gel behandelt, damit die Apatite der Schmelzprismenkerne angelöst werden. Nach einer Einwirkdauer von 30-60 sek werden Ätzmittel und herausgelöste Schmelzbestandteile abgespült.

Es entsteht ein rauhe Oberfläche mit Rauhtiefen zwischen 5 und 8 µm, die eine vergrößerte Oberfläche mit Poren zur mikromechanischen Verankerung des Befestigungskunststoffs besitzen. Die aufgerauhten Kavitätenränder und die an der Unterseite angeätzte Füllung werden silanisiert und dort mit einem Kompositkleber befestigt. Bei der Säureätztechnik und beim Einsetzen mit dem Kompositkleber kann es zu Reizungen der Pulpa und langandauernder Überempfindlichkeit des versorgten Zahnes kommen, wenn Dentinareale berührt werden. Daher müssen für adhäsiv befestige Einlagefüllungen die Kavitätenränder im anätzbaren Schmelz liegen.

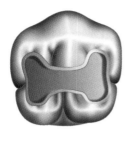 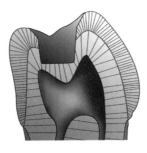 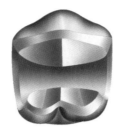 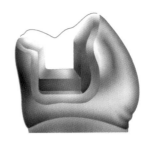

Abb. 41 - 42 Die Kavität für ein einflächiges Inlay aus Metall hat eine Mindesttiefe von 1,5 mm und wird leicht divergierend ohne untersichgehende Stellen präpariert. Der Kavitätenrand liegt nicht im Bereich von Okklusionskontakten und wird mit einer Schmelzabschrägung versehen.

Abb. 43 - 44 Ein Onlay umfasst die gesamte Kaufläche und reicht bis in die approximalen Flächen. Die approximalen Extensionsflächen verlaufen nach lingual bzw. vestibulär, meist wird eine approximalzervikale Schulter präpariert. Der Kavitätenrand erhält eine umlaufende Schmelzabschrägung.

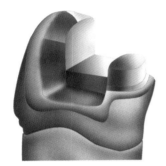 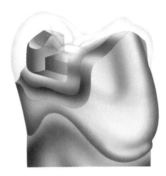

Abb. 45 - 46 Das Overlay ersetzt die Kaufläche und fasst den okklusionstragenden Höcker völlig ein. Meist wird eine Stufe um diesen Höcker präpariert, während der Scherhöcker mit einer einfachen Schmelzabschrägung umfasst wird.

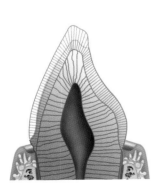 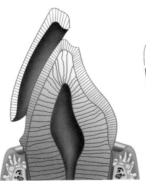 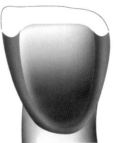 

Abb. 47 Verblendschalen ersetzen die vestibuläre Facette eines Frontzahnes. Dazu wird eine gleichmäßig starke Schichtstärke von ca. 0,8 mm aus dem Schmelz bis in die Approximalbereiche hinein abgetragen; die Inzisalkante wird bis in den Lingualbereich präpariert. Die approximale Kronenbreite wird beibehalten, untersichgehende Bereiche werden vermieden. Die präparierte Fläche wird zur Aufnahem der Verblendschale aus Keramik mit der Säureätztechnik konditioniert und darf daher nur im Schmelzbereich liegen. Der Adhäsivverbund erfolgt mit einem Kompositkleber.

Kronenersatz

Definition und Einteilung

Die Einzelzahnrehabilitation ist ein großes Gebiet der zahntechnischen Tätigkeit. Wenn einzelne Zähne durch kariösen Befall, Frakturen oder durch andere Einflüsse so weit geschädigt sind, dass andere zahnärztliche Maßnahmen den Zahn nicht mehr erhalten können, lassen sich künstliche Kronen auf vorbereitete Zahnstümpfe wie Kappen aufsetzen. Diese Art der prothetischen Einzelzahnversorgung dient der Erhaltung und Wiederherstellung der Kaufunktion und der Gesunderhaltung vorhandener Zähne.

Die **künstliche Zahnkrone** muss die Funktionen einer natürlichen Krone übernehmen; und weil die natürliche Zahnform, nach dem Form-Funktion-Gesetz entstanden, die optimale Zweckform darstellt, muss mit einer künstlichen Krone die natürliche Zahnform exakt nachgebildet werden. Für den Zahntechniker ist daher die genaue Kenntnis der Zahnformen unabdingbare Voraussetzung zur Herstellung von Kronenersatz. Jeder Zahn hat bestimmte funktionelle Formmerkmale, die wiederhergestellt werden müssen.

Mit einer Beschreibung der wichtigsten Funktionen einer künstlichen Krone lässt sich am besten verdeutlichen, was man unter Kronenersatz versteht. Künstliche Kronen werden definiert durch ihre wichtigen

Funktionen:

Angepasste Okklusionsflächen der künstliche Kronen an die Antagonisten sollen:
- vollen funktionellen Kontakt erreichen,
- die Kieferbewegung abstoppen,
- axiale Kaukraftübertragung auf das Parodontium ermöglichen,
- bei Unterkieferbewegungen unter Zahnkontakt ein störungsfreies Gleiten ermöglichen, ohne das Parodontium zu überlasten.

Exakte anatomische Flächenwölbung der künstlichen Krone:
- dient dem Schutz des marginalen Parodontiums,
- erzeugt approximale Kontakte,
- schützt die Interdentalpapille,
- garantiert die Abstützung in der Zahnreihe,
- unterstützt die Selbstreinigung des Kausystems,
- genügt ästhetischen Ansprüchen,
- unterstützt die phonetischen Funktionen.

Exakte Passgenauigkeit der künstlichen Krone
- erzeugt mit dem präparierten Zahn eine Einheit,
- erhält das Tastvermögen,
- ermöglicht die Aufbereitung der Speise.

Alle Funktionen sind gleichwertig und sind in dem breiten Anwendungsgebiet für künstliche Kronen zu erfüllen.

Einteilung künstlicher Kronen erfolgt in Bezug auf **das spezielle Aufgabengebiet:**
- **Ersatzkronen** ersetzen verlorengegangene Hartsubstanzen des Zahns, die durch andere zahnärztliche (konservierende) Maßnahmen nicht mehr restauriert werden können.
- **Schutzkronen** schützen den Zahnstumpf vor schädlichen Einflüssen (Karies oder Klammerungsdefekten) durch das vollständige Abdecken der organischen Zahnsubstanz.
- **Stütz- oder Verankerungskronen** dienen der Abstützung und Verankerung von Brücken und partiellen Prothesen, als Brückenanker oder Träger von Geschieben bzw. prothetischen Hilfsteilen.

die Befestigung am präparierten Zahnstumpf:
- **Vollkronen** bedecken den klinischen Zahnstumpf vollständig, wobei die Befestigung (Retention) durch Haftreibungswiderstände und Klemmwirkung erfolgt.
- **Teilkronen** bedecken den präparierten Zahnstumpf nur teilweise, meist lingual, okklusal und approximal, um im vestibulären Bereich die natürliche Zahnsubstanz und -farbe zu erhalten. Die Retention erfolgt durch Haftreibungswiderstände paralleler Flächen, Rillen und Stifte.
- **Stiftkronen** in Form von Ringstift- und Gusskappenkronen oder (Wurzel-)Aufbauten. Bei diesen Konstruktionen wird in den geöffneten Pulpenkanal ein Stift eingelassen, der den Wurzelkanal abschließt und einen Stumpfaufbau für die eigentliche Krone trägt. Gehalten wird der Stift im Wurzelkanal über Gewinde, Haftreibungswiderstände und Klemmwirkung.

den Werkstoff der künstliche Kronen:
- Voll- und Teilkronen aus einem Werkstoff wie:
  - Metallhülsenkronen (gegossen),
  - Keramikkronen (gebrannt, gepresst, gefräst),
  - Kunststoffkronen (polymerisiert).
- Voll- und Teilkronen (auch Stiftkronen) aus Werkstoffkombinationen sind verblendete Metallgerüste mit
  - aufgebrannter Keramik,
  - aufpolymerisiertem Kunststoff.

Das nebenstehende Schema der Kronenarten fasst im Überblick die Einteilungsarten zusammen.

Abb. 48
Schema der Kronenarten

Teilkronen
Ersatz-, selten als Verankerungskronen
bedecken den Zahn teilweise
Retention durch Haftreibung paralleler
Stumpfpräparation

Halbkronen
okklusale und linguale
Zahnflächen sind in
Metall gefasst

Dreiviertelkronen
okklusale, linguale und
approximale Flächen
außerhalb Sichtbereich

Vierfünftelkronen
okklusale, linguale und
approximale Flächen mit
vestibulärem Fenster

Siebenachtelkronen
für Molarenkronen,
mesiale Vestibulärfläche
bleibt frei

Vollkronen
Schutz- Ersatz- und Verankerungskronen
bedecken präparierten Zahnstumpf vollständig
Retention durch Haftreibung und
Klemmwirkung

Aus einem Werkstoff

Metallhülsenkronen
massive oder rationierte
Vollgusskronen
(selten Bandkronen
aus gewalzten Blech)

Vollkeramikkronen
(Jacketkronen)
auf Zahnstümpfen mit
Stufenpräparation

Kunststoffkronen
(Mantelkronen)
auf Zahnstümpfen mit
Stufenpräparation

Aus Werkstoffkombinationen

Gusshülsenkronen
mit zahnfarbenem
Material
verblendet

Metallgerüst mit
aufgebrannter Keramik
Teil- oder
Vollverblendung

Metallgerüst mit
aufpolymerisiertem
Kunststoff
meist Teilverblendung

Stiftkronen
Ersatz- und Schutzkronen,
selten als Verankerungskronen
eingelassen in geöffneten Wurzelkanal
Retention durch Gewinde und Haftreibung

Kernkrone oder Aufbauten
als gegossene Stifte
mit Stumpfaufbauten

Aufbauten
mit konfektionierten
Stiften und
plastischen Aufbauten

Kappenstiftkrone
gegossener Stift
mit verblendeter
Krone

Ringstiftzahn
verblendetes
Metallgerüst
veraltet

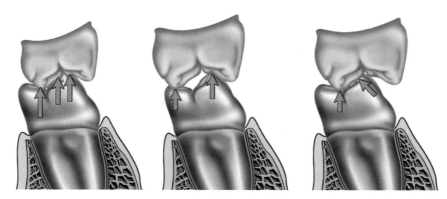

Abb. 49 - 51 Bei der Herstellung eines künstlichen Okklusionsreliefs sind die Funktionsflächen den Antagonisten anzupassen, um zu einer exakten Kraftübertragung zu kommen. Falsche Kauflächengestaltung führt zu Fehlkontakten und schädlichen transversalen Schüben. Fehlende Okklusionskontakte führen u. U. zu Verlagerungen von Zähnen.

Abb. 52 - 53 Die anatomischen Flächenwölbungen sind funktionelle Formmerkmale, die bei künstlichen Kronen nachgebildet werden müssen. Die sogenannten vertikalen Krümmungsmerkmale dienen dem Schutz des marginalen Parodontiums; zu starke Wölbungen erzeugen jedoch untersichgehende Stellen, die die Selbstreinigung der Zähne unterbinden. Die horizontalen Krümmungen der Vestibulärflächen müssen ebenfalls nachgebildet werden, wobei keine Schmutznischen entstehen dürfen.

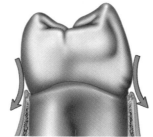
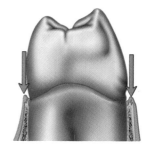

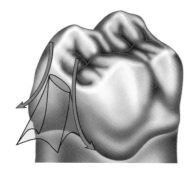
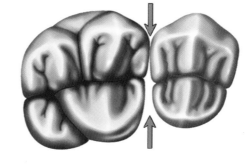

Abb. 54 Die Approximalflächen bilden den approximalen Kontaktpunkt, der die Interdentalpapille überdecken und schützen soll. Wenn bei künstlichen Kronen dieser Kontakt nachgebildet wird, muss Raum für die Interdentalpapille geschaffen werden.

Abb. 55 Die approximalen Kontaktpunkte von okklusal betrachtet liegen im Verlauf der bukkalen Höcker, so dass vestibulär kleinere Nischen entstehen als lingual. Die lingualen Zahnbereiche werden durch die Zungentätigkeit leichter gereinigt.

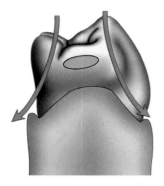
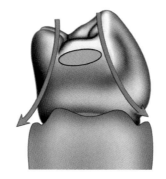
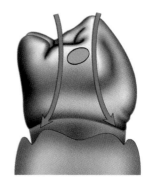

Abb. 56 Bei einer gut erhaltenen Interdentalpapille reicht ein eher punktförmig gestalteter Approximalkontakt aus, um die Schutzfunktion zu sichern.

Abb. 57 Ist die Interdentalpapille reduziert, muss der approximale Kontakt zur Sicherung der Schutzfunktion etwas breiter gestaltet werden.

Abb. 58 Wird der der approximale Kontakt bei reduzierter Interdentalpapille punktförmig gefertigt, werden die Speisen nicht vom Interdentalraum abgewiesen.

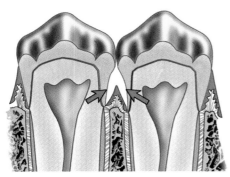
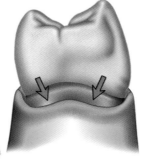

Abb. 59 - 60 Zu stark ausladende Kontaktpunkte erzeugen so große Interdentalnischen, dass diese nicht mehr vom Gewebe ausgefüllt werden. Es können sich Ablagerungen festsetzen, weil die Selbstreinigung unterbunden ist. Es kann zu chronischen Entzündungen kommen, wodurch eine Schädigung des Parodontiums nicht ausgeschlossen wird.

Abb. 61 - 62 Die Passgenauigkeit ist eine Forderung, die nicht nur aus dem handwerklichen Anspruch entsteht, sondern auch ein funktionelles Erfordernis darstellt. Die exakte Passgenauigkeit ermöglicht das Tastvermögen des Zahnes und als mechanische Einheit eine reibungslose Kraftübertragung. Im Randbereich hat die Passgenauigkeit den Vorteil, dass Schädigungen des marginalen Parodontiums verhindert werden.

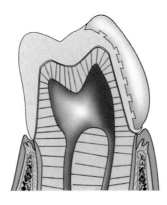
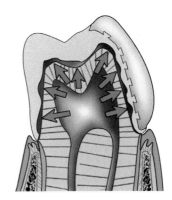

Indikation von Kronenersatz

Wann wird eine künstliche Krone hergestellt? Kronenersatz ist immer indiziert, wenn die biomechanische Funktion, also die Stützfunktion innerhalb der Zahnreihe gesichert werden muss. Ebenso wenn die therapeutische Funktion erfüllt werden soll, indem der begonnene Gebissverfall gestoppt wird; hier wird Ersatzfunktion wahrgenommen. Kronenersatz soll daneben prophylaktische Funktionen erfüllen, Folgeschäden unterbinden und krankhaften Veränderungen vorbeugen, also Schutzfunktion übernehmen.

Kronenersatz kann die Funktion eines Kausystems verbessern bzw. erst herstellen, kann daher eine regulative Funktion haben.

Substanzverluste eines Zahnes durch Karies oder Frakturen macht Kronenersatz nötig. Dabei muss der verbliebene Stumpf stabil genug sein und ausreichende Retention bieten und das Parodontium darf keine Schäden aufweisen. Hier erfüllt die künstliche Krone hauptsächlich Schutzfunktion vor weiter fortschreitendem organischem Verfall und bietet Ersatz von verlorengegangenem Gewebe.

Abrasion der Schneidekanten und des Okklusionsreliefs erfordern Kronenersatz, wenn eine Korrektur des gesamten Okklusionsfeldes nötig ist. Hier übernimmt die künstliche Krone Ersatz- und Stützfunktion, wenn fehlende Abstützungen der zentrischen Okklusion wieder aufgebaut werden müssen.

Ergänzung einer unterbrochenen Zahnreihe mit festsitzendem oder herausnehmbarem partiellen Ersatz kann mit Kronenersatz durchgeführt werden. Hierbei kann die künstliche Krone entweder ein Brückenanker, eine teleskopierende Verankerungskrone, Schutzkrone für Klammern oder Verankerungskrone für Geschiebe sein. Dabei übernimmt die künstliche Krone Schutz- oder Stützfunktion im Verband mit mehreren Zähnen.

Bei **ästhetischen Belangen**, z. B. bei Formfehlern, Verfärbungen oder Stellungsanomalien, wenn kieferorthopädische Maßnahmen ausscheiden, wird ebenfalls Kronenersatz angefertigt. Hier übernehmen die künstlichen Kronen regulative Aufgaben, weil sie Ersatz-, Schutz- und Stützfunktion übernehmen. Fehlerhafte Zahnformen weisen nämlich immer Mängel in der Funktion auf, während Verfärbungen auf eine zerstörte Pulpa hinweisen können. Stellungskorrekturen dienen der Erhaltung des Parodontiums, unterstützen die Selbstreinigungsfunktion und stellen die Funktion der geschlossenen Zahnreihe her.

Eine **Nutzen-Schadensabwägung** ist bei jedem zahnmedizinischem Eingriff vorzunehmen. Wird eine künstliche Krone angefertigt, so ist eine hinreichende Menge natürlicher Zahnsubstanz abzutragen, wobei es schon bei der Präparation des Zahnes zu einer Pulpenschädigung kommen kann. Daher ist z. B. bei jugendlichen Zähnen mit großem Pulpenraum und weiten Dentinkanälchen sowie noch nicht abgeschlossenem Wurzelwachstum eine Überkronung kontraindiziert.

Kontraindikationen, die einen Kronenersatz verbieten, liegen auch vor, wenn der Zahn einen Krankheitsherd aufweist, z. B. pathologische apikale Prozesse, unvollständige endodontische Versorgung oder am marginalen Parodontium entzündliche Veränderungen bestehen. Diese müssen erst behandelt und ausgeheilt werden.

Zahnlockerung, Zahnfleisch- und Knochentaschen und ein Alveolenabbau über das apikale Wurzeldrittel hinaus gelten ebenso als Kontraindikation wie ein zu großer Substanzverlust des Zahnstumpfes, wodurch keine hinreichenden mechanischen Retentionen für den Halt der Krone mehr bestehen.

Aus **ästhetischen Gründen** kann u. U. die Anfertigung einer Metallvollkrone im Frontzahnbereich kontraindiziert sein. So können bestimmte Kronenarten kontraindiziert sein, was aber der Beurteilung des Zahnarztes unterliegt und an einem Arbeitsmodell nicht unbedingt erkennbar ist. Grundsätzlich bleibt es der fachlichen Diagnose des Zahnarztes überlassen, wann ein Kronenersatz indiziert ist, doch sollte der Zahntechniker die allgemeinen Kriterien der Anwendung von Kronenersatz kennen.

Eine schlechte Mundhygiene ist immer eine Kontraindikation für Kronenersatz, weil Beläge (Plaque) nicht nur zu Karies, sondern auch zu parodontalen Erkrankungen führen. Zuerst muss der Patient durch Aufklärung und Instruktion zu hinreichenden Mundhygienemaßnahmen motiviert werden, bevor eine Überkronung in Frage kommt.

Die Herstellung einer Krone erfolgt in der kooperativen Zusammenarbeit zwischen Zahnarzt und Zahntechniker. Zunächst wird der Zahnstumpf präpariert und abgeformt, so dass der Zahntechniker ein Arbeitsmodell anfertigt, dieses in einem Artikulator justiert und die künstliche Krone modelliert, gießt und ausarbeitet. Die fertige Krone wird vom Zahnarzt auf dem Zahnstumpf festzementiert.

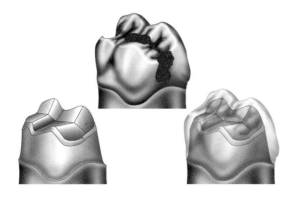

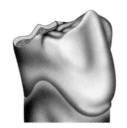
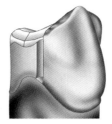

Abb. 63 - 65 Künstliche Kronen ersetzen verloren gegangenes Hartgewebe des Zahnes. Sind die natürlichen Zahnkronen durch Kariesbefall teilweise zerstört und muss der Zahn vor weiteren schädlichen Einflüssen geschützt werden, so ist eine Schutzkrone, die die natürliche Zahnkrone völlig bedeckt, anzufertigen.

Abb. 66 - 67 Ist eine Zahnkrone durch Frakturen nur an einzelnen Stellen zerstört, so kann die fehlende Hartsubstanz durch eine Teilkrone ersetzt werden. Diese Teilkronen bedecken den Zahn nicht vollkommen, sondern nur an einzelnen Flächen der Zahnkrone.

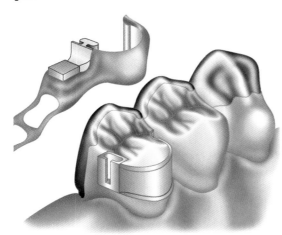

Abb. 68 Künstliche Kronen können als Träger von Verankerungsteilen eingesetzt werden. Auch als Schutz für Zähne, die mit Klammern belegt werden sollen, finden künstliche Kronen ihren Einsatz. Im allgemeinen werden Verankerungskronen mit Parallelpassungen, Konuskonstruktionen oder prothetischen Hilfsteilen verbunden.

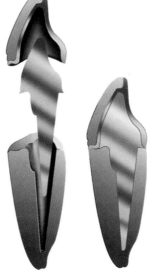
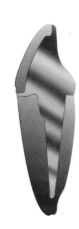

Abb. 69 - 71 Bei der völligen Zerstörung der Zahnkrone lässt sich eine Stiftkrone anfertigen, indem in den geöffneten Wurzelkanal ein Stift eingelassen wird, der die Ersatzkrone trägt. Ein passgenauer langer Stift erzeugt ausreichende Haftreibung. Häufig werden der Stift mit dem Stumpfaufbau und die Ersatzkrone getrennt angefertigt.

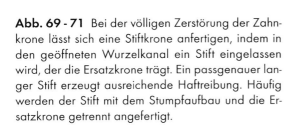

Präparation eines Zahnes

Soll ein Zahn mit einer Krone versehen werden, so muss er durch Präparation vorbereitet werden, d. h. es muss soviel Zahnsubstanz abgetragen werden, damit die künstliche Krone über den Zahn geschoben werden kann.

Über einen **unbeschliffenen Zahn** ließe sich eine dünne Metallhülse schieben, die den natürlichen Zahn um die Metallplattenstärke vergrößerte. Er würde dann im Gegenbiss stören, aus der Zahnreihe herausragen und, wenn die Hülse überhaupt über die approximalen Kontaktpunkte geschoben werden könnte, dort fehlerhafte Verhältnisse schaffen, ganz abgesehen davon, dass die Hülse in untersichgehenden Bereichen nicht anliegt. Ein Zahn muss also zur Aufnahme einer Krone beschliffen werden.

Ziel der Präparation ist es, die beschädigte Zahnsubstanz abzutragen und, wenn nötig, auch soviel gesunde Zahnsubstanz abzuschleifen, damit sich der weiteste Umfang des Zahns an der tiefsten Stelle des Zahnstumpfes befindet. Man versucht, den Zahn rundherum glattzuschleifen, ohne untersichgehende Stellen zu erzeugen.

Ein **zylindrischer Stumpf** kann durch die Präparation entstehen. Er wäre nahezu parallelwandig und hätte den geringsten Verlust an Hartgewebe. Weil exakte Parallelität mit dem Auge nicht mehr erkennbar ist, läge die Herstellung an der Grenze des technisch Machbaren. Außerdem würden bei der Abformung und beim Einzementieren durch die Kolbenwirkung einer Parallelpassung Fehler auftreten.

Die **günstigere Präparationsform** stellt der leicht konische Stumpf dar mit einem Präparationswinkel zwischen 3° bis 8° nach okklusal. Bei dieser Form ist eine störungsfreie, formgetreue Abformung möglich und eine ausreichende Retention durch Haftreibung und Klemmwirkung gewährleistet. Beim Einzementieren kann der Zement leichter abfließen bis zum Berührungskontakt aller Flächen, wobei eine Mindeststärke des Zements entsprechend seiner Korngröße verbleibt, die lediglich der Erhöhung des Reibungs- und Klemmwiderstandes dient.

Die Grundform eines Stumpfes hat die Merkmale:
- weitester Umfang und Präparationsgrenze fallen zusammen,
- hinreichende Höhe für mechanische Retention,
- der Stumpf ist leicht konisch 3 -8°,
- Präparationsflächen sind nicht untersichgehend,
- ein Interokklusalspalt ist präpariert.

Gestaltung der Präparationsgrenze

Mit **Präparationsgrenze** bezeichnet man die Grenzlinie zwischen beschliffener und unbeschliffener Zahnoberfläche. Wie weit ein Zahn am Zahnhals beschliffen wird, wie tief oder wie hoch die Präparationsgrenze in bezug auf das marginale Parodontium liegt, ist für den Zahntechniker nicht von Belang, denn für ihn gilt grundsätzlich: Der Kronenrand endet exakt an der Präparationsgrenze! Aufgabe des Zahnarztes ist es, die Präparationsgrenze eindeutig zu präparieren, und der Zahntechniker hat dann dafür zu sorgen, dass der Kronenrand mit diesem Grenzverlauf übereinstimmt.

Liegt der **Kronenrand** über der Präparationsgrenze, so tritt Kariesverfall ein. Liegt er jedoch unterhalb der Präparationsgrenze, also im Zahnfleisch, so entstehen Schädigungen des Zahnfleischsaums.

Für **Genauigkeit und Herstellungssicherheit** wird die Präparationsgrenze supragingival gelegt, also deutlich oberhalb des Sulcus gingivae. Dadurch wird der Kronenrand parodontienfrei gehalten und kann das Parodontium nicht schädigen, der kritische Bereich lässt sich sauber halten und die Präparationsgrenze besser abformen.

Die **Nachteile der supragingivalen Präparation** sind gravierend: Liegt der Grenzverlauf hoch, wird der Zahnstumpf zu kurz und bietet keinen hinreichender mechanischer Halt für die Krone. Liegt der Grenzverlauf im sichtbaren Bereich, sind die ästhetischen Belange unbefriedigend. Bei zervikalen Defekten muss die Präparation infragingival geführt werden, wie auch bei kariesaktiven Gebissen infragingivale Grenzverläufe den besseren Kariesschutz bieten.

Bei der **Herstellung der Krone** muss dem Kronenrand immer besondere Aufmerksamkeit gewidmet werden. Durch die Präparationsgrenze wird der Kronenrandverlauf festgelegt. Die Qualität des Übergangs vom Zahn zum Ersatzkronenmaterial wird davon bestimmt, wie genau der Kronenrand der Präparationsgrenze anliegt. Die erreichbare Genauigkeit hängt von der Gestaltung des Grenzverlaufs ab. Das Kronenmaterial soll an der Präparationsgrenze dem Zahnstumpf nicht aufliegen, sondern in den Zahn versenkt werden.

Drei **Präparationsgrenzformen** können unterschieden werden:
- Tangentialpräparation
- Hohlkehlpräparation
- Stufenpräparation.

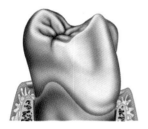 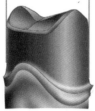 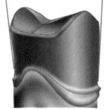

| paralleler Stumpf | umgekehrter Konus | konischer Stumpf |

Abb. 72 - 75 Bei der Präparation eines zylindrischen Stumpfes ist die Grenze des technisch Möglichen dadurch erreicht, dass exakte Parallelität mit dem bloßen Auge nicht mehr erkennbar ist. Es können die oben dargestellten Stumpfformen zufällig entstehen.

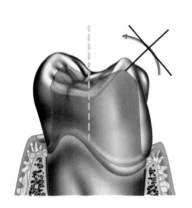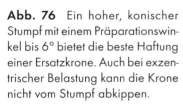 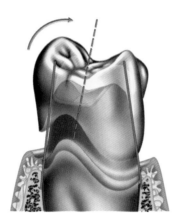 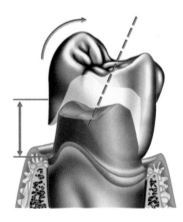

Abb. 76 Ein hoher, konischer Stumpf mit einem Präparationswinkel bis 6° bietet die beste Haftung einer Ersatzkrone. Auch bei exzentrischer Belastung kann die Krone nicht vom Stumpf abkippen.

Abb. 77 Ein sehr stark konischer Stumpf mit einem Präparationswinkel über 6° bietet weniger Haftung für die Ersatzkrone. Bei exzentrischer Belastung kann die Krone vom Stumpf abkippen.

Abb. 78 Ein sehr konischer und sehr kurzer Stumpf bietet die wenigste Haftung für die Ersatzkrone. Schon bei geringer exzentrischer Belastung wird die Krone vom Stumpf kippen.

Abb. 79 - 80 Bei einem parallelwandigem zylindrischen Stumpf kommt es beim Abformen und Aufsetzen der Kronen zur sogenannten Kolbenwirkung, die das Aufsetzen und Abformen extrem erschwert, wenn nicht gar unmöglich macht. Ein konischer Stumpf lässt sich problemlos abformen und die Krone ebenso problemlos aufsetzen und einzementieren, ohne dass es zu einem Stau des Befestigungsmaterials kommt.

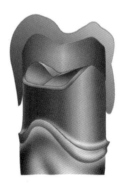 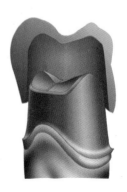

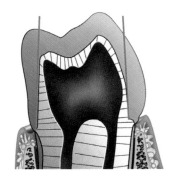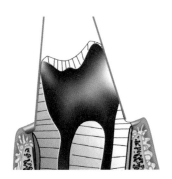

Abb. 81 - 82 Der parallelwandige Stumpf benötigt weniger Verlust an Hartsubstanz als ein konischer Stumpf, und eine Pulpagefährdung ist bei einem parallelwandigen Stumpf ebenfalls geringer.

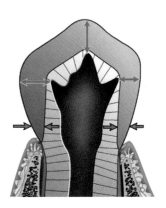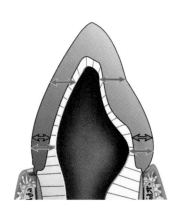

Abb. 83 - 83 Die Zahnsubstanzstärke über der Pulpa bei einem Eckzahn. Durch die Stufenpräparation wird die Zahnsubstanz ganz erheblich vermindert. Dadurch kann es zur Schädigung der Pulpa kommen. Allgemein stellt dies eine mechanische Schwächung des Zahnes dar.

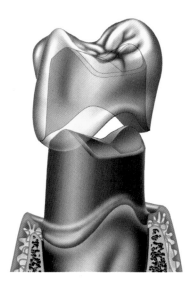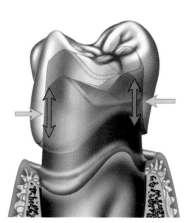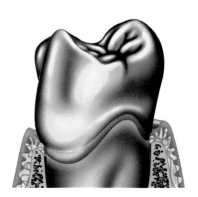

Abb. 84 - 86 Die Haftung der künstlichen Kronen am Zahnstumpf kann durch zwei physikalische Mechanismen erzeugt werden: die Haftreibung oder die Klemmwirkung. Durch die vollständige Umfassung bei einer Vollkrone wird beides erzeugt und garantiert einen sicheren Halt der Krone.

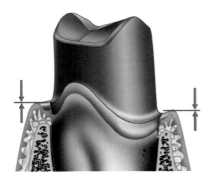 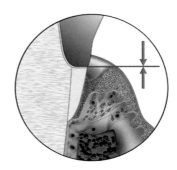

Abb. 87 - 88 Die gingivale Präparationsgrenze verläuft in der Höhe des Zahnfleischrandes (Limbus gingivae), aber nicht in der Tiefe des Sulcus gingivae. Dadurch wird das marginale Parodontium nicht berührt und nicht geschädigt. Der spätere Kronenrand ist gut einsehbar und meist auch ästhetisch befriedigend.

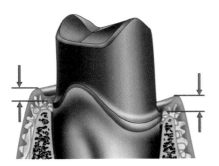 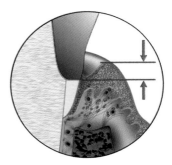

Abb. 89 - 90 Die subgingivale Präparationsgrenze verläuft in der Tiefe des Sulcus gingivae und bietet bei der passgenauen Kronenrandlage eine sehr gute Kariesprophylaxe. Die Kontrolle des Kronenrandes ist jedoch schwierig und es können Irritationen des marginalen Prodontiums bis hin zur Gingivalretraktion auftreten.

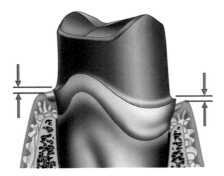 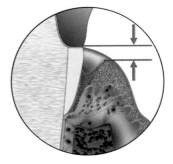

Abb. 91 - 92 Die supragingivale Präparationsgrenze liegt deutlich über dem Zahnfleischrand (Limbus gingivae). Dieser Verlauf ist parodontalhyginisch sehr günstig, aber ästhetisch völlig unbefriedigend und es gibt keinen Schutz gegen Karies bei Plaque.

Präparationsgrenzformen

Die **Tangentialpräparation** wird wie ein verlaufender Rand geschliffen. An der konischen Grundform des Zahnstumpfes lassen sich in vertikaler Richtung überall Tangenten anlegen, die Präparationsgrenze beschreibt im Idealfall den Wurzelquerschnitt und die Kronenrandgrenzlinie. Die Präparationsgrenzlinie soll am Boden des Sulcus gingivae liegen; infragingivale Präparationen werden nur für Schutzkronen bei kariesaktivem Gebiss angefertigt.

Bei dieser **Präparationsgrenzlinie** muss der Kronenrand folgendermaßen gestaltet werden: Er muss scharf und gleichmäßig stark auslaufen und dabei eng anliegen, oberhalb des Sulcus gingivae muss die Krone dann bauchig geformt sein. Die Krone selbst muss eine okklusale Abstützung besitzen, um ein Überschieben über die Präparationsgrenze zu vermeiden. Das **Ersatzkronenmaterial** liegt dem Zahnstumpf auf. Weil es aber dünn auslaufen muss, kann es ausfasern und sich aufbiegen. Die künstlichen Kronen müssen an der Präparationsgrenze überkonturiert werden und es bildet sich ein Absatz, der die Plaqueakkumulation begünstigt.

Die **tangentiale Grenzlinie** ist einfach präpariert und bietet den geringsten Zahnsubstanzverlust. Diese Präparationsgrenze ist im Mund nur schwer und auf dem Arbeitsmodell gar nicht zu erkennen. Ein exakter Kronenrand ist nicht herstellbar und kann nur durch Zufall entstehen. Diese Präparationsgrenze wurde früher bei Ringdeckelkronen angewendet. Sie wird heute bei jugendlichen Zähnen mit großer Pulpenkammer angewendet, um Kunststoffkappen als temporären Ersatz anfertigen zu können.

Wegen des **fehlenden Platzangebots** ist diese Präparationsform weder für Metallkeramik- und Vollkeramikrestaurationen noch für Vollgusskronen geeignet. Eine statische Abstützung gegen okklusale Kräfte kann die Tangentialpräparation nicht bieten.

Die **Stufenpräparation** bildet am konischen Stumpf einen zirkulär umlaufender Absatz, der dem Ersatzkronenmaterial eine statische Abstützung bietet, was vor allem für Keramik- oder Kunststoffkronen wichtig ist. Das Material der Ersatzkrone ist in die Zahnsubstanz versenkt und bildet einen bündigen Übergang zwischen Zahn und Ersatzkrone. Die **Präparationsgrenze** ist an dem Modell eindeutig zu erkennen und lässt so ein exaktes Arbeiten zu. Die Stufenpräparation ist einfach herzustellen, weil die Präparationsinstrumente eine zervikale Führung besitzen.

Bei der **Herstellung** der Stufenpräparation wird der Stumpf wesentlich kleiner als der Wurzelquerschnitt, es kommt zu einem erheblichen Substanzverlust des Zahns. Die Stabilität des Stumpfes kann herabgesetzt und die Pulpa gefährdet werden. Um einen Zementstau beim Einsetzen zu verhindern, wird der Ansatz der Stufe zum Stumpf als Hohlkehle geformt.

Die **Stufenkante** kann zum Sulcus gingivae leicht als Fase abgeschrägt sein, um den Randschluss zu optimieren, die Fuge zwischen Stumpf und Krone zu verringern und aus dem Sichtbereich zu verlegen. Die Präparation der Abfasung ist schwierig und kann auf dem Modell den exakten Grenzverlauf verwischen.

Die **Stufenpräparation** wird grundsätzlich nötig, wenn Mantelkronen aus Kunststoff oder Keramik hergestellt werden. Diese Materialien müssen eine bestimmte Mindeststärke am Kronenrand haben wegen der Stabilität und Farbqualität. Bei Verblendkronen ist die Stufenpräparation ebenfalls angebracht. Der Kronenrand schließt mit der Stufe immer bündig ab, er steht horizontal nicht über und setzt nicht zu schmal auf der Stufe auf. Keinesfalls darf der Kronenrand über die Stufe weitergeführt werden.

Die **Hohlkehlpräparation** oder Furnierpräparation entsteht, wenn der konische Stumpf mit einem entsprechend geformten Schleifkörner umfahren wird, so dass eine zirkulär verlaufende sanfte Auskehlung entsteht. Das Ersatzkronenmaterial wird dadurch in den Zahn verlegt und schließt bündig ab. Es wird mehr Zahnsubstanz abgetragen als bei der Tangentialpräparation, dafür ist die Präparationsgrenzlinie im Mund und auf dem Arbeitsmodell eindeutig sichtbar.

Die **Hohlkehle** bietet für Metallgerüste eine hinreichende Materialstärke; für Vollkronen aus Kunststoff oder Keramik reicht der Platz aber nicht aus. Diese Präparation eignet sich sowohl für Verblendkronen, wenn wegen des höheren Substanzverlustes auf eine ausgeprägte Stufe verzichtet werden muss, als auch für Vollgusskronen.

Die **Mischform** aus Hohlkehl- und Stufenpräparation entsteht durch eine vestibulär verlaufende Stufenpräparation, die approximal in eine Hohlkehle übergeht, die lingual weitergeführt wird. Der Substanzverlust des Zahnstumpfes ist dann geringer als bei einer ausschließlichen Stufenpräparation. Diese Präparation wird hauptsächlich für Verblendkronen angewendet, um den Werkstoff im vestibulären Sichtbereich in den Zahn zu versenken.

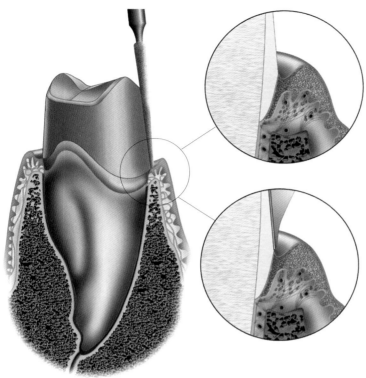

Abb. 93 - 94 Bei der Tangential-präparation fallen der weiteste Umfang des konischen Stumpfes und die Präparationsgrenze zusammen. Das Ersatzkronenmaterial liegt dem Zahn auf und kann u. U. das marginale Parodontium verdrängen. Wird der Kronenrand als verlaufender Rand geformt, so läuft er messerscharf bis in die Tiefe des Sulcus gingivae aus. Dieser verlaufende Rand ist aber selten stabil genug, um sich beim Aufsetzen der Krone nicht zu verformen.

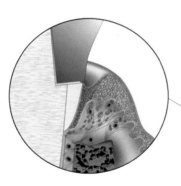

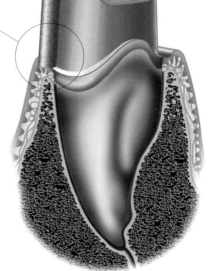

Abb. 95 Um das Ersatzkronenmaterial in den Zahnstumpf zu versenken, wird eine Stufe als Präparationsgrenze angefertigt. Das Ersatzkronenmaterial schließt mit dem Zahn bündig ab, meist in der Tiefe des Sulcus gingivae. Der Kronenrand nimmt nicht mehr Platz ein als vorher die natürliche Zahnsubstanz. Aus Gründen der Statik fällt die Stufe nach innen zum Zahn etwas ab. Wird die Krone durch Kaudruck auf den Zahn gepresst, so wird das Kronenmaterial wie auf einer schiefen Ebene nach innen zum Zahn rutschen und angedrückt.

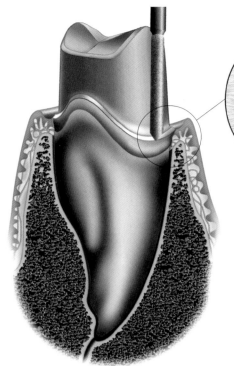

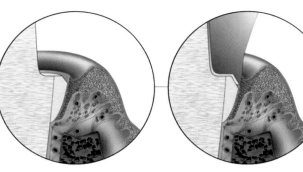

Abb. 96 - 97 Die moderne Stufenpräparation sieht vor, den Übergang zur Stumpfwandung als Hohlkehle zu formen, um beim Einsetzen der Krone einen Zementstau zu vermeiden, der bei einer scharfkantigen Präparation auftreten kann. Außerdem wird zur Verringerung des Randspalts der Stufenrand mit einer Abschrägung versehen.

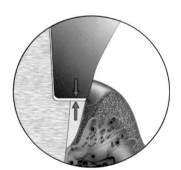

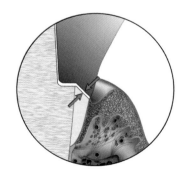

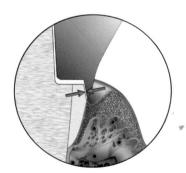

Abb. 98 Bei einer geraden Stufenpräparation wird ein vertikaler Randspaltfehler auftreten, weil die Krone durch die Schichtstärke des Befestigungszements nicht bis auf die Stufe abgesenkt werden kann. Außerdem wird der Zement bei waagerechter Stufenanordnung durch das normale Zähneputzen herausgewaschen.

Abb. 99 Bei einer 45°-Abschrägung der Stufe verringert sich der vertikale Randspaltfehler deutlich. Auch kann der Zement nicht mehr so leicht ausgewaschen werden. Diese Abschrägung ist im Mund hinreichend gut erkennbar; auch auf dem Modell ist so gut sichtbar, dass die Präparationsgrenze gut freigelegt werden kann.

Abb. 100 Der vertikale Randspaltfehler ist bei einer sehr steilen Abschrägung (über 45°) am geringsten. Allerdings ist der exakte Präparationsgrenzverlauf der Abschrägung sehr schlecht zu erkennen, ähnlich wie bei der Tangentialpräparation.

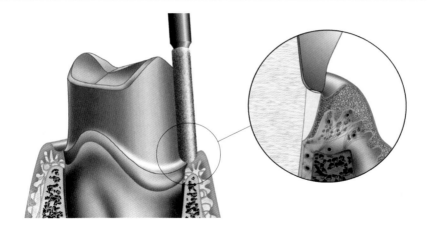

Abb. 101 - 102 Die Hohlkehlpräparation ist ein bewährter Kompromiss zwischen Tangential- und Stufenpräparation. Anwendung findet diese Präparationsgrenzform bei Vollgusskronen und Verblendkronen, wobei der zu verblendende Bereich in Stufenform präpariert wird. Die Hohlkehlpräparation fordert einen nicht so hohen Substanzverlust wie die Stufenform, zeigt aber einen ähnlich exakten Randverlauf, der auf dem Modell gut sichtbar ist und ein exaktes Arbeiten erlaubt.

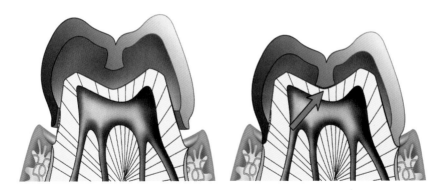

Abb. 103 - 104 Die Hohlkehlpräparation bietet keine gute statische Abstützung der Krone über den Kronenrand und kann das Absinken einer rationierten Krone nicht verhindern, so dass in einer rationierte Vollgusskrone ein okklusaler Stopp angebracht wird. Außerdem biegt sich diese Krone bei Belastung okklusal auch nicht mehr durch.

Abb. 105 Für Verblendkronen lässt sich der Stumpf im Bereich der Verblendflächen mit einer Stufenpräparation versehen, die approximal in eine Hohlkehle übergeht und die Lingualflächen umfasst. Dadurch wird lingual weniger Zahnsubstanz abgetragen und der Zahnstumpf bleibt stabiler. Diese Mischform aus Hohlkehl- und Stufenpräparation ist die allgemein übliche Präparationsform sowohl im Front- als auch im Seitenzahnbereich.

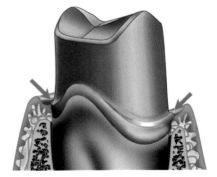

Präparationsphasen

Die Herstellung einer Stumpfpräparation gehört nicht in den Aufgabenbereich des Zahntechnikers. Die nachfolgende Beschreibung soll lediglich als Information aufgefasst werden, ist doch ein Überblick über die Tätigkeit des Zahnarztes zum besseren Verständnis in der Zusammenarbeit dienlich.

Die **Präparation des Zahnstumpfes** erfolgt mit speziell geformten rotierenden Instrumenten, meist diamantbeschichtete Feinschleifkörper mit unterschiedlicher Körnung. Die standardisierten Präparationssätze bestehen aus walzenförmigen Schleifkörpern, mit ca. 4- 8 mm langen Arbeitsteilen, und Spezialformen wie spitzkeglige, nadelförmige Separierer, abgerundete Knospen und Kugeln. Die Instrumentenschäfte sind für Mikromotor-Winkelhandstücke oder kugelgelagerte bzw. luftgelagerte Turbinen konzipiert.

Im **hochtourigen Drehzahlbereich** (160.000 - 450.000 U/min) erfolgt die Präparation, bei der nur geringster Arbeitsdruck nötig ist, keine Vibrationen auftreten und die Behandlungsdauer sehr kurz sein kann.

Hochtourige Instrumente erfordern eine Wassersprühkühlung; meist werden drei Sprühstrahlen an das Schleifinstrument bzw. auf den Arbeitsbereich geführt. Beim Trockenschleifen käme es durch die Reibungswärme zu Schädigungen an der Pulpa; schon kurzzeitiges Überschreiten einer Temperatur von 51,6 °C führt zur Eiweißgerinnung.

Hier ein kurzer Abriss der rationellen Präparationsphasen:

1. Präparation der Approximalflächen

Die Separation der Approximalflächen erfolgt mit dem nadelförmigen Schleifinstrument (Separierer). Das Ziel dieser Präparationsphase ist es, den zu präparierenden Zahn in der Zahnreihe separat (frei-)zu stellen, damit bei der weiteren Präparation die Nachbarzähne nicht unabsichtlich angeschliffen werden.

2. Phase ist die Tiefenmarkierung

Damit der Zahnarzt bei den weiteren Präparationsschritten den Überblick behält, wieviel Zahnsubstanz abgetragen wurde, ohne dass die Pulpa verletzt wird, setzt er mit dem Rillen- oder Stufenschleifer eine Tiefenmarkierung. Diese Instrumente haben eine Tiefenmarkierung oder einen Tiefenanschlag. Damit werden über die gesamte okklusale Fläche sowie auf den vestibulären und lingualen Flächen bis zum Äquator eine oder mehrere Rillen von einem Millimeter Tiefe eingeschliffen.

3. Präparation der Okklusionsfläche

Die Okklusionsfläche wird bis auf die Tiefenmarkierung abgetragen, ohne die Nachbarzähne zu verletzen. Entsprechend der Konstruktion und dem Material der Ersatzkrone ist ein hinreichender Interokklusalspalt zu schaffen. Das okklusale Relief soll in seiner Grundform (Höckergröße, Fissurenanlage) erhalten bleiben. Die ausreichende Präparation wird in Arbeits- und Balancestellung der Zahnreihen kontrolliert.

4. Präparation der bukkalen und oralen Flächen

Mit einem walzenförmigen Schleifkörper werden die bukkalen und oralen Flächen bis kurz oberhalb des Sulcus gingivae leicht konisch beschliffen. Diese vertikale Umlaufsform folgt dabei dem geschwungenem Verlauf des Gingivalansatzes. Dieses Beschleifen erfolgt mit einem walzenförmigen, an der Spitze kantigen oder abgerundeten Schleifkörper.

5. Präparation der Höckerabschrägung an den Übergangsflächen zu den vertikalen Flächen mit speziellen kegelförmigen Instrumenten. Dadurch werden die Höckergrate, die durch die Präparation der okklusalen Fläche nach außen verlagert wurden, wieder in die richtige Position korrigiert; Höckergrate und Höckerspitzen werden zur Zentralfissur hin verlagert.

6. Präparation der Grenzlinie zum Gingivalsaum erfolgt bezogen auf das Präparationsziel mit entsprechenden Instrumenten. Bei Tangentialpräparation wird die Grenzlinie mit einem spitzen kegelförmigen Schleifkörper in den Boden des Sulcus gingivae verlegt. Für die Hohlkehlpräparation wird ein dickerer kegelförmiger Schleifkörper (Torpedoform) benutzt, mit dem eine deutliche Grenzlinie im Boden des Sulcus gingivae gezogen wird. Die Stufe wird mit einer abgerundeten Walze nachgezeichnet, damit ein hohlkehliger Übergang zu den vertikalen Stumpfflächen und ein nahezu waagerechter Absatz entsteht.

Es wird in dieser Phase nötig, den Gingivalrand zu verdrängen, wozu sich Retraktionsfäden bewährt haben; der Druck des Kühlwasserstrahls kann den Gingivalrand meist auch genügend verdrängen.

7. Phase betrifft das Glätten des Stumpfes und der Übergänge mit einem walzenförmigen, sehr feinkörnigen Finierdiamant. Mit einer quergestellten Sonde wird die Stumpfoberfläche auf untersichgehende Stellen geprüft. Zur Sicherheit lässt sich auf einer vertikalen Fläche eine Einsetzrille einschleifen, die der eindeutigen Fixierung der Krone beim Einsetzen dient.

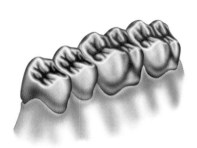

Abb. 106 Die Präparationsphasen als einzelne Arbeitsgänge sind nicht Arbeitsbereich des Zahntechnikers und werden daher hier nur im Überblick dargestellt. Es wird unter Wasserkühlung präpariert.

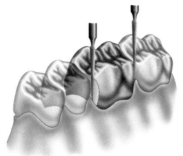

Abb. 107 Separation: Zuerst werden die Approximalflächen präpariert mit dem Ziel, einen leicht konischen Stumpf zu erhalten. Die Nachbarzähne dürfen dabei nicht verletzt werden.

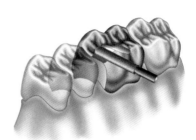

Abb. 108 Okklusalpräparation: Die Okklusalfläche wird stilisiert versenkt. Es soll ein hinreichender Interokklusalspalt entstehen und der Höckerneigungswinkel eingehalten werden.

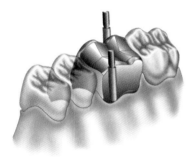

Abb. 109 Präparation der bukkalen und lingualen Vertikalflächen erfolgt mit erstem Ansatz der Präparationsgrenzen.

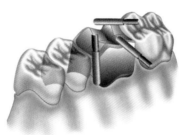

Abb. 110 Die Übergänge zwischen den okklusalen und vertikalen Flächen werden beschliffen. Dabei wird eine okklusale Abschrägung erzeugt.

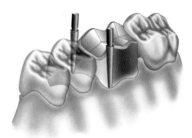

Abb. 111 Tieferlegen und präzises Nachschleifen der Präparationsgrenzverläufe erfolgt mit dem entsprechenden Schleifinstrument, hier eine Torpedoform.

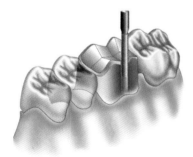

Abb. 112 Einsetzrille parallel zur Einschubrichtung zur eindeutigen Fixierung der Krone beim späteren Einsetzen.

Abb. 113 Mit einer Sonde wird das Präparationsziel überprüft. Es dürfen keine untersichgehenden Stellen an den vertikalen Flächen vorhanden sein. Es entsteht eine konischer Stumpf mit einem Präparationswinkel von max. 6°.

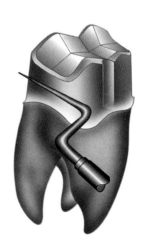

Abformung der präparierten Zahnstümpfe

Nach Abschluss der Präparation lässt sich eine Kontrollabformung vornehmen, um ein Präparations-Kontrollmodell anzufertigen, mit dem eine genaue Kontrolle der Stümpfe und mögliche Korrekturen vorgenommen werden können.

Ein **formgetreues Modell** mit den präparierten Zahnstümpfen wird zur Herstellung von Ersatzkronen erforderlich. Das macht eine spezielle Abformung nötig. Man unterscheidet die ringgestützte Einzelstumpf- und die integrierte Gesamtabformung, welche in einzeitige und zweizeitige Abformung unterteilt wird.

Als **einzeitige Abformverfahren** gelten solche, bei denen entweder ein fließfähiges Material oder gleichzeitig zwei fließfähige Materialien (Doppelmischtechnik) verwendet werden.

Bei der **zweizeitigen Abformung** wird eine Erstabformung aus härterer Silikonmasse mit einem dünnfließenden Zweitmaterial korrigiert (Korrekturabdruck, Doppelabdruck). Es wird jeweils das gesamte Okklusionsfeld des Kiefers und der Antagonisten mit einbezogen.

Die **ringgebundene Abformung** erfolgt in zwei Arbeitsphasen:

a) Eigentliche Abformung des Stumpfes mit einem Kupferring-Abdruck mit thermoplastischem Abformmaterial oder mit Silikon; wobei der Ring als Träger des Abformmaterials dient;

b) Abformung des gesamten Kiefers bei aufgesetztem Ring in einer Sammelabformung mit einem konfektionierten Abformlöffel.

Ein **passender Ring** wird entsprechend dem Verlauf des zervikalen Randes beschnitten. Zwischen Stumpf und Ring ist genügend Abstand für die Abformmasse. Ist der zervikale Ringrand der gingivalen Kontur angepasst, wird er zum Stumpf eingezogen. Nach Trockenlegung und Isolierung des Stumpfes wird der Ring bis zur Präparationsgrenze geschoben und von okklusal die erwärmte plastische Abformmasse bis zum Ringrand gepresst. Wird mit dünnfließender Silikonmasse abgeformt, verschließt man den Ring okklusal mit Wachs, füllt das Abformmaterial ein und setzt den Ring auf den Stumpf.

Der **Sammelabformung** erfolgt meist mit zähfließenden Silikonmassen über dem aufgesetzten Ring.

Die **ringfreie Abformung** ist eine integrierte Gesamtabformung. Sie erfordert die Erweiterung des Sulcus gingivae mit geeigneten Verfahren, weil das Abformmaterial nicht in die Zahnfleischfurche eindringt.

Die **Gingivalrandverdrängung** kann erfolgen durch Einlegen eines Retraktionsfadens, eines elastischen Rings oder durch Medikamente, die die Gewebsspannung im Zahnfleischsaum herabsetzen.

Die **zweizeitige Korrekturabformung** sieht vor, zunächst aus zähfließendem Silikon eine Primärabformung vorzunehmen, die die Funktion eines individuellen Löffels übernimmt. Man kann die Primärabformung vor der Präparation durchführen, so dass sich der präparative Raum zur spannungsfreien Aufnahme des dünnfließenden Korrekturmaterials nutzen lässt.

Erfolgt die **Primärabformung** nach der Präparation, muss, um Stauchungen des Primärmaterials zu verhindern, die Abformung im Stumpfbereich etwas ausgeschnitten und Abflussrillen für das dünnfließende Korrekturmaterial gesetzt werden. Dann erst wird das dünnfließende Korrekturmaterial in die Primärabformung gebracht und diese kurzzeitig unter Druck über den Stumpf geschoben, aber bis zum Aushärten ohne Druck festgehalten. Unter Druck kann das Sekundärmaterial das Primärabmaterial verformen, und durch dessen Rückstellkraft die Gesamtabformung verfälschen.

Bei der **Doppelmischabformung** werden zwei Abformmassen gleichzeitig angesetzt: ein dünnfließendes Abformmaterial für eine spezielle Abformspritze und ein zähfließenderes Zweitmaterial für den Abformlöffel. Zunächst wird mit dem Spritzenmaterial der Sulcus gingivae überall ausgefüllt und dann sofort der Abformlöffel mit dem zähen Silikon darübergesetzt. Die beiden Massen härten gleichzeitig aus, ohne sich gegenseitig zu verdrängen, elastoplastische Spannungen zwischen beiden Werkstoffen entstehen nicht. Für Hydrokolloid-Abformmasse wird dieses Arbeitsverfahren auch angewandt.

Ein **Sägeschnittmodell** lässt sich mit der Abformung herstellen, indem der Zahnkranz mit Spezialhartgips ausgegossen und Modellstifte (Dowelpins) mit einem Lichtpunkt-Zeigergerät (Pindex) in der Position der präparierten Stümpfe gesetzt werden. Der Zahnkranz wird isoliert und ein Modellsockel aus Hartgips hergestellt. Die Modellstümpfe müssen nach dem Aushärten des Gipses mit Sägeschnitten, die bis zum Gipssockel zu führen sind, herausgeschnitten werden. Der separierte Modellstumpf kann vom Modell abgehoben und durch den Modellstift wieder in das Modell gesetzt werden.

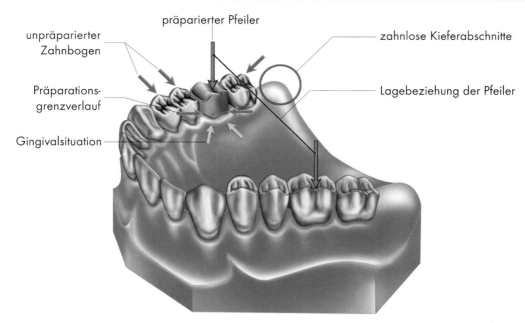

unpräparierter Zahnbogen

präparierter Pfeiler

zahnlose Kieferabschnitte

Präparations-grenzverlauf

Lagebeziehung der Pfeiler

Gingivalsituation

Abb. 114 Zur Herstellung von Kronenersatz ist von der Abformung die exakte Darstellung der Mundsituation zu fordern, die sich in einem Arbeitsmodell abbilden muss. Folgende Qualitätsmerkmale werden von der Abformung und damit auch von einem Modell gefordert: die präparierten Pfeiler mit dem Präparationsgrenz-verlauf und der Gingivalsituation sowie der unpräparierte Zahnbogen, die Lagebeziehung der Pfeiler und die zahnlosen Kieferabschnitte sind exakt darzustellen.

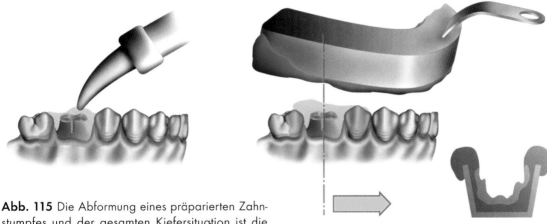

Abb. 115 Die Abformung eines präparierten Zahn-stumpfes und der gesamten Kiefersituation ist die Voraussetzung für ein formgetreues Arbeitsmodell. Eine Möglichkeit ist die Doppelmischabformung, bei der in einem Arbeitsgang mit zwei Abformmassen ab-geformt wird. Ein dünnfließendes Abformmaterial wird mit einer Einwegkanüle auf das Abformobjekt ge-bracht. Vorher wird der Sulcus gingivae mit einem geeigneten Verfahren geweitet, damit die Abformmas-se die Präparationsgrenze erreicht.

Abb. 116 Über das dünnfließende Material wird mit einem Abformlöffel das festere Zweitmaterial ge-schoben. Beide Materialien härten zur gleichen Zeit aus, ohne sich gegenseitig zu beeinflussen. Ein Ver-biegen der Abformmassen ist ausgeschlossen. Die-ses Verfahren eignet sich sowohl für Silikonmateriali-en als auch für Hydrokolloide

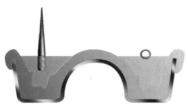

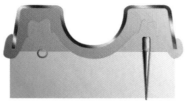

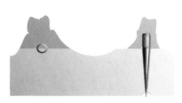

Abb. 117 Bei der Abformung wird der Zahnkranz und ein Anteil des Kieferkammbereichs (ca. 1,5 cm hoch) ausgegossen. Ein Modellstift wird exakt im präparierten Zahn plaziert.

Abb. 118 Der weitere Zahnkranzbereich wird mit Retentionsringen bestückt, der Gips isoliert und der Zahnkranz gesockelt.

Abb. 119 Beim fertigen Modell wird der Zahnstumpf ausgesägt und die Präparationsgrenze freigelegt.

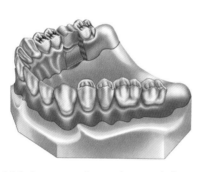

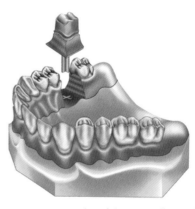

Abb. 120 Bei einem Sägeschnittmodell muss als Arbeitsvorbereitungsschritt die Präparationsgrenze aus dem angrenzenden Zahnfleischbereich freigeschliffen werden.

Abb. 121 Die Sägeschnittführung soll parallel verlaufen, damit der Sägestumpf störungsfrei herausgenommen werden kann; die Grenzlinie des Zahnfleisches an den Nachbarzähnen muss sichtbar bleiben.

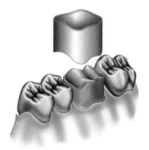

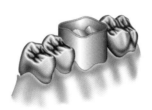

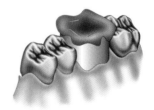

Abb. 122 Das Prinzip der Ringabformung: Ein im Stumpfumfang passender konfektionierter Ring wird dem Präparationsgrenzverlauf angepasst.

Abb. 123 Der angepasste Ring wird geringfügig über die Präparationsgrenze unter das Zahnfleisch geschoben; er liegt eng am weitesten Stumpfumfang an.

Abb. 124 In den Ring wird thermoplastisches Abformmaterial gepresst; der Ring wird abgenommen, kontrolliert, erneut erwärmt und fest aufgesetzt.

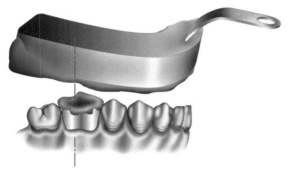

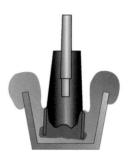

Abb. 125 Über die Ringabformung wird eine Sammelabformung mit Silikonabformmasse in einem konfektionierten Abformlöffel genommen.

Abb. 126 Zunächst wird in der Ringabformung ein Zahnstumpf mit konischem Wurzelanteil und Modellstift aus Modellzement oder Superhartgips angefertigt. Der Stumpf wird isoliert und die Sammelabformung ausgegossen.

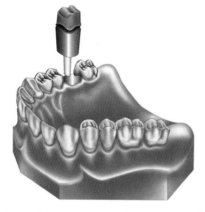

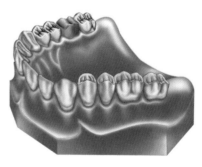

Abb. 127 Mit einer ringgebundenen Abformung lässt sich ein mehrteiliges Arbeitsmodell herstellen. Bei diesem sogenannten Stumpfmodell lässt sich der präparierte Zahnstumpf herausnehmen, die angrenzenden Gewebsteile bleiben unbeschädigt.

Abb. 128 Kennzeichen eines Stumpfmodells ist neben der exakten Abbildung des Präparationsgrenzverlaufs die räumliche Beziehung zum Zahnfleischrand, der nicht freigeschliffen werden muss.

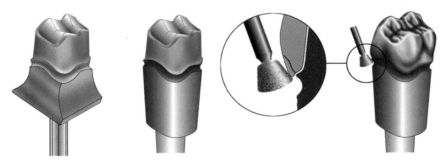

Abb. 129 Es ist sinnvoll, einen herausnehmbaren Modellstumpf mit einer subgingivalen Rille zu versehen, um damit den Verlauf der Präparationsgrenze zu kennzeichnen. Neben dem Vorteil der klaren Erkennbarkeit der Präparationsgrenze lässt sich bei einer solchen Rille der Kronenrand leicht anarbeiten. Der Kronenrand kann geringfügig länger modelliert werden, um später mit einem Gummipolierer auf dem Modell anpoliert zu werden. Dazu muss der Stumpf aus extrem hartem Modellmaterial bestehen.

Kronenrand und marginales Parodontium

Das marginale Parodontium, der typische feingewebliche Abschluss der Schleimhaut zur Mundhöhle, kann durch den Kronenrand und die Präparation in seinem Gefüge verändert werden, sobald die Präparationsgrenze unterhalb des Sulcus gingivae liegt. Es kommt zu markanten krankhaften Veränderungen des feingeweblichen Gefüges im marginalen Parodontium, wenn der Kronenrand „unter den Zahnfleischrand" geschoben wird.

Im **Ausnahmefall** kann ein Kronenrand (Präparationsgrenze) zur Kariesprophylaxe (Vorbeugung) bei sehr kariesanfälligem Gebiss oder aus ästhetischen Gründen tief in den Boden des Sulcus gingivae gelegt werden. Diese Grenze ist unbedingt einzuhalten; die Umfassung des Wurzelansatzes durch einen schmalen Metallstreifen ist genau dann falsch, wenn dadurch die Präparationsgrenze überschritten wird.

Ein **Fremdkörperreiz**, der auf das marginale Parodontium wirkt, kann den Erfolg einer Ersatzkrone in Frage stellen. Diese Fremdkörperreize können sein:
- das Ersatzkronenmaterial,
- die allgemeine Passgenauigkeit,
- die fehlerhafte Kronenrandgestaltung.

Reizung durch Werkstoffe

Alle verwendeten Werkstoffe (Metall, Keramik, Kunststoff) sollten grundsätzlich gewebsverträglich sein. Reizungen, die zu chronischen Entzündungen führen, können der Stoff selbst oder die Oberflächenbeschaffenheit sein. Mangelhaft polierte Metalloberflächen oder beschliffene und dadurch rauhe Keramikoberflächen führen zur Dauerreizung, wenn sich in den Rauhigkeiten wie Rillen und Lunker Verschmutzungen und Beläge bilden, die dann zu entzündlichen Veränderungen führen.

Hochglanzgebrannte Keramikoberflächen verursachen auch in Verbindung mit Metallgerüsten niemals Gewebsstörungen. Kunststoffoberflächen zeigen gelegentlich Gewebsunverträglichkeiten, auch verdichtete Oberflächen ohne Beläge und Verschmutzungen. Bei der Verarbeitung hängt die Qualität des Kunststoffs von vielen Zufälligkeiten ab und ein Zerfall des Kunststoffs verläuft permanent, Restmonomere können ausdampfen, die dann zur Reizung führen. Kunststoffverblendungen sind daher immer parodontienfrei zu halten.

Lichthärtende Komposite zeigen zwar hinreichende Gewebsverträglichkeit, doch besteht bei Verblend-

material für Metall immer noch die (wenn auch geringe) Möglichkeit der Spaltbildung zwischen Metall und Kunststoff, in denen sich Beläge bilden, die zu Reizungen führen.

Reizung durch Passungenauigkeiten

Wird durch eine exakte Präparation die Ersatzkrone in den Zahn versenkt, so kann nach dem Eingliedern ein Mikrospalt zwischen Krone und Stumpf festgestellt werden, der der Zementschichtstärke entspricht. Ein absolut fugenloser Übergang ist nicht erreichbar. Diese Passungenauigkeit kann aber in Toleranzen von 0,2 mm gehalten werden, die den Erfolg der Ersatzkrone nicht gefährden. Ungenauigkeiten oberhalb dieser Abweichung führen früher oder später zu Reizungen, weil dieser Spalt von Zement freigewaschen werden kann und dann Ansatz für Beläge bietet.

Reizung durch fehlerhafte Kronenrandgestaltung

Ein häufig auftretender Fehler bei der Kronenrandgestaltung liegt vor, wenn die Präparationsgrenze nicht eingehalten wird. Dies ist zwar selten bei Stufen- und Hohlkehlpräparation der Fall, aber bei der Tangentialpräparation immer anzutreffen. Ist der **Kronenrand zu lang**, so wird das marginale Parodontium zerrissen, die Retraktion des Parodontiums ist die Folge.

Ist der **Kronenrand zu kurz**, so ist eine Gefährdung durch Kariesbefall nicht auszuschließen. Die Krone bei Tangentialpräparation muss sehr dünn auslaufen, meist entsteht ein zackiger, ausgefranster Kronenrand. Er ist instabil und schädigt mit Sicherheit das marginale Parodontium, weil der Rand sich abbiegt und einige Stellen des Stumpfes freigibt, wo sich Karies bildet.

Die **Ersatzkrone** darf im Sulcus nicht mehr Platz einnehmen als vorher der natürliche Zahn. Daher darf der Kronenrand bei Stufen- oder Hohlkehlpräparation nicht überstehen oder zu schmal sein. Das Drucktrauma führt unweigerlich zur Retraktion des Parodontiums, der zu schmale Rand ist kariesgefährdend.

Die **Ursachen** für die fehlerhafte Kronenrandgestaltung lassen sich nur für den Einzelfall klären. Hauptursache ist aber in den meisten Fällen die unzulängliche Herstellung der Stumpfmodelle ohne eindeutig sichtbare Präparationsgrenze, die entweder nicht freigeschliffen oder beschädigt wurde.

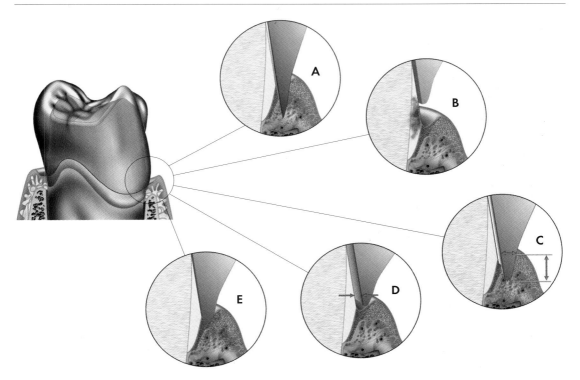

Abb. 130 - 134 Die häufigsten Fehler bei der Gestaltung des Kronenrandes für einen Stumpf mit Tangentialpräparation und Hohlkehlpräparation können sein: zu langer Kronenrand (A), zu kurzer Kronenrand (B), zu dicker Kronenrand (C), der Kronenrand steht ab (D). Treten mehrere Fehler an einem Kronenrand auf, so kommt es zu extremen Schädigungen, wie bei einem zu dicken, zu langen, abstehenden und ausgefransten Rand (E).

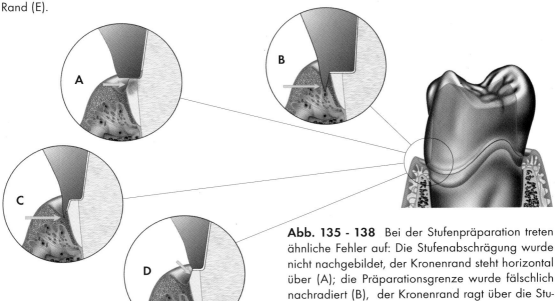

Abb. 135 - 138 Bei der Stufenpräparation treten ähnliche Fehler auf: Die Stufenabschrägung wurde nicht nachgebildet, der Kronenrand steht horizontal über (A); die Präparationsgrenze wurde fälschlich nachradiert (B), der Kronenrand ragt über die Stufenabschrägung (C), die Stufenabschrägung wurde nicht nachgebildet, der Kronenrand ist zu kurz (D).

Kronenarten

Im folgenden sollen die Konstruktionsmerkmale der verschiedenen Kronenarten und deren Herstellungsverfahren dem Prinzip nach besprochen werden. Spezifische Materialverarbeitungsverfahren werden nur erwähnt, wenn sie von grundsätzlicher Natur sind.

Die **Vollkrone** bedeckt den präparierten Stumpf vollständig wie eine Hülse (Hülsenkrone aus Metall), ein Mantel (Mantelkrone aus Kunststoff) oder ein Jackett (Jacketkronen aus Keramik), woraus sich auch die unterschiedlichen Benennungen ableiten. Vollkronen können auch aus Kombinationen von unterschiedlichen Werkstoffen hergestellt werden; das sind Verblendkronen, bestehend aus einem Metallgerüst, das mit Kunststoff oder Keramik verblendet ist. Jede Vollkrone zeigt die anatomischen Merkmale und funktionellen Besonderheiten, die zur Erfüllung ihrer Aufgaben nötig sind.

Die **Haftung der Vollkrone** am Stumpf erfolgt über Haftreibung und Klemmwiderstand, d. h., die hinreichende Haftung ist abhängig von Größe und Neigung der Kontaktfläche: je steiler und höher der präparierte Stumpf, um so fester sitzt eine Vollkrone.

Metallhülsenkronen gibt es in zwei grundsätzlich verschiedenen Ausführungen: Bandkronen und Vollgusskronen. Die Vollgusskrone ist die fortschrittlichere Konstruktion und wurde aus folgenden Gründen entwickelt:

- bei Bandkronen (Ring-Deckel-Kronen oder konfektionierten Kronen) kommt es zur Schädigung der Gingiva durch die Hülsenränder;
- die Vollgusskrone besitzt ausreichende Stabilität gegen mechanische Beanspruchung;
- Vollgusskronen liegen vollständig am Stumpf ohne dicke Zementschicht an;
- der Randschluss wird durch die Präparationsgrenze eindeutig festgelegt;
- die Vollgusskrone benötigt die geringste Substanzreduzierung des Zahnstumpfes, weil die Hohlkehl- oder Tangentialpräparation ausreicht;
- die Vollgusskrone ist praktisch unbegrenzt haltbar.

Die **Vollgusskrone** kann ästhetischen Ansprüchen nicht genügen und wird deshalb nur für Seitenzähne angefertigt. Ein weiterer Nachteil kann bei großen Molarenkronen deren Gewicht sein, vor allem wenn große Kontaktpunkte geschaffen werden müssen oder eine Stellungskorrektur bei schief stehenden Zähnen nötig wird.

Zur **Gewichtsreduzierung** lässt sich eine rationierte Vollgusskrone anfertigen, indem die modellierte Wachskrone von der Innenseite im oberen Bereich ausgekratzt wird, oder der Stumpf vor der Modellation aufgebaut (ausblockt) wird. Das Auskratzverfahren ist wegen der großen Fehlermöglichkeit (die Krone kann sich beim Auskratzen verbiegen) nicht zu empfehlen.

Stark zerstörte Zahnstümpfe müssen auf dem Modell oder im Mund mit plastischem Füllungsmaterial aufgebaut werden. Dabei ist darauf zu achten, eine okklusale Abstützung in der hohlgelegten Okklusionsfläche anzubringen, die verhindert, dass die Krone beim Einsetzen zu tief gesetzt wird.

Zur **nötigen Haftung** liegt die Krone im unteren Drittel dem Stumpf an und die Okklusionsfläche ist stark genug (min. 0,5 mm) modelliert, um ein Durchbiegen oder Durchkauen zu verhindern.

Rationierte Vollgusskronen lassen sich auch mit vorgefertigten Kronenmatrizen aus Wachs oder Kunststoff herstellen. Hierbei wird die konfektionierte Matrize angepasst und an der Präparationsgrenze ca. 2 - 3 mm breit an den Stumpf angeschmolzen; ein okklusaler Stopp ist ebenfalls einzuschmelzen. Kalkulierbares Kronengewicht und zeitsparende Arbeitsweise bei günstigen Antagonisten sind die Vorteile dieses Verfahrens.

Bei **ungünstigen Okklusionsverhältnissen** muss vor dem Guss die Matrize nachgearbeitet werden, weil ein Einschleifen bei der Materialstärke nicht möglich ist. Die Nachteile sind grundsätzlicher Art: Das Okklusionsrelief der konfektionierten Kronen wird in wenigen Fällen nur zufällig auch bei Artikulationsbewegungen stimmen; dadurch ist die eigentliche Funktion der künstlichen Krone nicht erfüllt.

Herstellung einer rationierten Hülsenkrone mit vorgefertigten Kronenmatrizen:

1. Stumpf wird gegen Wachs isoliert.
2. Anpassen der Kronenmatrize, die in verschiedenen Kronenformen und -größen vorliegt; Rand entsprechend dem Präparationsgrenzverlauf kürzen.
3. Kronenrand mit Gusswachs exakt der Präparationsgrenze und -form anmodellieren. Das Wachs wird ca. 2 - 3 mm an den Stumpf angeschwemmt, um einen ausreichenden Halt der Krone am Stumpf zu gewährleisten.
4. Okklusalen Stopp innen anschwemmen.
5. Krone normal einbetten und gießen.
6. Gegossene Krone nacharbeiten und polieren.

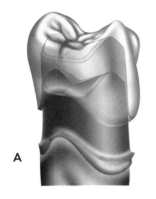 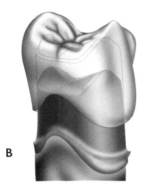 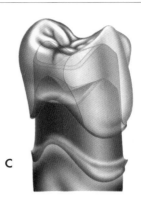

A   B   C

Abb. 139 - 141 Vollkronen bedecken den präparierten Zahnstumpf vollständig bis zur Präparationsgrenze. Vollkronen können aus einem Material oder aus Werkstoffkombinationen bestehen. Man unterscheidet (A) Metallhülsenkronen, (B) Jacket- oder Mantelkronen aus Keramik oder Kunststoff, (C) Verblendkronen aus einem Metallgerüst und zahnfarbener Verblendschicht aus Keramik oder Kunststoff.

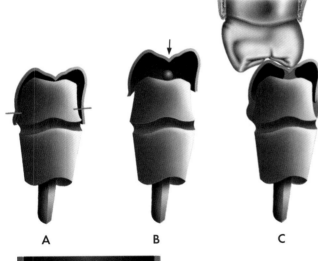

A   B   C

Abb. 142 - 146 Herstellungsprinzip einer rationierten Vollgusskrone aus Halbfertigteilen:

(A) Das Halbfertigteil wird aus einer Kollektion verschiedener Kronenmatrizen ausgewählt und am Kronenrand gekürzt.

(B) Das Halbfertigteil wird mit einem Tropfen Wachs auf dem isolierten Stumpf fixiert; diese Fixierung dient gleichzeitig als okklusaler Stopp.

(C) Der Rand wird angetragen; er umfasst ca. ein Drittel des Stumpfes und bildet den Präparationsgrenzverlauf deutlich ab.

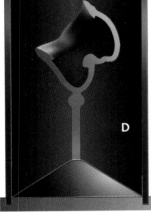

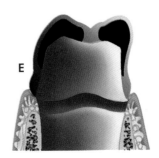

(D) Die modellierte Krone wird mit einem Gussstift und verlorenem Kopf versehen und normal eingebettet, gegossen und nachgearbeitet.

(E) Die fertige Krone erfordert nur wenig Metall, weswegen die okklusalen Kontakte nicht nachgearbeitet werden können.

Herstellung einer Vollgusskrone

Für eine Vollgusskrone wird ein leicht konisch geschliffener, mit einer Hohlkehlpräparation versehener Zahnstumpf nötig.

Die **Präparationsgrenze** wird am herausnehmbaren Modellstumpf durch eine subgingivale Rille freigelegt, die genau an der Präparationsgrenze ansetzt. Die Präparationsgrenze markiert man mit einem Rotstift. Das Anzeichnen des Grenzverlaufs erfolgt ohne Druck mit einem Rotstift, wobei der Stumpf nicht abgeschabt werden darf; ein schwarzer oder blauer Stift ist ungünstig, weil bei blauem oder grünem Gusswachs der Rand später nicht mehr sichtbar ist, sondern abstehend erscheint. Die Vollgusskrone wird in einem Stück aus Wachs modelliert. Dazu wird der Stumpf gegen Wachs isoliert.

Die **Wachsmodellation** wird durch die Einbett- und Gusstechnik exakt dupliziert. Das fertige Gussstück kann also nicht besser werden als die Wachsmodellation. Fehler, wie fehlende Ränder oder falsche Kauflächenteile, werden dann im Goldguss wieder auftauchen. Zu große Teile oder nachlässig modellierte Kauflächen müssten dann mit großem Gold- und Zeitverlust nachgearbeitet werden. Da sich Wachs leichter und vor allem wesentlich billiger verarbeiten lässt als Gold, ersparen einige Minuten zusätzlicher Arbeit bei der Modellation Stunden des Korrekturschleifens und -lötens.

Spezifische Wachsverarbeitung, um Spannungen zu vermeiden, sind angebracht. Wichtig ist, dass die Wachsmodellation immer auf dem Stumpfmodell bearbeitet wird. Einzelne Kronen sollten sofort nach der Modellation eingebettet werden. Eine probate Möglichkeit, das Verziehen einer Einzelkrone in Wachs zu unterbinden, ist das Herstellen eines Tiefziehkäppchens. Auf dem Tiefziehkäppchen kann die eigentliche Modellation erfolgen. Man hat nun ein verzugsfreies Kronengerüst und eine Mindeststärke der Krone, denn die Gefahr, an einzelnen Stellen zu dünn zu modellieren, ist unterbunden.

Die Modellation der Kaufläche erfolgt nach der Systematik der Aufwachstechnik. Zuerst werden die Höckerkegel festgelegt, danach die einzelnen Schmelzsegmente und Randwülste gesetzt und die Fissuren nachgezogen, danach erfolgt die Formung der zirkulären Flächenwölbungen.

Die Kontrollen in den Arbeitspositionen der Modelle zeigen Stellen des Kaufächenreliefs, die korrigiert werden müssen. Dann werden die Übergänge von Kaufläche und vertikalen Flächen nachgearbeitet. Zum Abschluss wird der Kronenrand nach folgenden Kriterien untersucht: Ist der Rand zu lang, zu kurz, zu dick, ungleichmäßig oder abstehend?

- Übermodellierte Ränder können abbrechen;
- zu kurze Ränder werden zur Grenzlinie verlängert;
- der Rand muss gleichmäßig stark, aber dünn auslaufen, dabei die Präparationsform voll ausfüllen;
- der Übergang Krone - Stumpf erfolgt bündig, ohne Absatz;
- die Oberfläche der Krone wird geglättet und mit einem Wachsentspann-Spray gesäubert. Spiritus oder Alkohol sind ungeeignet, weil die entstehende Verdunstungswärme dieser Flüssigkeiten dem Wachs entzogen wird und die Krone sich verzieht.

Das **Anwachsen des Gussstiftes** erfolgt zügig, um größere Wärmeeinwirkung auf die Wachsmodellation zu verhindern. Die Modellation soll beim Anbringen des Gussstiftes nicht verändert werden.

Das **Einbetten des Gussobjektes** erfolgt mit Präzisionseinbettmasse unter Vakuum. Die Muffel wird auf den Gussmuldenformer gesteckt und mit einem Einbettflies ausgekleidet (etwas anfeuchten), damit eine ungehinderte Abbinde- und Umwandlungsexpansion der Einbettmasse erfolgen kann, also keine Pseudokontraktion auftreten kann. Dann wird die Einbettmasse unter Vakuum angerührt und eingegossen.

Etwa 20 Minuten nach dem Einbetten ist das Wachsaustreiben obligatorisch, auch wenn erst später gegossen werden soll. Das **Vorwärmen** der Muffel erfolgt, entsprechend der Einbettmasse, auf die nötige Gusstemperatur, wobei durch Temperaturführung auf die exakte Durchwärmung der Muffel geachtet wird.

Das **Gießen** im vorgegebenen Gerät erfolgt ohne Verzögerung nach dem jeweiligen Verfahren. Nachdem die Muffel an der Luft auf Zimmertemperatur abgekühlt ist, wird das Gussobjekt ausgebettet. Danach wird mit Kunststoffperlen abgestrahlt.

Das **Ausarbeiten** besteht im Glätten der Oberfläche von den Bearbeitungsspuren der Wachsmodellation, dem Anschleifen des Gussstiftansatzes und dem Entfernen vorhandener Bläschen. Ausgearbeitet wird mit Feinschleifmitteln, Gummipolierern und feinen Bohrern. Hartmetallbohrer sind zum Nacharbeiten der Fissuren anzuraten, ebenso wie die Verwendung von Hartmetallfräsen empfohlen wird, da die entstehende Oberfläche meist direkt mit Handstückbürsten poliert werden kann.

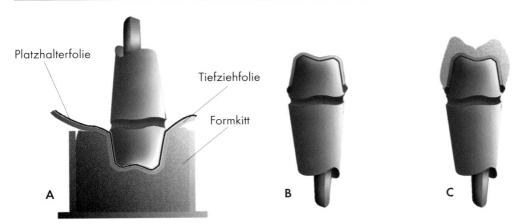

Platzhalterfolie

Tiefziehfolie

Formkitt

A   B   C

Abb. 147 - 149 Ein Tiefziehkäppchen als Grundgerüst für die Kronenmodellation bietet mehrere Vorteile: Es ist eine starre Unterlage für die Wachsmodellation, die sich relativ leicht verformen kann, und die Folienstärke des Tiefziehkäppchens garantiert eine Mindeststärke des Kronengerüstes.

Eine geeignete thermoplastische Folie mit der Platzhalterfolie wird erwärmt; der Modellstumpf wird bis über die Präparationsgrenze in einen Formkitt (A) gedrückt, wodurch die thermoplastische Tiefziehfolie und die Platzhalterfolie um den Stumpf gepresst werden. Dann wird die Platzhalterfolie entfernt (die thermoplastische Tiefziehfolie schrumpft nach der Abkühlung etwa um den Betrag der Platzhalterfolienstärke) und das Tiefziehkäppchen wird ca. 2 mm oberhalb der Präparationsgrenze gekürzt. Das Käppchen wird ohne Platzhalterfolie wieder auf den Stumpf gesetzt und der Kronenrand mit Gusswachs (B) angeschwemmt; zügig, damit keine Fließlinien auf der Innenseite entstehen; ein evtl. vorhandener, leichter Absatz zwischen Käppchen und dem Wachsrand wird vorsichtig geglättet. Auf das Käppchen wird das eigentliche Kronengerüst modelliert (C). Im Verblendbereich genügt die Stärke der Tiefziehfolie als Gerüststärke.

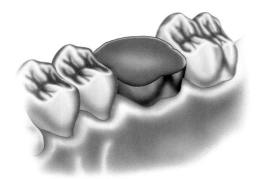

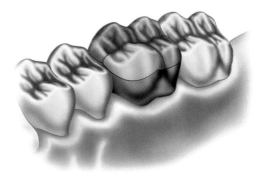

Abb. 150 Eine Vollgusskrone wird mit der systematischen Aufwachstechnik rekonstruiert, wie sie im Überblick auf den folgenden Seiten dargestellt wird. Der erste Schritt besteht im Aufbau des Kauflächenumrisses, indem die vertikalen Flächen aufgebaut werden. Oberhalb der Gingiva sind die Flächen bauchig; auf den approximalen Flächen liegen die überkonturieren Kontaktpunkte, die durch Nacharbeiten und Polieren bei der fertigen Gusskrone auf die exakte Berührung gebracht werden.

Abb. 151 Die Kaufläche kann aus didaktischen Gründen aus farbigem Wachs bis zu den Okklusionskontakten aufgebaut werden. Die fertige Modellation besitzt alle Formmerkmale der späteren Metallkrone. Je exakter die Wachsmodellation, umso weniger muss später nachgearbeitet werden, was Arbeitszeit und Materialersparnis bedeutet.

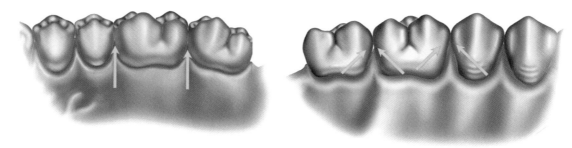

Abb. 152 -153 Die Flächenwölbungen der Zahnkrone werden so gestaltet, dass ästhetischen Ansprüchen Genüge getan ist, keine Schmutznischen entstehen, der Schutz des marginalen Parodontiums gewahrt bleibt. Die Approximalflächen werden so gestaltet, dass die Kontaktpunkte unmittelbar okklusal liegen, in der Tiefe der Approximalfurchen. Die Interdentalpapille muss genügend ausgespart bleiben. Die Kontaktpunkte dürfen also nicht zu hoch und nicht zu tief liegen.

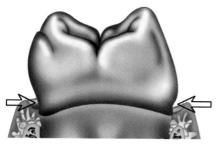

Abb. 154 Die vertikalen Krümmungen der vestibulären und lingualen Flächen müssen nachgebildet werden, damit die Speise abgelenkt und das marginale Parodontium geschützt wird. Diese vertikalen Krümmungen sind relativ schwach, sie sollten auch in der natürlichen Stärke nachgeformt werden, denn zu starke Krümmungen erzeugen das Gegenteil von dem, was erreicht werden soll: Sie erzeugen Schmutznischen, in denen sich Beläge bilden und daher chronische Entzündungen entstehen können. Auch hier ermöglicht ein Stumpfmodell mit einem abgeformten Zervikalrand eine Kontrolle über die hinreichende Konturierung.

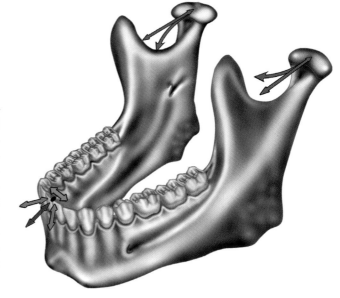

Abb. 155 Die aktiven Kaubewegungen unter Zahnkontakt lassen sich in Seitwärts- und Vorschubbewegungen unterteilen. Sie lassen sich als regelmäßiges Bewegungsmuster auf den Kauflächen der Zähne projizieren. Hier sind die Mediotrusion bzw. Laterotrusion (blau), die Lateroprotrusion (grün) und die Protrusion (grau) am unteren Inzisalpunkt eingezeichnet. Dieses Bewegungsmuster wird von einigen Autoren als okklusaler Kompass bezeichnet und kann auf jeden Okklusionspunkt übertragen werden.

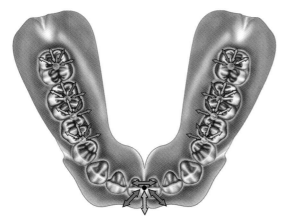

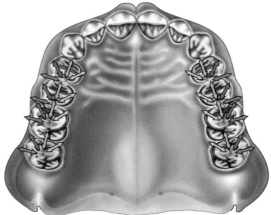

Abb. 156 Das Bewegungsmuster (okklusaler Kompass) vom unteren Inzisalpunkt ist hier auf die Seitenzähne übertragen worden. Die antagonierenden Höckerspitzen sind als Kugeln in ihren Kontaktfeldern dargestellt. Die Vorschubbewegung (Protrusion) ist grau, die reine Seitwärtsbewegung (Medio-Laterotrusion) ist blau und die kombinierten Seitwärts-Vorschubbewegungen (Lateroprotrusion) sind rot und gelb gezeichnet. Für diese Extrusionsbewegungen sind bei der Modellation der Kaufläche die entsprechenden Freiräume zu lassen.

Abb. 157 Die Bewegungsbahnen der antagonierenden Höcker auf den oberen Seitenzähnen zeigen das entgegengesetzte Muster. Auch hier sind die antagonierenden Höckerspitzen als Kugeln in ihren Kontaktfeldern dargestellt. Die Protrusion ist grau, die Medio-Laterotrusion ist blau und die Lateroprotrusionen sind rot und gelb gezeichnet. Auch werden bei der Modellation der Kauflächen die Bewegungsspielräume eingearbeitet.

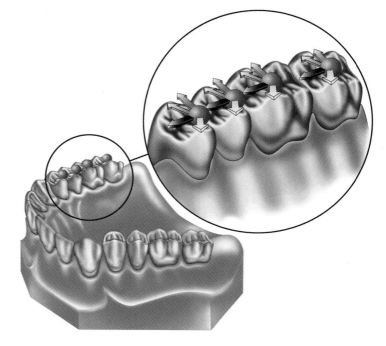

Abb. 158 Die perspektivische Darstellung der oberen Seitenzähne zeigt den Bewegungsverlauf der antagonierenden Höcker im Kauflächenrelief. Man erkennt die funktionellen Freiräume in den Nebenfissuren und den Zentralfissuren sowie auf den Dreieckswülsten der Höcker und in den Approximalfurchen. Auch hier stehen die Farben Rot und Gelb für die Latroprotrusion, die Farbe Grau für die Protrusion und die Farbe Blau für die Medio-Laterotrusion.

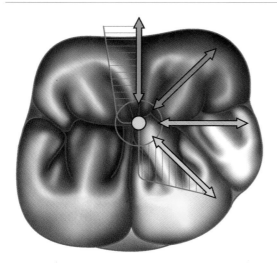
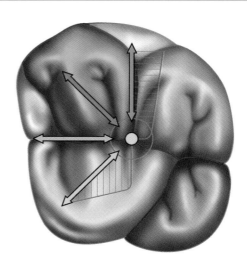

Abb. 159 Die Projektion des Bewegungsmusters (okklusaler Kompass) bei einem unteren ersten Molaren zeigt den Bewegungsfreiraum für den antagonierenden Höcker. Das schraffierte Feld kennzeichnet den Grenzbereich bei Rückwärtsbewegungen (Retrusion) des antagonierenden Höckers.

Abb. 160 Auf dem oberen ersten Molaren zeigt sich ein korrespondierendes Bewegungsmuster, das auch hier aus der zentralen Grube heraus gezeichnet ist, um die Bewegungsspielräume auszuweisen. Das Bewegungsmuster lässt sich auch auf die Stampfhöckerspitzen projizieren.

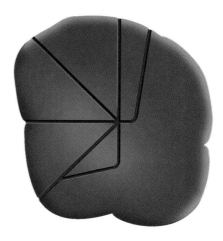

Abb. 161 Die systematische Rekonstruktion der Zahnform beginnt damit, den Umriss der Okklusionsfläche herzustellen. Er ergibt sich aus dem Aufbau der vertikalen Zahnflächen approximal, lingual und bukkal. Die Proportionen des Zahnes sind bei diesem Arbeitsschritt genau herzustellen.

Abb. 162 Zur Orientierung lassen sich auf den planen Kauflächengrund die Bewegungslinien des okklusalen Kompasses und der Grenzbereich einzeichnen; an diese Linien werden die Höckersegmente gesetzt. Die Proportionierung der Höckersegmente wird mit solchen Orientierungslinien erleichtert.

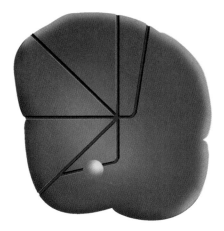

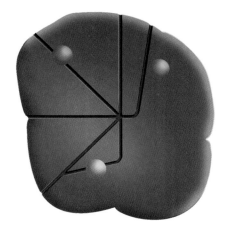

Abb. 163 Aus didaktischen Gründen können die Höckersegmente mit verschiedenfarbigem Wachs aufgetragen werden. Der Höckerkegel des mesio-lingualen Höckers wird auf die Krümmungslinie des Grenzbereiches gesetzt.

Abb. 164 Der Höckerkegel des mesio-bukkalen Höckers liegt auf der Lateroprotrusionslinie nach bukkal versetzt; der disto-bukkale Höckerkegel liegt hinter dem Grenzbereich geringfügig zur Zahnmitte versetzt.

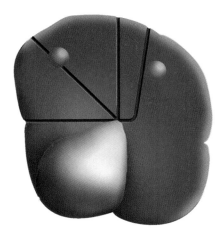

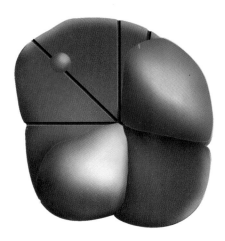

Abb. 165 Der mesio-linguale Höcker wird bis zum Kontakt in der zentralen Grube seines unteren Antagonisten aufgebaut. Die Außenfläche wird der vertikalen Zahnflächenkümmung angeglichen. Die rudimentäre Höckerform reicht bis zur Zahnmitte auf den Kreuzungspunkt der Bewegungslinien.

Abb. 166 In gleicher Weise wird der Höckerkegel des disto-bukkalen Höckers aufgetragen. Auch wird die vestibuläre Flächenwölbung der Zahnform angeglichen, der Höcker reicht bis zum Kreuzungspunkt der Bewegungslinien und weitet sich nach mesial bis zur Laterotrusionslinie aus.

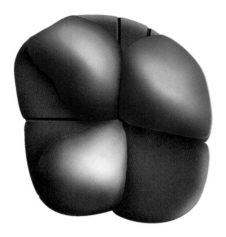

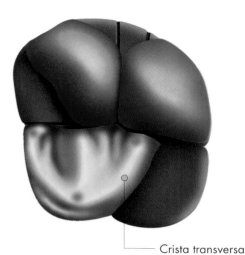

Crista transversa

Abb. 167 Der kräftige mesio-bukkale Höckerkegel wird zwischen die Protrusions- und die Laterotrusionslinie gesetzt. Wieder wird die vestibuläre Zahnflächenkrümmung nachgebildet, so dass die Proportion des Molaren erhalten bleibt. Der disto-linguale Höckerkegel wird später hinzugefügt.

Abb. 168 Im nächsten Schritt wird der mesio-linguale Höcker ausgeformt: der zentrale Höckerkamm wird auf den mesiobukkalen Höcker geführt, der Höckergrat wird zum distobukkalen Höcker verlängert und bildet die Crista transversa, die mesiale approximale Randwulst wird aufgebaut. Okklusionspunkte müssen sich an den gekennzeichneten Stellen bilden.

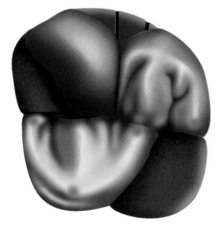

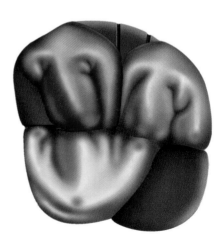

Abb. 169 Der distobukkale Höcker wird als nächstes geformt; er bildet Höckerkamm und approximale Randwulst mit den jeweiligen Okklusionspunkten. Die approximale Randwulst wird durch eine deutliche Nebenfissur von der distalen Dreieckswulst abgetrennt.

Abb. 170 Auch der mesio-bukkale Höcker trägt folgende Merkmale: Höckerkamm, Höckergrat, Nebenfissur und Dreieckswülste. Der Okklusionspunkt erscheint auf dem zur zentralen Grube weisenden Höckerkamm.

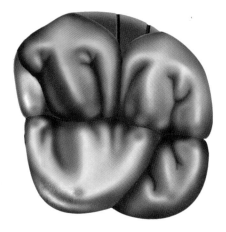 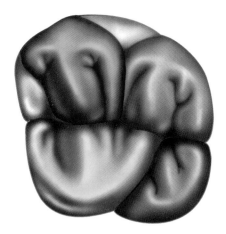

Abb. 180 Der disto-linguale und mesiale approximale Randwulst werden ausgeformt und weisen die gekennzeichneten Okklusionspunkte auf. Die Fissurenverläufe und Kauflächengrübchen werden nachgezogen und die Okklusionskontakte sowie approximalen Kontaktpunkte überprüft und notfalls nachgetragen.

Abb. 181 Die Kauflächenmodellation wird vervollständigt, indem die vestibulären, lingualen und approximalen Flächenwölbungen geschlossen werden. Danach wird die Modellation geglättet und entfettet. Die Krone wird vom Stumpf abgehoben und die Kronenränder überprüft. Danach wird der Gussstift angesetzt.

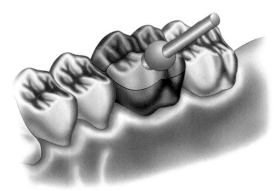

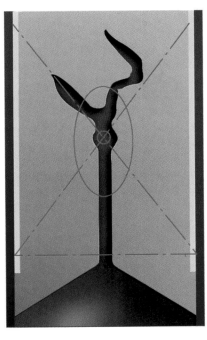

Abb. 182 - 183 Beim Anbringen des Gussstiftes gilt folgendes:
- der Gussstift setzt an der dicksten Stelle des Gussobjektes an;
- der Durchmesser des Gussstiftes beträgt mindestens 1,5 mm und besitzt dann einen verlorenen Kopf. Bei stärkeren Gussstiften (3 mm und mehr) erübrigt sich ein verlorener Kopf;
- der Gussstift sollte so lang sein, dass das Gussobjekt außerhalb des Hitzezentrums liegt;
- die Schmelze soll ohne Fließrichtungsänderung einschießen und von dicken zu dünnen Gussteilen fließen;
- die zervikale Öffnung der Krone zeigt beim Aufstecken auf den Gussmuldenformer nach oben, damit keine untersichgehenden Stellen entstehen, wo sich beim Einbetten Blasen bilden.

Bandkronen

Zu den Vollkronen aus Metall gehören die Bandkronen aus Metallblech (Gold, Silber-Palladium oder Stahl), die in den verschiedenen, veralteten Herstellungsverfahren angefertigt wurden.

Man unterscheidet:

Ringdeckelkronen: auf einen nach Maß gelöteten oder auch nahtlos gezogenen Ring wird ein Deckel gelötet oder angegossen. Der Deckel enthält das Kauflächenrelief und wird gegossen oder aus Blech gestanzt.

Konfektionierte Kronen: tiefgezogene Metallhülsen aus Blech (in verschiedenen Größen und Formen) lassen sich über den Stumpf schieben, wozu der Rand zervikal dem Zahnfleischsaum entsprechend ausgeschnitten werden muss. Solche Kronen wurden früher als Übergangskronen eingesetzt.

Tiefgezogene Kronen: werden aus Goldblech im zahntechnischen Labor über den präparierten Stumpf tiefgezogen.

Diese Kronenarten sind absolut unzeitgemäß aus sachlichen Erwägungen, denn der Vorteil der Materialersparnis - diese Kronen zeichnen sich durch ein extrem geringes Gewicht aus - wird erkauft mit markanten funktionellen Mängeln. Für diese Kronen wird grundsätzlich die Tangentialpräparation angewandt. Zu den **Vorteilen** der Ringdeckelkronen wurde erklärt, dass eine geringe Präparation des Stumpfes bei Tangentialpräparation die Substanz des Zahnes weitgehend erhält und der enganliegende, angeschliffene Ring eine epitheliale Verklebung ermöglichte, weil gewalztes Goldblech saubere Oberflächen ohne Lunker und Poren liefert, was Beläge und Verschmutzungen am Rand verhindert.

Als **großer Nachteil** erweist sich die mangelnde Stabilität dieser Kronen, in die, außer bei den gegossenen Deckeln, kein okklusaler Stopp eingebracht wurde. Die sehr dicke Zementschicht zwischen Stumpf und Krone ist der dynamischen Belastung des Kaudrucks nicht gewachsen und wird zertrümmert. Dadurch rutscht die Krone nach apikal und der Kronenrand biegt sich so weit ab, bis er auf dem Alveolarknochen aufliegt. Neben den traumatischen Veränderungen an dem Kronenzahn wird auch der Antagonist geschädigt, der der Verlagerung der Ersatzkrone folgt. Dabei kommt es dann zu irreparablen Parodontalschäden.

Der **Kronenring** wurde meist im Mund zurechtgeschnitten. Neben der Abweichung eines konfektionierten Ringes zum Umfang des Zahnstumpfes, kam noch die Ungenauigkeit des Randverlaufs durch die Formung des Kronenrand durch das Ausschneiden mit einer Blechschere. Der Randabschluss von Bandkronen war daher immer mangelhaft und führte zu schweren marginalen Schäden.

Da die Techniken der Herstellung von Ringdeckelkronen mit gegossenem Deckel noch heute vereinzelt gefordert werden (Februar 2001! vielleicht durch eine fehlgeleitete Einsicht über Kostenersparnisse), wird am Beispiel der Ringdeckelkrone das Herstellen einer Bandkrone im Überblick erklärt.

Herstellung einer Ringdeckelkrone

-   Blechring wird nach einem vorgegebenen Ringmaß angefertigt;
-   der Ring wird entsprechend dem Wurzelquerschnitt konturiert und entsprechend dem Zahnfleischrand ausgeschnitten;
-   mit Konturzangen wird der Ring anatomisch konturiert;
-   der Ring wird bis kurz unter das Okklusionsniveau gekürzt;
-   der präparierte Stumpf wird mit Modellierwachs zum Antagonisten aufgebaut; der Ringrand liegt vollständig frei;
-   die Kaufläche (Kronendeckel) wird aus Gusswachs modelliert und mit einem Gussstift versehen;
-   das Einbetten, Gießen und Ausbetten erfolgt nach gewohnter Art;
-   Ring und Deckel werden zusammengepasst und mit wenig Lot verbunden;
-   Gussstiftansatz und Lotnaht werden geglättet;
-   das Polieren erfolgt mit Filzkegeln, kurzen Bürsten und Pasten sowie Hochglanzschwabbeln nach gewohnter Art. Bei den relativ dünnen Kronen besteht die Gefahr des Durchpolierens.

Eine Variante der Herstellung des Kronendeckels bietet sich an: den Kronendeckel etwas über den Ring modellieren und den Ring mit einbetten, um beide Teile durch Angusstechnik zu verbinden. Der Deckel kann auch aus Blech gestanzt und mit dem Ring verlötet werden, wobei extrem leichte Kronen entstehen, die noch instabiler sind als die normalen Ringdeckelkronen.

Abschließend noch einmal die Feststellung: Bandkronen, also auch Ringdeckelkronen, gehören zu den absolut unzeitgemäßen prothetischen Lösungen!

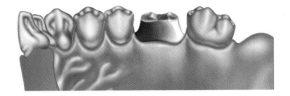

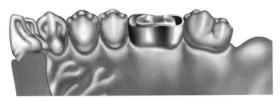

Abb. 184 Herstellung einer Ringdeckelkrone mit gegossenem angelöteten Deckel erfolgt in verschiedenen Arbeitsschritten, die hier dargestellt sind. Zunächst wird das Ringmaß unmittelbar an der Präparationsgrenze genommen.

Abb. 185 Der Ring wird nach dem Stumpfquerschnitt geformt und der Ringrand nach dem Verlauf des Zervikalrandes ausgeschnitten und ca. 1 mm unter den Zahnfleischrand geschoben.

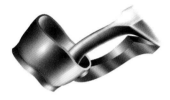

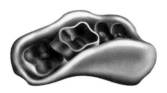

Abb. 186 Der Ring wird mit einer entsprechenden Konturzange (Buckelzange) in eine anatomische Form gebogen. Er muss Kontaktpunktberührung haben und oberhalb des Sulcus gingivae ausladend sein.

Abb. 187 Es ist üblich, mit dem solchermaßen geformten Kronenring einen (thermoplastischen) Stentsabdruck in Form eines Quetschbisses zu nehmen.

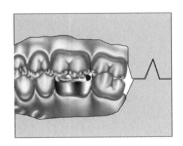

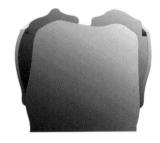

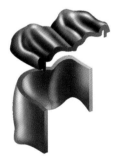

Abb. 188 Mit diesem Abdruck wird ein Modellfixator hergestellt, der einige beteiligte Zähne zeigt. Mit diesem Modell kann nur der Schlussbiss rekonstruiert werden.

Abb. 189 Der Ring wird vorbereitet, der Stumpf mit Wachs aufgebaut, bis zum gleichmäßigen Abstand zum Antagonisten, um eine gleichmäßige Materialstärke und ein geringes Gewicht zu erreichen.

Abb. 190 Der modellierte Deckel wird abgenommen, wobei darauf geachtet wird, dass der Ringrand im Deckelrand genau abgezeichnet ist und Fixierungen enthält, die die eindeutige Lage des Ringes zum Deckel garantieren.

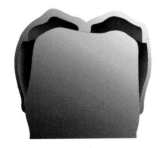

Abb. 191 Der gegossene Deckel wird mit dem Ring verlötet. Ein okklusaler Stopp ist angebracht, um ein Verlagern der Krone zu vermeiden.

Vollkronen aus zahnfarbenem Material

Diese Vollkronen bestehen aus Keramik (Jacketkronen) oder Kunststoff (Mantelkronen). Der Vorteil gerüstloser Kronen liegt in ihrem vorzüglichen ästhetischen Effekt. Die Materialien erfordern jedoch eine Mindeststärke von 1 mm, so dass ausnahmslos eine Stufenpräparation nötig wird.

Das **Ersatzkronenmaterial** soll vollkommen in den Zahn verlegt werden, um eine Druckreizung des marginalen Parodontiums zu unterbinden. Dazu wird der Stumpf leicht konisch geschliffen und darf aus Stabilitätsgründen drei Viertel der Ursprungslänge nicht unterschreiten. Zur statischen Abstützung wird ein inzisales Plateau präpariert.

Die **zirkuläre Stufe** oder ausgerundete Schulter von ca. 1 mm Breite wird bis zur Epithelverwachsung gelegt. Die Neigung der Stufe zum Stumpf ist mindestens rechtwinklig, günstiger wäre eine zum Stumpf hin abfallende Stufe.

Bei einer nach außen abfallenden Stufe wird das Keramikmaterial bei Schubbelastungen geweitet und bricht. Kunststoff quillt bei Wasseraufnahme auf und wird durch die abfallende Stufe nach außen gepresst. Eine nach innen abfallende Stufe kompensiert Schubkräfte bei der Keramikkrone und presst eine quellende Kunststoffkrone am Rand an den Zahn an.

Bei **Tangentialpräparation** müsste der Kronenrand ähnlich wie bei Metallkronen dünn auslaufen. Keramikkronen würden schon beim Aufsetzen brechen. Kunststoffkronen könnten zwar aufgesetzt werden, da das Material elastisch verformbar ist, es würde sich aber nach kurzer Zeit durch Ermüdung plastisch verformen und dann vom Stumpf abheben.

Neben der mechanischen Belastung der Gingiva mit entzündlichen Prozessen würden sich unter dem Rand Beläge und Bakterien festsetzen, die zu traumatischen Veränderungen des gesamten Parodontiums führen. Eine Hohlkehlpräparation ist aus eben den gleichen Gründen nachteilig.

Die **Indikation** dieser Vollkronen wird von den jeweiligen Materialeigenschaften des Kunststoffs oder der Keramik bestimmt.

Die **Keramikkrone** (auch Vollkeramikkrone) hat absolute Farb- und Formbeständigkeit sowie sehr gute Gewebsverträglichkeit. Sie zeigt sich widerstandsfähig gegen hohe Druckbelastung und Abrasion, doch wenig belastbar gegen Abscherungskräfte. Die Materialstärke von 0,8 mm ist zwingend, so dass die Stufenpräparation mit großer Substanzminderung des Zahnes verbunden ist und daher bei großem Pulparaum keine Verwendung finden kann. Da bei Verblendkronen eine Hohlkehlpräparation möglich ist, kann statt einer Keramikkrone eine solche mit Aufbrennkeramik gefertigt werden, die ähnliche ästhetische Vorzüge besitzt.

Kunststoffkronen zeigen elastische Eigenschaften und hinreichende Abrasionsfestigkeit, wenn lichthärtende Komposite verwendet werden; sie eignen sich daher gut für den Langzeitersatz. Oft zeigt der Kunststoff Verfärbungen und Beeinflussungen der Schleimhaut, wenn durch Aufquellung des Werkstoffes ein Spalt zwischen Zahn und Krone entsteht. Langzeituntersuchungen haben aber gezeigt, dass Komposite selbst nur geringsten Veränderungen unterliegen und daher über lange Zeiträume form- und farbstabil bleiben.

Der **Vorteil der Kunststoffkronen** liegt in der schnellen, wenig aufwendigen, nahezu problemlosen und preiswerten Herstellung. Aus Kunststoff lassen sich heute Kronen fertigen, die in Form und Farbe nicht von einem natürlichen Zahn oder einer Keramikkrone unterschieden werden können. Von Vorteil dürften auch die elastische Verformbarkeit und Abrasionseigenschaften sein, weil dadurch ein Zahn beim Kauakt nicht so stark belastet wird wie bei einer starren Metall- oder Keramikkrone.

Weiteren Vorteil bietet die Kunststoffkrone als provisorischer Ersatz für ein bis zwei Jahre, wenn wegen der Pulpagefährdung eine stufenlose Präparation nötig wird (bei Jugendlichen). Wenn sich dann die Pulpa (u. U. durch den Reiz des Beschleifens) zurückgebildet hat, kann eine Präparation für die endgültige Krone erfolgen.

Grundsätzlich werden Vollkronen aus Kunststoff oder Keramik im Frontzahnbereich des Oberkiefers aus ästhetischen Erwägungen angewandt. Im Unterkiefer sind Mantelkronen schwieriger anzufertigen, weil der nötige Substanzverlust die unteren Frontzähne zu sehr schwächt und daher nicht genügend Retention vorhanden ist.

Die Plaqueablagerung ist an Keramikkronen geringer als an Kunststoffmantelkronen. Wegen der Bruchgefährdung sind Kunststoffmantelkronen im Seitenzahngebiet nicht indiziert; dagegen lassen sich Keramikkronen unter günstigen Bissverhältnissen auch für Prämolaren anwenden.

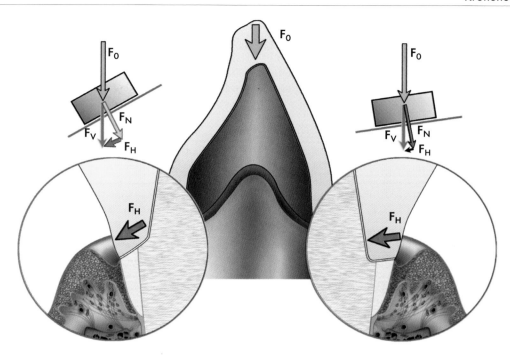

Abb. 192 Für Mantelkronen wird eine Präparation mit einer zirkulär umlaufenden Stufe von ca. 1 mm Breite nötig. Der Stumpf wird leicht konisch mit einer nach innen abfallenden Stufe präpariert. Die zum Stumpf abfallende Stufe ist ein wichtiges statisches Erfordernis. Bei Druckbelastung rutscht das Ersatzkronenmaterial zum Stumpf, während bei einer nach außen abfallenden Stufe eine Kunststoff-Mantelkrone sich aufweitet, während eine Keramikkrone brechen kann. Durch einfache Zerlegung der Kräfte an einer schiefen Ebene wird deutlich, welchen Vorteil eine nach innen abfallende Stufe hat.

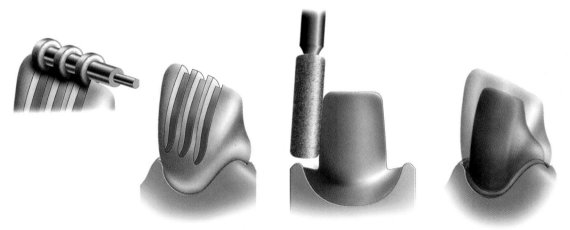

Abb. 193 - 196 Um bei Frontzähnen eine bessere Übersicht über die Präparationstiefe zu haben, wird mit einem Rillenschleifer eine Rille abgetragen. Entsprechend der Rillentiefe wird die Zahnsubstanz abgetragen. Mit einer Walze wird ein konischer Stumpf erzeugt und gleichzeitig eine leicht nach innen zum Stumpf abfallende Stufe geschliffen. Für Mantelkronen ist immer eine Stufenpräparation nötig, die einen erheblichen Substanzverlust gerade bei Frontzähnen fordert.

Herstellung Kunststoffmantelkrone

Der zahntechnische Arbeitsablauf zur Herstellung einer Kunststoffmantelkrone beginnt mit der Anfertigung des Stumpfmodells. Die verschiedenen Kunststoffmaterialien fordern unterschiedliche Verarbeitungsverfahren. Zwei lassen sich grundsätzlich unterscheiden:

Das **erste Verfahren** sieht vor, die Krone aus Wachs zu modellieren, dann einzubetten und den Kunststoff in die hergestellte Hohlform zu pressen. Dieses indirekte Formverfahren wird auch für Keramikkronen verwendet, die im Gussverfahren (Dicor) oder Pressverfahren (Empress) hergestellt werden.

Das **zweite Verfahren** besteht darin, den Kunststoffteig auf den Modellstumpf schichtweise aufzutragen, dabei zu modellieren und die einzelnen Schichten im UV-Lichthärtgerät zu polymerisieren. Das letztere Verfahren ähnelt in seinem Arbeitsablauf bzw. in den notwendigen manuellen Fertigkeiten der klassischen Herstellung einer Keramikkrone. Bei der Kunststoffverarbeitung wird jedoch keine Platinfolie über den Stumpf gezogen, da die Schrumpfung des Werkstoffs nicht in dem Maße wie bei dem Keramikbrand berücksichtigt werden muss.

Kunststoffkronen im Nasspressverfahren herzustellen, gehört zu den veralteten Techniken und soll nur im Überblick dargestellt werden.

Die **Modellation** einer Mantelkrone wird, weil sie auch für die Herstellung von Vollkeramikkronen gilt, dargestellt und erfolgt nach der Aufwachssystematik. Die Grundsätze der Wachsverarbeitung, um Spannungen und das Verziehen der Wachskrone zu vermeiden, sind zu beachten.

Bei der Modellation der Zahnform ist zu beachten:

- Die Zahnform muss in allen anatomischen Details dem Original entsprechen, denn es handelt sich ja um Formen des sichtbaren Bereichs, wo Abweichungen besonders auffällig sind. Die Nachbarzähne bieten zur Formfindung den besten Anhalt.
- Die Länge und Breite des Zahns müssen mit den Nachbarzähnen harmonieren.
- Die Mesialneigung soll von vestibulär betrachtet vorhanden sein. Die Mesialneigung lässt sich am besten korrigieren, wenn die Randleisten der Vestibulärfläche entsprechend betont werden: Die mesiale Randleiste ist markanter, während die distale entsprechend dem Krümmungsmerkmal sanft gerundet wird; das Winkelmerkmal verstärkt den Eindruck der Mesialneigung zusätzlich.

- Die approximale Neigung kann kontrolliert werden, indem man die Lage des inzisalen Bereichs mit den Nachbarzähnen vergleicht und ebenso die Lage des Zahnhalses; sehr ungünstig wirkt ein zurückliegender Zahnhals. Der Zahn darf nicht aus der Zahnreihe herausragen oder nach innen gekippt sein.
- Die vertikale Krümmung muss dem anatomischen Vorbild entsprechen, also zervikal, die stärkere Krümmung zum Schutz des marginalen Bereichs.
- Die Krone muss innerhalb des Zahnbogens stehen, nicht nach vestibulär oder nach innen oder im Zahnbogen verdreht stehen.
- Okklusale Kontakte im Schlussbiss sind zu vermeiden. Der Sagittalabstand bei Frontzähnen muss eingehalten werden.
- Die approximalen Kontakte sollen an der richtigen Stelle, also im oberen Kronendrittel satt anliegen. Sie können vor dem Einbetten etwas verstärkt werden, um den Materialverlust durch das Ausarbeiten auszugleichen.
- Die genaue Flächenform der Approximalfläche ist zu beachten: Der Kontaktpunkt ist keine aufgetragene Beule, sondern vom Zervikalrand verbreitet sich der Zahn stetig bis zum approximalen Kontakt, die Interdentalpapille darf nicht gequetscht werden.
- Der Übergangs von der Krone zum Stumpf ist bündig. Die Krone darf die Stufenbreite nicht überragen, aber auch nicht schmaler sein.
- dDie Stufe muss sich genau in der Wachskrone abzeichnen.
- Die Kroneninnenseite muss glatt sein und die genaue Kontur des Stumpfes wiedergeben.

Auch hier gilt: Je exakter die Wachsmodellation, um so weniger Korrekturen sind beim Ausarbeiten nötig. Nachdem die Wachskrone entspannt und korrigiert worden ist, kann die Krone eingebettet werden.

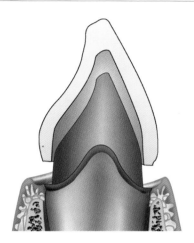

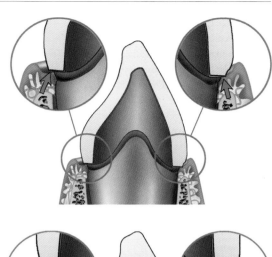

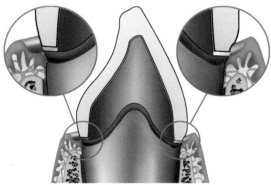

Abb. 197 - 199 Bei Mantelkronen oder Jacketkronen ist die Gestaltung des Stumpf-Kronen-Überganges und des Stufenrandschlusses genau vorzunehmen. Das Ersatzkronenmaterial muss mit dem Stufenrand abschließen, es darf weder überstehen noch darf der Kronenrand zu schmal sein. Ein markanter Fehler ist ein zu kurzer Kronenrand, der nur durch Zement aufgefüllt und später freigespült werden kann.

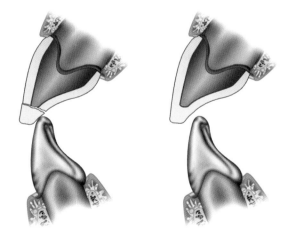

Abb. 200 - 201 Die okklusalen Kontakte bei Mantelkronen oder Jacketkronen sind problematisch. Liegt der Schlussbisskontakt bei einem Frontzahn zu weit inzisal und ist zudem stark ausgeprägt, so kann es zu Frakturen der künstlichen Kronen kommen. Daher ist es angebracht, auf okklusale Kontakte bei Frontzahnkronen zu verzichten, auch leichte Gleitkontakte sollten vermieden werden.

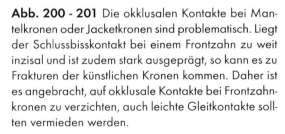

Abb. 202 Bei oberen Schneidezähnen liegt der mesiale Kontaktpunkt höher als der distale. Wenn ein Frontzahn durch die Gestaltung des Kontaktes zu breit erscheint, so kann durch Betonung der mesialen und distalen Randleisten, die etwas zur Zahnmitte verschoben werden, der Zahn scheinbar schmaler gearbeitet werden.

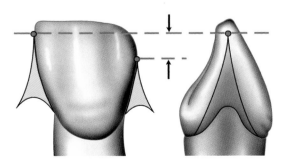

Herstellung Keramikkrone

Für die keramische Vollkronen gelten die gleichen Indikationen wie für Kunststoffmantelkronen. Es lassen sich bei entsprechenden Schichtstärken (mindestens 1 mm) optimale Farbabstimmungen vornehmen. Da Gewebsunverträglichkeiten bei Mineralmassen nicht auftreten, sind die Keramikkronen für den Indikationsbereich die günstigsten Lösungen.

Der **klassische Herstellungsgang** einer Keramikkrone sieht vor, die keramischen Massen frei zu schichten. Die einzelnen Masseschichten werden getrennt aufgetragen und gebrannt. Dazu wird ein gefaltetes Platinhütchen als Trägerkäppchen für den Zahnstumpf hergestellt. Die Platinfolie wird eng über den Stumpf gelegt und soll außer als Träger der keramischen Massen beim Brennen auch als Platzhalter die Schrumpfung der Massen ausgleichen.

Das **Auftragen der Massen** sowie die Brandführung, einschließlich der Korrekturmöglichkeiten, erfolgt in nacheinanderfolgenden Arbeitsschritten. Die mit Metalloxiden eingefärbten Keramikpulver werden mit destilliertem Wasser zu einer modellierfähigen Paste angerührt.

Die **Schwindung** (Trockenschwindung und Sinterung) der Mineralmasse beim Brennen beträgt ca. 20 bis 25%, und ist durch entsprechende Formvergrößerung beim Modellieren auszugleichen. Das Brennen der Keramik erfolgt in Brennöfen unter Vakuum. Erst wird die Grundmasse aufgetragen und gebrannt (Kernbrand). Danach werden die Dentin- und Schneidemassen aufgebaut und gebrannt. Dabei fließen die relativ kantig aufgetragenen Massen durch die Sinterung zu abgerundeten Oberflächenkonturen zusammen.

Die **keramischen Massen** sind blasenfrei anzusetzen und aufzutragen; überschüssige Flüssigkeit muss vor dem Brand abgesogen und die Massen vor dem Trocknen in gleichmäßigen Schichten aufgetragen werden. Beim Brennen schrumpft die Keramik immer zum dicksten Teil hin, so dass dünnere Teile unter Spannung stehen und reißen können.

Die **endgültige Formgebung** erfolgt durch Korrekturschleifen und durch Nachtragen von Korrekturmassen in einem gesonderten Brand. Der letzte Brennvorgang ist der Glanzbrand, mit dem die Oberfläche der Krone glasiert wird. Zuletzt wird die Platinfolie entfernt.

Der beschriebene Herstellungsgang einer Jacketkrone ist eine **veraltete Technik**, weshalb eine Fehleranalyse hier unterbleiben soll. Es stehen Vollkeramiksysteme zur Wahl, wie z. B. die Glasinfiltrationskeramik (In-Ceram), Presskeramik (IPS-Empress) und der Glasguss (Dicor), bei denen kristallverstärkte Keramikmassen verwendet werden. Meist handelt es sich um leucit- oder aluminiumoxidverstärkte Werkstoffe.

Bei dem **Duceram**-Verfahren wird die Keramikmasse in der klassischen Form auf eine Platinträgerfolie (oder auf einen feuerfesten Modellstumpf) schichtweise aufgetragen und gebrannt.

Die sogenannten **In-Ceram**- und **Hi-Ceram**-Verfahren der Firma Vita sind Hartkernsysteme für vollkeramische Kronen und auch Brücken. Bei diesen Verfahren wird mit glasinfiltrierter Aluminiumoxidkeramik gearbeitet, die mit Zirkonoxid verstärkt ist. Die bei 1120°C gesinterte, poröse Al_2O_3-Hartkernkappe wird in einem speziellen Glasinfiltrationsbrand bei 1100°C mit einer Lanthan-Glasschmelze durchsetzt. Dieser Hartkern bildet dann das Trägergerüst für die eigentliche Keramikschichtung. Bei dieser Technik entstehen keine Randfehler, wie sie an den Falzstellen der Platinfolie bei den herkömmlichen Verfahren auftreten.

Auf dem **Zahnstumpf** des Meistermodells wird Distanzlack (ca. 45 μm) aufgetragen, bevor der Stumpf mit Spezialgips dupliziert wird. Auf diesen Gipsstumpf wird ein Schlicker aus feinkörnigem Al_2O_3 und Anmischflüssigkeit zu einer dünnen Gerüstkappe aufgetragen, die im Sinterbrand 2 Stunden lang trockengesintert wird (keine Nasssinterung). Es entsteht eine minimale Schwindung, die durch die Expansion des Spezialgipsstumpfes ausgeglichen wird. Auf das sehr bruchempfindliche Käppchen wird eine dünnflüssige Suspension aus Spezialglaspulver und Aqua dest (Glasinfiltrationsmasse) auftragen und 4 Stunden lang bei 1100°C gebrannt. Dabei wird das Käppchen von der Glasschmelze infiltriert und härtet aus.

Das **fertige Käppchen** lässt sich mit Diamantschleifkörpern nacharbeiten und mit Sinterkeramik (meist Vitadur N) beschichten. Die Innenseite der fertigen Keramikkrone wird zur adhäsiven Befestigung im Mund durch tribochemische Beschichtung silanisiert und mit Composit eingesetzt.

Cerestore ist eine gießbare, schrumpfungsfreie Keramik, deren Kernmasse (mit Silikon vermischt) im Spritzgussverfahren bei 180°C in eine Form gegossen wird. Bei einem 12 stündigen Brennvorgang (1300°C) sintert die Masse und bildet Spinellkristalle.

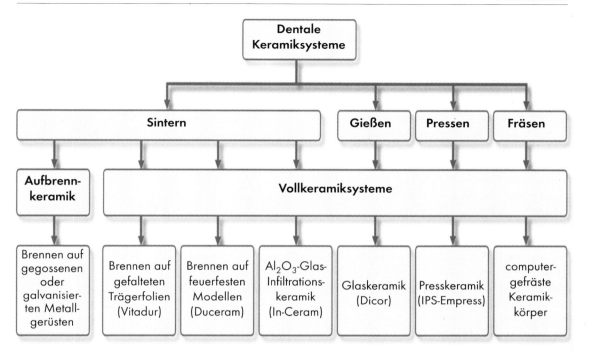

Abb. 203 Schema der Dentalkeramiksysteme.

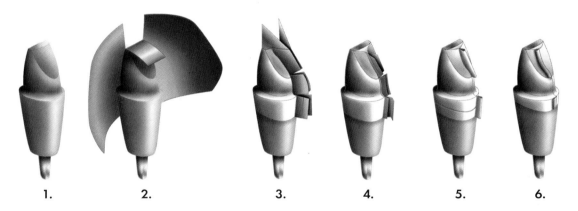

1.   2.   3.   4.   5.   6.

Abb. 204 - 209 Die Folie wird um den Stumpf zusammengedrückt. Es werden Einschnitte in Stumpfbreite zur Inzisalkante gemacht und die Folie nach lingual gebogen. In Höhe der Stufe wird der erste Schnitt geführt. Unterhalb der Stufe wird die Folie auf einer Seite bis auf 2 mm gekürzt (2). Der zweite Schnitt (3) wird in die Höhe des Tuberculums gesetzt. Der dritte Schnitt (4) kürzt die Folienspitzen bis zur inzisalen Kante. Der lange Folienteil unter der Stufe wird umgebördelt und angedrückt. Die Folie wird parallel zum Stumpf vom Tuberculum bis zur Stufe abgeschnitten (5). Oberhalb des Tuberculums wird wieder ein Folienteil auf 2 mm gekürzt und danach umgebördelt. Der lange Folienteil oberhalb des Tuberculums wird U-förmig umgebogen und an den Stumpf gedrückt (6). Ebenso wird mit dem Folienanteil unterhalb der Stufe verfahren. Dann wird die Folie bis auf ca. 2 mm unterhalb der Präparationsgrenze gekürzt. Die Folie muss festanliegen und darf nicht zerknittert sein. Das Platinhütchen muss relativ leicht abgenommen werden können.

Das **IPS-Empress-Verfahren** der Firma Ivoclar sieht vor, die Krone (Inlay) in Wachs zu modellieren und in phosphatgebundener Einbettmasse einzubetten. Die Muffel wird auf 900°C erhitzt, damit eine vorkeramisierte, mit Leuzitkristallen durchsetzte Glasmasse im Pressofen bei einer Presstemperatur von 1100°C erhitzt in die Hohlform gepresst wird. Bei dem 15 - 30 Minuten langen Pressvorgang hat die Presskeramik eine Konsistenz wie Glas beim Glasblasen. Während des Pressvorgangs wachsen Leuzitkristalle. Der Glasrohling wird vorsichtig ausgebettet, der Presskanal abgetrennt und Formkorrekturen nachgeschliffen. Die Farbgebung erfolgt durch Bemalung mit Mineralfarbe oder durch nachträgliches Schichten mit systemeigener Sinterkeramik.

Beim **Glasguss** (Dicor-Verfahren) wird die Krone ebenfalls in Wachs modelliert und in phosphatgebundene Einbettmasse eingebettet. Die Muffel wird auf 900°C erhitzt und die Glasmasse im Schleudergussverfahren eingegossen. In der Gussschleuder wird die Muffel auf Gusstemperatur von 1110°C aufgeheizt. In einem Einweg-Gusstiegel aus Zirkoniumoxid wird die Glasmasse geschmolzen, die zähflüssiger ist als eine Metallschmelze. Darum muss die Schleuder 4-5 min lang rotieren. Das Glasgussobjekt wird vorsichtig ausgebettet und mit Al_2O_3 abgestrahlt, danach mit spezieller Keramisiereinbettmasse umschichtet und bei 1075°C programmgesteuert keramisiert, wobei es zur Kristallisation von Glimmerglas kommt. Die Farbgebung erfolgt durch Bemalung mit Mineralfarben, die bei 950°C ohne Vakuum eingebrannt werden. Die Farbschicht kann abgestrahlt und erneut aufgetragen werden. Korrekturen wie Kontaktpunkte lassen sich mit systemeigener Keramik nachtragen und aufbrennen.

Die **Folienkrone** ist eine metallkeramische Krone mit einem metallischen Trägergerüst aus einer ca. 0,1 mm starken, mehrschichtigen, gewalzten Edelmetallfolie. Die Folienkrone stellt den konstruktiven Übergang zwischen Vollkeramikkronen und Metallkeramikkronen dar. Um die ästhetische Tiefenwirkung der Keramik auszunutzen, wird der präparierte Zahnmodellstumpf mit einem sehr dünnen Edelmetallfolien-Fertigteil faltenfrei ummantelt und die Keramik aufgebrannt. Dadurch wird der gesamte Präparationsraum für die Keramikkrone genutzt und die gleiche Farbtiefenwirkung erreicht wie bei einer Vollkeramikkrone, sowie die annähernde Stabilität einer Metallkeramikkrone erzeugt.

In der **Folientechnik** wird eine fünfschichtige, reine Edelmetallfolie (Ultralite-Folie) auf den Modellstumpf adaptiert und kaltplastisch in einer mit Plastilin gefüllten Druckkammer (Schlagstempel) angepresst. Danach werden über einer offenen Flamme durch Diffusionsverschmelzung die Falthohlräume geschlossen. Die Keramikhaftung wird durch ein 30 mm starkes, aufgebranntes Feingoldnetz unterstützt, das in Form von Feingoldgranulat mit dem Pinsel aufgetragen und bei 900°C aufgeschmolzen wird. Die Keramikmodellation erfolgt in der üblichen Schichttechnik.

Die verschiedenen Edelmetallschichten der Folie haben durch den Bimetalleffekt eine hervorragende thermische Konstanz, so dass eine bemerkenswert gute Kronenrandgenauigkeit auch nach mehreren Keramikbränden entsteht. Die Folienkappe lässt sich aber auch aus ästhetischen Erwägungen und um keinen Gewebskontakt des Metalls mit der Gingiva zu erzeugen ca. 1 mm über dem Präparationsrand kürzen und der Kronenrand in Keramik brennen.

Die Herstellung einer **Galvano-Gold-Kappe** ist ein weiteres Verfahren, um auf sehr dünnen Trägerkäppchen die keramische Zahnform zu schichten und aufzubrennen. Das Metallträgergerüst wird im galvanoplastischen Verfahren hergestellt, indem die Zahnstumpfoberfläche elektrisch leitend gemacht und die galvanischen Metallniederschläge mit Hilfe von Gleichstrom aus einer, das Niederschlagsmetall enthaltenden Salzlösung erfolgen. Dazu wird der Zahnstumpf als Kathode (Minus-Pol) geschaltet, während als Anode im allgemeinen eine Platte aus dem abzuscheidenden Metall dient. Die Elektrolysebedingungen sind so gewählt, dass ein glatter, gleichmäßiger Niederschlag auf der Form erzeugt wird.

Die **CAD/CAM-Technik** bietet eine computergestützte Fertigung von Keramik-Inlays, -Onlays und Halbschalen, bei der nach einer optische Abformung mit einer Messkamera und nach der Definition der Präparationsgrenzen auf einem Monitor das Formteil mit Hilfe eines computergesteuerten Fräsautomaten direkt hergestellt wird. Mit einem Konstruktions-Programm baut der Computer das Formteil aus den vorhandenen Zahndaten und den eingezeichneten Konstruktionslinien auf. Es ist eine substanzschonende, metallfreie Versorgung aus zahnfarbener Keramik mit zahnschmelzähnlichen Eigenschaften. Die Formteile werden adhäsiv mit Komposit befestigt.

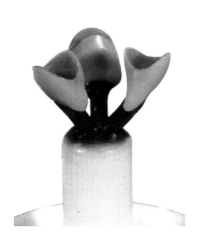

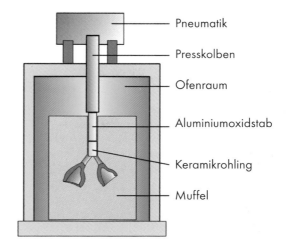

Pneumatik

Presskolben

Ofenraum

Aluminiumoxidstab

Keramikrohling

Muffel

Abb. 210 Bei dem IPS-Empress-Verfahren werden die Wachsobjekte mit starken Gusskanälen auf einen speziellen Gussmuldenformer gesetzt. (Firmenabbildung Ivoclar)

Abb. 211 Im IPS-Empress-Pressofen der Firma Ivoclar wird mit Hilfe eines Aluminiumkolbens die vorkeramisierte Glasmasse mit Leuzitkristallen bei 1100°C in Hohlform gepresst. Bei dem ca. 15 -30 min langen Pressvorgang wachsen die Leuzitkristalle. (Firmenabbildung Ivoclar)

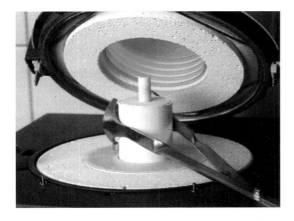

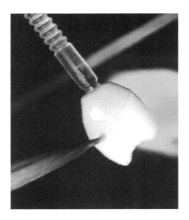

Abb. 212 Die vorgewärmte Muffel wird mit dem ebenfalls vorgewärmten Keramikrohling und dem Aluminiumoxidstab versehen und in den Pressofen gestellt, der Ofenraum wird geschlossen und der Presskolben hydraulisch ausgefahren. Der Pressvorgang dauert je nach Objektgröße bis zu einer halben Stunde. (Firmenabbildung Ivoclar)

Abb. 213 Das Presskeramikobjekt kann mit Mineralfarben bemalt und danach gebrannt werden. Die Farbgebung kann auch durch nachträgliche Schichtung erfolgen. Die Farben werden in zusätzlichen Brenngängen eingebrannt, wobei sich weitere Leuzitkristalle bilden. (Firmenabbildung Ivoclar)

Verblendkronen

Verblendkronen sind **Vollkronen**, die die Vorteile der mechanischen Stabilität von Vollgusskronen mit den ästhetischen Vorzügen der Kunststoff- oder Keramikkronen verbinden. Ein Metallgerüst wird mit zahnfarbenem Verblendmaterial verbunden. Das stabile Metallgerüst formt vorzugsweise die funktionellen Teile wie okklusale und approximale Kontakte, die Stumpfbedeckung und den Kronenrand, während das Verblendmaterial die sichtbare Verkleidung mit den anatomischen Flächenwölbungen in der naturgetreuen Zahnfarbe bildet.

Die **Indikation** von Verblendkronen ist universell und betrifft alle Zahnformen, deren Stümpfe sich hinreichend präparieren lassen; das sind in der Regel alle oberen Front- und Seitenzähne und im Unterkiefer die Eck- und Seitenzähne. Durch die Aufbrennkeramik kann der Bereich auch auf die Molaren mit Kauflächenverblendung ausgedehnt werden.

Die **Teile** einer Verblendkrone sind die Kronenkappe, Rand- bzw. Stufenumfassung, Retention für Verblendung, Umfassungsretention und das Verblendmaterial aus Keramik oder Kunststoff.

Die **Mindestmaterialstärken** für das Kronengerüst betragen 0,35 bis 0,5 mm für Keramik und 0,25 bis 0,4 mm für Kunststoff. Dazu kommt die Mindeststärke von 0,8 bis 1,2 mm des Verblendmaterials. Geringere Schichtdicken des Metalls beeinträchtigen die Stabilität und zu dünne Verblendungen führen zu Farbabweichungen. Die Verblendkronengerüste für Brückenpfeiler müssen stabiler gearbeitet werden.

Die **Gerüste** von kunststoffverblendeten Kronen müssen als Retentionsfläche geformt werden, um einen korrekten Kunststoff-Metallverbund zu erzeugen. Kunststoff darf keinen Schleimhautkontakt aufweisen; angestrebt wird eine Verblendung bis in den Approximalbereich, damit kein Metall zu sehen ist. Beim physikalischen Metall-Kunststoff-Verbund wird das Metallgerüst mit Kastenretention und zusätzlichen Retentionen gefertigt. Der chemische Metall-Kunststoff-Verbund mit einer chemischen Verbindungsschicht (Silanschicht) ist im allgemeinen hinreichend stabil, dennoch haben sich sich auch hier Kastenretention und (geringe) zusätzliche Retentionen bewährt.

Die **Präparation** für Verblendkronen erfordert dort, wo zwei Materialien übereinanderliegen, hohe Substanzminderung des Zahnes. Die Stufe ist im vestibulären Sichtbereich obligatorisch und muss im Minimum 0,95 mm, im Maximum 1,3 mm betragen.

Kunststoffverblendungen werden hauptsächlich bei teleskopierenden Kronen angewendet, seltener bei eigenständigen Kronen oder Brückenankern. Die geringe Abrasionsfestigkeit herkömmlicher Verblendkunststoffe und das thermische Ausdehnungsverhalten im Verbund mit Metall, sowie die beschleunigte Alterung galten bisher als Mangel der Kunststoffverblendungen. Mit der Entwicklung mikrogefüllter, abrasionsfester Kunststoffe (Komposite) und dem Adhäsivverbund auf silanisierten Metalloberflächen sind diese Nachteile weitgehend beseitigt. Hiermit lassen sich Verblendkronen in hinreichender mechanischer Qualität und Lebensdauer, sowie bester Farbwirkung und Farbfestigkeit herstellen, die sich in ihrer ästhetischen Wirkung mit Keramikverblendungen messen können.

Bei **Kunststoffverblendkronen** ist das Metallgerüst der eigentlich tragende Teil. Es nimmt den Kaudruck auf und hält und stützt die Verblendung; daher muss eine absolut geschlossene Ummantelung des Stumpfes erreicht werden. Ein Kaukantenschutz kann aus Stabilitätsgründen angefertigt werden. Grundsätzlich ist die Verblendung von Metall umfasst, wobei das Verblendmaterial keinen Kontakt zur Schleimhaut haben darf.

Die **Umfassung** legt bereits die Größe der Verblendung fest; angestrebt wird eine weitreichende Verblendung mit approximaler Ausdehnung und Verblendung der Schneide bzw. der okklusalen Kanten bei Prämolaren. Eine Vollverblendung, wie sie bei Keramik vorgenommen wird, ist bei modernen Kompositen auch möglich.

Die **Retentionsflächen** müssen hinreichend gute mechanische Verankerungsmöglichkeiten durch eine aufgerauhte, benetzungsfähige Oberfläche bieten. Eine Kastenretention und Mikroretentionsperlen auf der Verblendfläche sind günstig. Die gingivalen Ränder sind aus Metall zu formen, weil die Schleimhaut keinen Kontakt mit dem Kunststoff haben soll.

Eine **untersichgehende Kastenretention**, von der die Verblendung eingefasst wird, ist auch bei einem Adhäsivverbund (Silanisierung) zwischen Metall und Komposit zu formen. Ein Überlappen des Kunststoffes aus der Kastenretention heraus auf das Kronengerüst ist grundsätzlich zu vermeiden, da solche Federränder durch die Polymerisationsschrumpfung abheben und Spalten bilden, in denen sich Beläge festsetzen können.

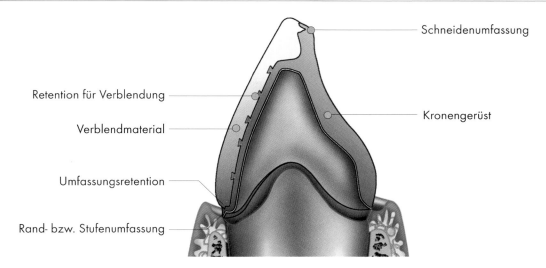

Schneidenumfassung

Retention für Verblendung

Kronengerüst

Verblendmaterial

Umfassungsretention

Rand- bzw. Stufenumfassung

Abb. 214 Die Verblendkrone besteht aus dem Metallgerüst und der zahnfarbenen Verblendung. Die Einzelteile einer Verblendkrone lassen sich wie oben dargestellt benennen.

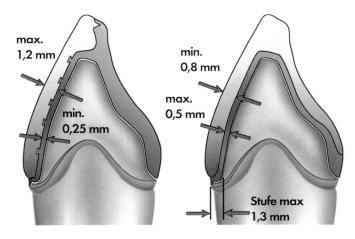

max. 1,2 mm

min. 0,25 mm

min. 0,8 mm

max. 0,5 mm

Stufe max 1,3 mm

Abb. 215 - 216 Die Materialmindeststärken bei einer Verblendkrone: a) Kunststoffverblendkrone: Kronengerüst 0,25 - 0,4 mm, Verblendkunststoff mindestens 0,8 mm.
b) Keramikverblendkrone: Kronengerüst 0,35 - 0,5 mm, Verblendkeramik mindestens 0,8 mm. Die Kronengerüste müssen stabiler gearbeitet werden, wenn es sich um Verblendkronen als Pfeiler für Brücken handelt. Auch verblockte Verblendkronen sollten ein etwas stabileres Kronengerüst aufweisen.

Abb. 217 Das Metallgerüst wird entsprechend der Präparationsgrenzform angefertigt und bildet zur Verblendfläche die untersichgehende Uhrglasfalz, damit der Kunststoff gefasst ist. Wird die Verblendfläche ohne Umfassung gearbeitet, läuft der Verblendkunststoff dünn aus, kann durch Aufquellung abheben und einen Spalt für Belege bilden. Auch bei chemischen Verbünden kann der Kunststoff im Randbereich abheben, so dass auch hier eine Umfassungsretention zu formen ist.

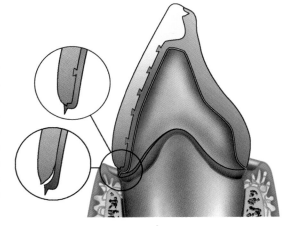

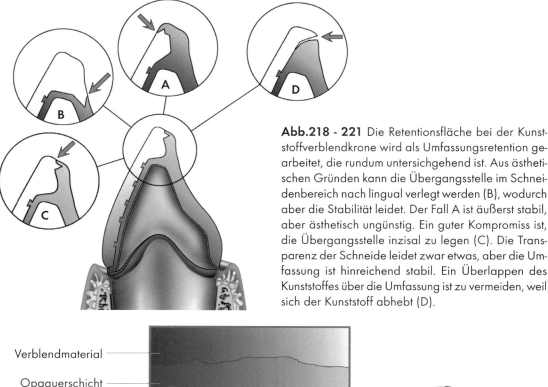

Abb.218 - 221 Die Retentionsfläche bei der Kunststoffverblendkrone wird als Umfassungsretention gearbeitet, die rundum untersichgehend ist. Aus ästhetischen Gründen kann die Übergangsstelle im Schneidenbereich nach lingual verlegt werden (B), wodurch aber die Stabilität leidet. Der Fall A ist äußerst stabil, aber ästhetisch ungünstig. Ein guter Kompromiss ist, die Übergangsstelle inzisal zu legen (C). Die Transparenz der Schneide leidet zwar etwas, aber die Umfassung ist hinreichend stabil. Ein Überlappen des Kunststoffes über die Umfassung ist zu vermeiden, weil sich der Kunststoff abhebt (D).

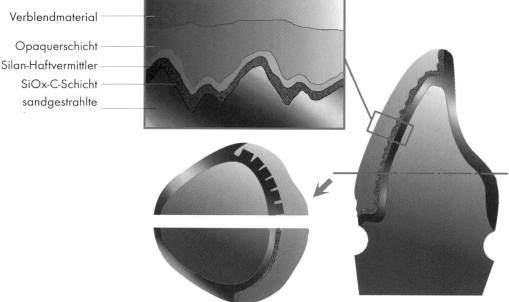

Verblendmaterial

Opaquerschicht

Silan-Haftvermittler

SiOx-C-Schicht

sandgestrahlte

Abb. 222 - 223 Die schematische Darstellung des Schichtaufbaus einer im Silanisierungs-Verfahren verblendeten Krone. Bei dem chemischen Haftverbund zwischen Metallgerüst und Kunststoff lässt sich der Kunststoff auf eine organische Zwischenschicht aus Silan aufpolymerisieren. Die Metalloberfläche wird durch Abstrahlen aufgerauht und vergrößert, danach wird die SiOx-Schicht (Silan) durch tribochemische Beschichtung aufgebracht und ein Silanhaftvermittler aufgetragen, der dann die Oberflächenkonditionierung darstellt, damit der Verblendkunststoff aufpolymerisiert werden kann. Die Gegenüberstellung einer mechanischen und einer chemischen Haftung des Verblendmaterials zeigt den Platzbedarf der mechanischen Retentionen.

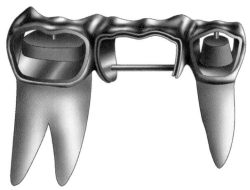

Abb. 224 ATR-Gerüst mit Stumpfumfassung und Verstärkungsleiste im Brückenglied

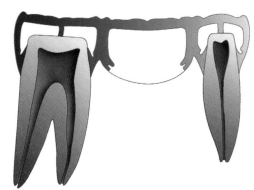

Abb. 225 ATR-Gerüst im Schnitt

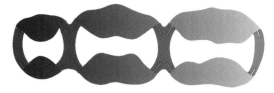

Abb. 226 ATR-Gerüst von okklusal

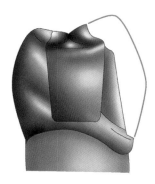

Abb. 227 ATR-Gerüst für Verblendkrone lässt sich lingual schließen.

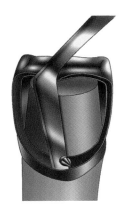

Abb. 228 ATR-Gerüst wird mit einer Uhrglasfalz versehen als Kunststofffassung.

Abb. 224 - 228 Es gab immer wieder Versuche, durch besondere Gerüstkonstruktionen die Kunststoffverblendkrone zu optimieren. Beim ATR-System wurde ein filigranes offenes Metallgerüst für das Verblendmaterial gebildet, wodurch das Kunststoffmaterial direkt dem Zahnstumpf auflag. Dabei übernahm das Metallgerüst alle funktionellen Aufgaben, die von einem Verblendkronengerüst erwartet werden: Kaukraftübertragung auf den Zahnstumpf, Stufenrandschluss, Approximalkontakte und Okklusionskontakte. Es wurden vorfabrizierte Kaubalken in Form von MOD-Inlays benutzt, die durch einen okklusalen Stopp auf dem Zahn abgestützt wurden. Der Kronenrand wurde zur Sicherung des Kunststoffes als Uhrglasfalz geformt und musste vom Techniker ergänzt werden. Der Kaubalken des ATR-Systems konnte auch als Brückenzwischenglied benutzt werden, wozu ein Verstärkungsdraht im unteren Drittel eingelegt werden musste, um die nötige Stabilität zu erzeugen. Die vorgefertigten Rohlinge waren für maximale Kaukraft berechnet.

Keramikverblendung

Die keramische Verblendung ist hinsichtlich der mechanischen Festigkeit und ästhetischen Vorzüge die sicherste Lösung zur Versorgung mit festsitzendem Ersatz.

Als **Metallkeramik** bezeichnet man sowohl die mit gebrannten keramischem Material verkleideten Metallgerüste auch die Technik des direkten Aufbrennens keramischer Massen. Die verwendeten Legierungen und Massen sind in ihrer Zusammensetzung und ihren Eigenschaften speziell für den Verbund des Aufbrennens entwickelt worden, daher nicht beliebig austauschbar.

Die **keramischen Massen** für die Aufbrennkeramik unterscheiden sich in ihrer chemischen Zusammensetzung vom Porzellan. Dieses besteht aus Kaolin, Feldspat und Quarz und bildet sogenannte Mullitkristalle aus. Keramikmassen enthalten kein Kaolin, sondern als Hauptbestandteil Feldspat und bilden Leuzitkristalle aus. Nach dem **Brennen** entsteht ein Feldspatglas, das den Eigenschaften und der Zusammensetzung nach zwischen Hartporzellan und gewöhnlichem Glas einzuordnen ist.

Im **geschmolzenen Zustand** (bei mindestens 1160 °C) löst Feldspat sehr viel Quarz auf. Wird dieses entstandene Feldspatglas nochmals erhitzt, so schmilzt es bereits bei niedrigerer Temperatur (ca. 1000 °C). Darum wird Kalifeldspat mit sehr hohem Reinheitsgrad als Hauptbestandteil der keramischen Massen benutzt. Für die Aufbrennkeramik werden noch Zusätze (Flussmittel) von Kaliumphosphat, Kaliumkarbonat, Natriumkarbonat eingesetzt, um die Erweichungstemperatur herabzusetzen.

Zur **Farbgebung** werden färbende Metalloxide zugesetzt. Zur Unterscheidung beim Schichten vor dem Brennen werden organische Farbstoffe zugegeben. Das Pulver (gemahlene, vorgefrittete Keramikmassen) enthält keine plastischen Bestandteile. Um plastische Formbarkeit beim Schichten zu erreichen, werden organische Substanzen (Zucker, Stärke u. a.) zugesetzt. Diese gewähren beim Anmischen mit destilliertem Wasser zum Schichten den Zusammenhalt. Beim Brennen vergasen diese Bestandteile, wobei sich der Vakuumbrand als vorteilhaft erwiesen hat.

Die **Volumenveränderung** beim Brennen entsteht als Trockenschwindung und Sinterung der keramischen Massen. Beim Trocknen verdunstet die Flüssigkeit vom Anmischen und die organischer Farbstoffe und Bindemittel vergasen. Während des Brandes schmelzen die Pulverkörner an der Oberfläche und sintern zusammen.

Das **Maß der Volumenveränderung** liegt zwischen 25 und 35% kubisch. Die Änderung geschieht immer in Richtung der größten Masse, weil durch die Kohäsionskräfte zwischen den Pulverteilen die Tendenz besteht, die Oberflächenspannung zu verringern. Daraus ergeben sich folgende **Verarbeitungsgrundsätze:**

- Vor dem Schichten muss die Masse intensiv verdichtet werden. Je größer die Verdichtung, um so geringer die Volumenveränderung.
- Brenntemperatur und Brenndauer müssen eingehalten werden. Wird beides überschritten, nimmt die innere Reibung des verglasten Stoffes ab und die Schrumpfung läuft zum dicksten Masseteil, Oberflächenkonturen gehen verloren.
- Die Schichtdicke ist über die gesamte Verblendung gleichmäßig stark. Die dünnen Stellen schrumpfen am stärksten und werden zu den dicken Teilen hingezogen.

Die **Legierungen** für die Metallkeramik sind der Festigkeit und dem thermischen Verhalten der keramischen Massen angepasst. In der DIN 13906 sind die notwendigen Eigenschaften der Gold-Platin-Gruppe zum Aufbrennen festgelegt:

- Ein **hoher Schmelzbereich** ist gefordert, bei dem der Soliduspunkt der Legierung über der Aufbrenntemperatur der keramischen Massen liegt. Die Brenntemperatur der keramischen Massen liegt bei 950 bis 1000°C, der Schmelzbereich der Legierungen liegt bei max. 1300°C.
- Die **Warmfestigkeit** sorgt dafür, dass die Legierungen beim Brand fest bleiben und sich nicht durch das Eigengewicht verformen.
- Die **thermische Ausdehnung** der Aufbrennlegierung und der keramischen Massen müssen nahezu gleich sein, damit beim Abkühlen nach dem Aufbrennen die Keramik nicht unter Spannung gerät.
- Zur Steigerung der Härte sollen die Aufbrennlegierungen **aushärtbar** sein, um durch die Glühvorgänge ihre mechanischen Werte zu steigern.
- Eine **hohe Dehngrenze** und **Elastizitätsmodul** weist die Legierungen als besonders biegefest aus, so dass sich ein Gerüst im Mund nicht durch Kaukräfte plastisch verformt.
- **Aufbrennlegierungen** müssen so mundbeständig sein wie Edelmetalle.

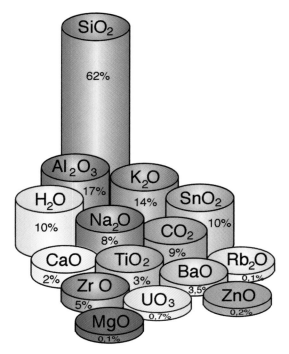

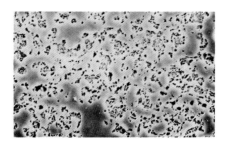

Abb. 230 Die Vergrößerung zeigt Leuzitkristalle in der Feinpartikelkeramik Omega 2000 der Firma Vita. Die Leuzitkristalle sind kubisch-tetraeder-förmige Kristalle, die bei 1170°C im Kalifeldspat entstehen. Die Leuzitkristalle erweichen nicht und geben der Keramik die Standfestigkeit beim Brennen.

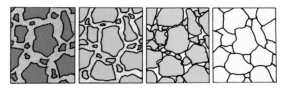

Abb. 229 Die dentalkeramische Massen bestehen aus 70-80% Feldspat (Kali-/Natronfeldspat) und 10-20% Quarz; es sind nur geringste Mengen Kaolin vorhanden. Daneben sind Haftoxide, Bindemittel und expansive Zusätze sowie Flußmittel (2-4%; Kaliumphosphat, Kaliumkarbonat, Natriumkarbonat, Borax, Bleioxid, Kaliumoxid und Manganoxid) zugesetzt. Die Farbstoffe bestehen aus hitzebeständigen Metalloxiden und -salzen. Die oben ausgewiesenen Prozentangaben geben die Maximalwerte an.

Abb. 231 Durch das Sintern entsteht der Brennschwund. Beim Brennen verringert sich die Oberflächenenergie der Keramikpartikel und ohne zu schmelzen reagieren die Oberflächen der Partikel miteinander, sie verschweißen und die Zwischenräume werden kleiner. Die Brenntemperatur liegt deutlich unter der Schmelztemperatur der Keramikpartikel; nur die niedrigst schmelzenden Komponenten umfließen die anderen Materialien.

Die **Haftung** der keramischen Massen auf dem Metallgerüst lässt sich auf drei Mechanismen zurückführen:

- die **mechanische Oberflächenverzahnung** entsteht, wenn die keramische Masse die Oberfläche benetzt und aufschrumpft, so dass es zu Kompressionskräften kommt. Aufgeraute Oberflächen bieten gute Mikroretentionen.
- die **zwischenmolekularen Kräfte** (Van der Waalsche), bei denen die Moleküle der Verbindungsschicht zu Dipolen werden und sich daher anziehen bzw. eine Überlappung der Molekülorbitale auftritt, bilden den zweiten Haftmechanismus.
- die **chemischen Bindekräfte** über Haftoxide treten auf durch die erhöhte Konzentration von Nichtedelmetallatomen an der Grenzschicht zwischen Keramik und Metall. Beim Oxidationsglühen wandern die Nichtedelmetallatome an den Korngrenzen des Gefüges entlang an die Legierungsoberfläche und oxidieren dort. Während des Brennvorganges diffundieren die Oxide der Haftoxidbildner in die keramische Masse und verbinden sich mit den Siliziumoxiden.

Die **Bindung** über die Sauerstoffbrücken der Haftoxide und dem Silizium erfordert genügend Metalloxide in der Grenzschicht. Deshalb sollten Haftoxide im mäßigen Umfang bei vorschriftsmäßigem Oxidationsglühen gebildet werden.

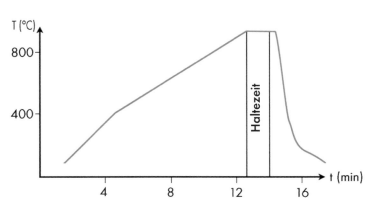

Abb. 232 Die Brandführung erfolgt automatisch in drei Phasen. Zunächst das Vortrocknen zum Verdampfen der Anrührflüssigkeit und zum Verzundern der Farbstoffe und Bindemittel. Zweitens das eigentliche Brennen, bei dem das Brenngut in die Brennkammer gefahren und Vakuum gezogen wird. Die Temperatur wird über einen Zeitraum von ca. 4 Minuten erhöht, dann bleibt die Brenntemperatur über die Haltezeit konstant. Das Abkühlen erfolgt schonend langsam.

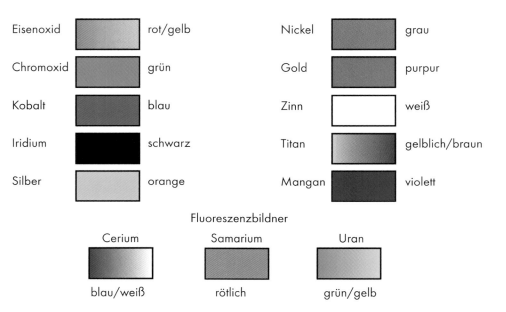

Abb. 233 Die anorganische Farbstoffe für dentalkeramische Massen sind hitzebeständige Metalloxide und -salze, die die unterschiedlichen Farbnuancierungen ergeben.

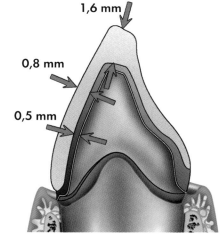

Abb. 234 Die Mindestschichtstärken des Metallgerüsts und der Verblendung sind nebenstehend angegeben. Der Schneidenbereich wird ohne Metallumfassung gehalten und kann bis zu 1,6 mm stark sein.

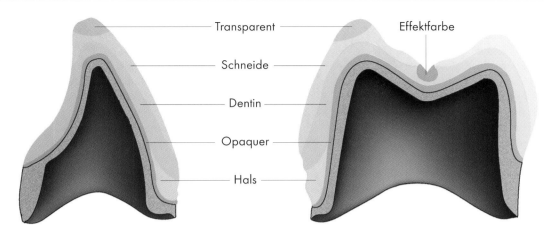

Transparent — Effektfarbe

Schneide

Dentin

Opaquer

Hals

Abb. 235 - 236 Der schematische Aufbau einer metallkeramischen Verblendkrone ziegt die Verteilung der einzelnen Massen, die die differenzierte Farbe der Verblendung ausmachen.

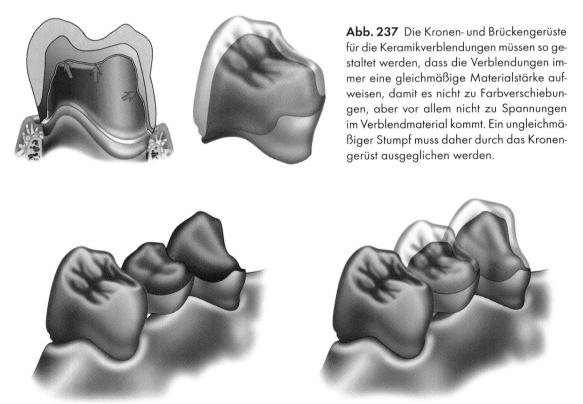

Abb. 237 Die Kronen- und Brückengerüste für die Keramikverblendungen müssen so gestaltet werden, dass die Verblendungen immer eine gleichmäßige Materialstärke aufweisen, damit es nicht zu Farbverschiebungen, aber vor allem nicht zu Spannungen im Verblendmaterial kommt. Ein ungleichmäßiger Stumpf muss daher durch das Kronengerüst ausgeglichen werden.

Abb. 238 - 239 Bei Brückenkörpern muss ebenfalls eine gleichmäßige Stärke der Verblendung gearbeitet werden. Die Keramikverblendung darf den Brückenkörper nicht vollständig umfassen, weil das Verblendmaterial beim Brennen so stark schrumpft, dass es reißen würde. Es ist jedoch möglich, das Verblendmaterial mit der Schleimhaut in Berührungskontakt zu bringen, denn Keramik ist absolut schleimhautverträglich.

Gestaltung der Kronengerüste zum Aufbrennen

Der Gestaltung des Metallgerüstes für die Aufbrennkeramik kommt größte Bedeutung zu. Funktion und strukturelle Ausgewogenheit des Gerüstes entscheiden über den Erfolg des Ersatzes.

Die **Mindeststärke** der Kronenwandung soll nach dem Ausarbeiten bei Einzelkronen mindestens 0,3 mm und bei Brückenteilen 0,4 mm bis 0,5 mm je nach Spannweite der Brücke betragen.

Die **modellierten Kronen**- (und Brücken-) gerüste sollen eine gleichmäßige Schichtdicke der Verblendung zulassen. Relativ dünne Keramikschichten, auf ein steifes Metallgerüst aufgebrannt, sind am stabilsten. Im Minimum soll die Verblendungsschicht von 0,8 mm wegen der Farbechtheit nicht unterschritten werden. Die günstigste Schichtdicke (für Farbe und Stabilität) ist 1 bis 1,2 mm.

Eine **gleichmäßige Schichtstärke** erhält man am sichersten, indem Deformationen des Stumpfes durch das Gerüst ausgeglichen werden und die zu verblendenden Flächen die anatomische Form des Zahnes im verkleinertem Maßstab besitzen, d. h., im Umriss um 1 mm kleiner sind. Unterschiedliche Schichtstärken führen zu unerwünschten Farbverschiebungen und zu Spannungen, weil durch die Schrumpfung zu den dickeren Schichten hin die dünneren Teile von ihrer Unterlage weggezogen werden.

Soll eine **Vollverblendung** aus ästhetischen Gründen konstruiert werden, muss die Verblendung dem Gerüst wie eine Kappe aufsitzen. Die Übergangsstellen Metall-Keramik werden nicht in den Bereich eines okklusalen Kontaktes gelegt, weil das duktile Metall durch die Kaukräfte fließen kann, was zu Rissen oder Brüchen der Verblendung führt. Der Funktionsbereich wird also entweder ganz in Metall oder ganz in Keramik geformt. Der Schneidenbereich soll aus ästhetischen Erwägungen in jedem Fall ohne Schneidenumfassung gearbeitet werden.

Aus Stabilitätsgründen können okklusale Kontakte aus Metall bestehen, weil die Keramik vor schädlichen Schub- und Scherspannungen geschützt wird und natürliche Antagonisten weniger abradieren als bei Keramikkauflächen.

Der **Kronenrand** zur Präparationsgrenze wird vollständig aus Metall gefertigt, daher lassen sich für jede Präparationsform im Prinzip Keramikverblendkronen herstellen.

Die **Stufenpräparation** ist die günstige Form, weil sie dem Metallgerüst eine hervorragende Abstützung gewährt und elastische Verformungen nicht auftreten können. Der Stumpf wird bis zur Stufe einschließlich vollständig mit Metall umfasst. Die Verblendfläche ist zum Kronenrand konkav ausgekehlt, wobei ein ganz feiner Metallrand sichtbar bleibt. Dieser wird jedoch bei einer Stufe im Boden des Sulcus gingivae vom Gingivalsaum verdeckt.

Die Mischform aus Stufen- und Hohlkehlpräparation kann in bezug auf Stabilität und Substanzminderung des Zahnes als ideal bezeichnet werden. Die Umfassung des Stumpfes bis zur Präparationsgrenze ist selbstverständlich. Vestibulär wird die Stufe mit einer Auskehlung aus Metall abgedeckt, die nach lingual in einen breiteren Metallrand übergeht. Er ist hinreichend stabil, um Biegebeanspruchungen der Keramik zu verhindern.

Die **Hohlkehlpräparation** erfordert aus Gründen der Stabilität einen etwas stärkeren Metallsaum als die zirkuläre Stufe. Dieser Metallsaum kann u. U. sichtbar werden, wenn die Auskehlung nicht tief genug gelegt wird. Lässt man den metallenen Kronenrand dünn auslaufen, kann die keramische Masse durch elastische Verformung abplatzen. Es ist auch nicht anzuraten, das Metallgerüst vor der Auskehlung enden zu lassen und die Präparationsgrenze mit keramischer Masse zu bilden. Der Kronenrand kann mit Aufbrennkeramik nicht so exakt gebildet werden wie mit Metall. Außerdem ist der Kronenrand aus Keramik instabil und kann leicht abbrechen.

Scharfe Kanten, Rillen, Winkel oder untersichgehende Stellen, wie sie für die Retention der Kunststoffverblendungen nötig sind, müssen bei den Keramikverblendflächen unbedingt vermieden werden. Die Übergangsbereiche Metall-Keramik müssen konvex und die äußere Verbindungsstelle immer rechtwinklig verlaufen, damit:

- in diesem Bereich wie auf der gesamten Verblendfläche eine ausreichende Schichtdicke entsteht;
- durch die Schrumpfung der keramischen Masse an umschlossenen Teilen keine Spannungen auftreten können;
- keine Lufteinschlüsse beim Auftragen der Massen entstehen;
- sich keine Verschmutzungen (Fette, Schleifstaub) festsetzen können. Diese vergasen beim Brennen und können, weil sie so tief sitzen, auch unter Vakuumbrand nicht vollständig abgesogen werden.

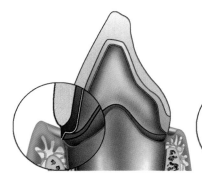
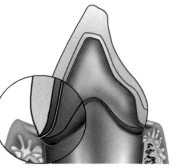
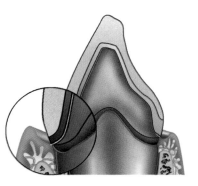

Abb. 240 Die Mischform aus Stufen- und Hohlkehlpräparation ist für Keramikverblendungen geeignet, weil auch lingual verblendet werden kann.

Abb. 241 Die Hohlkehlpräparation ist ebenfalls sehr gut geeignet für Keramikverblendkronen. Das Metallgerüst kann an der Präparationsgrenze so dünn auslaufen, dass im Mund kein Metallrand zu sehen ist.

Abb. 242 Auch wenn der Kronenrand aus Stabilitätsgründen an der Präparationsgrenze die normale Stärke behält, kann der Metallsaum durch das Zahnfleisch verdeckt werden.

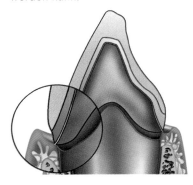

Abb. 243 Soll auf einen Stumpf mit Tangentialpräparation eine Keramikverblendung gebracht werden, wird ein breiter zervikaler Metallrand sichtbar.

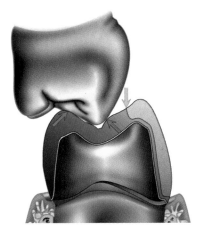
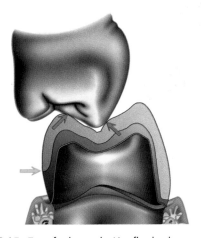

Abb. 244 Bei Kauflächenzähnen sollen die Übergangsstellen Metall-Keramik mindestens 2,5 mm vom Antagonistenkontakt entfernt liegen. Eine Möglichkeit ist, die gesamte Kaufläche zu verblenden bis in die linguale Fläche. Die keramische Masse wird auf Druck belastet, wenn alle Gleithindernisse beseitigt sind.

Abb. 245 Eine funktionale Kaufläche hat punktförmige Okklusionskontakte, die, bezogen auf die Kiefergelenke, richtig liegen. Punktförmige Okklusionskontakte einzuschleifen und mit einem Glasurbrand zu glätten, bringt gute Ergebnisse, stellt aber hohe Anforderungen an handwerklichen Einsatz.

Gestaltung der lingualen Frontzahnflächen

Je stabiler das Metallgerüst, um so widerstandsfähiger ist die Gesamtkonstruktion. Man darf zugunsten der Ästhetik den Erfolg der Gesamtkonstruktion nicht in Frage stellen und das Gerüst schwächen. Bei eugnathen Bissverhältnissen, wenn der Antagonistenkontakt über eine Eckzahnführung entlastet wird, kann die gesamte Kronenfläche verblendet werden.

Bei **dysgnathen Bissverhältnissen** (Deckbiss, scharfer Biss) bzw. bei Eckzahnführung muss beachtet werden, bei den Eckzähnen die Funktionsflächen aus Metall zu bilden. Die Übergangsstellen Metall-Keramik liegen ohnehin mindestens 2,5 mm von zentrischen Kontakten entfernt.

Wenn der **vertikale Überbiss** der Oberkieferfront gering ist, muss die Übergangsstelle nach zervikal verlegt werden. Ein Schneidekantenschutz ist unangebracht, weil die Transparenz der Schneide gestört wird, wenn die inzisale Keramikschicht zu dünn und zu instabil wird und die dünne Metallkante keine Unterstützung bietet. Bei zusätzlich starker Antagonistenbelastung muss die inzisale Schichtdicke 1,2 mm betragen und im Schlussbiss außer Kontakt gestellt werden.

Die Form der **Verblendfläche** kann durch die Eigenschaft der keramischen Masse, in Richtung der Schwerkraft zu schrumpfen, beeinflusst werden. Ohne Einfluss bleibt diese Umstand bei vestibulären Teilverblendungen. Bei Vollverblendungen kann sich die Lage des Objekts beim Brand auswirken. Bei gleichmäßiger Schichtstärke ist der Einfluss der Schwerkraft ohnehin gering.

Gestaltung des Gerüstes für Seitenzähne mit Antagonistenkontakt

Es ist im Prinzip immer möglich, Kronen des Seitenzahnbereiches vollständig mit keramischen Massen zu verblenden, wenn:

- die Bissverhältnisse und der Bewegungshabitus des Patienten normal sind;
- durch die Präparation ein ausreichender Interokklusalspalt von mindestens 1,4 mm geschaffen wurde;
- das Gerüst ohne Schwierigkeiten aufgesetzt werden kann und satt anliegt. Eine Gerüstanprobe ist unerlässlich, weil Spannungen beim Einzementieren schon zum Bruch führen können. Außerdem werden sich Spannungen durch Passungenauigkeiten zu denen beim Kauen addieren;
- die okklusalen Kontakte exakt rekonstruiert werden

können. Da aber diese Bedingung schwer zu erfüllen ist, wird die okklusale Verblendung zur Grundsatzentscheidung.

Eine glanzgebrannt sehr glatte okklusale Oberfläche wird den Antagonisten nicht mehr abradieren, als ein natürlicher Zahn. Es kann aber festgestellt werden, dass eine Keramikverblendung im okklusalen Bereich ungenaue Kontakte zum Antagonisten zeigt. Dies kann zu übermäßiger Abrasion an den Fehlkontakten zum Antagonisten führen, außerdem kommt es zur traumatischen Belastungen der Parodontien beim Antagonisten und beim Kronenzahn.

Es ist daher notwendig, die Vollverblendung der Okklusionsflächen im individuellen Artikulator einzuschleifen und danach einen Glasurbrand durchzuführen. Dies erfordert jedoch eine absolute Konzentration und Arbeitsgenauigkeit. Trotzdem wird das Endergebnis immer zweitklassig, gemessen an der Genauigkeit von aufgewachsten Metallkauflächen. Deswegen ist die Verblendung von Kauflächen, unter funktionellem Aspekt betrachtet, nicht kritiklos zu bejahen. Die ästhetische Qualität ist ohne Einschränkung optimal, wenn die Farbangleichung gelungen ist. Werden aus funktionellen Erwägungen Metallkauflächen vorgezogen, so ist darauf zu achten, dass die Funktionskontakte mindestens 2 mm vom Übergangsbereich Metall-Keramik entfernt liegen.

Gestaltung der Approximalkontakte

Die Antagonistenkontakte werden entweder ganz aus Metall oder ganz aus keramischer Masse gefertigt, um die Keramik vor Biegebeanspruchung zu schützen. Werden die approximalen Kontakte aus Keramik gebildet, ist eine Korrektur durch Beschleifen und Nachbrennen jederzeit möglich. Um den ästhetischen Eindruck zu unterstützen, werden die Frontzahnkontakte und mesialen Kontakte der Seitenzähne grundsätzlich aus keramischem Verblendmaterial gestaltet. Hier gelten alle Grundsätze zur Gestaltung der Approximalflächen. Der Kontaktpunkt liegt im okklusalen Drittel und darf die Interdentalpapille nicht verdrängen.

Werden **Einzelzähne** zur Verblockung verlötet, so fertigt man die Kontaktbereiche selbstverständlich in Metall. Sie sollten jedoch eine ausreichende Größe besitzen; eine Fläche von 3 mm^2 genügt bereits. Die Verblendung sollte aber interdental die Lötfläche verdecken. Eine orale Metallwandung dient in solchen Fällen der Stabilitätssicherung des Verbandes.

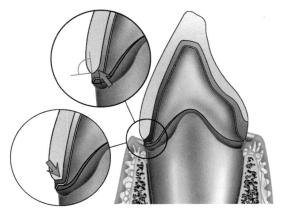

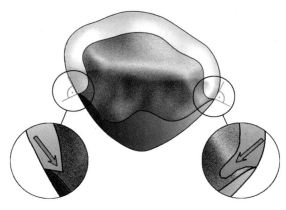

Abb. 246 Die Übergänge von Metall zur Keramik dürfen nie scharfkantige Rillen, Winkel oder untersichgehende Stellen aufweisen. Die Übergangsbereiche zeigen konvexe Konturen, wobei die äußere Verbindungsstelle rechtwinklig auf Stoß endet. Dies ist nötig, weil Keramik eine starke Brennschrumpfung zeigt und Zug- bzw. Scherspannungen nicht kompensieren kann. In Winkeln, Rillen oder untersichgehenden Stellen entstehen solche Spannungen.

Abb. 247 Auch im Approximalbereich müssen die Übergänge Metall-Keramik abgerundet verlaufen, wobei der äußere Übergang rechtwinklig auf Stoß erfolgt. Untersichgehende Bereiche, wie bei einer Gerüstretention, sind zu vermeiden, weil die Verblendung reißen wird. Auch scharfkantige Ecken in der Retentionsfläche führen zu Spannungen und Rissen.

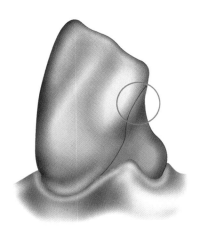

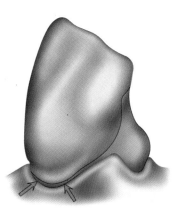

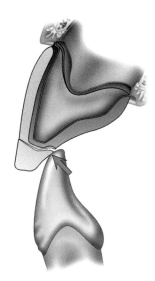

Abb. 248 Die Approximalflächen können vollverblendet werden. Bei Verblendkronen, die verlötet werden sollen, muss eine Approximalfläche aus Metall hergestellt werden. Die Lötfläche sollte mindestens 3 mm² groß sein. Dabei wird die Verblendung die Lötfläche, die interdental liegt, nach vestibulär verdecken.

Abb. 249 Angestrebt wird eine vollständige vestibuläre Verblendung. Je nach Präparationsgrenzform (z. B. bei Hohlkehlpräparation) kann es nötig werden, den Kronenrand aus Metall so breit zu gestalten, dass er über den Sulcus herausragt und sichtbar wird.

Abb. 250 Bei dysgnathen Bissverhältnissen, d. h., bei scharfem oder tiefem Biss, sollen die Funktionsflächen aus Metall gefertigt werden. Liegt die Übergangsstelle Metall-Keramik im Bereich des Antagonistenkontakts, so wird durch die Duktilität des Metalls die keramische Masse auf Biegung beansprucht und brechen.

Teilkronen

Als Teilkronen werden solche, aus Metall gegossene Kronen bezeichnet, die den Zahn nicht allseitig umfassen, sondern einen wesentlichen Teil der vestibulär sichtbaren Kronenfläche des natürlichen Zahnes aussparen. Die übrigen Flächen werden beschliffen, so dass nach dem Ausmaß der beschliffenen Flächen eine **Einteilung** erfolgt:

- **Halbkronen** für den Frontzahnbereich bedecken den Zahn lingual bis zur Schneidekante und bis zur Hälfte der Approximalfläche;
- **Dreiviertelkronen** für den Seitenzahnbereich bedecken den Zahn oral, okklusal bis zum bukkalen Höcker und approximal vollständig, nur die vestibuläre Fläche bleibt frei;
- **Vierfünftelkronen** für den Seitenzahnbereich umfassen den Zahn mit einer ausgeprägten Retention und bedecken die bukkale Fläche an den Rändern;
- **Siebenachtelkronen** für die oberen Molaren bedecken den distalen Anteil der bukkalen Fläche. Der mesio-bukkale Flächenanteil der Vestibulärfläche bildet die Verblendung.

Die **Präparationsflächen** werden mit Metall bedeckt, so dass ein geöffneter Ring entsteht, der seine Abstützung und Retention aus eingeschliffenen Rillen und Stiften sowie zervikalen Stufen bezieht. Grundgedanke bei der Anwendung einer Teilkrone ist der, die natürliche Verblendung des Zahnes zu erhalten. Bei ausgedehnten **kariösen Defekten** wird von einer Versorgung mit eine MOD-Füllung abgesehen, wenn die schmale linguale Zahnwandung zu dünn geschliffen werden müsste. Zur Verhütung einer Fraktur wäre eine Höckerumfassung nötig. Eine Versorgung mit einer Vollkrone erfordert wesentlich mehr Substanzverlust und bedeckt die intakte vestibuläre Fläche. Eine ausgedehnte MOD-Füllung mit der Versorgung approximaler Defekte erfordert einen relativ starken, zentralen Kaubalken, so dass der Zahn von okklusal stark geschwächt würde.

Teilkronen bieten die Vorteile mehrflächiger Füllungen, sie verringern die Bruchgefahr der geschwächten Zahnsubstanz, bedeuten eine wesentliche Verstärkung des Restzahnes.

Die **Indikation** einer Teilkrone:

- durch die Aussparung des vestibulären Kronenanteils entsteht eine gute ästhetische Wirkung durch die natürliche Zahnfarbe;
- minimaler Substanzverlust des versorgten Zahnes;
- wesentliche Verstärkung des versorgten Zahnes;
- der Zahn bleibt späteren Vitalitätsprüfungen zugänglich;
- die Kronenränder sind leicht zu kontrollieren und sauberzuhalten;
- okklusale und approximale Kontakte können wie bei einer Vollkrone aufgebaut werden;
- Teilkronen eignen sich auch als Brückenanker oder zur Aufnahme von Geschiebeteilen für den partiellen Ersatz.

Kontraindikation der Teilkrone besteht, wenn:

- besondere Kariesanfälligkeit besteht,
- kurze Zähne keine ausreichende Retention bieten,
- der Zahn avital und verfärbt ist.

Die **Einteilung der Teilkronen** erfolgt nach der Art ihrer Retentionsform:

Fensterkronen sind Metallblechhülsen, die über den Zahn geschoben werden und die labiale Fläche bei einer zervikalen Randumfassung frei lassen. Fensterkronen werden nicht mehr hergestellt, weil sie den heutigen Ansprüchen an funktioneller Qualität nicht mehr genügen (veraltet).

Carmichael-Kronen sind gegossene Teilkronen, die ihre mechanische Retention durch eine seitliche Umfassung des präparierten Stumpfes und approximalen Rillen beziehen.

Krallenkrone nach Vest ist ähnlich der Carmichael-Krone mit krallenartiger Umfassung zur Wurzel hin, aber ohne approximale Rillen und ohne Schultern (veraltet).

Teilkronen mit Rillen-Schulter-Stiftpräparation sind gegossene Teilkronen, wobei auf der normalen Präparationsfläche parallele Rillen approximal und quere Rillen okklusal sowie eine zervikale Schulter präpariert werden. Zusätzlich können noch Stiftverankerungen parapulpär einpräpariert sein (z. B. Halbkrone nach Rank).

Nach diesem Prinzip werden heute alle Teilkronen präpariert. Sie bieten die stärkste Retention am Zahnstumpf und eine gute Eigenstabilität, so dass sie auch als Brückenanker eingesetzt werden können.

Nach der **Abformung** des präparierten Stumpfes wird ein Stumpfmodell aus Spezialhartgips hergestellt und die Teilkrone modelliert. Die Modellation der Kauflächen und vertikalen Flächen erfolgt nach bekannten Prinzipien. Der Kronenrand ist exakt nach der Präparationsgrenze auszuformen, damit er im Mund anfiniert werden kann.

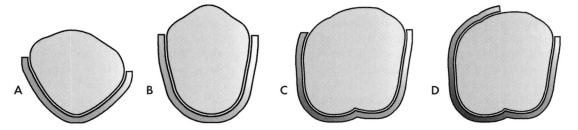

Abb. 251 - 254 Nach dem Grad der Umfassung lassen sich Teilkronen einteilen. Man unterscheidet Halbkronen (A) vorzugsweise für Frontzähne; Dreiviertelkronen (B) für Prämolaren, Vierfünftelkronen (C) und Siebenachtelkronen (D) für Molaren.

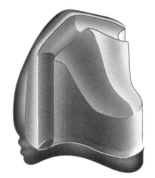
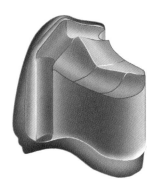
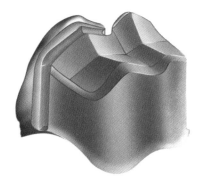

Abb. 255 Die Haftung der Teilkronen ist davon abhängig, wie weit die Umfassung des Zahnstumpfes vorhanden ist. Halbkronen für Frontzähne umfassen die Lingualfläche und geringe Teile der Approximalflächen sowie approximale Stabilisierungsrillen.

Abb. 256 Die Haftung der Dreiviertelkrone für Prämolaren wird durch parallele Rillen in den Haftflächen angebracht werden. Die Stabilität eines Halbringes, wie ihn die Teilkrone darstellt, wird erhöht durch die Ausdehnung der Teilkronen auf die Okklusionsfläche, wohin ebenfalls die Rillen weitergeführt werden.

Abb. 257 Die größte Umfassung des Zahnes bietet die Siebenachtelkrone für Molaren, bei der nur der mesiobukkale Anteil der Vestibulärfläche frei bleibt. Auch hier wird der Randbereich zum vestibulären Fenster durch die Rillenpräparation stabilisiert.

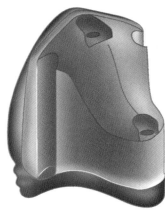

Abb. 258 Eine Rillen-Stiftpräparation bei einem Frontzahn zeigt alle Merkmale dieser Präparationsart: Parallele Wände approximal und lingual, darin enthalten die parallelen Rillen und die okklusale Schulterrille. Die zervikale Stufe wird oft weggelassen, weil der Zahn im Bereich des Tuberculums zu stark geschwächt werden müsste. Der Kaukantenschutz, d. h. die Abkantung der inzisalen Bereiche, darf bei Frontzähnen nicht fehlen, obgleich ein ungünstiger ästhetischer Eindruck entsteht.

Statik der Rillen-Schulter-Stiftverankerung

Eine Teilkrone ist gegen abziehende Kräfte aus transversaler und okklusaler Richtung nicht so stabil wie eine Vollkrone. Daher müssen zusätzliche Retentionskonstruktionen gegen angreifende Kräfte aus den verschiedenen Richtungen angebracht werden. Die gleiche Problematik tritt bei gefrästen Geschiebepassungen auf, die in Form eines Halbringes über eine Unterkrone geschoben werden.

Retention gegen okklusal abziehende Kräfte

Bei einer Vollkrone galt als ideale Grundpräparation der zylindrische Stumpf, der wegen seiner parallelen Flächen die größte Haftreibung aufweist, aber schwierig herzustellen ist und beim Aufsetzen Kolbenwirkung zeigt. Diese Wirkung fällt bei der Teilkrone weg, daher können die nach okklusal abziehenden Kräfte durch die Parallelität der Retentionsflächen mit hoher Haftreibung kompensiert werden.

Die **vestibuläre Fläche** bleibt frei und kann als Retention nicht genutzt werden. Dafür muss ein Ausgleich geschaffen werden über die Vergrößerung der Retentionsflächen durch Rillen und Stifte. Die Rillen und Stifte verlaufen in der Parallelität der Retentionsflächen.

Eine **ungünstige Retention** würden untersichgehende Krallen im zervikalen Bereich bieten (nach Vest), da diese beim Aufsetzen auseinandergebogen und durch die elastische Rückstellkraft wieder zusammenfedern müssten. Eine Bestimmung der Federkonstante und des Federwegs wäre nötig, ist aber durch Bearbeitungsfehler zu ungenau.

Retention gegen lingual abziehende Kräfte

Wird eine Teilkrone wie ein Halbring von okklusal über den Zahnstumpf geschoben, so kann dieser Halbring mit geringem Kraftaufwand nach oral abgezogen werden. In diese Richtung wirkt außer den adhäsiven Kräften des Zements keine mechanische Retention. Die Lagesicherung gegen diese Kraftrichtung übernehmen Rillen und Stifte, die approximal in den Retentionsflächen angebracht sind und mit diesen parallel verlaufen.

Der **Halbring** kann wie eine Umfassung über die Hälfte des Umfangs hinausgehen und so gegen lingual abziehende Kräfte versteift werden. Wenn nun diese Konstruktion von lingual abgezogen werden soll, müsste sich der Halbring aufbiegen, um über die Umfassung rutschen zu können. Deshalb ist eine Versteifung des Halbrings gegen ein Aufbiegen erforderlich.

Retention gegen Aufbiegung

Wird eine Teilkrone als Brückenanker oder als Verankerungsträger eines herausnehmbaren Ersatzes verwendet, so können approximal und lingual wirkende Kräfte sowie Torsionskräfte den Halbring aufbiegen.

Eine **Steifigkeit** gegen das Aufbiegen lässt sich durch die senkrechten Rillen nicht erreichen. Das Rillenprofil muss am Kronenrand weiterlaufen, sowohl zervikal als Stufe als auch okklusal, um einen biegesteifen Rahmen zu erzeugen. Dieser Rahmen in Rillenform ist leicht herzustellen und äußerst stabil, weil ein rundes Profil in jeder Richtung das gleiche Widerstandsmoment gegen eine mögliche Verbiegung zeigt.

Die **zirkuläre Stufe** ähnelt der Stufenpräparation und bietet die Materialverstärkung des Halbrings, eine statische Abstützung gegen okklusale Kräfte und die Retention gegen das Aufbiegen. Eine Stufenpräparation legt außerdem den Kronenrand exakt fest.

Parapulpäre Stiftverankerungen werden parallel zu Rillen einpräpariert und bieten eine zusätzliche Versteifung gegen Aufbiegung sowie gegen okklusal und lingual abziehende Kräfte.

Die **Präparation** mit der besonderen Retentionskonstruktion aus parallelen Flächen, den in gleicher Richtung verlaufenden Rillen, den parapulpären Stiften sowie der Stufenpräparation und der okklusalen Rillenverbindung ist die typische Rillen-Schulter-Stiftverankerung mit einer definierten Einschubrichtung. So ist die Teilkrone gegen die genannten Kräfte, aber vor allem gegen Verdrehung (Torsionskräfte) gesichert.

Schutz gegen Kaukräfte

Die beschriebene Präparation schützt die Teilkrone gegen abziehende Kräfte und ist ähnlich stabil wie eine Vollkrone. Gegen dynamische Kaukräfte ist aber sowohl der Zahn als auch die Krone nur ungenügend gesichert.

Die **inzisalen bzw. vestibulären** Übergänge vom Kronenmaterial zum Zahn sind durch Kaukräfte besonders gefährdet. Meist reicht eine dünne Metallauflage nicht aus, weil das duktile Metall durch Kaukräfte plastisch verformt werden kann. Dadurch können dann die vestibulären Schmelzflächen herausbrechen. Es wird also eine Schneiden- bzw. Höckerumfassung nötig, wozu die Schliffkante angesetzt wird, die nach vestibulär abgeschrägt ist und einen Metallrand von 0,5 mm Stärke entstehen lässt.

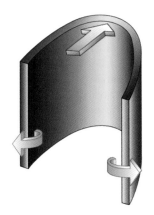 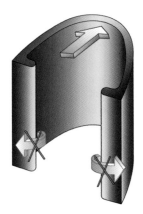 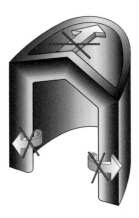

Abb. 259 Die Haftung der Teilkrone muss gegen okklusal und lingual abziehende Kräfte wirksam sein. Ein Halbring auf einem Zahnstumpf erhält seine Haftkraft nur aus den parallelen Wänden durch die Haftreibung. Die Haftreibung paralleler Wände reicht gegen transversal gerichtete Kräfte nicht aus.

Abb. 260 Gegen die lingual gerichteten Kräfte können parallel zur Einschubrichtung angebrachte Rillen die beste Retention bieten. Eine Sicherung gegen das Aufbiegen wird nötig, weil schon geringfügiges Aufbiegen die Krone lockert. Daher wird eine besondere Konstruktion nötig.

Abb. 261 Die senkrechten Rillen werden durch eine okklusal verlaufende Rille verbunden, so dass ein Rahmen entsteht, der auch einer Verbiegung im zervikalen Bereich Widerstand entgegensetzt.

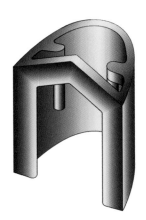

Abb. 262 Die Biegesteifigkeit wird erhöht, wenn zusätzlich parallele Stifte neben den Rillen angesetzt werden. Mit den Rillen wird eine zusätzliche Retention gegen abziehende Kräfte und gegen Aufbiegen erreicht.

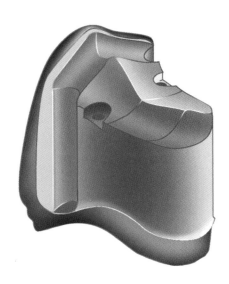

Abb. 263 Durch eine Rillen-Stift-Verankerung ist die Krone gegen alle auftreffenden Kräfte gesichert. Die Sicherung gegen das Aufbiegen des Halbringes kann bei dieser Konstruktion noch durch eine zervikale Stufe bzw. Schulter verstärkt werden. Diese Stufe kann zum Zahn hin abfallend gestaltet werden. Im inzisalen Bereich wird als Schutz gegen Kaukräfte ein Kantenschutz angebracht.

Stiftkronen

Bei pulpentoten Zähnen kann die Ersatzkrone mit einem in den vorbereiteten Wurzelkanal versenkten Stift verankert werden. Im Gegensatz zu Hülsenkronen, die über einen Dentinkern geschoben werden, wird bei Stiftkronen ein gegossener oder vorgefertigter Stift in den geöffneten Wurzelkanal gebracht und die Ersatzkrone am oberen Stiftende befestigt.

Avitale Stümpfe neigen zur Dentinsprödigkeit und der Stumpf kann brechen. Zur Stabilisierung wird ein passgenauer, metallischer Stift eingesetzt, dessen Passgenauigkeit für die Haltbarkeit dieser aus Wurzel und Stift entstehenden Einheit entscheidend ist.

Anwendung findet eine Stiftkrone vor allem im oberen Frontzahn- und Prämolarenbereich bei ausreichend kräftigen Wurzeln. Untere Frontzähne können allgemein wegen ihrer zu kurzen, oft verkümmerten Wurzeln nicht mit Stiftzähnen versorgt werden. Mehrwurzlige Molaren können dem Prinzip nach auch mit Stiftzähnen versorgt werden, wenn die Wurzelkanäle gleiche Richtung aufweisen. Da dies jedoch selten der Fall ist, bieten sich andere Konstruktionen an.

Man unterscheidet Stiftkronen, bei denen der Stift und die Ersatzkrone im Verbund hergestellt werden und Stiftaufbauten bzw. Kernkronen, bei denen ein passgenauer Wurzelstift und ein Metallaufbau als künstlicher Stumpf eingesetzt werden. Dieser Stumpfaufbau hat die gleichen Ausmaße eines präparierten Zahnstumpfes und kann mit jeder möglichen Kronenform versorgt werden.

Die **Einheit Stift-Krone** ist stabiler als eine Kernkrone, beim Stiftaufbau lassen sich Stift und Krone wieder trennen und die Ersatzkrone kann ausgewechselt oder in einen Brückenverband integriert werden. Da in den seltensten Fällen der Wurzelkanal in seiner Einschubrichtung mit anderen Pfeilerzähnen übereinstimmt, außerdem der Stift nur unter Schwierigkeiten und meist nur mit Beschädigung der Wurzel entfernt werden kann, ist es günstiger, einen Stiftaufbau zu konstruieren, der sich in der Form nicht von anderen präparierten Stümpfen unterscheidet.

Statik der Stiftverankerung

Der Wurzelstumpf muss entsprechend der Kraftaufnahme und der besonderen Beanspruchung des Stiftes vorbereitet werden. In der Regel wird der pulpentote Zahn zu einem 2 mm hohen Stumpf heruntergeschliffen, anschließend wird der Wurzelkanal gesäubert, etwas erweitert und apikal durch eine Wurzelfüllung verschlossen.

Bei **Kaukraftaufnahme** wird der Stift über die Krone auf drei verschiedene Arten beansprucht: auf Biegung, auf Stauchung und auf Drehung.

Die **vertikalen Stauchungskräfte** müssen senkrecht auf die Wurzelstumpffläche übertragen werden, dazu ist ein genügend großer Flächenkontakt des Stiftes zum Stumpf nötig. Fehlt dieser Flächenkontakt, wird der Stift in den Wurzelkanal gepresst und der Wurzelstumpf durch Keilwirkung frakturieren.

Die **horizontalen Biegekräfte** beanspruchen den Wurzelstumpf über den genannten Flächenkontakt einseitig vestibulär, und der Stift kann verbiegen. In extremen Fällen kommt es zu keilförmigen Absplitterungen vestibulär am Wurzelstumpf. Der Wurzelstumpf wird daher vestibulär dachförmig abgeschrägt und der Stift entsprechend stabil (dick) gearbeitet. Der Wurzelstumpf mit dachförmiger Abschrägung wird mit einer Hohlkehlpräparation versehen.

Torsionsbeanspruchungen führen bei Stiftzähnen zur Stiftlockerung und zum Herauslösen des Stiftes. Den Widerstand gegen solche Verdrehungen bietet in geringem Maße die Dachschräge des Stumpfes; vollständige Drehsteifigkeit wird erreicht durch das Anbringen einer sogenannten **Hilfskavität** in Form:

- eines zweiten parallel angeordneten Stiftes,
- einer exzentrischen Ausweitung des Stiftes,
- einer seitlichen Nut am Stumpf.

Wird der unrunde Wurzelstumpf mit einer Kappen- oder Ringumfassung versehen, so werden Drehbeanspruchungen ebenfalls kompensiert.

Man unterscheidet drei Stiftformen:

Der **konische Stift** kann im Wurzelkanal leicht und übersichtlich vorbereitet werden, weil er der natürlichen Form des Wurzelkanals folgt. Der Stift ist leicht einzupassen, aber erzeugt durch seine Form Keilwirkung und die Wurzel kann gesprengt werden.

Der **Zylinderstift** erfordert einen parallelwandigen Wurzelkanal, der sich nur schwer herstellen lässt. Er bietet bei guter Passgenauigkeit hervorragende Haftung durch den Haftreibungswiderstand der parallelen Wände.

Der **Gewindestift** benötigt ein Gewinde im Wurzelkanal, das mit einem Gewindeschneider eingeschnitten werden muss. Das kann jedoch leicht zu Frakturen führen; es wird ein konfektionierter Wurzelstift eingeschraubt, der mit einer Retention für die Ersatzkrone versehen ist.

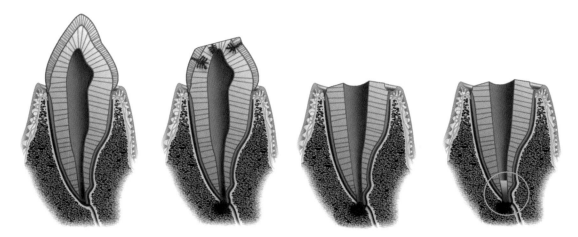

Abb. 264 - 267 Pulpentote Zähne lassen sich durch technische Konstruktionen versorgen, solange das Parodontium intakt ist. Ein durch kariösen Zerfall fast völlig zerstörter Zahn wird bis zum zervikalen Rand abgeschliffen, die Pulpa wird entfernt, u. U. kann die Wurzelspitze abgeschnitten werden (Wurzelspitzenresektion) und der Zahn wird an der Wurzelspitze durch eine Füllung verschlossen. In den präparierten Wurzelkanal kann ein Metallstift als Retention für einen Ersatzzahn eingebracht werden.

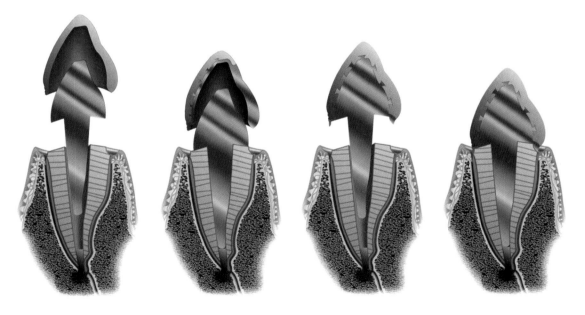

Abb. 268 - 271 Man unterscheidet bei den Stiftkronen zwischen zwei Möglichkeiten der Versorgung: Bei sogenannten Stiftaufbauten (Stiftkernkronen) wird der Wurzelstumpf mit einem Stift, an dem ein künstlicher Stumpf befestigt ist, versorgt; ein Stiftaufbau, d. h. Kernkronen, kann mit jeder beliebigen Kronenart auch innerhalb eines Brückenverbandes versorgt werden. Bei der klassischen Stiftkrone wird der Wurzelstumpf mit einem Stift versorgt, an dem der Ersatzzahn befestigt ist.

Konstruktionsformen von Stiftkronen
Stiftaufbau oder Kernkrone

Ein Wurzelstift wird angefertigt - gegossen oder als konfektionierter Gewindestift - und mit einem Pseudostumpf aus Metall versehen. Dieser Stift kann entsprechend seiner Belastung in Kraft- und Lastarm eingeteilt werden, wobei der in die Wurzel eingelassene Teil der Kraftarm und der in die Ersatzkrone reichende Teil der Lastarm ist. Je länger also der Kraftarm und je kürzer der Lastarm, um so fester ist die Verankerung.

Als **Mindestlänge** des in der Wurzel verankerten Stiftes wird die Ersatzkronenlänge angenommen; der Retentionsstift (Kraftarm) soll aber mindestens zwei Drittel der Wurzelkanallänge besitzen.

Die **Stabilität** wird noch beeinflusst von der Stärke des Retentionsstiftes sowie von der Größe und Lage der Hilfskavitäten. Der Stift soll einen Durchmesser von 1,3 - 1,8 mm besitzen.

Bei der **Abformung** ist besonderer Wert darauf zu legen, dass der Wurzelkanal exakt abgeformt ist sowie die Wurzelstumpfoberfläche mit den Hilfskavitäten und auch der Sulcus gingivae exakt abgebildet werden. Zur Abformung ist die ringgebundene am besten geeignet, wobei der Wurzelkanal mit einem von thermoplastischem Material ummantelten Stift abgeformt wird.

Bei einem **gegossenen Stiftaufbau** wird der Stift mit einem Stumpfaufbau versehen, der genau auf dem Wurzelstumpf aufliegt und die Hilfskavität ausfüllt, aber die Hohlkehlpräparation frei lässt. Der Stift wird festzementiert, so dass ein auf diese Weise versorgter Wurzelstumpf die Grundlage für die Anfertigung einer beliebigen Ersatzkronenart darstellt.

Herstellung eines individuellen Stiftes

Auf dem Stumpfmodell wird der Wurzelkanal isoliert und mit Gusswachs ausgefüllt, danach ein angussfähiger Metallstift erhitzt und vorsichtig bis zum Boden des Kanals geschoben. Die Wurzelstumpfabdeckung und die Hilfskavität werden ausgefüllt. Der Stumpfaufbau wird so modelliert wie ein präparierter Stumpf: vestibulär und lingual leicht konisch, approximal nahezu parallel; eine gleichmäßige Mindeststärke der Ersatzkrone wird vorgesehen.

Damit der angussfähige Stift in der Einbettmasse haftet, kann er an der Wurzelspitze ca. 1 mm hoch von Wachs gesäubert werden. Einbetten, Gießen und Ausarbeiten erfolgen nach den Regeln der Technik. Grundsätzlich wird in Gold gegossen, doch sind, wenn keine Farbschwierigkeiten (z. B. Kunststoffmantelkrone) zu erwarten sind, auch anderen Materialien zulässig. Zur besseren Haftung der Ersatzkrone wird der Stumpfaufbau nicht poliert.

Ringstiftkronen nach Richmond wurden als Einheit aus Wurzelstift, Stumpfabdeckung und Kronengerüst angefertigt und verblendet. Die klassische Richmondkrone umfasst den Wurzelstumpf mit einer Blechkappe, an der ein konfektionierte Stift verlötet wird. Die Verblendung besteht aus einem Porzellan-Langstiftzahn, der in eine gegossene und auf die Kappe gelötete Rückenschutzplatte vernietet wird. Diese Kronenart ist veraltet.

Bei der **Kappenstiftkrone** werden der Wurzelstift, die Stumpfabdeckung und das Kronengerüst in einem Stück gegossen. Die Stumpfabdeckung (Stiftkappe) liegt dem Wurzelstumpf passgenau auf und umfasst den präparierten Wurzelstumpf. Der Kappenrand ist gleichzeitig Kronenrand und schließt mit der Präparationsgrenze ab. Diese Kappe bietet durch die gute Auflagegenauigkeit und den exakten Kronenrandverlauf hervorragenden Schutz gegen Karies, die nötige Stabilisierung des Wurzelstumpfes gegen Frakturen und gute Gewebsschonung des marginalen Bereiches.

Wird die **vestibuläre Stumpfumfassung** sehr kurz, die linguale Umfassung als Ausgleich sehr hoch gehalten, so wird der ästhetische Eindruck günstig, da nur ein schmaler, oft durch den Gingivalsaum abgedeckter Metallrand verbleibt. Bei Kappenstiftkronen kann die orale Fläche aus Metall als Rückenschutz ohne Schneidenumfassung hergestellt und im vestibulären Bereich mit Kunststoff oder mit Keramik vollverblendet werden.

Die **Auswahl des Verblendmaterials** und des palatinalen Aufbissflächenmaterials ist davon abhängig, wie stabil der verbliebene Wurzelstumpf ist. Es ist vorzuziehen, Kunststoff als Verblend- und Aufbissmaterial zu nutzen wegen der günstigen Abriebeigenschaften zur Vorbeugung von Parodontalschäden.

Einfache Stiftkronen sind als provisorische Lösungen zur Überbrückung von langen Behandlungsphasen geeignet. Dazu werden konfektionierte konische Wurzelstifte in einen Wurzelkanal eingepasst und an den vorgefertigten Retentionen eine Kunststoffmassivkrone anpolymerisiert. Dabei umschließt der Kunststoff den Wurzelstumpf allseitig wie eine Kunststoffmantelkrone.

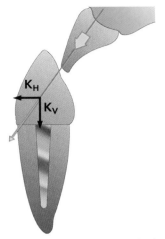

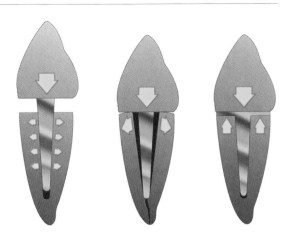

Abb. 272 Eine Stiftkrone wird durch die Kaukräfte genauso belastet wie ein natürlicher Zahn. Dadurch wird die Stiftverankerung auf drei verschiedene Arten beansprucht: Die Kaukräfte lassen sich durch ein Kräfteparallelogramm in eine vertikale (K_V) und in eine horizontale (K_H) Kaukraftkomponente zerlegen. Die dritte Belastung entsteht durch Kaukräft, die seitlich am Zahn angreifen und ihn verdrehen.

Abb. 273 - 275 Die vertikale Kaukraftkomponente belastet die Stiftverankerung auf Stauchung. Der Stift kann aber diese Kraft nicht auf den Zahn übertragen. Er würde die Wurzel sprengen. Für die vertikale Kraftkomponenete müssen die Stiftkronen eine horizontale flächige Auflage auf dem Wurzelstumpf besitzen. Der Flächenkontakt ist nicht Retention, sondern dient der Kaukraftaufnahme.

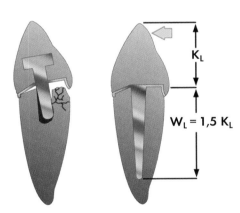

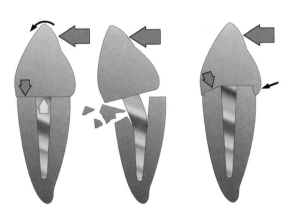

Abb. 276 - 277 Die Stabilität der Stiftverankerung ist abhängig von der Länge des Stiftes im Wurzelkanal. Angestrebt wird eine Stiftmindestlänge, die der Kronenhöhe entspricht. Die Kronenhöhe ist der Lastarm (K_L), die Stiftlänge im Wurzelkanal ist der Kraftarm (W_L). Ist der Kraftarm zu kurz, so bricht der Wurzelstumpf bei Belastung auf. Am günstigsten ist eine Kraftarmlänge von 1,5 mal der Lastarmlänge. Der Stift soll also länger sein als die Kronenlänge.

Abb. 278 - 280 Die horizontale Kaukraftkomponente belastet den Stift auf Biegung. Die horizontale Kraft kann die Stiftverankerung wie einen Nagel aus der Wand ziehen, wobei die labiale Wand des Wurzelstumpfes abbricht. Wird der labiale Wurzelstumpfanteil dachförmig abgeschrägt, wird die horizontale Kaukraftkomponente günstig aufgefangen. Auch die ringförmige Umfassung des Wurzelstumpfes sichert die Stiftverankerung gegen „Biegekräfte".

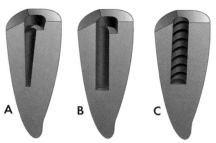

A   B   C

Abb. 281 - 283 Man unterscheidet drei verschiedene Retentionsstiftformen: (A) Der konische Stift ist leicht herzustellen, neigt aber zur Keilwirkung; daher ist eine Fraktur des Stumpfes möglich. (B) Der zylindrische Stift ist schwer herstellbar und hat hervorragende Haftung durch parallele Wände. (C) Der Gewindestift muss exakt vorbereitet werden, kann leicht zu Frakturen führen und ist gegen Verdrehungen nicht gesichert.

Abb. 284 - 286 Stiftkerne bei mehrwurzligen Zähnen werden nötig, wenn durch massive kariöse Defekte der kroneneigene Dentinkern verloren ging, während die Schmelzwandung äußerlich mechanische Festigkeit vorgibt. Ein Aufbau mit plastischem Füllungsmaterial reicht in der Festigkeit nur dann aus, wenn in die Wurzelkanäle Stifte eingelassen werden, die durch den Aufbau zu einer Einheit zusammengefasst werden.

Bei zweiwurzligen Zähnen lässt sich ein Zentralstift im längsten und am besten zugänglichen Wurzelkanal einbringen, und in einem weiteren Kanal dazu parallel ein kurzer Sicherungsstift gegen drehende Kräfte einlassen.

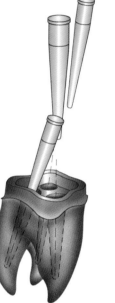
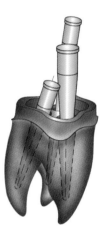
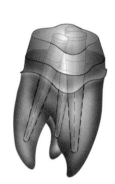

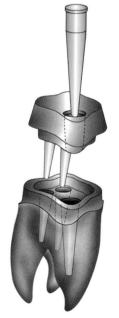
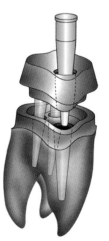
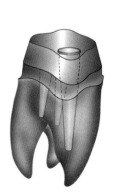

Abb. 287 - 289 Dreiwurzlige obere Molaren mit divergierenden Wurzelkanalachsen können mit geteilten Stiftkernen versorgt werden. Dazu werden die bukkalen Wurzelkanäle parallelisiert und kürzere Stifte mit einem Primärkern eingesetzt. In die palatinale Wurzel wird der längere Sekundärstift eingebracht, der geschiebeartig durch den Primärkern geschoben wird.

Bei der Präparation muss soviel Zahnhartgewebe wie möglich erhalten bleiben und die spätere Kronenrandgrenze in die Zahnsubstanz verlegt werden, um Korrosionsvorgänge zu unterbinden, die dadurch entstehen, dass unterschiedliche Metalle im Mundraum im permannten Kontakt stehen.

Abb. 290

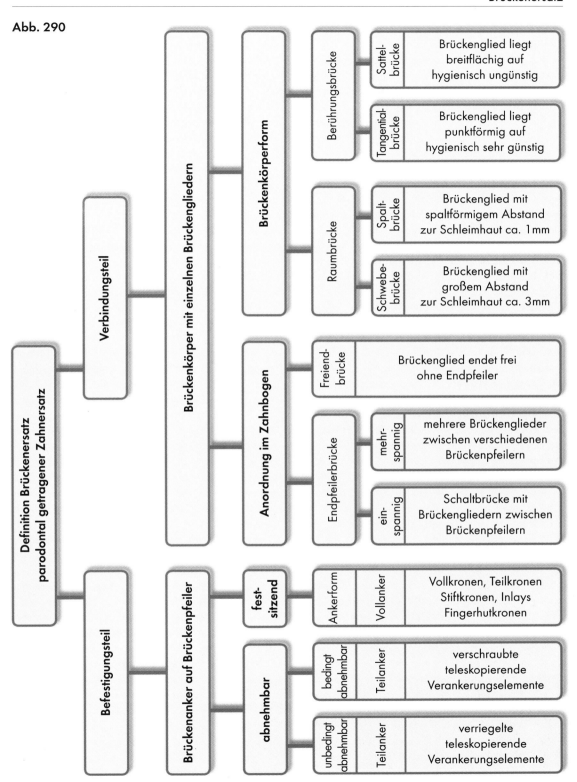

Brückenersatz

Definition und Indikation

In den Bereich des partiellen Zahnersatzes gehört die Möglichkeit, die zu ersetzenden Zähne parodontal zu lagern, indem sie starr mit dem Restgebiss verbunden werden. Die Versorgung eines Lückengebisses geschieht durch eine prothetische Konstruktion, bei der die Ersatzzähne fest mit einigen Restzähnen verbunden und die Kaukräfte, die den Zahnersatz treffen, ausschließlich durch die Parodontien der beteiligten Restzähne aufgenommen werden. Solche Konstruktionen bezeichnet man als Brücken. Bei einer Brücke werden die zahnlosen Kieferabschnitte nicht durch Kaudruck belastet.

Durch die **starre Verbindung** mehrerer oder aller Restzähne mit einer Brücke entsteht eine funktionelle Einheit, bei der alle Belastungen des Verbands auf alle beteiligten Zähne gleichermaßen wirken.

Als **Pfeilerzahn** bzw. Brückenpfeiler bezeichnet man den Zahn, der zur Aufnahme einer Brücke präpariert wird. Die Krone, die auf dem Brückenpfeiler befestigt wird, heißt **Brückenanker**; sie stellt das Befestigungsteil der Brücke dar.

Als **Brückenglied** wird der einzelne durch den Brückenkörper ersetzte Zahn bezeichnet; eine Brücke zwischen dem Eckzahn und dem ersten Molar enthält also zwei Brückenanker und einen **Brückenkörper**, der aus zwei Brückengliedern besteht.

Die **funktionelle Einheit** dieser Brückenkonstruktion besteht aus den:

- Parodontien der Brückenpfeiler 3er und 6er;
- Brückenankern 3er und 6er;
- Brückengliedern 4er und 5er als Brückenkörper.

Durch die starre Konstruktion sind die ersetzten Zähne ausschließlich parodontal gelagert.

Die **Indikation** für Brücken besteht, wenn fehlende Zähne im Frontzahn- oder Seitenzahnbereich ersetzt werden müssen, um die **Statik und Funktion** innerhalb der geschlossenen Zahnreihe wiederherzustellen.

Damit wird die **Kaufunktion** hergestellt (therapeutische Funktion) und zugleich verhindert, dass die Nachbarzähne und Antagonisten in die Lücke wachsen. Nur dadurch können Okklusionsstörungen und Kiefergelenkveränderungen vermieden und die Schrumpfung zahnloser Kieferabschitte gemindert werden. Eine **entstellende Veränderung** im Gesicht durch Zahnlücken im sichtbaren Bereich zu beseitigen, ist eine wichtige Indikation (regulative Funktion).

An die **Parodontien der Brückenpfeiler** sind bestimmte Forderungen zu stellen, weil bei dem rein parodontal getragenen Ersatz die Pfeilerzähne außer dem auf sie gerichteten Kaudruck noch zusätzliche Belastungen ertragen müssen.

Brückenpfeiler sollten im Idealfall vital sein. Wurzelbehandelte Zähne können nur dann als Brückenpfeiler benutzt werden, wenn sie ein gesundes und entzündungsfreies Parodontium aufweisen.

Wichtig ist die **Wurzelform** der Pfeilerzähne; zylindrische, runde Wurzeln sind ungeeigneter als abgeplattete. Mehrwurzlige Zähne mit gespreizten Wurzeln bieten mehr Sicherheit als zusammengewachsene, konvergierende Wurzeln. Ebenfalls sind gekrümmte, unregelmäßige Wurzeln geeigneter als vollkommen konische Wurzeln.

Die **Pfeilerzähne** sollen fest im Kiefer verankert sein und kein verkürztes oder aufgeweitetes Parodontium aufweisen. Normal können zwei Pfeilerzähne auch zwei Brückenglieder tragen. Eine andere Relation erklärt diesen Sachverhalt besser: Die Wurzeloberfläche (Parodontiumfläche) der Pfeilerzähne muss gleich groß oder größer sein, als die Wurzeloberflächen der zu ersetzenden Zähne gewesen sind.

Eine **Kontraindikation** für Brücken besteht, wenn zwei Pfeilerzähne mehr als zwei Brückenglieder zu tragen haben; hier kann ein lückenunterstützendes Implantat nötig werden. Von Brückenersatz ist auch abzusehen, wenn mehrere nebeneinanderstehende Zähne ersetzt werden müssen, aber ein Endpfeiler fehlt. Hier kann eine herausnehmbare, partielle Prothese Verwendung finden.

Eine **festsitzende Brücke** ist auch nicht angebracht, wenn durch stark geschrumpfte Alveolarfortsätze die Brückenglieder nicht einwandfrei gestaltet werden können, d. h. wenn durch die Brücke Kieferkammteile ersetzt werden müssen, die sich dann nicht reinigen lassen. Hier kann eine herausnehmbare Brücke in Betracht kommen.

Die Beurteilung, ob Pfeilerzähne der Belastung durch die zu ersetzenden Brückenglieder standhalten, wird natürlich auch dadurch beeinflusst, wenn man weiß, dass die Parodontien der Pfeilerzähne sich erhöhten Beanspruchungen in begrenztem Maße anpassen. So kann hierbei eine Zunahme der Sharpeyschen Fasern im Peridontalspalt beobachtet werden. Ein Pfeilerzahn wird also durch die Brücke gefestigt, wenn die Brückenkonstruktion exakt ausgeführt ist.

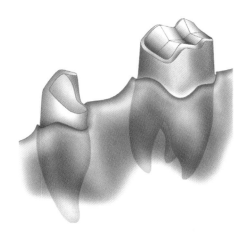

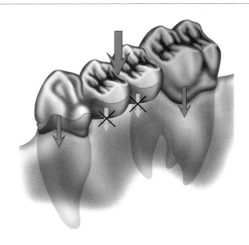

Abb. 291 Eine Zahnlücke lässt sich mit einem festsitzenden Brückenersatz schließen. Dazu werden die lückenbegrenzenden Zähne beschliffen. Diese bilden mit ihren Parodontien die Brückenpfeiler.

Abb. 292 Die Brückenkonstruktion bildet eine funktionelle Einheit zwischen den Parodontien der beschliffenen Zähne, den Kronen und den Brückengliedern, die den Brückenkörper bilden.

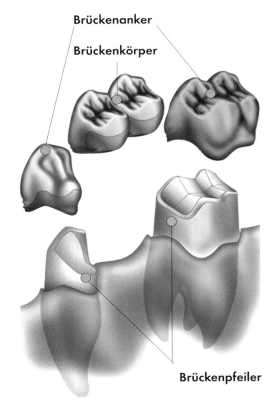

Abb. 293 Die Teile einer Brückenkonstruktion sind: die Brückenanker, der Brückenkörper bestehend aus den Brückengliedern und die Verbindung zwischen den Ankern und Gliedern.

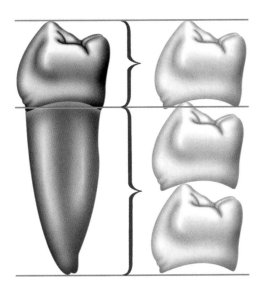

Abb. 294 Brückenersatz ist ein parodontal getragener Zahnersatz, daher sind an die Parodontien der Pfeilerzähne bestimmte Forderungen zu stellen. Vitale Zähne sind die idealen Brückenpfeiler, vor allem muss aber das Parodontium gesund und entzündungsfrei sein. Die Brauchbarkeit eines Zahnes lässt sich anhand des Verhältnisses von Wurzellänge zur Kronenlänge bestimmen, wobei die Wurzel am besten doppelt so lang wie die Krone ist.

Funktion des Brückenersatzes

Die **Wiederherstellung** einer vollständigen Zahnreihe durch eine festsitzende Brückenkonstruktion stellt die volle Kaufunktion wieder her und trägt damit zum Wohlbefinden des Patienten bei.

Im einzelnen heißt das:

Die **sagittale Abstützung** innerhalb der Zahnreihe kann durch eine Brücke wiederhergestellt werden, wenn eine vorhandene Zahnlücke geschlossen wird. In einer unterbrochenen Zahnreihe können horizontale Kraftkomponenten über die approximalen Kontaktpunkte nicht weitergegeben werden, was potentiell eine Überlastung einzelner Zähne bedeutet. Eine Brücke übernimmt also auch die Abstützungsfunktion für die gesamte Zahnreihe.

Die **starre Brückenkonstruktion** soll therapeutisch wirken. Bei einem parodontal geschädigten Restgebiss besteht die therapeutische Wirkung darin, die Restzähne miteinander starr zu verbinden und die pathologische Zahnbeweglichkeit einzuschränken. Diese starre Verbindung von Restzähnen nennt man Verblockung. Auf diese Weise werden vor allen Dingen horizontale Kraftkomponenten auf das alveoläre Parodontalgewebe gemindert.

Bei der **Verblockung** unterscheidet man die Primärverblockung, bei der die Restzähne durch festsitzende Konstruktionen wie Brücken und Stegverbindungen erfolgt, und die Sekundärverblockung, bei der die Verblockung durch starr verankerte, herausnehmbare Konstruktion hergestellt wird.

Primärverblockungen werden durch festsitzende Brücken mit mehreren Pfeilern und Brückengliedern erreicht, wobei die Verblockung die gesamte Zahnreihe umfassen kann.

Sekundärverblockungen lassen sich durch herausnehmbare Brückenkonstruktionen oder partielle Prothesen herstellen, bei denen die Verblockung über teleskopierende Anker oder Geschiebe erfolgt. Der Verblockungseffekt ist bei beiden Verblockungsformen gleich, jedoch bietet die Sekundärverblockung den Vorteil einer besseren Mundhygiene.

Die **Teilverblockung** bezeichnet die starre Verbindung einzelner Zähne oder Zahngruppen; die **Vollverblockung** umfasst die starre Verbindung aller Zähne, z. B. durch eine 14-teilige Brücke oder eine starr verankerte partielle Prothese.

Die **zahnlosen Kieferanteile** werden durch eine Brückenkonstruktion gegen kaumechanische Einflüsse geschützt. Das gilt vor allem auch für die marginalen Parodontien in den Zahnlücken. Die Resorption zahnloser Kieferabschnitte wird durch Berührungsbrücken gemildert und bleibt über lange Zeiträume stabil.

Das **geschlossene Okklusionsfeld** einer Brücke bietet nicht nur für die Zahnreihe, in der sie sich befindet, die sagittale Abstützung, sondern liefert auch für die antagonierende Zahnreihe die notwendige okklusale Abstützung. Bei einer Zahnlücke neigen sich die Nachbarzähne in die Lücke, was eine Brücke verhindert. Auch die Antagonisten würden, wenn sie ohne Gegenbiss blieben, in eine Lücke hineinwachsen. In extremen Fällen elongieren diese Zähne soweit, bis sie Kontakt mit dem Gegenkiefer bekommen. Die Okklusionsstörungen sind dann so groß, dass ein solcher Zahn bei einer prothetischen Versorgung meist gezogen werden muss.

Die **Elongation** (Verlängerung) einzelner Antagonisten lässt sich verhindern, wenn eine Brücke rechtzeitig angefertigt wird. Sie bietet also eine Abstützung auch für die antagonierende Zahnreihe, denn ein herausgewachsener Zahn bedeutet für seine Zahnreihe eine starke Auflockerung, weil seine approximalen Kontakte verlorengehen. Es ist dann fast so, als würde auch in seiner Zahnreihe eine Lücke sein.

Eine **Lücke** innerhalb einer Zahnreihe bedeutet eine starke Einschränkung der Kaueffektivität. Meist wird der Patient auf der unbeschädigten Seite kauen. Das bedingt Mehrbelastung für diese Seite, nicht nur für die Zähne und ihre Halteapparate, sondern auch für das Kiefergelenk und eine einseitige Belastung der Kaumuskulatur. Eine gleichmäßige und gleichgewichtige Belastung des Kausystems ist also verhindert. Da eine funktionelle Anpassung der Gewebe eintritt, kommt es zu Deformierungen der Kiefergelenke, aber auch zu Veränderungen des neuromuskulären Systems.

Der Lückenschluss durch eine Brücke muss so erfolgen, dass der Patient beim Sprechen keine Behinderung fühlt. Im Frontzahnbereich sind Zahnlücken bei der Lautbildung, besonders bei Konsonanten (c, s, z, d, t, D) sehr störend. Eine Brücke muss eine solche Zahnlücke exakt schließen, auch im Interdentalbereich, denn kleine Zwischenräume durch eine künstliche Interdentalpapille führen dazu, dass der Patient beim Sprechen unabsichtlich „spuckt". Brückenersatz muss also auch die Sprechfunktion durch die geschlossene Zahnreihe berücksichtigen.

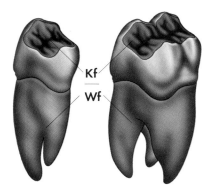 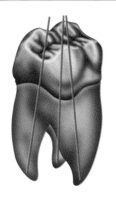 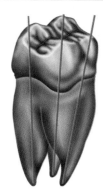

Abb. 295 - 296 Ein gutes Maß zur Bestimmung der Brauchbarkeit eines Zahnes als Brückenpfeiler ist das Verhältnis der Größe seiner Kaufläche (Kf) zur Wurzeloberfläche (Wf), wobei die Wurzeloberfläche fünfmal so groß wie die Kaufläche sein kann.

Abb. 297 - 298 Die Wurzelform gibt Auskunft über die Brauchbarkeit als Brückenpfeiler. Abgeplattete gespreizte Wurzeln bei mehrwurzligen Zähnen sind besser geeignet als runde, zusammenstehende Wurzeln.

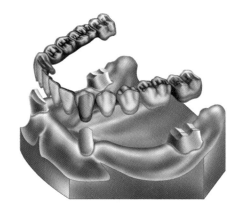

Abb. 299 Durch Brückenkonstruktionen wird ein ausgezeichneter Verblockungseffekt erzielt. Durch diese starre Verbindung werden alle Zähne den auftretenden Kaudruck aufnehmen. Parodontal geschädigte Gebisse können durch Verblockungskonstruktionen therapeutisch behandelt werden. Primärverblockung liegt vor, wenn eine festsitzende Brücke einzementiert wird; Sekundärverblockung wird durch eine herausnehmbare Brücke erreicht..

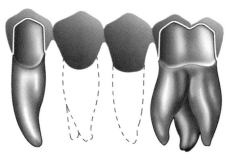 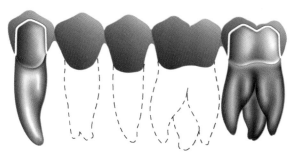

Abb. 300 - 301 Die Auswahl des Pfeilerzahns ist natürlich in erster Linie davon abhängig, wie viele Brückenglieder er zu tragen hat. Als Faustregel kann gelten, dass ein Pfeilerzahn auch ein Brückenglied aufnehmen kann. Anders definiert: Die Wurzeloberfläche der Pfeilerzähne sollte gleich groß oder größer sein als die Wurzeloberfläche der zu ersetzenden Zähne. Der häufige Fall, bei dem die beiden Prömolaren zu ersetzen sind und durch den Eckzahn und ersten großen Molar getragen werden, ist sehr günstig, weil die Wurzeloberfläche der Pfeiler mehr als doppelt so groß ist wie die der zu ersetzenden Zähne. Sollen durch einen Eckzahn und einen zweiten Molaren die fehlenden Zähne ersetzt werden, so ist die Lösung unzulänglich.

Konstruktionsmerkmale von Brückenersatz

Zur **Planung von Brückenersatz**, aber auch für vergleichende Betrachtungen ist es nötig, für verschiedene topographische Situationen im Lückengebiss eine Klassifizierung von Brückenersatz vorzunehmen. So unterscheidet man entsprechend der Anordnung im Zahnbogen folgende **Brückenformen**:

- **unilaterale Schaltbrücke** (einseitige Seitenzahnbrücke),
- **bilaterale Schaltbrücken** (beidseitige Seitenzahnbrücken),
- **frontale Schaltbrücke** (Frontzahnbrücke),
- **laterofrontale Schaltbrücke** mit Pfeilerblöcken (zusammenhängende Frontzahn- und Seitenzahnbrücke),
- **laterofrontolaterale Schaltbrücke** (fortlaufende Einzelbrücke aus einem Seitenzahnbereich über die Front bis zum anderen Seitenzahnbereich),
- **laterofrontale Schaltbrücken** (drei Einzelbrücken über die gesamte Zahnreihe),
- **laterofrontale Schaltbrücke** mit abnehmbarem Freiendsattel kombiniert,
- **alternierende**, d. h. fortlaufende Brücke über die gesamte Zahnreihe.

Daneben unterscheidet man zwischen einem festsitzenden und einem herausnehmbaren Brückenersatz.

Festsitzende Brücken werden auf die Pfeilerzähne zementiert und können daher zum Reinigen nicht herausgenommen werden. Sie bieten dem Patienten das sichere Gefühl, wieder eine intakte Zahnreihe zu besitzen und nicht ein „Gebissträger" zu sein, der beim notwendigen Herausnehmen immer wieder mit seiner Gebissverstümmelung konfrontiert wird. Bei festsitzenden Brücken sind die hygienischen Verhältnisse oft nur unzureichend, was nicht nur zu unangenehmer Geruchsbildung führt, sondern auch eine Schädigung des Restgebisses bzw. der Schleimhaut unter der Brücke bedeutet.

Unbedingt herausnehmbare Brücken sind parodontalhygienisch günstiger und können als Kieferkammersatz einen Prothesensattel besitzen. Eine herausnehmbare Brücke bietet den Vorteil, dass durch den Verlust eines Pfeilerzahns die Gesamtkonstruktion nicht insgesamt unbrauchbar wird. Bei festsitzendem Ersatz bedeutet der Verlust eines Pfeilerzahns in der Regel den Verlust der Gesamtkonstruktion. Außerdem sind bei herausnehmbaren Konstruktionen die marginalen Parodontien für weitere zahnärztliche Behandlungen besser zugänglich.

Bedingt herausnehmbare Brücken sind Konstruktionen, die durch Verschraubungen an Primärkronen befestigt sind und nur vom Zahnarzt herausgenommen werden können.

Schaltbrücken werden in eine Zahnlücke eingesetzt, wobei die lückenbegrenzenden Zähne als Pfeilerzähne benutzt werden. Schaltbrücken werden auch als **Endpfeilerbrücken** bezeichnet, weil die Zwischenglieder durch Pfeiler begrenzt werden. Wenn das Brückenglied ohne Unterbrechung zwischen den Brückenpfeilern aufgespannt ist, so spricht man von einer einspannigen Endpfeilerbrücke. Werden zwischen verschiedenen Pfeilern mehrere Brückenglieder in mehreren Bögen aufgespannt, nennt man die Konstruktion eine mehrspannige Endpfeilerbrücke.

Mehrspannige Endpfeilerbrücken schließen mehrere Schaltlücken, daher ist auch der Begriff alternierende (abwechselnde) Schaltbrücke mit einem oder mehreren mittelständigen Pfeilern anwendbar.

Freiendbrücken sind Konstruktionen, bei denen ein Brückenglied einseitig an einem Pfeiler befestigt ist und der Ersatzzahn frei endet, um eine Schaltlücke zu schließen; Freiendbrücken ergänzen auch verkürzte Zahnreihen.

Ein endständiges Brückenglied an normalen Schaltbrücken zu befestigen und beide Brückenformen zu kombinieren, ist möglich. Ungünstig ist es, ein Freiendglied an einem Pfeilerzahn zu befestigen, da dieses freiendende Brückenglied immer einen Hebelarm darstellt, der zu unphysiologischen Kippungen und Drehungen des Pfeilerzahns führt. Je länger der Hebelarm ist, um so größer wird die unphysiologische Belastung, die zur Lockerung und zum Verlust des Pfeilerzahns führt.

Eine Freiendbrücke ist dann möglich, wenn das endständige Brückenglied z. B. an zwei verblockten Kronen oder an eine Schaltbrücke angehängt wird. In beiden Fällen sollte das Freiendglied jedoch nicht breiter als ein Prämolar sein. Bei weitspannigeren Freiendlücken wird ein endständiges Implantat als Endpfeiler nötig.

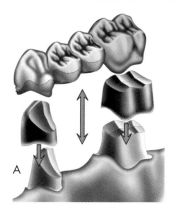

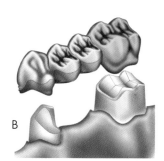

Abb. 302 - 303 Man unterscheidet zwischen festsitzenden und herausnehmbaren Brücken. Die herausnehmbaren Brücken (A) haben Doppelkronenkonstruktionen als Brückenpfeiler, z. B. Teleskopkronen oder Konuskronen; die Unterkronen werden festgesetzt, während die eigentliche Brücke mit den Außenkronen abnehmbar ist. Die festsitzende Brücke (B) besteht aus einem Block und wird fest eingesetzt.

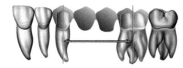

einspannige Endpfeilerbrücke

Abb. 304 - 306 Ist ein Brückenglied ohne Unterbrechung zwischen den Pfeilern aufgespannt, so spricht man von einer einspannigen Brücke; wenn zwischen mehreren Pfeilern mehrere Brückenglieder aufgespannt sind, so nennt man solche Konstruktionen mehrspannige Endpfeilerbrücken, wobei Endpfeiler bedeutet, dass die Brückenglieder zwischen den Pfeilern aufgespannt sind. Durch eine mehrspannige Brücke werden also mehrere Schaltlücken geschlossen, weswegen die Bezeichnung Schaltbrücke mit mehreren mittelständigen Pfeilern u. U. eindeutiger ist. Es besteht die Möglichkeit, ein Brückenglied einseitig an einem Brückenpfeiler zu befestigen, so dass der Ersatzzahn frei endet. Diese Konstruktion nennt man Freiendbrücke.

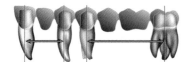

mehrspannige Endpfeilerbrücke

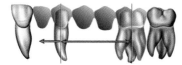

Freiendbrücke

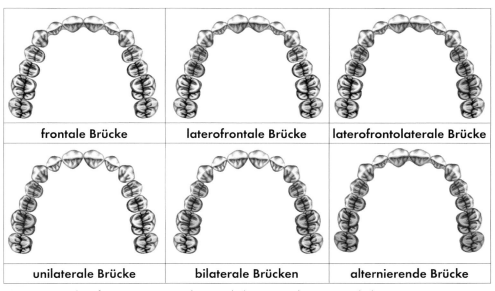

frontale Brücke	laterofrontale Brücke	laterofrontolaterale Brücke
unilaterale Brücke	bilaterale Brücken	alternierende Brücke

Abb. 307 - 312 Klassifizierung von Brücken nach ihrer Einordnung im Zahnbogen

Gestaltung der Brückenanker

Als Brückenanker können Vollkronen aus Metall, Verblendkronen, Stiftkronen, Teilkronen, Fingerhutkronen und auch Jacket- oder Mantelkronen eingesetzt werden. Dreiflächige Inlays lassen sich als Brückenanker nur im Ausnahmefall verwenden.

Die **Vollkrone** aus Metall ist als Brückenanker die ideale Konstruktionsform. Sie bietet größte mechanische Festigkeit und höchste Verankerungskraft, da sie im Gegensatz zu anderen Kronenarten die kompakteste Bauform aufweist. Vollkronen umschließen die Pfeilerzähne völlig, ohne dass viel Zahnsubstanz weggeschliffen werden muss. Aber auch bei sehr geschwächten und zerstörten Zahnkronen bietet eine Vollkrone noch die größte Stabilität.

Die **Schutzfunktion** der Vollkrone gegen Karies sowie die exakte Gestaltung des Kronenrandes bieten die Vorteile als Brückenanker. Außerhalb des Sichtbereichs sind Vollgusskronen als Brückenanker jeder anderen Kronenart vorzuziehen; in sichtbaren Zahnreihenabschnitten sind Verblendkronen als Brückenanker vorzuziehen. Hierbei steht die Kunststoffverblendung neben der Keramikverblendung zur Wahl.

Die **Kunststoffverblendung** bietet den Vorteil, dass herausgebrochene Verblendungsschalen u. U. im Mund wieder repariert werden können, ohne dass die Brücke herausgenommen werden muss und somit unbrauchbar wird. Moderne Komposite sind hinreichend abriebfest, daher im Kauflächen- oder Schneidenbereich unproblematisch. Kunststoffe quellen auf und altern, so dass es zu vermehrten Ablagerungen von Schadstoffen, zu Verfärbungen des Materials und zu Entzündungserscheinungen der Schleimhaut kommt.

Keramikverblendungen sind abriebfest und zeigen unter allen Beleuchtungsverhältnissen die beste Farbwirkung. Keramikverblendungen bieten sich auch für Vollverblendungen an, wenn die okklusalen Verhältnisse überschaubar sind.

Die Nachteile von Verblendkronen als Brückenanker gegenüber einer Metallvollkrone sind die Instabilität des Kronengerüstes, dass der Zahnstumpf stärker beschliffen werden muss und die Herstellung von Verblendkronen fehleranfälliger ist.

Fingerhutkronen sind speziell für Brückenersatz geeignet. Auf die (stark) beschliffenen Zahnstümpfe werden fingerhutähnliche Metallkappen zementiert, wobei die Metallkappen den Stumpf wie eine Vollkrone umschließen und damit stabilisieren. Die Fingerhutkappe hat außen eine konische Stumpfform. Zwischen diesen Kappen werden die Brückenglieder angelötet oder in einem Stück gegossen. Die Brückenglieder können die gleiche konische Stumpfform wie die Fingerhutkappen aufweisen. Die approximale Verbindung wird auf das nötige Mindestmaß reduziert.

Als **Verblendung** der Fingerhutkronen werden Mantel- oder Jacketkronen verwendet. Das relativ kompakte Fingerhutbrückengerüst trägt die einzelnen Kronen. Dies hat den Vorteil, dass defekte Kronen problemlos ausgewechselt werden können. Der Nachteil von Fingerhutkonstruktionen allgemein ist der hohe Zahnsubstanzverlust durch starkes Beschleifen.

Teilkronen als Brückenanker finden im Sichtbereich der Zahnreihen aus ästhetischen Gründen Verwendung, wobei auch großflächige Inlays integriert sein können. Die geringe Stabilität solcher Brückenanker sowie die Kariesgefährdung und die fehleranfällige Herstellung von aufwendigen Teilkronen stellen einen Nachteil dar. Eine exakte Rillen-Schulter-Stiftverankerung ist für Teilkronen als Brückenanker immer zu fordern.

Da **Stiftkronen** nur auf pulpentoten Zähnen angefertigt werden können, ist das Anwendungsgebiet für diese Kronen als Brückenanker sehr begrenzt. Als Endpfeiler kommen nur die oberen Eckzähne in Betracht, als mittelständige Pfeiler die oberen mittleren Schneidezähne und unteren Eckzähne. Die Löcher bei Stiftzähnen sind selten mit der Einschubrichtung der anderen Brückenpfeiler in Übereinstimmung, deswegen ist in solchen Fällen eine Kernkrone anzufertigen; also ein separater Wurzelstift mit Stumpfaufbau, der mit der Einschubrichtung der anderen Pfeiler koordiniert und getrennt einzementiert wird.

Kunststoffkronen lassen sich als Brückenanker zu einer sogenannten Massivkunststoffbrücke für maximal dreigliedrige frontale Schaltbrücken verwenden. Vollkeramikkronen (z. B. IPS-Empress, In-Ceram) sind ebenfalls als Brückenanker für kleine Schaltlücken im Frontbereich geeignet.

Klebebrücken sind indiziert für einzähnige Schaltlücken im Frontbereich. Dazu wird ein verblendetes Metallgerüst mit zwei lingualen Flügeln auf die lückenbegrenzenden Pfeiler mit Säure-Ätztechnik geklebt. Die lingualen Flügel sind zur besseren Führung ganz leicht in den Schmelz eingelassen, ohne dass das Dentin freigelegt wird.

Abb. 313 - 317 Es eignen sich alle Ersatzkronenkonstruktionen als Brückenpfeiler. (A) Die Vollgußkrone ist der stabilste Anker, hat allerdings den Nachteil, ästhetisch unzureichend zu sein. (B) Im sichtbaren Bereich ist daher eine Verblendkronenkonstruktion angebracht. (C) Stiftzähne eignen sich nur bedingt als Brückenanker, weil der Pfeilerzahn avital ist. (D) Teilkronen sind dann sichere Pfeiler, wenn ausreichend Retentionen für die Kronen vorhanden sind. (E) Im Ausnahmefall können auch mehrflächige Inlays als Verankerungskonstruktion herangezogen werden.

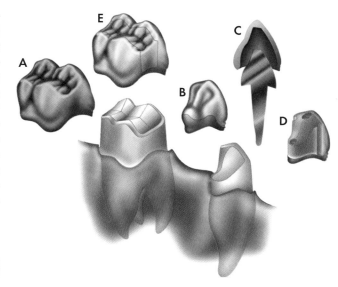

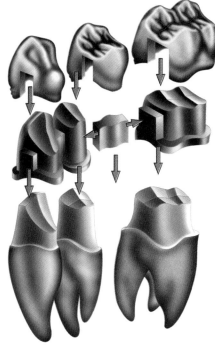

Abb. 319 - 320 Mit reduzierten Teilkronen in Form von lingualen Umfassungen lassen sich Klebebrücken (Adhäsivbrücken) konstruieren. Die Präparationsflächen, die mit Abschlussrillen begrenzt sind, werden angeätzt, ebenso werden die Innenflächen der Umfassungen konditioniert, damit eine Silanschicht aufgebracht werden kann. Die Klebeverbindung zwischen den Bauteilen und den Pfeilern erfolgt mit Komposit.

Abb. 318 Eine besondere Form der Brückenanker stellen die Fingerhutkronen dar. Auf die beschliffenen Stümpfe werden fingerhutähnliche Kappen zementiert, die eine zervikale Stufe aufweisen. Außerdem sind diese Kappen untereinander durch schmale Stege verbunden. Für die Brückenglieder sind zwischen den Fingerhüten ebenfalls Stege angebracht. Die Zahnstümpfe sind durch eine dünne Metallschicht geschützt und können mit jeder Kronenkonstruktion belegt werden. Werden die Brückenglieder und die Kronen einzeln gefertigt und aufgesetzt, so können diese einzelnen Teile auch problemlos ausgetauscht werden. Es können relativ weiche Kunststoffkronen aufgesetzt werden, die man nach kurzer Tragzeit austauschen kann, wenn sie sich verfärbt haben oder stark abradiert sind.

konditionierte Innenflächen

Umfassung

Ätzflächen

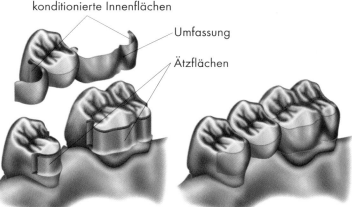

Gestaltung des Brückenkörpers

Die Gestaltung der Brückenglieder bei festsitzenden Brücken muss günstige hygienischen Verhältnisse und ein natürliches Aussehen schaffen. Nach der Art der räumlichen Beziehung des Brückenkörpers zum zahnlosen Kiefer unterscheidet man Berührungsbrücken mit und Raumbrücken ohne Schleimhautkontakt. Berührungsbrücken können nach dem Umfang des Schleimhautkontakts unterschieden werden.

Bei **Tangentialbrücken** ist das Brückenglied zur Schleimhaut lingual so stark eingezogen, dass der Brückenkörper den runden Kieferkamm tangential berührt. Die Berührung erfolgt drucklos und ist punktförmig. Zur Durchspülbarkeit des Brückenkörpers werden die Interdentalbereiche zwischen den Brückengliedern und Pfeilern ausgespart. Das gilt jedoch nur für den Seitenzahnbereich. Im Frontzahnbereich dürfen solche Aussparungen nicht gefertigt werden, weil u. U. das natürliche Aussehen, in jedem Fall aber die Phonetik leidet. Im Frontzahnbereich wird eine breitere Auflage nötig.

Die **tangentiale Berührung** des Brückengliedes liegt nach vestibulär verlagert. Dadurch kann die vestibuläre Zahnform zur natürlichen Länge ausgedehnt sein. Der Brückenkörper muss so steil zum Kieferkamm hingeführt werden, damit keine Schmutznische entsteht. Die Berührung mit der Schleimhaut darf nicht aus Kunststoff gebildet werden, sonst bildet sich auf dem quellfähigen Kunststoff eine dichter Belag aus abgeschliffenen, abgestorbenen Schleimhautzellen, der zu starken Entzündungen der Schleimhaut führt. Ein schmaler Metallstreifen am Zervikalrand der Brückenglieder ist nicht zu vermeiden, da ja die Retention für den Kunststoff kastenförmig gestaltet sein muss.

Bei **keramikverblendeten Brückengliedern** kann der tangentiale Schleimhautkontakt mit der hochglanzgebrannten Keramikmasse erfolgen. Aber auch hier muss eine punktförmige, drucklose Auflage erfolgen. Ebenfalls soll die Durchspülbarkeit des Brückenkörpers gewährleistet werden, d. h. im Seitenzahnbereich Aussparen der Interdentalpapille und steiles Abfallen der lingualen Brückenfläche zum tangentialen Kontakt.

Die **Sattelbrücke** stellt eine Brückenkörperform dar, bei der die Berührung mit der Schleimhaut großflächig, fast basisartig aufliegend, erfolgt. In besonderen Fällen kann ein Wurzelfortsatz in die Alveole extrahierter Zähne versenkt werden. Diese Brückenform ist abzulehnen, weil großflächig anliegende Brücken sich nicht reinigen lassen. Außerdem wird unter dem Brückenkörper die Schleimhautzellenabstoßung unterbunden. Dies und die hygienischen Verhältnisse führen zu chronischen Entzündungen bis hin zu tumorartigen Gewebeveränderungen.

Im **Frontzahnbereich** ist aus ästhetischen und phonetischen Gründen eine breitere Auflage nötig. Eine Sattelbrücke ist aber auch dort abzulehnen. Die Auflage wird linienförmig mit maximaler Breite von 3 mm konstruiert. Sollte auch das den ästhetischen Ansprüchen nicht genügen, kann eine herausnehmbare Brückenkonstruktion mit breiter Auflage die Lösung sein. Wenn bei festsitzenden Frontzahnbrücken die flächige Auflage nicht zu vermeiden ist, so werden der bessere Speichelfluss, die günstigere Reinigungsmöglichkeit und die Saugwirkung beim Kauen seltener eine Entzündung entstehen lassen. Damit ist allerdings die Ablehnung von Sattelbrücken allgemein nicht relativiert.

Durch den **drucklosen, punktförmigen Kontakt** der Brückenkörper geht bei Kaudruckbelastung durch die axiale Zahnbeweglichkeit ein stimulierender Reiz auf Schleimhaut und Kieferknochen aus, der die fortschreitende Schrumpfung der zahnlosen Kieferabschnitte bremst.

Raumbrücken haben keinen Kontakt zur Kieferschleimhaut. Aus ästhetischen Erwägungen lassen sich solche Brückenformen nur im Seitenzahnbereich und auch hier nur im Unterkiefer verwenden. Man unterscheidet Spalt- und Schwebebrücken.

Ein **Schwebebrückenglied** hat einen herzförmigen Querschnitt mit einer Mindesthöhe von 3 mm. Dieser Querschnitt bietet hinreichende Steifigkeit gegen Durchbiegung und begünstigt dazu die Reinigungsmöglichkeit. Die Brücke ist voll durchspülbar mit einem Mindestabstand zum Kieferkamm von ebenfalls 3 mm. Ist der Abstand kleiner, besteht die Gefahr, dass sich Speisereste festsetzen.

Die **Spannweite** von Schwebegliedern sollte eine Molarenbreite nicht überschreiten, um genügend biegesteif zu sein, und damit der Alveolarfortsatz durch die Massagewirkung von Zunge und Wange nicht reduziert wird.

Die **Spaltbrücke** hat einen Abstand zur Schleimhaut von ca. 1 mm. Spaltbrücken sind schlechter zu reinigen. Sie werden nötig, wenn die Mindeststärke des Schwebeglieds ansonsten unterschritten wird oder der ästhetische Eindruck leidet.

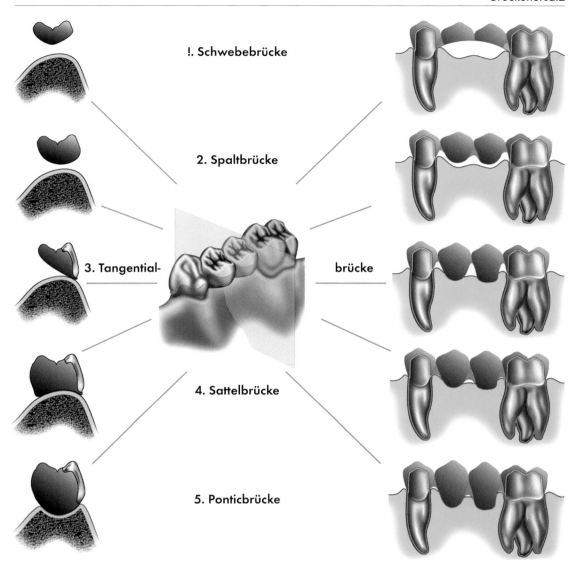

!. Schwebebrücke

2. Spaltbrücke

3. Tangential-

brücke

4. Sattelbrücke

5. Ponticbrücke

Abb. 321 - 325 Bei der Gestaltung der Brückenkörper unterscheidet man zwischen Schwebe- und Berührungsbrücken. Gemeint ist damit die Beziehung zwischen Brückenglied und Kieferkamm. Fünf Möglichkeiten lassen sich unterscheiden:

1. Die Schwebebrücke gehört zu den sogenannten supramukösen Brücken, d. h. sie hat keinen Berührungskontakt zur Schleimhaut.

2. Die Spaltbrücke hat ebenfalls keinen direkten Kontakt zur Schleimhaut, sondern einen Abstand von ca. einem Millimeter.

3. Die Tangentialbrücke als kontramuköse Brücke hat nur punktförmigen Kontakt zum Kieferkamm und lässt dadurch eine Schmutznische entstehen.

4. Die Sattelbrücke hat einen breitflächigen Schleimhautkontakt, was bei Langzeitersatz hygienisch äußerst ungünstig ist.

5. Ponticbrücken oder intramuköse Brückenkörper haben einen Wurzelfortsatz, der extrem breitflächig den Kiefer berührt.

Festsitzender Brückenersatz sollte keinen breitflächigen Schleimhautkontakt aufweisen. Wird aus ästhetischen Gründen eine breite Auflage des Brückengliedes nötig, sollte die Brücke herausnehmbar sein.

Verbindung zwischen Brückenkörper und Brückenanker

Die **hochwertigen Gussverfahren** der Metallverarbeitung erlauben es, jede Brückenkonstruktion in einem Stück zu gießen. Es besteht somit eine homogene, starre Verbindung zwischen Brückenankern und Brückenkörper. Man kann davon ausgehen, dass die Abformmaterialien und -methoden präzise Abformungen für ebenso genaue Modelle geben, so dass eine Gerüstanprobe mit geteilten Brückenkonstruktionen nicht nötig wird.

Die Gründe, warum in einigen Fällen doch Brückenanker und Brückenkörper geteilt werden müssen und erst im Mund zusammengefügt (z. B. verschraubt) werden können, liegen woanders.

Ein **ungeteiltes, starres Brückengerüst** mit wenigstens zwei Pfeilern lässt sich nur in einer definierten Einschubrichtung eingliedern. Dazu wird es nötig, die Zahnstümpfe zueinander parallel zu schleifen. Sind die Pfeilerzähne stark gekippt, ist eine Parallelisierung der Stümpfe nur unter sehr großem Substanzverlust möglich. Mit dem Substanzverlust des Zahnes ist auch eine Gefährdung der Pulpa verbunden.

Können die **Pfeilerzähne** - vor allen Dingen bei mehrspannigen Brücken - nicht parallel geschliffen werden, kann die Brücke geteilt werden. Entweder in einzelne Brücken oder in eine Gesamtkonstruktion mit Teilungselementen, die im Mund dann zur starren Verbindung geschlossen werden.

Soll eine **Brücke** voraussichtlich erweitert werden, wird die Teilung an einem Pfeiler vorgenommen, an dem diese Erweiterung zu erwarten ist. Für diese prospektive Planung von Zahnersatz werden eine Vielzahl von konfektionierten Verbindungselementen angeboten, die eine spätere Erweiterung des Brückenersatzes zu kombinierten Prothesen ermöglichen.

Eine **Teilung** durch ein Geschiebe an einem geschwächten Pfeilerzahn kann eine Entlastung dieses Pfeilers bedeuten, wenn das Geschiebe eine geringe, der axialen Zahnbeweglichkeit entsprechende Bewegung ermöglicht. Wo und wann die Teilung einer Brückenkonstruktion nötig wird, entscheidet der Behandler, denn die Teilung einer Brücke ist nicht problemlos. So kann u. U. der Verblockungseffekt verlorengehen oder bei geringfügigen beweglichen Verbindungen eine Hebelwirkung auf die Pfeilerzähne ausgelöst werden.

Manuell gefertigte oder konfektionierte Geschiebe bieten sich als Teilungsgeschiebe an. Es ist darauf zu achten, dass die Einschubrichtung des Geschiebes mit der des Pfeilers übereinstimmt, an dem das Zwischenglied fest verbunden ist.

Geschiebe haben ein begrenztes Einsatzgebiet als Teilungselemente, weil sie keine starre Verbindung eingehen, sondern innerhalb der Einschubrichtung Bewegungen zulassen. Das gilt auch für die Möglichkeit, einen Pfeilerzahn mit einer teleskopierenden Doppelkrone zu belegen. Dabei muss die Einschubrichtung der Außenkrone mit den anderen Pfeilerzähnen übereinstimmen.

Eine **starre Verbindung** lässt sich nur herstellen, wenn die geteilten Brückenanteile verschraubt werden. Hier greift ein Ausleger eines Brückenankers in das Brückenglied. Durch dieses Glied und den Ausleger ist eine Bohrung gelegt, die im Auslegerteil das Gewinde trägt. Im Mund werden dann beide Teile zusammengefügt und fest verschraubt. Eine exakt starre Verbindung entsteht, wenn der Ausleger geschiebeartig in das Brückenglied fasst.

Die **Schraubenführung** von lingual nach bukkal verlaufend anzubringen ist günstig; eine von okklusal geführte Verschraubung ist mit Verblendmaterial abzudecken, um Verschmutzungen auszuschalten. Gewindeteil und Schraube sind konfektionierte, angussfähige Fertigteile und ermöglichen jederzeit ein Lösen der Verbindung, also ein Auswechseln (Erweitern) der geteilten Brücke.

Die **arbeitstechnische Methode**, Brückenanker und Brückenkörper getrennt herzustellen, zu verblenden (mit Keramik) und die Teile im letzten Arbeitsgang zu verlöten, stellt keine geteilte Brücke dar, sondern ist der Einstückgussbrücke gleichzusetzen.

Bei **mehrspannigen Brücken** kann es günstig sein, die Brücke in Einzelteilen herzustellen, Keramik aufzubrennen und dann zusammenzulöten. Dadurch werden Spannungen im Brückengerüst, die durch die Wachsmodellation beim Gießen und vor allem beim Brennen auftreten, vermieden. Dieser arbeitstechnische Trick ist bei mehrspannigen Brücken grundsätzlich anzuraten.

Kunststoffverblendete Brücken werden nach einer Gerüsteinprobe zusammengelötet. Die Gerüstteile werden in einer Präzisionsabformung in ihrer korrekten Relation zu einander abgeformt; auf dem Korrekturmodell lassen sich die Gerüstteile fixieren und zusammenlöten. Auch ist von Vorteil, dass Spannungen ausgeglichen werden. Die Verblendung wird hier natürlich erst nach dem Zusammenlöten aufgebracht.

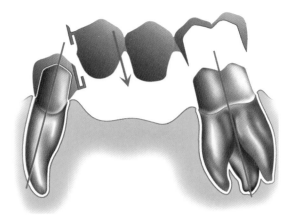

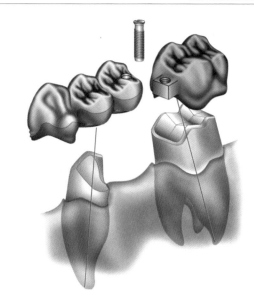

Abb. 326 Bei stark konvergierenden Pfeilerzahn-achsen lässt sich ein starres ungeteiltes Brückenge-rüst nicht einsetzen. Dann kann das Brückengerüst geteilt und im Mund zusammengefügt werden. Mit einem Teilungsgeschiebe, das parallel auf die Ein-schubrichtung eines Pfeilers gesetzt ist, wird das Brük-kengerüst verbunden; die Brückenanker werden auf die Pfeilerzähne zementiert, so dass die geteilte Brük-ke im Mund einen geschlossenen Block bildet.

Abb. 327 Die Teilung kann nötig werden, wenn die einzelnen Brückenpfeiler stark gegeneinander ge-neigt sind. Dann liefert eine Verschraubung die nöti-ge starre Verbindung zwischen Brückenglied und Brückenanker.

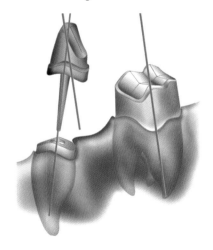

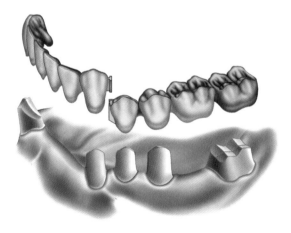

Abb. 328 Stiftkronen in Form von Kernkronen las-sen sich bei divergierenden Pfeilern auf deren Nei-gungsrichtung bezogen herstellen. Eine starre Brük-kenkonstruktion kann leicht eingesetzt werden. Die Belastbarkeit eines Stiftzahnes ist gegenüber einem gesunden Pfeilerzahn eingeschränkt. Wird durch die Kronenachse die Belastungsrichtung in bezug auf das Parodontium des Stiftzahnes verändert, dann kann die Belastbarkeit für den Stiftzahn zu groß sein.

Abb. 329 Bei keramisch verblendeten mehrspanni-gen Brücken ist anzuraten, die Brücke in mehreren Teilen zu fertigen und im Mund zusammenzufügen. Diese Teilung kann durch ein Teilungsgeschiebe er-folgen, das eine Relativbewegung der Brückenteile zulassen kann. Spannungen, die durch Kaukräfte auftreten, und solche durch Verarbeitungsungenau-igkeiten werden durch die Teilung einer mehrspanni-gen Brücke ausgeglichen.

Abnehmbarer Brückenersatz

Der größte Nachteil des festsitzenden Brückenersatzes liegt in den ungünstigen hygienischen Verhältnissen. Dies kann durch die Konstruktion eines herausnehmbaren Brückenersatzes kompensiert werden. Hierbei handelt es sich um parodontal getragenen Zahnersatz, nur dass die Brückenanker geteilt sind, um das eigentliche Brückengerüst abnehmen zu können.

Abnehmbare Brücken finden immer mehr Verwendung und könnten ihrer Bauform nach den partiellen Prothesen zugeordnet werden. Sie besitzen jedoch kein Prothesengerüst und unterscheiden sich in ihrer Grundkonstruktion sehr wenig von festsitzenden Brücken. Deshalb werden sie auch in dieser Gruppe eingeordnet.

Im Gegensatz zu genannten Brückenankern des festsitzenden Ersatzes bestehen die Anker der abnehmbaren Brücken aus mehreren Teilen:

- **Primäranker** sind die Teile, die auf den präparierten Zahnstumpf festzementiert werden. Das können Unterkronen für eine Teleskop- oder eine Konuskrone sein oder Vollkronen mit einer Geschiebematrize;
- **Sekundäranker** sind jene Teile, die fest an dem Brückengerüst angebracht sind. Das können die Außenkronen für die Teleskop- oder Konuskronen oder die sekundären Geschiebeteile sein;
- **Tertiäranker** sind zusätzliche Verankerungsteile, die die erstgenannten Teilanker starr verbinden. Das können Riegel, Bolzen, Schrauben, aber auch Federn sein.

Es besteht also zwischen Primäranker und Sekundäranker eine technische Passung, die im Kapitel über die partielle Prothese beschrieben wird. Die Konstruktion der Tertiäranker eines abnehmbaren Ersatzes richtet sich danach, ob die Brücke nur bedingt abnehmbar oder unbedingt abnehmbar ist.

Bedingt abnehmbare Brücken können nur durch den Zahnarzt entfernt werden (z. B. Verschraubungsbrücken). Diese Konstruktionen ähneln einer geteilten Brücke mit dem Vorteil, dass Teile auswechselbar sind bzw. die Brücke außerhalb des Mundes erweitert werden kann. Da die bedingt abnehmbaren Brücken nur in großen Zeitabständen abgenommen werden, muss die Gestaltung der Brückenkörper wie für festsitzenden Ersatz erfolgen. Bedingt abnehmbare Brücken weisen also nur tangentiale Berührung mit der Kieferschleimhaut im Bereich der Zwischenglieder auf. Damit haben die bedingt abnehmbaren Brücken die Qualität einer geteilten festsitzenden Brücke.

Unbedingt abnehmbare Brücken können vom Patienten selbst abgenommen werden, weil sie mit Riegelkonstruktionen verbunden werden. Der unbedingt abnehmbare Brückenersatz stellt die eigentliche Alternative zum festsitzenden Ersatz dar. Die hygienischen Verhältnisse sind äußerst günstig. Diese Brücken sind ausbaufähig, und es besteht die Möglichkeit von Reparaturen und Unterfütterungen außerhalb des Mundes.

Kieferabschnitte lassen sich mit unbedingt abnehmbaren Brücken ersetzen, wenn der Kieferkamm stark geschrumpft ist. Auch basisartige Kieferauflagen wie bei partiellen Prothesen können angebracht werden. Herausnehmbare Brücken lassen sich z. B. auch mit schleimhautgetragenen Freiendteilen kombinieren. Ein weiterer Vorteil ist, dass die einzelnen Brückenpfeiler keine gemeinsame Einschubrichtung zeigen müssen. Diese wird durch die Primäranker für das Brückengerüst hergestellt.

Als **Nachteil** stellt sich bei abnehmbaren Brücken heraus, dass für die Doppelkronen eine stärkere Präparation der Pfeilerzähne nötig ist als für Vollanker des festsitzenden Ersatzes. Sind zudem noch verblendete Brückenanker notwendig, ist die kritische Grenze für die Präparation meist überschritten. Alle beschriebenen Nachteile von Parallelpassungen gelten auch für diesen Zahnersatz. Der technische Aufwand steht bei aufwendigen Konstruktionen u. U. in keiner vernünftigen Relation zu dem Ergebnis. Vielleicht lässt sich mit einer weniger aufwendigen partiellen Prothese ein gleich guter Ersatz anfertigen.

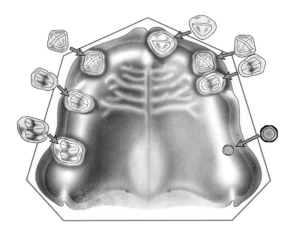
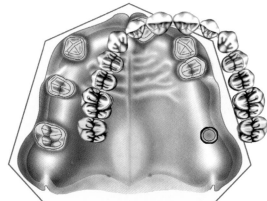
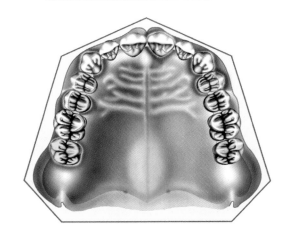

Abb. 330 - 332 Herausnehmbare Brücken haben den Vorteil, hygienisch günstiger zu sein als festsitzende Brücken. Bei den herausnehmbaren Brücken handelt es sich ausschließlich um parodontal getragenen Zahnersatz, auch wenn an der herausnehmbaren Brücke Kieferkammteile mit ersetzt werden. Herausnehmbare Brücken lassen sich nur in Schaltlücken unterbringen; weitspannige Freiendanteile lassen sich mit endständigen Implantatpfosten absichern. Die Verankerung am Restgebiss und auf den Implantaten geschieht über Geschiebe, Teleskope mit Verriegelung oder Konuskonstruktionen.

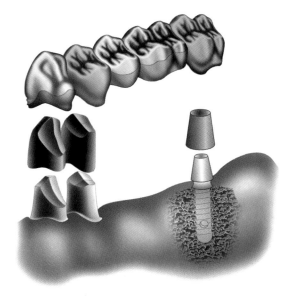

Abb. 333 Soll eine weitspannigen Freiendlücke mit einer herausnehmbaren Brücke versorgt werden, so lässt sich die Freiendlücke mit einem oder mehreren Implantaten belegen, auf die die Brücke abgestützt wird. Die gemischte Lagerung aus parodontaler und knöcherner Abstützung kann zu Lasten des Implantates gehen. Hierzu wurde versucht, mit resilienten Mesostrukturen (intramobile Dämpfungselemente) das Implantat zu entlasten.

Statik des Brückenersatzes

Der Konstruktion von parodontal gelagertem Zahnersatz darf die Belastungsfähigkeit der Brückenpfeiler nicht überfordern. Bei ständig wechselnden Kräften aus verschiedenen Richtungen kommt es sonst zur Zerstörung des Zahnhalteapparates.

Eine **Brücke** muss daher so gearbeitet sein, dass alle horizontal wirkenden (d. h. nicht axialen) Belastungen auf die Brückenpfeiler weitestgehend vermieden werden; übermäßige axiale Belastungen auf die Pfeilerzähne müssen ausgeschlossen sein.

Die Belastung einer Brücke wird beeinflusst durch die
- Länge und Dimensionierung des Brückenkörpers,
- Lage (Neigung) der Pfeilerzähne,
- Gestaltung der Okklusionsflächen,
- Verlaufsform des Brückenkörpers.

Die **Länge und Dimensionierung** des Brückenkörpers ist abhängig von der Spannweite der Brücke. Lange Brückenglieder sind nicht so biegesteif wie kurze, d. h. sie könnten sich durchbiegen. Die Pfeilerzahnbelastung soll in der folgenden technischen Betrachtung analysiert werden:

Der **Betrag der Durchbiegung** eines Körpers mit festem Querschnitt vergrößert sich in der dritten Potenz in Abhängigkeit seiner Länge. Anders ausgedrückt: Wenn eine Stange sich bei einer Länge von 1 Meter um einen festen Betrag unter Belastung biegt, dann biegt sie sich bei gleicher Last, aber doppelter Länge nicht nur doppelt so stark durch, sondern gleich achtmal so stark; bei dreifacher Spannweite (3 Meter) ist die Durchbiegung dann schon 27 mal so groß.

Die **Querschnittsdimensionierung** (Höhe und Breite) hat einen ähnlichen Einfluss auf die Durchbiegung des Brückenkörpers. Der Betrag der Durchbiegung verachtfacht sich, wenn bei gleicher Spannweite der Querschnitt des Körpers halbiert wird. (Ein dünnes Brett biegt sich stärker durch als ein dickes.)

Die **Durchbiegung** eines Körpers, der auf zwei Pfeilern ruht, ist von seiner Querschnittsform abhängig, d. h. ein Brett biegt sich sehr stark durch, wenn es flach aufgelegt wird, gibt jedoch in Hochkantlage fast gar nicht nach. Auf den Brückenkörper übertragen: der Querschnitt eines Brückengliedes lässt sich auf die Form eines T-Trägers reduzieren, der eine sehr hohe Biegesteifigkeit besitzt. Bei den hochwertigen Werkstoffen ist ein Brückenglied bei einer Stärke von mindestens 3 mm² ausreichend biegesteif. Dennoch soll bei mehrspannigen Brückenkörpern zur ausreichenden Steifigkeit ein Querschnittmaß von ca. 5 mm²

angesetzt werden. Zu schwach dimensionierte Brücken biegen sich durch und die Pfeilerzähne werden neben der axialen Belastung noch zum Brückenkörper hin gekippt.

Bei einer **bautechnischen Brücke** können die Fundamente als feststehend angenommen werden, während sich die Fundamente (die Pfeilerzähne) der zahntechnischen Brücke unter der Last bewegen. Zur Vereinfachung seien zwei Pfeiler angenommen, zwischen die ein Brückenglied aufgespannt ist.

Greift eine **Kraft in der Mitte** der Konstruktion an, so werden beide Pfeiler gleichmäßig belastet, d. h. sie werden in die Alveolen gepresst, bis der Zahnhalteapparat die Bewegung stoppt und eine Gegenkraft erzeugt.

Greift die **Kraft nicht in der Mitte**, sondern zu einem Pfeiler hin verschoben an, wird die Belastung für diesen Pfeiler größer und für den entfernt stehenden Pfeiler kleiner. In der Weiterführung bedeutet das, wenn die Kraft genau über dem einen Pfeiler angreift, so nimmt dieser die ganze Kraft auf, während der andere Pfeiler scheinbar unbelastet bleibt. Doch der Schein trügt.

Drehmomente (Drehmoment = Kraft x Kraftarm) wirken durch die angreifende Kräfte auf jede Brückenkonstruktion.

Die **angreifende Kraft** wirkt mit einem Kraftarm (Spannweite der Brücke) um den entfernten Pfeiler. Zwar ist im Parodont des ersten Pfeilers eine Gegenkraft vorhanden, die mit der Spannweite der Brücke ein entgegengesetztes Drehmoment erzeugt. Die Drehmomente sind aber nicht gleich groß, denn die angreifende Kraft presst den Pfeiler in die Alveole, und genau um diesen Betrag der Einsenkung wird die Brücke gedreht und kippt den entfernten Pfeiler in seiner Alveole.

Die **Kippung** ist von der Länge der gesamten Konstruktion abhängig. Das Ausmaß der Drehung kann niemals größer werden als sich die Pfeiler in die Alveole pressen lassen. Versinkt ein Pfeiler bis zur Grenze seiner Belastbarkeit in die Alveole, kann der andere Pfeiler auch nur bis an die Grenze seiner Belastung gekippt werden. Diese Feststellung gilt nur für parallel zur Pfeilerachse angreifende Kräfte.

Bei **einer langen Brücke** wird nur eine sehr kleine Drehungung erzeugt, während eine kurze Brücke, deren belasteter Pfeiler eingepresst wird, den entfernten Pfeiler stärker kippen wird.

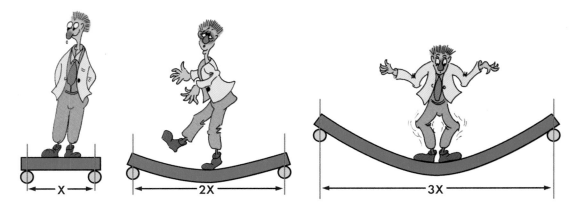

Abb. 334 - 336 Die Durchbiegung einer Brücke kann zu extremen Pfeilerbelastungen führen, daher muss die Durchbiegung eines Körpers in Abhängigkeit seines Querschnittes und seiner Länge diskutiert werden. Der Verfasser demonstriert anhand verschieden dimensionierter Balken die Durchbiegung in Abhängigkeit von der Länge. (A) Ein kurzer, dicker Balken verbiegt sich durch die geringe Gewichtsbelastung fast gar nicht. (B) Ein Balken doppelter Länge bei gleichem Querschnitt biegt sich achtmal so stark durch, was den Verfasser sichtlich irritiert. (C) Bei gleichem Querschnitt, aber dreifacher Länge biegt sich der Balken nun gleich 27 mal so stark durch. Der Verfasser bemüht sich um sein Gleichgewicht.

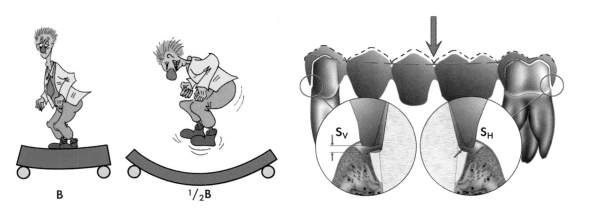

Abb. 337 - 338 Die Abhängigkeit der Durchbiegung von der Stärke eines Balken wird hier demonstriert. Ein Balken von einer bestimmten Länge und einer bestimmten Dicke (B) biegt sich durch das Gewicht nur geringfügig durch. Hat der Balken bei gleicher Länge aber nur die Hälfte der ursprünglichen Stärke, so biegt sich dieser Balken gleich achtmal so stark durch. Der Verfasser, der anstrengenden Demonstration überdrüssig, versucht in einem Anfall infantilen Bewegungsdrangs, das Brett durch kräftiges Hüpfen zu zerbrechen.

Abb. 339 Die Durchbiegung bei zu großer Spannweite einer Brücke kann zu zwei Problemen führen: Es kommt zur Kippung der Pfeiler und zur Spaltbildung an den brückenabgewandten Flächen der endständigen Pfeiler. Hier entsteht je nach Präparationsgrenzgestaltung eine unterschiedliche Spaltgröße. Bei der Hohlkehlpräparation kommt es zu einem kleinen Horizontalspalt (S_H), bei der Stufenform kommt es zu einem größeren vertikalen Spalt (S_V) bei sonst gleicher Durchbiegung des Brückenkörpers.

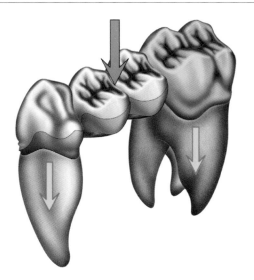

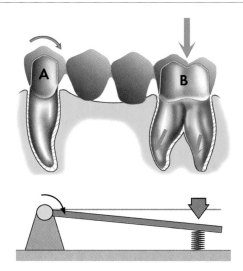

Abb.340 Wird eine Brücke genau in der Mitte belastet, wird dadurch die Pfeilerbelastung ebenfalls genau mittig sein. Jeder Pfeiler wird also die gleiche Belastung tragen, was für einen Frontzahn, der für eine Seitenzahnbrücke als Anker dient, u. U. eine Überlastung bedeuten kann.

Abb. 341 Wenn sich bei der gleichen Brücke die Belastung einseitig zu einem Ende der Brücke hin verlagert, so wird sich auch die Belastungsverteilung für die einzelnen Pfeiler verschieben. Pfeiler B hat den hauptsächlichen Kaudruck zu tragen, wobei sich die Brücke um den Pfeiler A dreht, mit einem Drehmoment aus Kaukraft und Länge der Brücke. Der Betrag der Drehung ist allerdings davon abhängig, wie weit sich Pfeiler B in sein Zahnbett versenken lässt.

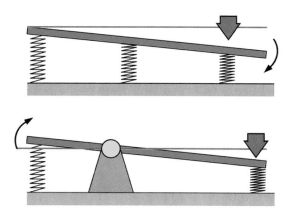

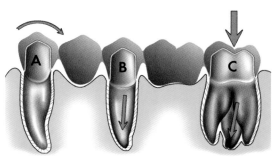

Abb. 342 - 344 Ein System mit drei Brückenpfeilern lässt sich mit einem auf Federn gelagerten Balken vergleichen, der sich bei einseitiger Belastung um den entgegengesetzten Pfeiler dreht. Es ist falsch anzunehmen, der Balken würde sich um Pfeiler B drehen. Das könnte er nur, wäre Pfeiler B zwar gelenkig, aber starr gelagert. Eine mehrspannige Brücke ist relativ stabil gelagert, weil Drehungen um einen Pfeiler nur um den Betrag erfolgen können, wie weit sich die anderen Pfeiler in ihre Parodontien pressen lassen.
Bei einer mehrspannigen Brücke verändern sich die Belastungsverhältnisse für den Pfeiler C nicht, wenn die Kaukraft genau an diesem Pfeiler angreift. Auch für den Endpfeiler (A) am anderen Ende ändert sich die grundsätzliche Belastung nicht. Sie wird allerdings abgeschwächt durch die Kraftaufnahme durch Pfeiler B.

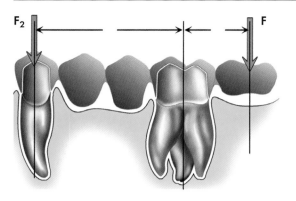

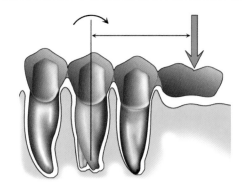

Abb. 345 Die Belastung eines Brückenkörpers und seiner Pfeiler wird durch ein Freiendglied ungünstig beeinflusst. Durch eine Kraft (F) am Freiendglied wird die Brücke mit einem Drehmoment belastet, dem ein Drehmoment durch die Kraft F_2 entgegenwirken muss. Die mögliche Drehung erfolgt über den dem Freiendglied nächsten Pfeiler. Eine Durchbiegung des mittleren Zwischengliedes ist nicht ausgeschlossen.

Abb. 346 Sind mehrere Zähne verblockt und an ihnen ein Freiendglied angebracht, so werden durch dieses Glied Drehmomente die Konstruktionen belasten. Die Drehung erfolgt beim mittleren Pfeiler, wobei der Pfeiler am Freiendglied auf Druck und der entgegengesetzte Pfeiler auf Zug belastet wird. Für alle beteiligten Zähne ist die Belastung unphysiologisch.

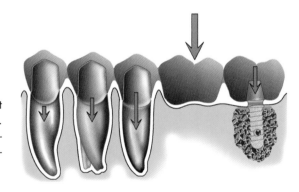

Abb. 347 Mehrere Freiendglieder lassen sich mit einem lückenunterstützenden Implantat absichern. Diese Konstruktion verhält sich wie eine Endpfeilerbrücke, bei der die gesamte Kaulast auf die Pfeilerzähne - hier auch ein Implantat - übertragen wird.

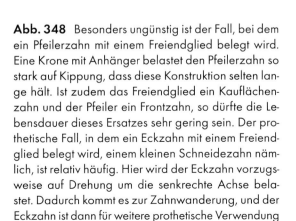

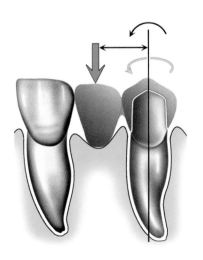

Abb. 348 Besonders ungünstig ist der Fall, bei dem ein Pfeilerzahn mit einem Freiendglied belegt wird. Eine Krone mit Anhänger belastet den Pfeilerzahn so stark auf Kippung, dass diese Konstruktion selten lange hält. Ist zudem das Freiendglied ein Kauflächenzahn und der Pfeiler ein Frontzahn, so dürfte die Lebensdauer dieses Ersatzes sehr gering sein. Der prothetische Fall, in dem ein Eckzahn mit einem Freiendglied belegt wird, einem kleinen Schneidezahn nämlich, ist relativ häufig. Hier wird der Eckzahn vorzugsweise auf Drehung um die senkrechte Achse belastet. Dadurch kommt es zur Zahnwanderung, und der Eckzahn ist dann für weitere prothetische Verwendung oft nicht mehr zu gebrauchen.

Verlauf des Brückenkörpers

Der Verlauf, die Länge und die Gestaltung der Okklusionsflächen haben Einfluss auf die Belastung der Pfeilerzähne. Zweckmäßig ist es, den Brückenkörper geradlinig zu halten, um die Wirkung von Kippkräften zu reduzieren. Normal sollen zwei Pfeiler auch nur zwei Brückenglieder tragen, um axiale Überlastungen zu vermeiden.

Tragen **zwei Pfeiler**, die durch ein Brückenglied verbunden sind, zusätzlich ein Freiendbrückenglied, wirkt auf die Konstruktion ein Drehmoment mit dem Kraftarm, der der Länge des Freiendgliedes entspricht. Das Drehmoment wirkt um den Pfeiler, der dem Freiendglied am nächsten ist. Es ergibt sich auch ein Drehmoment in entgegengesetzter Richtung um diesen Pfeiler mit dem Kraftarm, der der Länge des Brückengliedes zwischen den Pfeilern entspricht. Die Kraft dazu muss von dem Parodontium des entfernten Pfeilers erzeugt werden, denn dieser Pfeiler wird auf Zug belastet.

Bei Betrachtung der **geometrischen Verhältnisse** wird deutlich: Je länger das Zwischenglied ist, um so weniger Gegenkraft wird nötig, denn die Drehmomente folgen dem 1. Hebelgesetz: Kraft auf dem Freiendglied x Freiendlänge. Das macht aber deutlich, dass bei einer Freiendbrücke mit nur einem Pfeiler (Krone mit Anhänger) das gesamte Drehmoment auf den Pfeiler wirkt. Solche Konstruktionen sind daher nicht zu verwenden.

Da die **Zahnreihen** immer bogenförmig angeordnet sind, muss eine weitspannige Brücke diesem Bogenverlauf folgen. Zur Vereinfachung eine Endpfeilerbrücke im Frontzahnbereich: Pfeiler seien die Eckzähne, Brückenglieder die Schneidezähne, dem Zahnbogenverlauf folgend. Wenn jetzt eine Kraft parallel zu den Pfeilerachsen genau in der Mitte des Brückenkörpers wirkt, so wird ein Drehmoment um die Pfeiler erzeugt. Kraftarm ist der Abstand zwischen einer geraden Verbindungslinie der Eckzähne und der Höhe des Zahnbogens. Im realen Fall kann dieser Abstand größer als 10 mm sein. Hier wirkt der bogenförmige Brückenkörper wie eine Freiendbrücke. Aus diesem Sachverhalt lassen sich daher zwei **Grundsätze** ableiten:

- der Brückenkörper muss geradlinig zwischen den Brückenpfeilern verlaufen;
- wenn das nicht möglich ist, müssen zusätzliche Pfeilerzähne herangezogen werden (Brückenpfeilervermehrung).

Die **Zusatzverankerung** muss von der Drehmomentachse den gleichen Abstand haben wie die (mögliche) angreifende Kraft. In unserem Modellfall würden die beiden ersten Prämolaren als Zusatzverankerungen ausreichen.

Bei **Unterkieferbewegungen** werden die antagonierenden Kauflächen horizontal gegeneinander bewegt. Dadurch können Horizontalbelastungen für die Brücke und damit für die Pfeiler auftreten. Die Größe der Belastung hängt davon ab, ob die Höcker entsprechend der Kiefergelenkführung gearbeitet sind oder nur an die zentrische Okklusion angepasst werden. Steile, hohe Höcker erzeugen eine stärkere Horizontalbelastung als flache; die Höckerneigung der Nachbarzähne ist ein brauchbarer Anhalt. Horizontalbelastungen werden eingeschränkt, wenn der Antagonistenkontakt in exakter Interkuspidation mit Vielpunktkontakt erfolgt, wobei die Okklusionsmuster auf die individuellen Bewegungsmuster des Patienten angepasst wurden.

Eine **Verminderung der Horizontalbelastung**, aber auch der Axialbelastung, erreicht man, wenn das Brückenglied etwa nur zwei Drittel der Normalbreite des zu ersetzenden Zahns besitzt. Auch hier gilt, dass mit einer schmalen Kaufläche bei gleicher Kaukraft ein höherer und damit effektiver Flächendruck erzeugt werden kann. Außerdem lässt sich im Seitenzahnbereich ein Brückenglied besser zum tangentialen Schleimhautkontakt formen, wenn die Kaufläche um das genannte Maß verkleinert wird.

Die **Lage und Neigung** der Brückenpfeiler hat ebenfalls Einfluss auf die Pfeilerzahnbelastung. Ob ein Pfeilerzahn horizontal oder axial belastet wird, ist davon abhängig, in welcher Neigung sich der Zahn zur auftreffenden Kraft befindet. Extrem geneigte (verlagerte) Zähne sind als Brückenpfeiler weniger geeignet als geradestehende. Wenn eine Zahnlücke lange ohne jeglichen Ersatz geblieben ist, können sich die begrenzenden Zähne - die potentiellen Pfeilerzähne - bereits stark in die Lücke geneigt haben.

Der **Nachteil** ist klar: Um die Zähne annähernd parallel zu schleifen, muss viel Zahnsubstanz abgetragen werden. Bei Normalbelastungen werden die Pfeilerzähne später jedoch niemals wirklich axial (zentrisch) zu ihrem Zahnhalteapparat den Druck aufnehmen, sondern immer exzentrisch. In Ausnahmefällen wird es nötig sein, die Zähne durch geeignete kieferorthopädische Maßnahmen wieder aufzurichten.

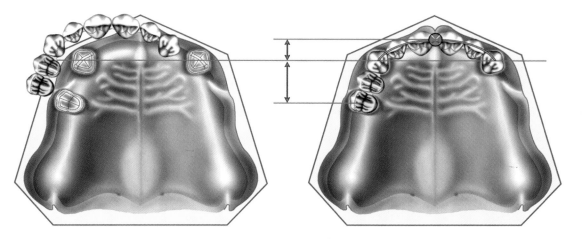

Abb. 349 - 350 Aus der Betrachtung der Drehmomente bei Freiendgliedern wird deutlich, dass auch die bogenförmige Anordnung der Zahnreihen bei der Versorgung mit weitspannigen Brücken zum Problem werden kann. Bei einer Frontzahnbrücke von Eckzahn zu Eckzahn verlaufen die Frontzähne weit bogenförmig nach labial. Die mögliche Drehachse bewegt sich geradlinig von Eckzahn zu Eckzahn. Werden die Frontzähne belastet, so wirkt ein Drehmoment im Abstand von der Eckzahnverbindungslinie bis zum Kraftangriffspunkt in der Horizontalen. Daher die Forderung, ein Brückenglied geradlinig zwischen den Pfeilern verlaufen zu lassen. Bei einer oberen Frontzahnbrücke müssen seitliche Brückenpfeiler zur Unterstützung herangezogen werden. Je weiter der seitliche Brückenpfeiler von der Drehachse entfernt ist, umso besser kann er dem Drehmoment entgegenwirken.

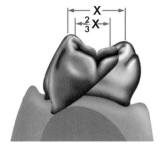
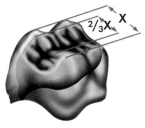

Abb. 351 - 352 Im Seitenzahnbereich werden die Ersatzzähne (Brückenglieder) in zwei Drittel der normalen Zahnbreite modelliert. Dadurch verringert sich zwar der Kaudruck auf die Brückenglieder nicht, aber die Parodontalhygiene ist erheblich günstiger.

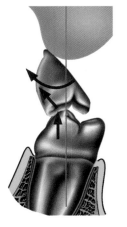
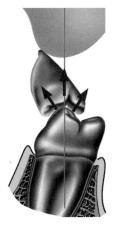

Abb. 353 -354 Die Belastung der Brückenglieder wird ungünstig, wenn die Kauflächengestaltung fehlerhaft ist. Zu hohe Höcker werden das Brückenglied bei Seitwärtsbewegungen des Unterkiefers auf Kippung beanspruchen. Die Forderung nach der Geradlinigkeit des Brückengliedes und die geringere Breite des Ersatzzahnes erschweren die Gestaltung des korrekten Okklusionskontaktes, weswegen besondere Kontrollen angebracht sind.

Partielle Prothese

Lückengebissklassifizierungen

Beim Verfall des Gebisses vom zunächst vollbezahnten Kausystem bis hin zur Zahnlosigkeit entstehen verschiedene Lückengebisssituationen, die bei der Planung prothetischer Versorgung unterschiedliche Lösungen verlangen. Dabei wird zwischen einer Schaltlücke und einer verkürzten Zahnreihe unterschieden.

Als **Schaltlücke** bezeichnet man den Zustand, wenn innerhalb der Zahnreihe ein oder mehrere Zähne fehlen, die Zahnlücke von Zähnen begrenzt wird.

Die **verkürzte Zahnreihe** oder **Freiendlücke** bezeichnet den Zustand, wenn am Ende der Zahnreihe ein Zahnverlust auftritt.

Die **Unterscheidung** in Schalt- und Freiendlücke lässt sich zur einfachen Beschreibung eines Lückengebisses (nach Wild) benutzen, ohne den Umfang des Fehlbestandes zu benennen:

- unterbrochene Zahnreihe
- verkürzte Zahnreihe
- unterbrochene und zugleich verkürzte Zahnreihe.

Die große Zahl möglicher Lückengebisse lässt sich in vergleichbare Gebisszustände einteilen. Zwei grundsätzliche Klassifizierungen sind die Einteilungen nach:

- der Topographie des Restgebisses;
- den biostatischen Zuständen.

Die **topographische** (oder morphologische) Einteilung nach Kennedy beschreibt den Zahnbestand einzelner Kiefer, so dass eine Anwendung gleichermaßen für den Oberkiefer und Unterkiefer möglich ist. Man unterscheidet vier Grundklassen:

1. beidseitig verkürzte Zahnreihe,
2. einseitig verkürzte Zahnreihe,
3. seitliche Schaltlücke,
4. frontale Schaltlücke.

Diese Klassifizierung wird noch in verschiedene Kombinationen differenziert:

- restlicher Zahnbestand ist von einer weiteren Lücke unterbrochen,
- restlicher Zahnbestand ist durch mehrere Lücken unterbrochen,
- es besteht nur noch eine geringe Restbezahnung.

Mit dieser morphologischen Einteilung lässt sich bei der Konstruktionsplanung für den einzelnen Kiefer die Statik einer Prothese beurteilen und die Auswahl der Pfeiler für eine starre Konstruktion bzw. für die Auflager einer abgestützten Prothese treffen.

Die **Beurteilung des Funktionszustandes** bei einem Lückengebiss ist mit einer solchen Einteilung nicht möglich und dadurch wird eine optimale Konstruktionsplanung behindert.

Für die **Bewertung eines Gebissschadens** ist nicht nur wichtig zu wissen, ob und wieviel Zähne fehlen, sondern auch an welcher Stelle dieser Zahnverlust besteht. Ein Kausystem ist noch keineswegs in seiner Funktion gestört, wenn die vier Weisheitszähne fehlen; eine erhebliche funktionelle Behinderung liegt aber vor, wenn die oberen vier Schneidezähne fehlen. Hier ist neben dem ästhetischen Eindruck auch die Phonetik und die Abbissfunktion gestört; oder fehlen vier Seitenzähne auf einer Kieferseite, so ist die Kaufunktion ebenfalls erheblich eingeschränkt.

Die **Lückengebissklassifizierung** nach Eichner benutzt als Einteilungskriterium die Benennung vorhandener antagonierender Zahngruppen, um den Funktionswert des Restgebisses beschreiben. Die Einteilung erfolgt nach dem **biostatischen Zustand** des Gebisses und beschreibt den Antagonistenkontakt in vier **Stützzonen.** Dazu wird ein vollbezahntes Gebiss in vier Stützzonen eingeteilt:

1. Stützzone = Prämolaren der linken Seite,
2. Stützzone = Prämolaren der rechten Seite,
3. Stützzone = Molaren der linken Seite,
4. Stützzone = Molaren der rechten Seite.

Die **Stützfunktion** einer solchen Zone ist davon abhängig, ob in den Bereichen ein eindeutig definierter Okklusionskontakt vorhanden ist. Dazu müssen keineswegs alle Zähne vorhanden sein. Ein vollständiger Stützzonenkontakt besteht, wenn z. B. der Unterkiefer nur noch mit den beiden zweiten Prämolaren und den zweiten Molaren bezahnt ist, während im Oberkiefer nur noch die dazu gehörenden Haupt- und Nebenantagonisten vorhanden sind. Es fällt dabei auf, dass die Eck- und Frontzähne bei der Stützzonenbetrachtung unberücksichtigt bleiben.

Je nach **Lückensituation**, durch die eine oder mehrere Stützzonen verlorengehen, kommt es zu unterschiedlichen Belastungen für die Kiefergelenke, die Kaumuskulatur und die Parodontalgewebe der Restzähne. Die Einteilung des Lückengebisses nach Eichner beschreibt in drei Klassen mit je drei Untergruppen den Antagonistenkontakt in den vier Stützzonen.

Bei der **Planung von Zahnersatz** kann die Einteilung nach Eichner Auskunft über die antagonierenden Belastungsverhältnisse geben, während nach der topographischen Klassifizierung die nötigen Stützpfeiler für eine Teilprothese bestimmt werden können.

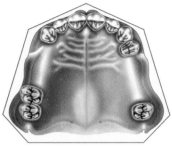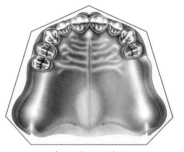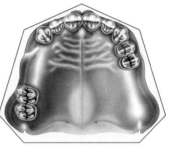

Zahnreihe unterbrochen einseitig, beidseitig oder mehrfach	Zahnreihe verkürzt einseitig oder beidseitig	Zahnreihe unterbrochen und verkürzt

Abb. 355-357 Die Einteilung von Lückengebisse nach Wild benutzt die Unterscheidung in Schaltlücke und verkürzte Zahnreihe, sowie die Kombination dieser Lückensituationen.

	1. Beidseitig verkürzte Zahnreihe	2. Einseitig verkürzte Zahnreihe	3. Seitliche Schaltlücke	4. Frontale Schaltlücke
Kennedy-Klassen				
restlicher Zahnbestand von weiterer Lücke unterbrochen				
restlicher Zahnbestand von mehreren Lücken unterbrochen				
geringer Restzahn-bestand				

Abb. 358 Die topographische Klassifizierung nach Kennedy beschreibt die Lückenverteilung differenziert in vier Klassen und jeweils drei Untergruppen. Bei den Untergruppen der 3. und 4. Klasse ist eine eindeutige Zuordnung zu ihren Ursprungsklassen nicht immer möglich.

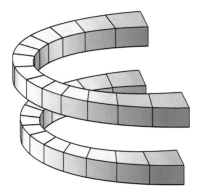

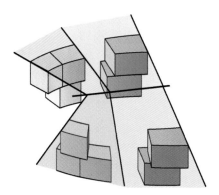

Abb. 359 Der Funktionswert eines Lückengebisses lässt sich beschreiben, wenn man die antagonierenden Zahnpaare erfasst. Hier die schematische Darstellung zweier antagonierender Zahnreihen. Eine vollständige Stützfunktion im Gebiss ist nur vorhanden, wenn in überall Antagonistenkontakt besteht.

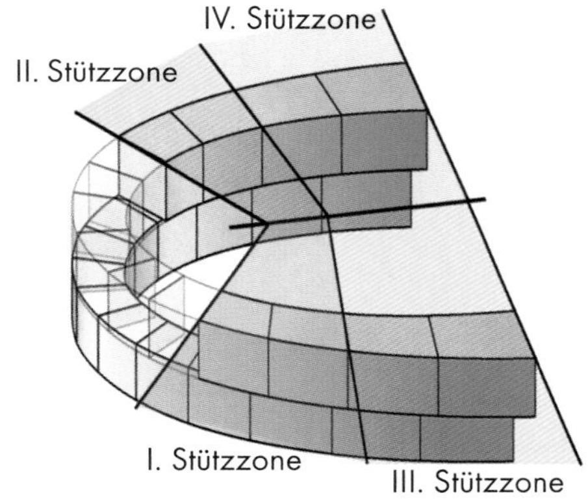

Abb. 360 Die Einteilung der Zahnreihen in Stützzonen:
I. Stützzone Prämolaren der linken Seite,
II. Stützzone Prämolaren der rechten Seite,
III. Stützzone Molaren der linken Seite,
IV. Stützzone Molaren der rechten Seite.

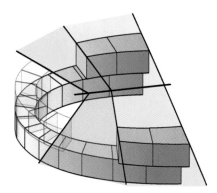

Abb. 361 Der biostatische Zustand des Gebisses ist unzureichend, wenn nicht in allen Stützzonen Antagonistenkontakt vorhanden ist. Bei vier fehlenden Zähnen sind zwei Stützzonen ohne Kontakt.

Abb. 362 Das biostatische Gleichgewicht kann in einem sehr stark reduzierten Restgebiss noch vorhanden sein, wenn wie hier bei zehn Restzähnen in allen vier Stützzonen Antagonistenkontakt vorhanden ist.

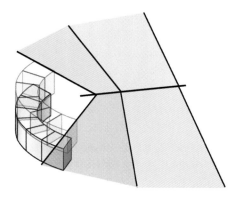

Abb. 363 Das biostatische Gleichgewicht ist völlig gestört, wenn nur noch die Frontzähne stehen. Dieses Lückengebiss hat keinen Stützzonenkontakt und befindet sich im gleichen biostatischen Zustand wie bei totalem Zahnverlust.

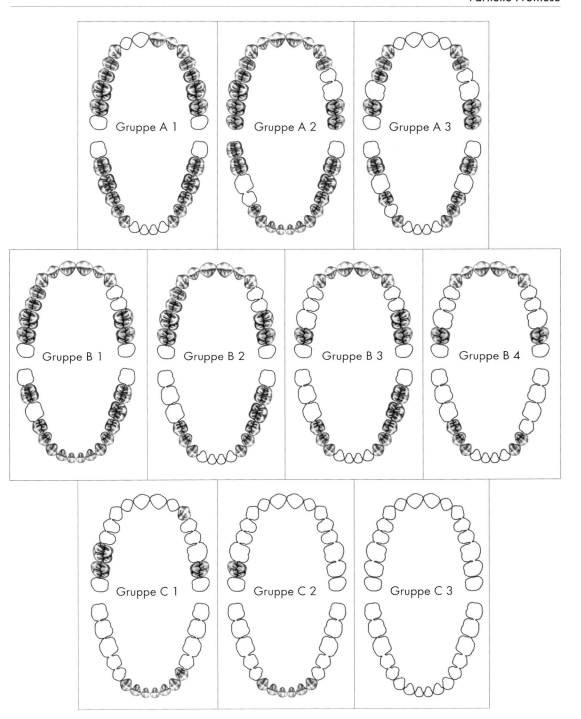

Abb. 364 Die Klassifizierung des Lückengebisses nach Eichner sieht die Differenzierung der Stützzonenkontakte in drei Gruppen vor: Gruppe A 1 - 3 zeigt Antagonistenkontakte in allen vier Stützzonen; Gruppe B 1 - 4 zeigt antagonistischen Kontakt nicht in allen Stützzonen; Gruppe C 1 - 3 zeigt keinen Antagonistenkontakt.

Einteilung der partiellen Prothese

Partielle Prothesen lassen sich nach der Art der Gewebsbelastung oder nach der Lückengebisstopographie einteilen.

1. Einteilung nach der Gewebsbelastung berücksichtigt den Funktionswert dieses Zahnersatzes. Danach kann prinzipiell zwischen parodontal gelagertem, schleimhautgetragenem oder ossal getragenem Ersatz unterschieden werden (ossal = den Knochen betreffend).

Die **parodontal gelagerte Prothese** ist eine physiologische Konstruktionsform, weil der Kaudruck über symmetrisch angeordnete Pfeiler ausschließlich auf die Zahnhalteapparate der Restzähne übertragen wird. Hierbei berührt die Prothese den zahnlosen Kieferkamm nur, ohne ihn zu belasten. Die Konstruktion ähnelt einer Brückenkonstruktion. Bei asymmetrischer Pfeileranordnung ist der Zahnersatz zwar auf dem Restgebiss abgestützt, die Prothese ruht aber auch auf der Schleimhaut; hier spricht man von einer parodontal abgestützten Prothese.

Schleimhaut getragene Prothese ohne Abstützung auf dem Restgebiss überträgt den Kaudruck auf die Schleimhaut. Bei partiellen Prothesen sind solche Konstruktionen als Übergangslösungen bei Immediaten anwendbar. Da es zu einer starken Randbelastung einer solchen Prothese kommt, sollte die Auflage auf der Schleimhaut sehr groß, jedoch im Bereich der marginalen Parodontien ausgespart sein. Die totale Prothese ist schleimhautgetragener Ersatz, der eine extendierte Prothesenbasisform besitzt.

Gemischt gelagerte Prothesen findet man bei verkürzten Zahnreihen in Form der sogenannten Freiendprothesen. Die Prothesen ruhen auf dem Kieferkamm und sind nur an einem Ende parodontal abgestützt. Solche Konstruktionen stellen statisch unbestimmte Systeme dar, denn das Schleimhautlager kann Kaukräfte nur im beschränkten Maß und transversale Kräfte fast gar nicht aufnehmen, während die parodontale Abstützung je nach der Qualität des Halteelementes alle Kaukräfte übernimmt. Die parodontale Lagerung wird durch die unsichere Schleimhautlagerung meist überlastet und gelockert.

Die **Lagerung auf Implantaten** ist eine weitere Art, partielle Prothesen zu lagern. Der Prothesenkörper wird symmetrisch auf Implantaten befestigt, die in den Kieferknochen verpflanzt werden und die Prothese tragen. Die Prothese ist dann ein ossal getragener Ersatz.

Eine **gemischte Lagerung**, bei der die Prothese gleichzeitig auf Restgebiss, Schleimhaut und Implantaten lagert, ist wegen der unterschiedlichen Resilienz (Eindrückbarkeit) der beteiligten Auflager statisch unbestimmt. Es kommt zur unterschiedlichen Belastung der beteiligten Lager.

2. Einteilung nach der Lückentopographie bietet eine genaue Beschreibung der Prothesenform. Entsprechend der topographischen Einteilung über die Lückenverteilung auf den Kiefern ergeben sich folgende Prothesenformen:

Schaltprothesen ersetzen Zähne innerhalb des Zahnbogens. Ihre Abstützung erfolgt grundsätzlich auf den Restzähnen, damit gehören Schaltprothesen zu dem parodontal gelagerten bzw. abgestützten Zahnersatz; man unterscheidet:

- **einseitige Schaltprothesen** auf einer Kieferhälfte werden auf beiden Kieferhälften abgestützt, die Abstützungselemente sind durch ein Prothesengerüst verbunden;
- **beidseitige Schaltprothesen** auf beiden Kieferhälften sind mit einem Prothesengerüst verbunden. Es sind große bogenförmige Schaltteile bei kleinem frontalen Restzahnbestand mit endständigen Molaren möglich;
- **frontale Schaltprothese** ersetzt fehlende Frontzähne. Bei großem, bogenförmigem Verlauf bis zu den Prämolaren verhält sich diese Prothese wie eine Freiendprothese;
- **alternierende Schaltprothesen** ersetzen einzelne Zähne in mehreren kleinen Schaltlücken über den ganzen Zahnbogen.

Freiendprothesen ersetzen Zähne bei verkürzten Zahnreihen; man unterscheidet:

- **einseitige Freiendprothesen** bei einseitig verkürzter Zahnreihe;
- **beidseitige Freiendprothesen** zum Ersatz beider Seitenzahnreihen;
- **bogenförmige Freiendprothesen** als quasi-totaler Zahnersatz, bei dem nur auf einer Seite einige endständige Molaren verbleiben;
- **Kombinationen** von Freiend- und Schaltprothesen ergeben sich bei einseitiger Schaltlücke mit einseitig verkürzter Zahnreihe mit einer frontalen Schaltlücke.

Jede Form des Lückengebisses erfordert eine spezifische Lösung mit einer Prothesenform und den nötigen Halteelementen.

Abb. 365 - 376 Die Einteilung der partiellen Prothese:

nach Art der Gewebsbelastung	nach Art der Lückengebisstopographie	nach Art der Verankerung am Restgebiss
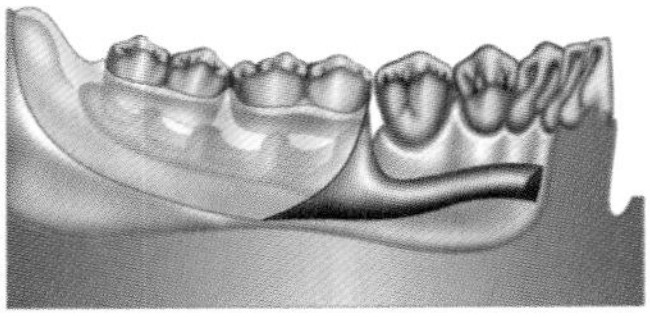 schleimhautgetragene Prothesen übertragen die Kaulast ausschließlich auf die Schleimhaut	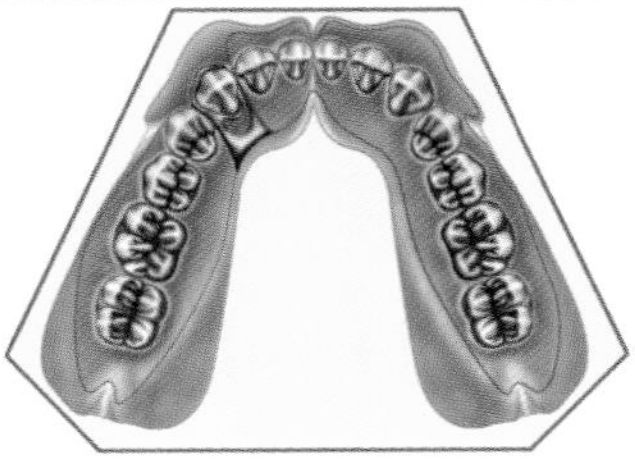 geringe Restbezahnung erfordert quasi-totale Prothesen	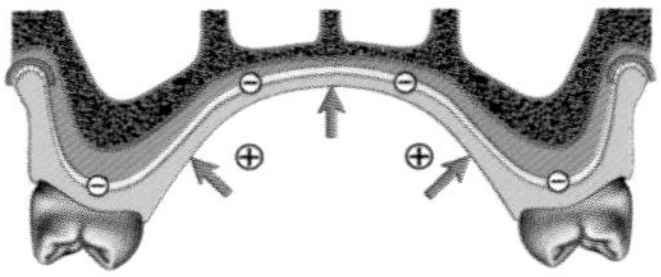 Saugkräfte, Adhäsions- und Kohäsionswirkung sind für die partielle Prothese von untergeordneter Bedeutung
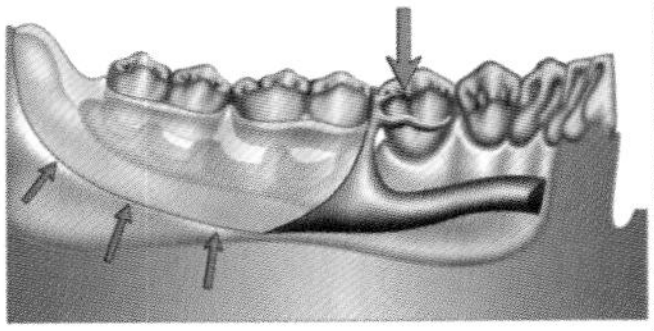 gemischt gelagerte Prothesen übertragen die Kaulast auf die Schleimhaut und das Parodontium	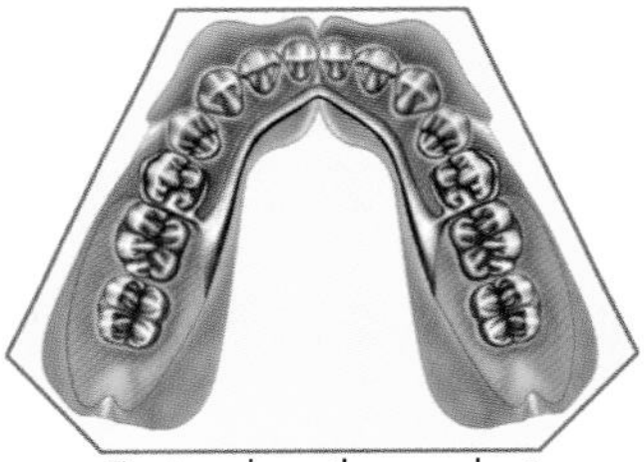 Freiendprothesen bei einseitigen, beidseitigen oder bogenförmigen Freiendlücken	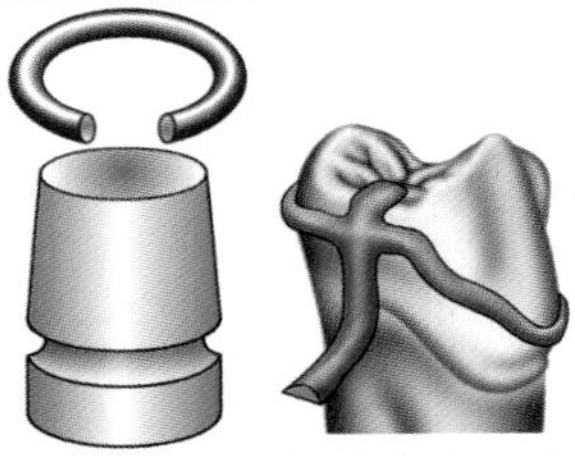 Verankerung durch federnde Elemente wie Klammern oder Federanker
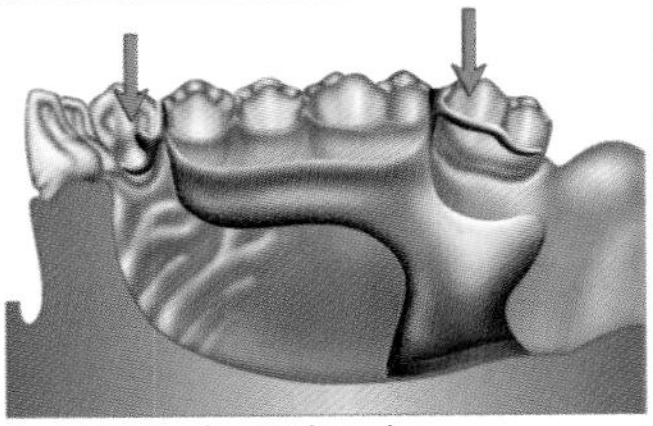 parodontal gelagerte Prothesen übertragen die Kaulast ausschließlich auf das Parodontium	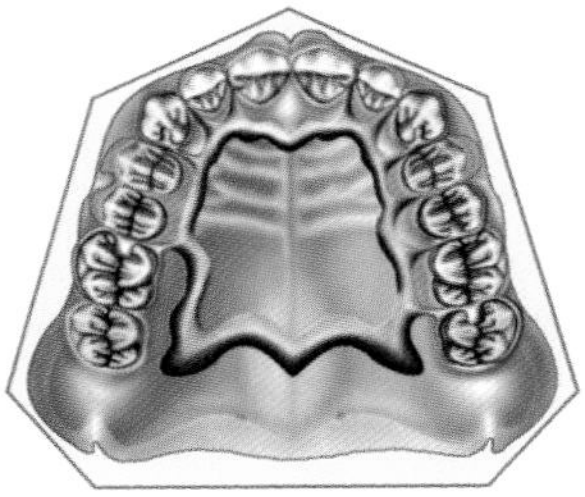 Schaltprothesen bei seitlichen, frontalen oder alternierenden Schaltlücken	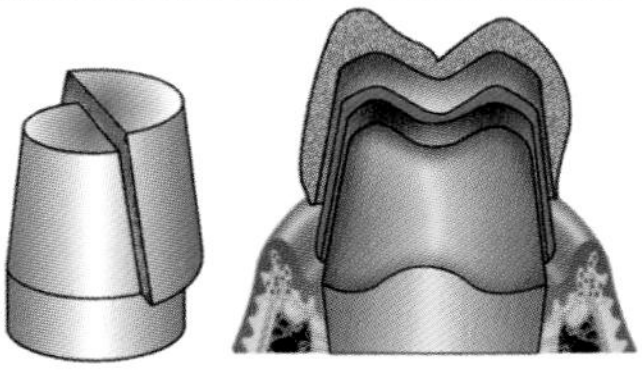 Verankerungen über teleskopierende Bauteile halten durch Haftreibungswiderstände
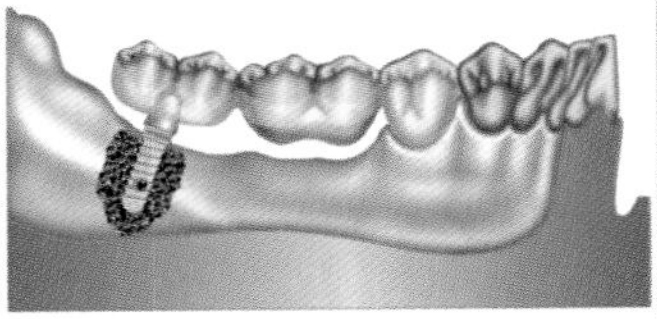 ossal gelagerte Prothesen übertragen die Kaulast direkt auf den Knochen	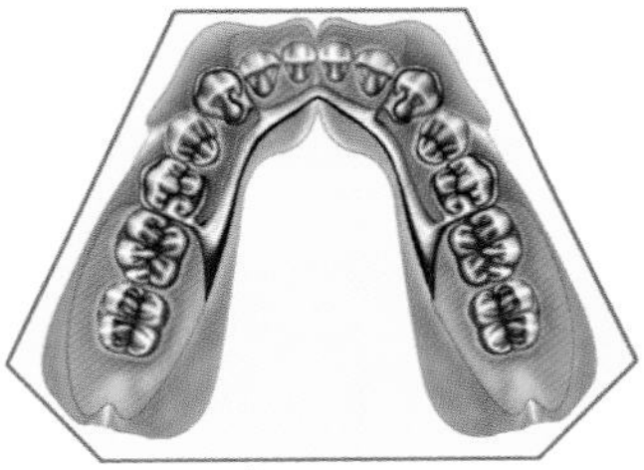 Kombination aus Schalt- und Freiendprothesen bei entsprechenden Lücken	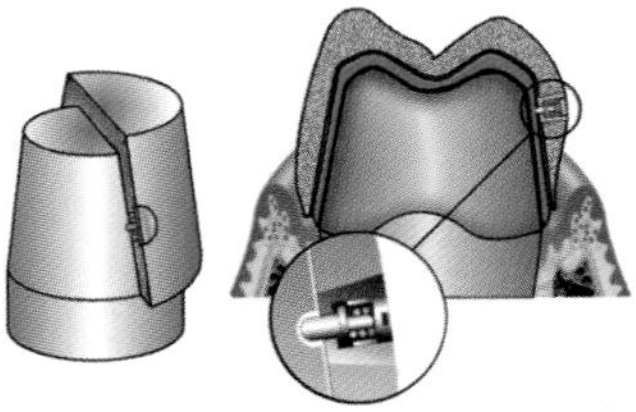 Verriegelungen bei teleskopierenden Verankerungen

Konstruktionselemente

Eine herausnehmbare, partielle Prothese besteht dem Prinzip nach aus vier konstruktiven Abschnitten mit unterschiedlichen funktionellen Aufgaben:
- Prothesensattel;
- Prothesengerüst oder großer Verbinder;
- Verankerungselemente;
- Stützelemente.

Der **Prothesensattel** ruht auf den zahnlosen Kieferabschnitten und trägt die Ersatzzähne. Zur Vermeidung von Druckstellen liegt der Prothesensattel dem Kieferkamm sehr genau an. Eine hohe Passgenauigkeit unterdrückt auch Relativbewegungen des Prothesensattels zum Kiefer. In dieser Form ist der Prothesensattel der Funktion angepasst, die er erfüllen muss. Entsprechend dieser Funktion lassen sich wiederum drei **Abschnitte des Prothesensattels** unterscheiden:

- **Prothesenbasis** mit unmittelbarem Schleimhautkontakt ist großflächig gestaltet, wobei die angrenzenden, beweglichen Schleimhautbereiche die Ausdehnung der Basis festlegen. Der Prothesenbasisbereich muss unterfütterbar sein.
- **Prothesenkörper** bildet den Ersatz für den resorbierten Kieferkamm; er trägt die künstlichen Zähne und bietet Wangen- und Zungenabstützung. Die Nachbildung der anatomischen Form, vor allem in der räumlichen Ausdehnung, ist hier Grundsatz.
- **Ersatzzähne** stellen den Ersatz des Okklusionsfeldes dar, mit den Ersatzzähnen wird die Kaufunktion wieder hergestellt. Daher ist es notwendig, den Ersatzzähnen eine funktionelle, anatomische Form zu geben, zumal das auch dem ästhetischen Eindruck dient.

Das **Prothesengerüst** bzw. der große Verbinder stellt die mechanische Verbindung zwischen den Prothesensätteln und den Verankerungs- und Stützelementen her. Diese Verbinder können sowohl aus Metall als auch aus Kunststoff gefertigt sein. Die Kunststoffplatte wird meist als Vollplatte oder auch als Loch- und Teilplatte konstruiert, wobei aus Gründen der Stabilität der Plattenrand den Restzähnen anliegt. Dadurch kommt es zu Abkapselungen und Entzündungen des marginalen Parodontiums, abgesehen von der mechanischen Einwirkung der Plattenränder auf diesen Zahnfleischbereich. Daher werden Kunststoffkonstruktionen nur bei Übergangsprothesen verwendet und für den partiellen Zahnersatz weitgehend

vermieden und durch Modellgussprothesen ersetzt. Metallkonstruktionen können wegen der Stabilität des Materials als reduzierte Platten, Skelettteile oder schmale, bandförmige Bügel geformt werden.

Die **Verankerungselemente** befestigen den Zahnersatz am Restgebiss, sie übernehmen Retentionsfunktion.

Die **Stützelemente** sollen das künstliche Okklusionsfeld auf den Restzähnen abstützen, um die Kaukräfte parodontal zu übertragen.

Verankerungs- und Stützelemente bilden im allgemeinen eine Einheit und stellen die Kopplung zwischen der Prothese und dem Restgebiss her. Sie können je nach ihrer Konstruktionsart Schienungs- bzw. Verblockungsfunktion übernehmen. Das Restgebiss wird über starre Verankerungselemente versteift oder durch federnde Verbindungen geschient. Dadurch kann eine gleichmäßige Kraftverteilung auf alle Restzähne erreicht und parodontal geschädigte Zähne können über die Schienung oder Verblockung günstig gestützt werden.

Mechanische Passungen werden als Verankerungs- und Stützelemente am Restgebiss verwendet; man unterscheidet nach der Art der:

- **Herstellung** manuell gefertigte Bauteile (z. B. Klammern, Teleskopkronen) und konfektionierte (industriell gefertigte) Bauteile (z. B. Geschiebe, Anker);
- **Kopplung** zwischen der Prothese und dem Restgebiss starre, halbstarre, federnde und gelenkige Konstruktionsteile;
- **physikalisch-technischen Ausführung** bzw. Retentionswirkung die Federpassungen in Form von Klammern u. a., die durch Federkräfte verankern, und teleskopierende Bauteile in Form von Parallel- oder Konuspassungen, z. B. Teleskopkronen, die durch Reibungswiderstände verankern.

Eine Verankerung durch Implantate wird immer in Verbindung mit den genannten Passungsarten möglich, wobei das in den Knochen verpflanzte Implantat als Träger eines Passungsteiles, des Primärteils dient.

Die Verankerung durch Haftwirkung aus Saug-, Adhäsions- und Kohäsionskräften hat bei partiellen Prothesen nur geringe Bedeutung. Bei totalen Prothesen ist dies die hauptsächliche Verankerung, weil mechanische Retentionen nur ungenügend vorhanden sind.

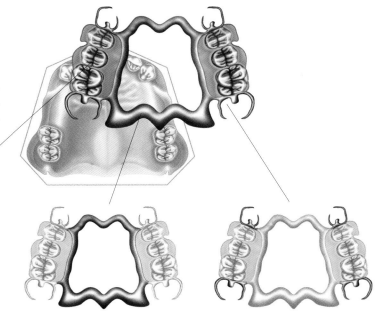

Abb. 377 - 380 Die konstruktiven Elemente einer partiellen Prothese spiegeln die funktionellen Zuordnungen wider:

Prothesensättel im Bereich der zahnlosen Kieferabschnitte tragen die Ersatzzähne.

Prothesengerüst ist der große Verbinder zwischen Prothesensätteln und Verankerungselementen.

Verankerungs- und Stützelemente haben Retentions- und Abstützungsfunktion.

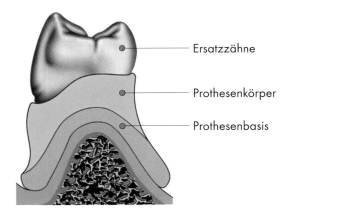
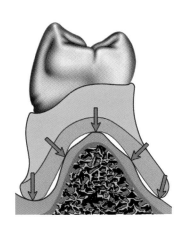

Ersatzzähne

Prothesenkörper

Prothesenbasis

Abb. 381 - 382 Der Prothesensattel berührt die Schleimhaut und trägt die Ersatzzähne; er liegt dem Kiefer sehr passgenau an, um Druckstellen zu vermeiden und Relativbewegungen der Prothese zum Kiefer zu unterbinden. Der Prothesensattel besteht aus drei funktionellen Teilen:
- Ersatzzähne stellen den eigentlichen Okklusionsfeldersatz dar und weisen aus ästhetischem und funktionellem Erfordernis anatomische Form auf.
- Prothesenkörper ersetzt den resorbierten Kieferkamm und trägt die Ersatzzähne. Zur Abstützung der Wange und der Zunge wird der Prothesenkörper anatomisch geformt. Er darf die Zunge nicht behindern oder die Sprechfunktion des Patienten einschränken.
- Prothesenbasis liegt großflächig der Schleimhaut an und ist unterfütterbar, die Ränder werden im Bereich der beweglichen Schleimhaut gekürzt.

Gestaltungsgrundsätze für Prothesensättel

Die Gestaltung der Prothesensättel bei Modellgussprothesen berücksichtigt bereits die Möglichkeit der Unterfütterung. Grundsätzlich sollte die Prothesenbasis in dem Sattelbereich unterfütterbar sein, in dem besonders starker Gewebsschwund auftritt. Das trifft im allgemeinen im Bereich der Kieferkämme zu, wobei dieser so weiträumig wie möglich aufgefasst werden sollte. Es genügt nicht, allein den vestibulären Anteil des Kieferkammes unterfütterbar zu gestalten, sondern es muss nach lingual ebensoweit eine Unterfütterungsmöglichkeit bestehen.

Die **Unterfütterbarkeit** von Prothesen ist vor allem notwendig, weil durch Druckbelastung (oder völlig fehlende Belastung) die zahnlosen Kieferanteile schrumpfen. Wenn nach gewisser Tragdauer die Schleimhautunterlage atrophiert, muss die mangelnde Passgenauigkeit durch eine Unterfütterung ausgeglichen werden. Ungenauigkeiten in der Passform des Prothesensattels führen zu horizontalen Transversalbelastungen des Kieferanteils und damit zu verstärktem Gewebsabbau.

Freiendsättel werden als Extensionssättel geformt und sind immer ganz unterfütterbar. Diese Sättel werden zur Vergößerung der Auflagefläche und besseren Verteilung der Kaukraft auf eine größtmögliche Schleimhautfläche ausgedehnt (Schneeschuhprinzip). Im Oberkiefer umfasst der Sattel das Tuber maxillae und im Unterkiefer das Tuberculum alveolare mandibulae.

Ein **extendierter Sattel** muss an den Bändern, Muskelansätzen und Knochenleisten entsprechend den Reduktionsnotwendigkeiten ausgespart sein. Die vestibulären Sattelanteile sollten ebensowenig wie die lingualen nicht zu stark aufgetragen sein, um weder den Zungenraum einzuengen noch die Wangen oder Lippen zu verdrängen; ein Ventilrand, wie bei totalen Prothesen, wird nicht angestrebt.

Die **Sattelfläche** wird mit Alginat abgeformt, wobei ausgeprägte, funktionelle Bewegungen vorgenommen werden, um die zum Tragen erforderliche volle Fläche des zahnlosen Abschnittes zu ermitteln. Durch die mukostatische Abformung mit Alginat wird der Unterzungenraum extendiert abgeformt, um den Kieferkammbereich für den Sublingualbügel großräumig darzustellen.

Eine **mäßige Druckbelastung** auf der Schleimhaut durch den Prothesensattel kann positiv, nämlich stimulierend auf das Gewebe wirken. Es zeigt sich, dass

unbelastete Schleimhautbereiche bzw. Knochenbereiche eine Inaktivitätsatrophie zeigen, hingegen Alveolarknochen, die durch passgenaue Prothesensättel mit normalem Druck belastet wurden, nicht annähernd diese Schrumpfung zeigen.

Belastungsmaß und Schrumpfungsfortschritt stehen in einem Zusammenhang, der sich aber nicht in jedem Fall nachweisen lässt. Es zeigt sich jedoch sehr deutlich, dass ein Kiefer, der nach der Extraktion von Zähnen sofort mit einer Immediatprothese belastet wurde, geringere Schrumpfung aufweist als ein Kiefer, der erst nach Wochen der Ausheilung mit einer Langzeitprothese versorgt wurde. Dies weist im speziellen zunächst nur den prophylaktischen Wert eines Immediats aus, lässt aber im allgemeinen auch Rückschlüsse auf Schrumpfungsprozesse unter Prothesensätteln zu.

Die **Resilienz des Zahnhalteapparates** lässt eine abgestützte Prothese so weit einsinken, wie es als Stimulanz für die Schleimhaut erforderlich ist. Mit einer passgenauen, regelmäßig unterfütterten Prothese lassen sich zahnlose Kieferabschnitte über lange Zeiträume ohne nennenswerten Gewebsabbau erhalten. Bei späteren totalen Prothesen ist die Kieferkammform entscheidend für den Halt des Zahnersatzes; ein gut erhaltener Kiefer ist daher immer wertvoll.

Der **Grenzraum** ist der Übergangsbereich zwischen Prothesensattel und Pfeilerzahn, der parodontalprophylaktisch besonders gefährdet ist. Der Sattelkontakt mit dem Zahnfleischsaum im Grenzraum soll vermieden werden, um Quetschungen des gingivalen Randes unter Sattelbelastung zu vermeiden; dennoch darf kein Retentionsraum für Plaqueanlagerungen entstehen.

Daher kann der Sattelbereich zum Grenzraum vom Metallgerüst zum Verankerungselement ohne Kunststoffüberdeckung gebildet werden, was als sattelgeschlossene Gerüst- bzw. Klammerstielanordnung bezeichnet wird.

Die **Sattelretention** bildet die mechanisch feste Verbindung zwischen dem Prothesenkörper und dem Prothesengerüst; sie liegt im Abstand zum Kieferkamm, um eine gleichmäßige Prothesenbasis aus Kunststoff bilden zu können. Auch nach okklusal lässt die Sattelretention genügend Raum für die Ersatzzähne, unter die sie mittig verlegt wird. Die Sattelretention darf aus ästhetischen Gründen nicht nach vestibulär durch den Sattelkunststoff durchscheinen.

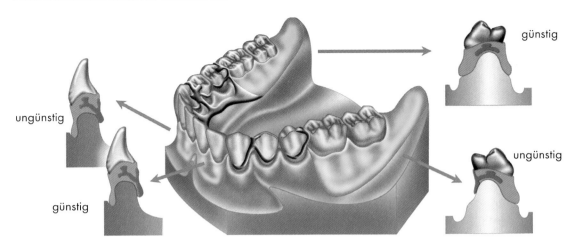

günstig

ungünstig

günstig

ungünstig

Abb. 384 Die Prothesensättel müssen unterfütterbar gestaltet werden. Man muss nach einer bestimmten Tragdauer den Bereich der Prothese mit Kunststoff nacharbeiten können, in dem der Kieferkamm schrumpft. Die Metallgerüste werden so gestaltet, dass nur ein geringer Anteil des Kiefers mit Metall bedeckt ist. Im Seitenzahnbereich wird nur eine Retention auf der Kieferkammitte verlegt, ohne dass Gerüstteile den Kiefer berühren. Je großflächiger ein Prothesensattel unterfütterbar ist, um so günstiger ist die Konstruktion. Im Frontzahnbereich kann es allerdings nötig sein, um die Stabilität der Prothese zu garantieren, einen Bügel relativ hoch zu verlegen. Von dem Bügel ausgehend, können sowohl die Retentionen als auch ein Kragen an die Ersatzzähne gelegt werden. Eine Kragenplatte im Ersatzzahnbereich, die vollständig unterfütterbar ist, ist die günstigste Konstruktion.

Der chemische Metall-Kunststoffverbund macht grazilere Retentionsgestaltungen möglich; die Unterfütterbarkeit eines Prothesengerüstes ist durch das Silanisieren des Gerüstes prinzipiell gewährleistet, weil der Kunststoff auf die organophile Silanisierungsschicht direkt aufpolymerisiert werden kann.

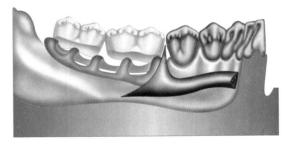

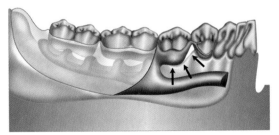

Abb. 385 Die Sattelretentionen werden auf der Mitte des Kieferkamms verlegt; sie liegen im Abstand von ca. 1 mm von der Schleimhaut und dürfen vestibulär nicht durchscheinen.

Der Grenzraum zum lückenbegrenzenden Pfeilerzahn wird parodontienfrei gehalten und darf keinen Ansatz für Beläge bieten.

Abb. 386 Die sattelgeschlossene Gerüstanordnung zeigt im Grenzraum am lückenbegrenzenden Pfeilerzahn eine glatte Metallfläche ohne Kunststoffüberdeckung. Das Metall ist glatt poliert, so dass keine Plaqueanlagerungen entstehen können. Nach vestibulär ist der Ersatzzahn aufgeschliffen und sieht wie ein Brückenglied aus.

Gestaltungsgrundsätze für Prothesengerüste

Prothesengerüste für partielle Prothesen können in Kunststoff oder Metall (CrNi-, CoCr- oder AuPt-Legierungen) hergestellt werden. Die Entscheidung, welcher Werkstoff verwendet werden soll, ist von einigen grundsätzlichen Überlegungen abhängig.

Die **Kunststoffgerüste** sind relativ einfach herzustellen und preiswert. Sie müssen großflächig und dick gestaltet werden, um genügend stabil zu sein. Aus gleichen Gründen muss ein Kunststoffgerüst den Restzähnen immer als Kragen anliegen, was parodontalhygienisch äußerst bedenklich ist. Eine große Gerüstfläche überträgt Kaukräfte gleichmäßig auf die Schleimhautunterlage. Bei einem stark reduzierten Lückengebiss, bei dem eine ausreichende parodontale Abstützung unmöglich und daher ohnehin eine extendierte Basisform zu fordern ist, wird ein Kunststoffgerüst möglich. Kunststoffprothesen sind vollständig unterfütterbar. Nachteile sind jedoch die geringe Stabilität vor allem im Verbindungsbereich zu den Klammern; die großflächige, dicke Form bedeutet für den Patienten unangenehme Trageigenschaften. Kunststoffgerüste werden daher nur für Übergangsprothesen angewendet.

Modellgussprothesen aus Chrom-Nickel-Legierungen sind unter dem Gesichtspunkt der funktionellen Qualität jeder Kunststoffprothese vorzuziehen. Die Metallgerüste können wegen der hohen Materialfestigkeit sehr dünn und grazil gearbeitet werden; oft reichen schmale Bügel oder Transversalbänder aus. Die Verbindung der einzelnen Klammern untereinander ist durch die Metallkonstruktion genügend starr, so dass eine ausreichende Schienung des Restgebisses erreicht werden kann.

Wegen des angenehmeren **Tragegefühls** ziehen Patienten die Metallgerüste vor, auch wenn sich u. U. die größere Wärmeleitfähigkeit des Metalls bei Genuss von heißen Speisen unangenehm auswirkt. Metallgerüste weisen eine bessere Passgenauigkeit auf als Kunststoffprothesen. Metallgerüstprothesen können im Bereich der Kieferkämme immer und in anderen Gerüstbereichen nach dem Anbringen von Retentionsteilen oder nach Aufbringen einer Silanschicht mit Kunststoff unterfüttert werden.

Die **grazilen Metallgerüste** sind vor allem im Unterkiefer vorteilhafter, da dort oft ungünstige Platzverhältnisse vorliegen. Selbst auf geringem Raum lassen sich hinreichend stabile Bügel verlegen, die auch in parodontalhygienischer Hinsicht zufriedenstellend

verlegt werden können. Bei der Konstruktion von Modellgussprothesen sind an die Gerüstteile folgende **grundsätzliche Forderungen** zu stellen:

- stabil und verwindungssteif,
- hinreichend grazil,
- Parodontienfreiheit,
- weitgehende Zungenfreiheit.

Die **Stabilität** ist durch Vergrößerung oder Profilstärkung der Gerüstteile zu erreichen. Es gilt, einen brauchbaren Kompromiss zwischen der nötigen Stabilität und der geringsten Größe der Gerüstteile zu finden: stabil aber grazil!

Für **Sublingualbügel** im Unterkiefer bieten sich vorgefertigte Wachsprofile zum Modellieren an, die eine ausreichende Dimensionierung aufweisen. Anders im Oberkiefer, wo mehrere Möglichkeiten zur Gestaltung der Gerüstteile bestehen. Diese müssen durch geeignete Profilleisten verstärkt werden, damit ein ausreichender Verformungswiderstand erreicht wird.

Der **Verformungswiderstand** ist erst ausreichend, wenn sich das Gerüst durch die normalen Belastungen beim Kauen nicht verbiegt.

Die **Breite eines Gerüstteils**, das der Schleimhaut aufliegt, sollte 10 mm nicht unterschreiten, damit Einlagerungen vermieden werden. Ein so schmales Band muss durch eine Profilleiste in der Mitte auf 1,5 mm verstärkt werden, um verwindungssteif zu sein. Je breiter das Band ist, um so geringer kann die Verstärkung ausfallen.

Die **Parodontienfreiheit** betrifft den Aspekt der Parodontalhygiene. Dazu soll der Prothesengerüstrand in einem Mindestabstand von 4 mm von den marginalen Parodontien der Restzähne verlaufen. Die Übergänge der Gerüstteile zu den Prothesensätteln sollen ebenfalls parodontalhygienisch gestaltet sein. Der Grenzraum wird parodontienfrei gehalten, indem die Gerüstteile im weiten Bogen an den Prothesensattel herangeführt werden, was vor allem am Übergang zu Verankerungselementen nötig wird.

Die **Zungenfreiheit** wird erreicht durch die grazile Gestaltung der Gerüstteile, dünne, der Schleimhaut aufliegende Plattenelemente sind günstiger als dicke Bügelprofile, die im Abstand zum Kieferkamm geführt werden. Gerüstteile sollen weitgehend außerhalb des Aktionsbereichs der Zunge verlegt werden, das ist im Oberkiefer der Gaumenfaltenbereich (Druck- und Reibefeld) und im Unterkiefer der gesamte Unterzungenbereich.

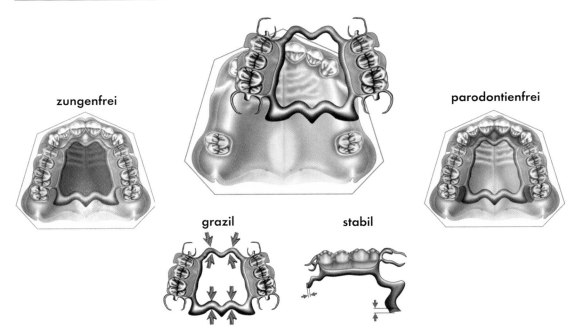

zungenfrei

parodontienfrei

grazil

stabil

Abb. 387 - 391 Die Prothesengerüste sollen stabil und verwindungssteif sein, sie müssen die Selbstreinigung ermöglichen, indem sie parodontienfrei in einem Mindestabstand vom marginalen Parodontium verlaufen, sie müssen so grazil gestaltet werden, dass sie die Zungentätigkeit nicht behindern und ein angenehmes Tragegefühl erzeugen.

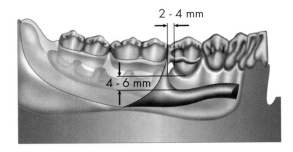

2 - 4 mm

4 - 6 mm

Abb. 392 Um das marginale Parodontium der Pfeilerzähne und des Restgebisses zu schonen, sollen Gerüstteile so verlegt werden, dass im Grenzraum die marginalen Bereiche weder durch mechanische Belastung noch durch Abdeckungen beschädigt werden können. Prothesengerüste, wie hier der Sublingualbügel, sollen im Mindestabstand von ca. 4 - 6 mm zum Zahnfleischrand verlegt werden. Die kleinen Verbinder im Grenzraum sollen einen Abstand haben, der die Durchspülbarkeit ermöglicht.

Abb. 393 Parodontienfreiheit gilt auch für kleine Verbinder von Gerüstteilen zur geschlossenen Zahnreihe, wie z. B. bei Bonwillklammern. Der kleine Verbinder muss in einem Mindestabstand vom Kieferkamm ohne Behinderung der Zunge verlaufen, denn steht er zu weit ab, führt er zu Behinderungen der Sprechfunktion.

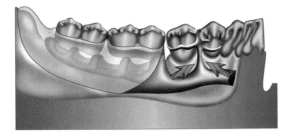

Prothesengerüste im Unterkiefer

Die Prothesengerüste im Unterkiefer werden grundsätzlich als Unterzugenbügel (Sublingualbügel) geformt. Die Alternative wären Vollplatten, die den lingualen Kieferkammbereich bedecken und an den Zähnen in Form eines Kragens hochgezogen werden.

Kragenplatten sind als untauglich abzulehnen. Obgleich diese Konstruktionen einen herausragenden Schienungseffekt erzielen und damit den Restzahnbestand stabilisieren können, überwiegen doch die parodontalhygienischen Nachteile. Reicht ein Prothesenrand bis an den Zahn, so kommt es zu einer dynamisch-mechanischen Reizung des marginalen Parodontiums; gleichzeitig wird dieser Zahnfleischbereich abgekapselt, wodurch die notwendige Selbstreinigung unterbunden wird. Als Folge stellen sich chronische Entzündungen, Bildung von tiefen Zahnfleischtaschen ein, die zur völligen Zerstörung des Parodontiums und Verlust des Zahns führen können. Eine Kragenplatte ist leicht zu erweitern; sie macht allerdings die Erweiterung sehr schnell nötig.

Der **Sublingualbügel** für Unterkieferprothesen hat ein abgerundetes, tropfenförmiges Profil, wobei die Spitze des Tropfens, der Kieferkammneigung angepasst, nach oben zeigt. Er muss parodontien- und zungenfrei verlegt, stabil und verwindungssteif und für angenehme Trageigenschaften grazil gearbeitet werden. Er lässt sich modellieren aus vorgefertigten Wachsprofildrähten, die 4 mm hoch und 2,5 mm stark sind. Im Gegensatz zu den der Schleimhaut anliegenden Gerüstteilen muss ein Sublingualbügel auch in dem der Schleimhaut zugekehrten Bereich poliert werden, also glatt sein.

Wegen der **Parodontienfreiheit** und der **Zungenfreiheit** wird der Sublingualbügel so tief wie möglich verlegt; der marginal-parodontale Schutzabstand beträgt 4 - 6 mm. Dabei muss der Bügel im frontalen Bereich in einem horizontalen Abstand von 0,2 mm vom Kieferkamm verlaufen, darf also die Schleimhaut nicht berühren. Wenn der seitliche Kieferkammbereich nach lingual geneigt ist, oder die Kronenflucht der Seitenzähne sehr stark ist, kann der horizontale Abstand bis auf 2 mm erweitert werden. Bei Einsenkung von Freiendsätteln unter Kaubelastung, wird der Sublingualbügel nach vorn auf den Kieferkamm gedrückt. Daher wird der Bewegungsspielraum nötig, damit die vertikale Kieferkammfläche nicht belastet wird und sich der Bügel einlagert.

Der **bewegliche Mundboden** darf nicht verdrängt werden. Die Tiefe des Mundbodens beträgt bei den Schneidezähnen durchschnittlich ca. 3 mm, am Ansatz des Zungenbändchens u. U. weniger, bei den Prämolaren ca. 6 mm. Der Bügel muss um das Zungenbändchen herumgeführt werden, damit keine Behinderung bei der Bewegung des Bändchens und der Zunge auftritt. Dadurch wird die parodontienfreie Verlegung des Bügels in diesem Bereich schwierig.

Setzt das **Zungenbändchen** zu hoch an oder liegt der Mundhoden zu hoch, so dass der Unterzungenbügel nicht im Mindestabstand zum marginalen Parodontium verläuft, kann durch eine Lageveränderung des Bügels, d. h. die waagerechte Verlagerung unter die Zunge, u. U. ein günstiger Abstand erreicht werden. Es lässt sich auch eine suprakoronale Transversalverbindung legen, die auf den Zahnkronen der Restzahngruppen verläuft, oder das Gerüst wird als Vestibulärbügel in den Mundvorhof verlegt.

Auch die **kleinen Verbinder** zu den Verankerungs- und Stützelementen müssen so konstruiert werden, dass ein Mindestabstand von ca. 4 mm zu den Parodontien erreicht wird, um die Selbstreinigung zu ermöglichen. Werden von dem Prothesengerüst kleine Verbinder zu Klammerkonstruktionen angefertigt, entstehen parodontalhygienische Probleme.

Bei solchen Konstruktionen ist zu fordern, dass ein horizontaler Abstand von 5 mm vom Sattel nicht unterschritten wird bzw. die Differenz zwischen zwei Verbindungsteilen dieses Maß aufweisen muss. Eine Konstruktion, bei der eine fortlaufende Schienung mit einem Bügel verbunden wird, und zwar immer in den Approximalbereichen, ist abzulehnen, wenn dabei dieser Bügel noch in einem Abstand von 2 mm vom marginalen Parodontium verläuft. Diese Konstruktion wird in ihrem schädigenden Einfluss nur noch von einer Kragenplatte übertroffen.

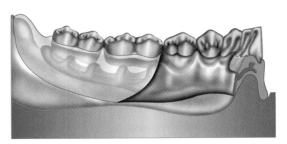
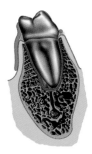

Abb. 394 - 395 Kragenplatten sind grundsätzlich abzulehnen, denn es kommt zur Abkapselung am marginalen Parodontium. Um mechanische Einwirkung auf das Parodontium zu vermeiden, wird der Plattenrand etwas freigeschliffen, dadurch entstehen Nischen, in denen sich Beläge bilden. Weil die Selbstreinigung unterbunden ist, kommt es zu chronischen Entzündungen, es bilden sich tiefe Zahnfleischtaschen, bis hin zur völligen Zerstörung des Zahnhalteapparates und Verlust des Zahnes.

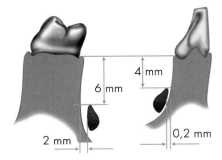

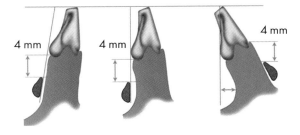

Abb. 396 - 397 Im Unterkiefer soll ein Sublingualbügel im Abstand von ca. 0,2 mm vom Kieferkamm verlaufen. Dieser Abstand kann im Seitenzahnbereich auf ca. 2 mm vergrößert werden, wenn durch die Neigung der Kieferkämme und Zähne der Bügel nicht herausgenommen werden kann. Der vertikale Schutzabstand vom marginalen Parodontium liegt im Frontbereich bei 4 mm und im Seitenzahnbereich bei 6 mm.

Abb. 398 - 400 Der Unterzungenbügel ist tropfenförmig. Der Abstand vom Kieferkamm beträgt im Minimum 0,2 mm. Bei senkrecht stehendem Kieferkamm lässt sich der Bügel ohne Störung herausnehmen. Ist der Kieferkamm nach lingual geneigt, wird der horizontale Abstand vergrößert; bei extremer Kieferkammneigung kann der Bügel nach vestibulär verlegt werden.

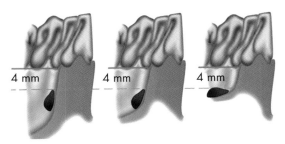

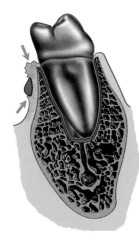

Abb. 401 - 403 Um den hinreichenden Schutzabstand zum marginalen Parodontium zu erreichen, kann der Bügel waagerecht unter die Zunge verlegt werden, wenn der Mundboden zu hoch ansetzt.

Abb. 404 Wenn der Schutzabstand zum Parodontium nicht eingehalten wird, ist die Selbstreinigungsfunktion unterbunden und es bilden sich Beläge. Lagert sich ein Sublingualbügel ein, wird die Schleimhaut gequetscht, sie quillt auf und entzündet sich.

Prothesengerüste im Oberkiefer

Die Gestaltung der Prothesengerüste im Oberkiefer muss die Forderungen nach Parodontienfreiheit sowie Zungen- und Gaumenfreiheit erfüllen und dabei stabil und verwindungssteif sein; um angenehme Trageigenschaften zu haben, sollen die Gerüste grazil sein.

Die **Vollplatte,** wie sie bei Kunststoffprothesen angefertigt wird, kann bei totalem Zahnersatz Anwendung finden. Für die partielle Prothese wird sie nur in reduzierter Form nötig, wenn noch ein oder zwei Restzähne vorhanden sind. Dann soll die weitreichende Schleimhautunterlage die Kaukräfte aufnehmen; meist werden dazu die Stützelemente als Resilienzverankerungen (vgl. Resilienzteleskop) angefertigt. Aus einer Vollplatte, die den gesamten Gaumen bedeckt, lassen sich drei **Gerüsttypen** ableiten:
- ventrales Gaumenband,
- dorsales Gaumenband,
- skelettierte Platte.

Das **ventrale Gaumenband** wird auch als Hufeisenplatte oder rationierte Platte bezeichnet. Das Gerüst wird aus 0,5 - 0,8 mm starkem, genarbten Wachs modelliert, der geschwungene dorsale Plattenrand kann eine einradierte Verstärkung von ca. 0,2 mm Tiefe erhalten; die Breite liegt je nach Umfang der zu ersetzenden Zähne und Stärke des Bandes zwischen 15 und 20 mm. Die Verwindungssteifigkeit des ventralen Gaumenbandes ist bei dieser Dimensionierung hinreichend.

Die **Indikation** für eine Hufeisenform besteht, wenn sowohl Front- als auch Seitenzähne ersetzt werden müssen. Fehlen nur die Seitenzähne, kann eine Hufeisenplatte nötig sein, wenn der Gaumen im dorsalen Bereich eine zu stark ausgeprägte Gaumennaht, bzw. einen kräftigen Torus palatinus, aufweist. Eine Hufeisenplatte kann bei fehlenden Seitenzähnen angefertigt werden, um bei insuffizienten Frontzähnen später Erweiterungen vornehmen zu können.

Das **Druck- und Reibefeld** des Gaumens wird durch das ventrale Gaumenband bedeckt; dadurch wird die Zungenfunktion sowohl beim Sprechen als auch beim Wenden und Einspeicheln der Speise behindert. Die Trageigenschaften sind also ungünstig.

Das **dorsale Gaumenband,** auch Transversalband oder Gaumenbügel genannt, liegt im dorsalen Bereich des Gaumens ca. 3 mm vor dem AH-Linien-Verlauf. Die Stärke eines Transversalbandes ist abhängig von der Länge und von dem Verlauf dieses Bandes. Soll ein spitzer, hoher Gaumen überbrückt werden, muss das Transversalband breitflächiger und stärker gestaltet werden. Für einen flachen, schmalen Gaumen kann es relativ dünn gestaltet werden. Die Breite schwankt zwischen 12 und 18 mm; es wird aus 0,5 - 0,8 mm starkem, genarbten Wachs modelliert und in der Mitte durch eine eingelegte ca. 0,8 mm starke Leiste firstförmig verstärkt; damit ist dieses Gaumenband hinreichend verwindungssteif und lagert sich nicht ein.

Die **Indikation** für das dorsale Gaumenband liegt vor, wenn seitliche Schaltlücken versorgt werden sollen; für die Versorgung einer seitlichen Schaltlücke und einer Freiendlücke muss das Gaumenband breiter und stärker dimensioniert werden, damit Kaukräfte auf die Schleimhautunterlage übertragen werden können.

Die **Zungenfreiheit** ist gegeben, weil das gesamte Druck- und Reibefeld frei bleibt; damit hat das dorsale Gaumenband die besten Trageigenschaften. Dieser Gerüsttyp ist für Erweiterungen im Frontbereich nicht geeignet.

Die **skelettierte Platte** besteht aus zwei grazilen Gaumenbändern je im hinteren und vorderen Gaumenbereich. Die schmalen Bügel müssen eine bestimmte Mindestbreite (5 - 10 mm) und Mindeststärke (Profilleiste, mittig 1- 3 mm) aufweisen. Ein solches Prothesengerüst hat die beste Verwindungssteifigkeit.

Die **Indikation** für eine skelettierte Platte besteht bei alternierenden Schaltlücken, wenn eine parodontal abgestützte Schaltprothese anzufertigen ist. Mit den skelettierten Gerüsten lassen sich keine Kräfte auf die Schleimhautunterlage übertragen; deshalb sind sie für Freiendprothesen nur geeignet, wenn das dorsale Gaumenband verbreitert wird; dann ist dieser Gerüsttyp universell anwendbar.

Für die **Gerüstdimensionierung** gilt, dass ein Gerüst um so kleiner gehalten werden kann, je umfangreicher die Prothese parodontal abgestützt wird. Die Folgerung ist also: Je weniger Restzähne als Stützpfeiler vorhanden sind, um so großflächiger muss die Prothesenbasis (das Gerüst) sein.

Bei einer skelettierte Platte wird natürliche Gaumenfläche wenig bedeckt, die Zungenfunktion wird nur geringfügig eingeschränkt; die Trageigenschaften sind sehr günstig.

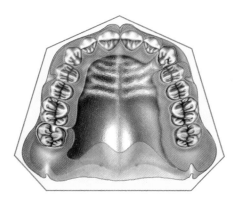

Abb. 405 Die Gestaltung der Gerüstteile bei Modellgussprothesen ist an drei grundsätzliche Forderungen gebunden: Stabilität, Parodontienfreiheit und Zungenfreiheit. Im Oberkiefer lassen sich hinreichend stabile Gerüstteile aus der Vollplatte zu drei verschiedenen Formen reduzieren:
- ventrales Gaumenband, Reduzierung von dorsal;
- dorsales Gaumenband, Reduzierung von ventral;
- skelettierte Platte, Reduzierung aus der Mitte.

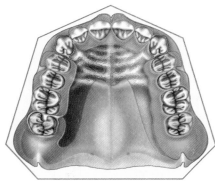

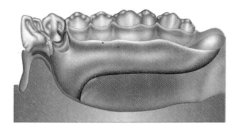

Abb. 406 - 407 Das ventrale Gaumenband liegt im vorderen Gaumenbereich und bedeckt das Druck- und Reibefeld. Mit der Hufeisenplatte lassen sich Schalt- und Freiendsättel verbinden.

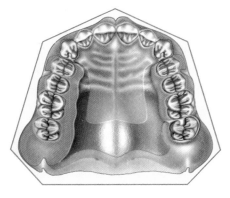

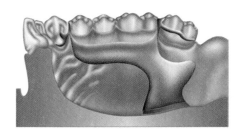

Abb. 408 - 409 Das dorsale Gaumenband verbindet zwei Prothesensättel der Kieferhälften im dorsalen Gaumenbereich und lässt das Druck- und Reibefeld frei.

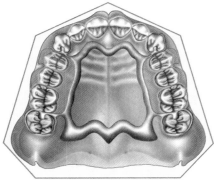

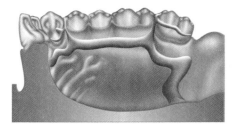

Abb. 410 - 411 Die skelettierte Platte aus schmalen, profilierten Gaumenbändern lässt weite Bereiche des Gaumens unbedeckt. Die grazile Lochplatte wird nur für Schaltsättel eingesetzt.

Verankerungs- und Stützelemente

Partielle Prothesen gehören zum unbedingt herausnehmbaren Zahnersatz und sind daher mit lösbaren Verbindungen am Restgebiss verankert. Die Verankerungselemente übernehmen neben der Verankerungsfunktion auch die Abstützung auf dem Restgebiss, sie bilden einheitliche Verankerungs- und Stützelemente und werden als Einheit beschrieben.

Mechanische Passungen werden als Verankerungs- und Stützelemente verwendet. Nach ihrem Funktionsprinzip lassen sich zwei Konstruktionsformen unterscheiden: federnde und teleskopierende Bauformen, die sowohl handwerklich (manuell) als auch industriell (konfektionierte Bauteile) hergestellt werden.

Federnde Konstruktionselemente verankern durch Federkräfte und werden in folgenden Ausführungen verwendet:
- manuelle Fertigung
  - gebogende Drahtklammern
  - gegossene Auflageklammern
- industrielle Fertigung
  - Federringanker (z. B. Verankerung Rothermann)
  - Druckknopfanker mit federnder Hülse
  - Druckknopfanker mit federndem Kopf
  - Federstege (z. B. Doldersteg)

Der **Funktionswert** von federnden Verankerungselementen ist durch ihren Schienungseffekt definiert; federnde Bauteile bieten halbstarre Verbindungen, die je nach Bauform statisch unbestimmte Systeme produzieren.

Das **Prinzip der Federpassung** ist an einem einseitig geöffneten elastischen Ring darzustellen, welcher der Grundkonstruktion einer Doppelarmklammer entspricht. Ein solcher Ring weitet sich, wenn er über einen konischen Schaft geschoben wird, mit der Steigung des Konusses. Die Rückstellkraft des geweiteten Ringes setzt dem Aufschieben auf den Konus Widerstand entgegen. Der Ring federt in die ursprüngliche Form zurück, wenn z. B. im Konus eine passende Nut eingelassen ist bzw. wenn die Klammer über den weitesten Umfang des Zahnes geschoben in den untersichgehenden Bereich federt.

Die **Halte- bzw. Abzugskraft** eines federnden Konstruktionselements entsteht, wenn das Federelement auf einer schiefen Ebene auseinander gebogen wird; dabei wirkt die Federkraft nicht parallel zur Abzugsrichtung des Federelements, sondern entsteht als Hangabtriebs- und Reibungskraft auf der schiefen Ebene.

Teleskopierende Verankerungen sind feinmechanische Konstruktionselemente in Form der Parallel- oder Konuspassungen, die ihre Füge- und Trennkräfte bzw. Halte- und Abzugskräfte aus Haft- und Gleitreibungswiderständen beziehen.

Folgende Ausführungen werden verwendet:
- manuelle Fertigung
  - Teleskopkronen
  - Rillen-Schulter(-Stift-)Geschiebe
  - Umlaufraste mit Schubverteilungsarm
  - gefräste Parallelstege
  - Riegel
- industrielle Fertigung
  - Präzisionsgeschiebe
  - Steggeschiebe
  - Riegelgeschiebe

Diese Konstruktionselemente bestehen aus zwei Bauteilen, dem Primärteil und Sekundärteil. Das Primärteil ist festsitzend am Restgebiss entweder als Unterkrone (bei Teleskop- und Konuskronen) oder als primäres Passteil eines Geschiebes an einer Verankerungskrone verlötet bzw. angegossen. Das Sekundärteil, entweder die Teleskop- bzw. Konuskrone oder das sekundäre Geschiebeteil, befindet sich am herausnehmbaren Ersatz.

Passteile konfektionierter Bauart, durch geeignete computergesteuerte Fertigungsverfahren mit Spezialwerkzeugen und aus hochwertigen Werkstoffen mit hoher Präzision und in exakt definierten Toleranzen hergestellt, erfüllen je nach Konstruktionsform die unterschiedlichen funktionellen Anforderungen in technisch definierten Toleranzen.

Die konfektionierten Bauteile werden in eine anatomisch geformte Krone normaler Größe entweder eingelassen oder approximal angesetzt. Extrakoronale Bauteile sind parodontalhygienisch bedenklich; es entstehen Schleimhautirritationen durch Beläge und durch Saug- und Walkwirkung der schwingenden Prothesen- und Geschiebeteile.

Bei **manuell gefertigten Passteilen** wird das Primärteil im Fräsverfahren hergestellt, das Sekundärteil wird modelliert und mit nicht kalkulierten Passungstoleranzen gegossen. Die Anfertigung des Sekundärteils im galvanoplastischen Verfahren erbringt höhere Passgenauigkeiten. Zur Sicherung des definierten Halts lassen sich verriegelnde Elemente zusätzlich einfügen, die die teleskopierenden Bauteile in der Ruhelage verschlüsseln.

Abb. 412 - 423 Schema der Einteilung der Verankerungs- und Stützelemente

Retention durch Federkräfte		Retention durch Haft- und Gleitreibung

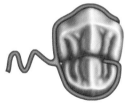 gebogene Drahtklammern für temporären Zahnersatz

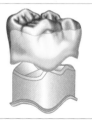 Teleskopkrone für kombinierten Zahnersatz

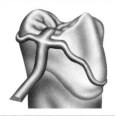 gegossene Auflageklammern mit kalkulierbaren Federkräften

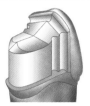 RSS-Geschiebe teleskopierender Halbring mit Federstiften

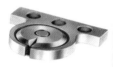 Federringanker (nach Rothermann) als Wurzelkappenanker

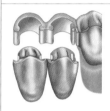 Umlaufraste mit Schubverteiler als Stabilisator für Präzisonsgeschiebe

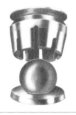 Druckknopfanker mit federnder Retentionshülse als Wurzelkappenanker

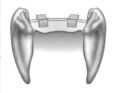 Steggeschiebe aus manueller und industrieller Fertigung

 Druckknopfanker mit definierten Federkräften als zusätzliche Verankerung

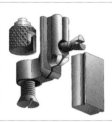 Präzisionsgeschiebe unterschiedlicher Bauart für universellen Einsatz

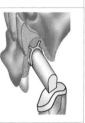 Federsteg nach Dolder als resiliente Steggelenkverankerung

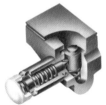 Riegel und Riegelgeschiebe mit auswechselbaren Verschleißteilen

manuelle Fertigung

industrielle Fertigung

Funktion der Verankerungs- und Stützelemente

Verankerungs- und Stützelemente müssen den Zahnersatz im Mund beim Sprechen und Kauen hinreichend fest verankern und die funktionellen Kräfte weitgehend gewebsschonend auf die Prothesenlager aus Parodontium und Schleimhautunterlage übertragen. Verankerungs- und Stützelemente müssen folgende Forderungen erfüllen:

- Retentionsfunktion
- vertikale Lagesicherung
- horizontale Lagesicherung
- Restgebissversteifung
- Sicherung der Parodontalhygiene

Retentionsfunktion ist die Sicherung des Zahnersatzes gegen abziehende Kräfte während der Funktion, die durch klebrige Speisen, das Eigengewicht der Prothese und durch Zungen- und Wangenbewegungen beim Sprechen auftreten können. Die Abzugskräfte müssen parodontal verträglich sein und dürfen im Maximum 10 N nicht überschreiten.

Vertikale Lagesicherung betrifft den Aspekt der parodontalen Abstützung, wodurch funktionelle Kräfte, die den Ersatz treffen, zentrisch auf die Parodontien verteilt werden. Exzentrische Pfeilerzahnbelastungen müssen vermieden werden, weil damit das Pfeilerparodontium fehlbelastet wird und eine unkontrollierte Entkopplung der Prothese vom Restgebiss entsteht, die die Schleimhaut unphysiologisch belastet.

Die **okklusalen Auflagen** übernehmen bei Gussklammern die vertikale Lagesicherung; bei gefrästen Bauteilen übernehmen okklusale oder zervikale Schulterfräsungen diese Aufgabe. Konfektionierte Bauteile besitzen Tiefenanschläge zur vertikalen Bewegungsbegrenzung

Horizontale Lagesicherung betrifft die Aufnahme von sagittalen und transversalen Schüben. Die Prothese kann durch funktionelle Kräfte auf der Schleimhautunterlage horizontal verschoben, verdreht oder verkantet werden. Durch Verankerungs- und Stützelemente sollen diese Prothesenbewegungen aufgefangen, und auf die Pfeilerzähne übertragen werden. Die Lagesicherung gegen horizontale Schübe erzeugt exzentrische Pfeilerzahnbelastungen.

Es besteht eine **Wechselwirkung** zwischen der Unterkieferbewegung unter Zahnkontakt und den Schubmomenten an der Prothese. Bewegt sich der Unterkiefer nach vorn, so wird eine Oberkieferprothese in die gleiche Richtung gezogen, während eine Unterkieferprothese nach distal geschoben wird.

Bei **Klammerverankerungen** wird die horizontale Lagesicherung von den starren Umfassungsteilen (Klammerkörper und Klammeroberarmen) übernommen. Bei teleskopierenden Bauformen sichert die starre Verbindung gegen horizontale Schübe; federnde Verankerungen bieten dagegen nur unzureichende Lagesicherung.

Restgebissversteifung betrifft den Aspekt, das durch Reduzierung instabil gewordene Restgebiss zu stabilisieren, indem Verankerungs- und Stützelemente die vertikalen und horizontalen Lasten gleichmäßig auf das Restgebiss verteilen und exzentrische Pfeilerbewegungen unterbinden. Die Restgebissversteifung erfolgt, wenn durch Klammerverbände die Restzähne geschient oder durch starre teleskopierende Bauteile verblockt werden. Damit wird die therapeutische Funktion des Zahnersatzes erfüllt.

Die **Schienung** durch die Umfassung in Klammerverbänden ist elastisch und lässt noch Pfeilerkippungen zu. Die elastischen Schienungseffekte ermöglichen näherungsweise Zahnbewegungen, wie sie in der geschlossenen Zahnreihe zur gleichmäßigen Kraftverteilung nötig sind.

Eine **Verblockung** der Pfeiler erfolgt mit teleskopierenden Bauteilen, die als geschlossen Einheit alle Belastungen aufnehmen. Die starre Verblockung bewegt alle Pfeiler unter Belastung zugleich; alle Pfeilerparodontien bilden einen Widerstandsblock.

Sicherung der Parodontalhygiene betrifft die prophylaktische Funktion von Zahnersatz. Die Verankerungs- und Stützelemente müssen an den Pfeilerzähnen ansetzen, ohne diese mechanisch zu beschädigen oder unphysiologisch zu belasten.

Gussklammern liegen relativ breitflächig auf der Zahnoberfläche und reiben unter Funktion Zahnsubstanz ab; sie bilden Retentionsstellen für Beläge und forcieren kariösen Befall. Sie überdecken mit ihren kleinen Verbindern den Zahnfleischsaum, können ihn mechanisch reizen oder zu Abkapselungen führen.

Extrakoronale Geschiebeteile und Stegverbindungen überdecken das marginale Parodontium sowie weite Schleimhautbereiche und führen zu Gewebsirritationen durch Abkapselung, Beläge, Saug- und Walkwirkung.

Aus den allgemeinen Forderungen lassen sich bestimmte Konstruktionshinweise für Verankerungs- und Stützelemente und Kriterien zu deren qualitativer Wertung systematisch ableiten.

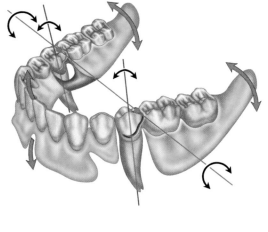

Abb. 424 Eine Stützlinie, die den Prothesenkörper schneidet, wird zur Drehachse dieser Prothese: es entsteht immer eine Schaukelprothese. Dabei werden die Restzähne dermaßen hin und her bewegt, dass sie sehr bald verlorengehen.

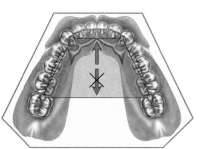

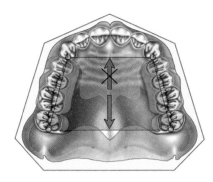

Abb. 425 - 426 Für die Abstützung der Prothese gegen horizontale Kräfte gelten die Umfassungen der Klammern; die Klammerunterarme wirken nur sehr unzureichend gegen diese Kräfte. Sind im Oberkiefer alle Klammern nach mesial geöffnet, ist eine Prothese gegen distal gerichtete Schübe nicht gesichert. Das gleiche gilt für eine Unterkieferprothese, bei der alle Klammern nach distal geöffnet sind. Dort können nach mesial gerichtete Schübe nicht aufgefangen werden.

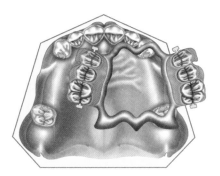

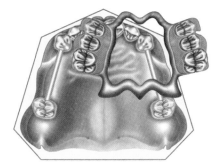

Abb. 427 - 428 Bei der Verblockung werden alle beteiligten Zähne durch die Zahnersatzkonstruktion zu einem Widerstandsblock zusammengefasst. Bei dieser starren Verbindung nehmen alle Zähne den auftretenden Kaudruck auf. Parodontal geschädigte Gebisse können durch Verblockungskonstruktionen therapeutisch behandelt werden. Man unterscheidet zwischen der Primärverblockung, bei der der Verblockungseffekt durch eine Stegkonstruktionen erreicht wird, und der Sekundärverblockung, bei der die starre Verbindung durch eine mit teleskopierenden Stützelementen verankerte partielle Prothese erreicht wird.

Verbindung Prothese zum Restgebiss

Der herausnehmbare Teilersatz soll die volle Kauleistung ermöglichen, indem die Kaukräfte auf das Restgebiss und die Kiefergründe weitergegeben und dennoch die Prothesenlager soweit wie möglich geschont werden. Nun sind die resilienten, zahnlosen Kieferabschnitte weniger geeignet, Kaukräfte aufzunehmen, als die Restzähne mit geringer desmodontaler Bewegungstoleranz. Wenn außerdem durch intermittierende Prothesenbewegungen die Schleimhaut gewalkt wird, kommt es zur progressiven resorptiven Atrophie der alveolären Knochensubstanz.

Die **Verankerungs- und Stützelemente** müssen die Prothese auf geweblichem Fundament dermaßen mit dem Restgebiss verbinden bzw. koppeln, dass die Prothese hinreichende Lagestabilität erhält und eine physiologische Kaukraftübertragung auf das Parodontium und Tegument gesichert wird. Es lassen sich vier Kopplungszustände zwischen Prothese und Restgebiss unterscheiden:

- starre Kopplung
- halbstarre Kopplung
- gelenkige Kopplung
- Entkopplung

Starre Kopplung mit teleskopierenden oder verriegelnden Verankerungs- und Stützelementen bietet vollkommene vertikale und horizontale Lagesicherung der Prothese. Die starre Kopplung ist statisch bestimmt und kann sämtliche Kaukräfte auf die Verankerungszähne übertragen und belastet nicht die Schleimhaut und das Knochenfundament. Dazu müssen so viele Pfeilerzähne wie möglich in die Kopplung miteinbezogen werden; je mehr Restzähne mit der starren Verankerung verbunden sind, also je ausgedehnter das Festlager wird, umso besser ist der Kopplungszustand. An einer **Klammerprothese** lässt sich eine starre Kopplung nicht verwirklichen, sondern hierfür sind starre teleskopierende Verankerungen nötig. Dazu gehören neben den konfektionierten Geschieben die manuell gefertigten Teleskop- oder Konuskronen und deren Modifikationen; auch Kombinationen aus konfektionierten und manuell gefertigten Konstruktionselementen bieten die angestrebte Kopplung.

Wenn die **Restbezahnung** für eine vollständige parodontale Abstützung nicht ausreicht, kann eine bedingt starre Kopplung mit Resilienzgeschieben erfolgen. Diese teleskopierenden Konstruktionselemente besitzen einen definierten Tiefenanschlag, der die Prothese in der Ruhelage zunächst auf der Schleimhaut aufliegen lässt. Erst wenn durch Kaudruckbelastung die Resilienz der Schleimhaut erschöpft und die Prothese auf den Tiefenanschlag abgesenkt ist, werden axial gerichtete Kräfte vom Parodontium des Ankerzahnes aufgenommen. Die horizontale Lagesicherung ist bei dieser Kopplung vollständig.

Halbstarre Kopplung entsteht bei Prothesen, die mit gegossenen Auflageklammern am Restgebiss befestigt sind. Eine horizontale und vertikale Lagesicherung wird mit Klammern nicht vollständig erreicht, Kaukräfte werden sowohl auf die Parodontien der Pfeilerzähne als auch auf die Schleimhaut übertragen. Schaltprothesen ermöglichen eine gute Lagesicherung, weil alle Sättel parodontal abgestützt und die Pfeilerzähne geschient werden können. Freiendprothesen müssen auf den Restzähnen, aber gleichermaßen auf der Schleimhaut abgestützt werden.

Die **gemischte Lagerung** von Freiendprothesen ist statisch unbestimmt, weil das parodontale Auflager eher starr und das Schleimhautlager sehr nachgiebig ist. Eine echte Lastverteilung zwischen Parodontium und Schleimhaut ist nicht zu erreichen; es kommt neben einer ungleichmäßigen Belastung des resilienten Schleimhautfundaments zu einer unphysiologischen Belastung des Parodontiums. Zur Minderung der Schleimhautbelastung werden Klammerverbände weitreichend auf den Restzahnbestand ausgedehnt. Wenn bei Kaubelastung der Freiendsattel einsinkt, wirkt der gesamte Klammerverband dieser Einsenkung entgegen.

Gelenkige Kopplung liegt vor bei einer Freiendprothese, die mit regulären Gelenken oder federnden Verbindungsteilen abgestützt wird. Auch ein solches System zeigt die statische Unbestimmtheit einer gemischten Lagerung, bei der das parodontale Auflager als starr und das Schleimhautlager als federndes Auflager betrachtet werden kann. Das Schleimhautlager wird außerdem an seinem distalen Ende besonders stark, hingegen unter dem Gelenk, im Druckschatten liegend, gar nicht belastet.

Entkopplung entsteht bei einer Prothese ohne Verankerungs- und Stützeelemente am Restzahnbestand. Eine solche Prothese ruht auf der Schleimhaut, die sämtliche Druck-, Zug-, Schub- und Kippkräfte aufnimmt. Die Prothese kann verkanten, verdrehen, verschieben oder kippen, weil keine horizontale oder vertikale Lagesicherung vorhanden ist. Lagestabilität muss wie bei totalen Prothesen durch Zahnstellung und Basisextension erreicht werden.

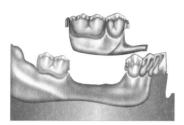

Abb. 429 Die starre Kopplung zwischen Prothese und Restgebiss lässt sich mit starren Geschieben herstellen; es entsteht eine sekundäre Verblockung der beteiligten Pfeilerzähne.

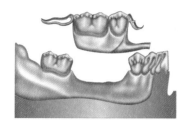

Abb. 430 Die körperhafte Fassung der starren Klammerungsteile von Doppelarmklammern mit Auflage bietet bei Schaltsättel dagegen nur eine halbstarre Kopplung; hierbei entstehen Schienungseffekte für alle Klammerzähne.

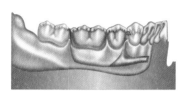

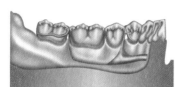

Abb. 431 Wird ein Freiendsattel über starre Verbindungselemente mit dem Restgebiss verbunden, entsteht eine starre Kopplung, durch die eine vollständige vertikale und horizontale Lagesicherung erreicht wird. Sind über eine Verblockung mehrere Zähne mit dem starren Verbindungselement verbunden, lassen sich die Kaukräfte fast völlig kompensieren. Die Ankerzähne werden axial belastet und geringfügig gekippt.

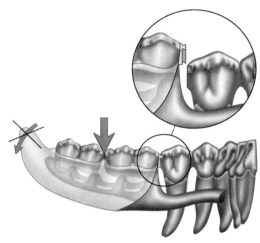

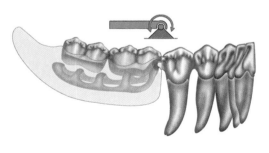

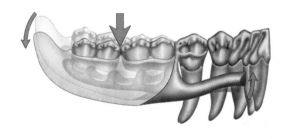

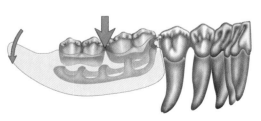

Abb. 432 - 434 Eine gelenkige Verbindung zwischen einem Freiendsattel und dem Restgebiss kann durch reguläre Scharniergelenke erfolgen, wobei die Schleimhaut extrem ungleichmäßig belastet wird. Vergleichbare Verhältnisse treten bei der elastischen Kopplung durch eine Doppelarmklammer mit Auflage auf. Auch hierbei wird die Schleimhaut extrem ungleichmäßig belastet.

Teleskopierende Verankerungs- und Stützelemente

Feinmechanische Passungen

Die lösbaren Verankerungs- und Stützelemente bei partiellen Prothesen sind ausnahmslos feinmechanische Passungen wie Federring-, Parallel-, Konus- und Gewindepassungen.

Künstliche Kronen werden als Träger dieser Passungen konstruiert. Jede Ersatzkrone eignet sich prinzipiell als Verankerungselement für weitreichenden partiellen Ersatz, als Brückenpfeiler, als Doppelkrone für herausnehmbare Brücken und Prothesen, als Träger von Geschiebeteilen oder als überkronter Klammerzahn. In solchen Gebrauchsformen wird der überkronte Zahn stärker belastet als eine Einzelkrone innerhalb einer geschlossenen Zahnreihe. Die physiologischen Verhältnisse bleiben gewahrt, doch treten Belastungen auf, die den Zahn in der Alveole kippen, verdrehen und herausziehen können.

Als **Passung** werden zwei Konstruktionsteile bezeichnet, die ineinandergefügt werden können und Passflächen mit bestimmten Maßunterschieden besitzen, d. h. Passteile haben gleiches Nennmaß mit festgelegten Toleranzen.

Das **erste Passteil** wird als Primärteil (Innenpassteil) bezeichnet und kann sowohl eine positive als auch eine negative geometrische Form besitzen.

Das **zweite Passteil** wird als Sekundärteil (Außenpassteil) bezeichnet und besitzt die jeweilig negative bzw. positive geometrische Passform für das Primärteil. Die Benennung in Matrize für die eine negative, vertiefte Passform, in die die Patrize als positives, erhabenes Passteil eingefügt wird, ist in der Zahntechnik uneindeutig und führt zu Verwechslungen. Im zahntechnischen Bereich besteht eine Passung aus einem am Restgebiss befestigten **Primärteil** und dem am Zahnersatz befindlichen **Sekundärteil**.

Der **Zahnersatz** ist Kräften aus allen Richtungen ausgesetzt, die über die Verankerungselemente auf die Verankerungszähne wirken. Ein **elastisches Verankerungselement** überträgt angreifende Kräfte in der Weise auf das Parodontium des Verankerungszahns, dass neben den normalen axialen Kräften auch Kipp-, Dreh- und Zugkräfte auf ihn einwirken und unphysiologisch belasten. Elastische Verankerungselemente erzeugen bei parodontal-schleimhaut getragenen Zahnersatz statisch unbestimmte Systeme, die nicht berechenbar und daher immer fehlerhaft sind.

Durch **bewegliche Verankerungselemente** werden meistens unkontrollierte, dynamische Belastungen auf den Verankerungszahn übertragen, die bei einer starren Verbindung nicht auftreten; Schaukelbewegungen auf einer sehr nachgiebigen Schleimhautunterlage können den Verankerungszahn in seinem Bett hin und her zerren, bis er sich lockert und verlorengeht. Die Schleimhautunterlage wird solchen dynamischen Belastungen durch eine Prothesenbasis ebenfalls nicht standhalten.

Die **natürlichen Zähne** sind auch Kräften aus allen Richtungen ausgesetzt; sie kompensieren diese Kräfte in einer geschlossenen Zahnreihe und setzen sie in physiologische Belastungen um. Elastische Verankerungselemente mit einer oder mehreren Bewegungsmöglichkeiten belasten den Verankerungszahn und die zahnlosen Kieferabschnitte unkontrolliert zum Schaden dieser Gewebe.

Die **Annahme** ist, elastische oder bewegliche Verbindungen zwischen Restgebiss und Prothese minderten die Belastung für den Ankerzahn. Eine elastische Verbindung ändert jedoch nur die Belastungsrichtung. Wenn eine Freiendprothese durch Kaudruck senkrecht zur Unterlage belastet wird und in das Schleimhautlager einsinkt, wird ein Scharnier oder eine andere elastische Verbindung die an sich axiale Belastung für den Ankerzahn umwandeln in eine zusätzliche Zugbelastung nach distal, also eine Kippung des Zahnes herbeiführen. Außerdem kommt es zu einer extrem ungleichmäßigen Belastung der Schleimhautunterlage, die distal sehr stark und mesial im Druckschatten unter dem Gelenk nur gering ist. Dabei kann das sattelnahe marginale Parodontium des Verankerungszahnes horizontal gequetscht werden.

Bei einer **starren Verbindung** (Kopplung) kann der senkrechte Kaudruck ebenfalls zu einer Kippung des Verankerungszahns führen, aber der größte Kraftanteil wird axial weitergeleitet. Hierbei wird vor allem die Schleimhautunterlage geschont. Wenn über eine Verblockung der Verankerungszahn mit mehreren Restzähnen verbunden ist, wird bei einer starren Verbindung zur Prothese diese Kippung nahezu völlig kompensiert, während bei einer elastischen Verbindung alle verblockten Zähne nach distal gezogen werden, nicht zuletzt zum Schaden der belasteten Schleimhaut.

Eine **starre Kopplung** zwischen Prothese-Restgebiss ist durch teleskopierende Bauteile in Form von Parallel- und Konuspassungen zu erreichen. Sie sind elastischen Verbindungen vorzuziehen.

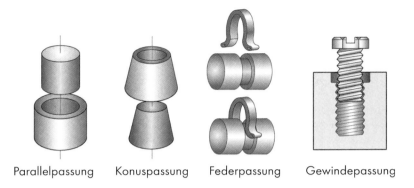

Parallelpassung   Konuspassung   Federpassung   Gewindepassung

Abb. 435 - 438 Die für die zahnmedizinischen Verankerungselemente gebräuchlichen, feinmechanischen Passungen werden sowohl manuell als auch als industriell gefertigte Hilfsteile hergestellt.

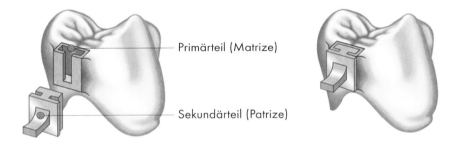

Primärteil (Matrize)

Sekundärteil (Patrize)

Abb. 439 - 440 Die Parallelpassung als Verbindungselemente zwischen Restgebiss und herausnehmbarem Ersatz besteht aus zwei Konstruktionsteilen, die ineinandergefügt werden können, wobei die Passteile gleiches Nennmaß besitzen. Die positiv geometrischen Konstruktionsteile werden Patrizen, die negativen Passteile dagegen Matrizen genannt. In der Zahntechnik befindet sich ein Passteil am befestigten Zahnersatz, z. B. einer Krone, das zweite Konstruktionsteil befindet sich am abnehmbaren, prothetischen Ersatz.

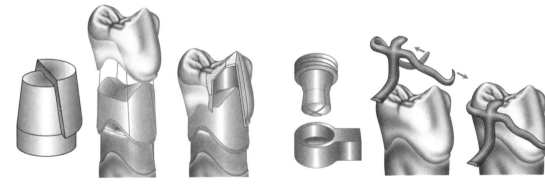

Abb. 441 - 443 Eine weitere feinmechanische Passung in Form teleskopierender Konstruktionteile ist die Konuspassung, die als starres Verankerungselement eingesetzt werden kann. Konuspassungen werden manuell als Konuskronen und industriell als Konusgeschiebe hergestellt.

Abb. 444 - 446 Die Federringpassung wird hauptsächlich als manuell hergestellte Gussklammer oder als vorfabrizierter Druckknopf verwendet. Die elastischen Klammerarme werden über den weitesten Umfang des Zahnes geschoben, rasten im untersichgehenden Bereich ein und bieten Retentionsfunktion.

Parallelpassung

Unter Parallelpassung versteht man zwei teleskopierende Konstruktionsteile, deren Passflächen über die gesamte Einschublänge parallel verlaufen, z. B. eine zylindrische Bohrung mit festgelegtem Durchmesser und bestimmter Tiefe, in die eine Welle mit gleichem Durchmesser geschoben wird.

Die **Welle** lässt sich leicht einschieben, wenn die **Bohrung** um ein Geringes größer ist, lässt sich jedoch nur unter größerem Kraftaufwand oder gar nicht einsetzen, wenn die Welle um einen ähnlichen Betrag größer wäre. Wie passgenau eine Parallelpassung ist, lässt sich unmittelbar an dem Unterschied zwischen dem Durchmesser der Welle und dem der Bohrung feststellen.

Die **Qualität einer technischen Passung** wird gemessen an der Differenz zwischen dem Innendurchmesser des Außenpassteils und dem Außendurchmesser des Innenpassteils. Nach der Differenz der Durchmesser unterscheidet man bei Parallelpassungen:

- **Presspassung** liegt vor, wenn der Wellendurchmesser größer ist als der Bohrungsdurchmesser; Dif = $D_a - D_i < 0$;
- **Übergangspassung** liegt vor, wenn der Bohrungsdurchmesser und Wellendurchmesser gleich sind; Dif = $D_a - D_i = 0$;
- **Spielpassung** liegt vor, wenn der Bohrungsdurchmesser größer ist als der Wellendurchmesser; Dif = $D_a - D_i > 0$.

Als **Spiel** wird ein positiver Maßunterschied bezeichnet, d. h., die Bohrung ist größer als die Welle.

Das **Übermaß** bezeichnet den negativen Maßunterschied, wenn die Welle größer ist als die Bohrung.

Im Maschinenbau werden Parallelpassungen aufwendig mit computergesteuerten Werkzeugmaschinen hergestellt, bei denen die Maßvorgabe und -kontrolle über fotoelektrische Messeinrichtungen erfolgt. Die Genauigkeit dieser Passungen liegt im Bereich von Zehntausendstelmillimetern. Mit zahntechnischen Verfahren hochglanzpolierte Oberflächen haben z. B. eine Rauhtiefe, die in einer Größenordnung von mehreren Tausendstelmillimetern liegt.

Parallelpassungen werden im Maschinenbau allgemein den unlösbaren Verbindungen zugeordnet. In der Zahntechnik wird diese Passung aber für lösbare Verbindungen mit Maßungenauigkeiten hergestellt, die im Zehntelmillimeterbereich liegen. Die Anwendbarkeit der verschiedenen Passungsqualitäten in der Zahntechnik soll einzeln analysiert werden:

Die **Presspassung** findet in der Zahntechnik keine Anwendung, weil ein Aufschieben der Passteile nur unter hohem Kraftaufwand möglich ist. Sind die Passteile jedoch zusammengebracht, werden durch die elastische Verformung (das Außenteil wird geweitet, das Innenpassteil gepresst) die Passflächen so fest aneinandergepresst, dass sie sich nur sehr schwer wieder abziehen lassen. Es ist ein noch größerer Kraftaufwand zum Trennen der Teile notwendig als zum Zusammenfügen. Die Passteile verkeilen ineinander, die Passflächen können mit einander verschweißen und es entsteht eine unlösbare Verbindung.

Die **Übergangspassung** ist nur im Ausnahmefall anwendbar. Das Fügen und Trennen der Passteile ist je nach der Oberflächenrauhigkeit mit nennenswerten Reibungseffekten verbunden. Die Teile sitzen fest aufeinander, wobei eine gute, aber nicht kalkulierbare Haftwirkung über die gesamte Passfläche auftritt. Mit mittleren Haft- und Gleitreibungswiderständen wäre eine Übergangspassung hervorragend für zahntechnische Verankerungen geeignet. Die Reibungseffekte beim Fügen und Trennen führen aber schnell zur Abnutzung der Passflächen, so dass nach längerem Gebrauch eine Spielpassung ohne nennenswerte Haftung für den Zahnersatz entsteht.

Die **Spielpassung** ist die bevorzugte Passungsart. Die Passteile lassen sich mit geringen Haft- und Gleitreibungswiderständen leicht fügen und trennen, ohne Abnutzungserscheinungen selbst bei häufigem Gebrauch zu zeigen. Es entstehen nur geringe, aber kalkulierbare Haftungseffekte, die durch zusätzliche Verankerungen unterstützt werden. Der unbestreitbare Vorteil liegt hier darin, dass die Passteile eine definierte Einschubrichtung und Endlage haben. Angreifende Kräfte außer aus der Richtung des Einschubes können den Zahnersatz nicht abheben, denn auch eine Spielpassung bietet eine starre Verbindung zwischen Restgebiss und Prothese.

Die **Qualität von Passungen** lässt sich festlegen über die Größe der Füge- und Trennkräfte, die wiederum abhängig sind von:

- der Größe des Spiels;
- der absoluten Größe der Berührungsflächen;
- der absoluten Parallelität der Passflächen;
- dem Anpressdruck der Passflächen;
- der Oberflächenrauhigkeit der Passflächen (Anpressdruck und Passflächenrauhigkeit müssen gering sein, um Abrieb zu verhindern).

Abb. 447 - 449 Die Passgenauigkeit einer Parallelpassung lässt sich an der Übereinstimmung der Maße von Welle und Bohrung angeben; bezogen auf Maßhaltigkeit oder -differenz zwischen den Durchmessern beider Passteile werden drei Passungsarten beschrieben:

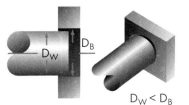
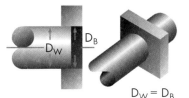
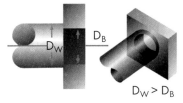

$D_W < D_B$ $D_W = D_B$ $D_W > D_B$

Spielpassung
Bohrungsdurchmesser (D_B) ist größer als Wellendurchmesser (D_W).

Übergangspassung
Durchmesser von Bohrung und Welle sind gleich groß.

Presspassung
Wellendurchmesser ist größer als der Bohrungsdurchmesser.

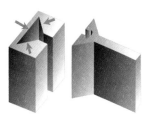
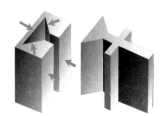
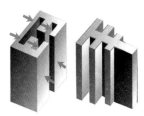

Abb. 450 - 452 Die Qualität einer Parallelpassung wird unter anderem dadurch bestimmt, wie groß die Passflächen sind, die sich bei der Passung einer bestimmten Bauform berühren. Bei zahntechnischen Passungen kann diese absolute Berührungsfläche bei den Geschieben gleicher Bauhöhe und -breite sehr unterschiedlich sein. Wenn diese Passfläche zudem durch zusätzliche aktivierbare Elemente unterbrochen wird, so wird die absolute Berührungsfläche noch verkleinert, wie oben bei der Schwalbenschwanzpassung.

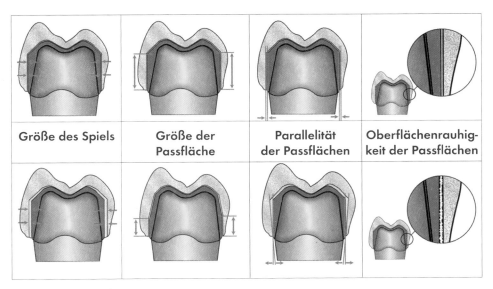

Größe des Spiels	Größe der Passfläche	Parallelität der Passflächen	Oberflächenrauhigkeit der Passflächen

Abb. 453 - 460 Die Qualität von Passungen

Fehleranalyse von Parallelpassungen

Der Gebrauchswert von Parallelpassungen bemisst sich daran, in welchem Umfang sie die definierten Funktionen der Verankerungs- und Stützelemente erfüllen. Horizontale und vertikale Lagesicherung, definierte Haftung und Restgebissversteifung werden durch Passungen gesichert, die ein geringes Spiel und absolute Parallelität aufweisen, keinen Abrieb haben und deren Passteile nicht verlagert sind. Spiel, Parallelität, Abrieb und Verlagerung der Passteile sind vom technischen Verfahren abhängig.

Größe des Spiels

Im zahntechnischen Herstellungsverfahren ist die Größe des Spiels von vielen Faktoren abhängig. Das Primärteil der Passung wird gefräst; das Sekundärteil wird über das Primärteil aus Wachs modelliert, gegossen und ausgearbeitet, wobei folgende Verfahrens- und Systemfehler auftreten können:

- Spannungen bei der Wachsaufbereitung;
- Expansionsungenauigkeiten der Einbettmasse;
- Körnung der Einbettmasse für Oberflächenrauhigkeit;
- Gussfehler wie Lunker, Einschlüsse, Gussperlen;
- zu hohe oder zu niedrige Gusstemperatur;
- Oberflächenbearbeitungsfehler wie Abstrahlen, Glänzen, Schleifen und Polieren.

Typische **Verfahrens- und Systemfehler** wirken sich bei der Herstellung von Parallelpassungen so aus, dass alle Passungsarten wie Spiel-, Übergangs- und Presspassung zufällig entstehen. Dies ist primär nicht der Unzulänglichkeit des Zahntechnikers zuzuschreiben, sondern den besonderen Fertigungsverfahren in der Zahntechnik, die für solche Genauigkeiten unzureichend sind.

Parallelität

Eine exakte Zylinderpassung ist im zahntechnischen Herstellungsverfahren schwierig herzustellen, weil Verfahrens- und Systemfehler auftreten, durch die verschiedene Formen zufällig entstehen: eine echte Zylinderpassung, ein zur Abzugsrichtung umgekehrter Konus oder ein echter Konus.

Beim Fräsen der parallelen Fläche wird die Fräse von Hand geführt, wobei geringe Unterschiede im Arbeitsdruck zur Veränderung der Fräsfläche führen; Rillen oder Rattermarken entstehen.

Wird das zu bearbeitende Teil geringfügig von der Unterlage gehoben oder verkantet, entstehen untersichgehende Teilflächen.

Sind die Lager des Fräsgerätes ausgeschlagen oder ist eine exakte Parallelführung der Fräser nicht möglich, können keine parallelen Fräsflächen hergestellt werden. Ein solcher Systemfehler am Werkzeug und Fräsgerät kann leicht übersehen werden.

Abrieb der Parallelpassungen

Beim Fügen und Trennen der Passteile findet vom Augenblick des ersten Bewegungsbeginns bis zur Endlage über die gesamte Passfläche Gleitreibung statt, bei der ein Abrieb entsteht, der umso größer ist:

- je enger die Passflächen aneinanderliegen; bei sehr geringem Spiel gleiten die Flächen unter größerem Anpressdruck aneinander;
- je größer die Oberflächenrauhigkeit der Passflächen ist.

Selbst bei normalem Gebrauch verändert eine Parallelpassung durch Abrieb ihre Form. Aus einer Übergangspassung wird nach kurzer Tragezeit eine Spielpassung, was den Wert dieser Passung in Frage stellt, wenn keine zusätzlichen Verankerungshilfen angebracht wurden.

Verlagerung der einzelnen Passteile

Vom Stumpf des Modells zum Zahnstumpf im Mund des Patienten können Verlagerungen der Passteile zueinander auftreten. Dabei ist bei passgenauen Parallelpassungen eine Lagedifferenz von 0,2 mm schon so problematisch, dass der Erfolg der gesamten Arbeit in Frage gestellt wird.

Ursachen für Verlagerungen können sein:

- Abformungenauigkeiten; die Primärteile sind nach der Einprobe nicht lagerichtig in den Sammelabdruck gesetzt worden;
- einzelne Primärteile sind auf dem Fräsmodell gegenüber dem Originalmodell verlagert;
- Sekundärteile haben sich bei den durchzuführenden Bearbeitungsgängen verbogen;
- Sekundärteile verlagern sich beim Einzementieren im Mund durch den Platzbedarf des Zements.

Ein Verkanten des Primärteils kann auch entstehen, wenn beide Passteile im Prothesenverband gemeinsam einzementiert werden. Beim Einsetzen muss großer Druck ausgeübt werden, der den Zahnstumpf im Zahnbett verkanten kann. Einsetzrillen am präparierten Zahnstumpf können hier den einfachsten Ausweg bieten.

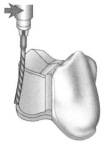

zu hoher Arbeitsdruck
der Fräser verbiegt

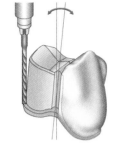

Verkantungen des Fräsmodells
untersichgehende Stellen

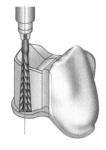

Rundlauffehler bei Fräsern
Rattermarken

Abb. 461 - 462 Die Herstellung der exakten Parallelität ist bei den Primärteilen mit den zahntechnischen Bearbeitungsmöglichkeiten sicher zu erreichen. Dennoch können Verfahrensfehler auftreten, weil der Fräser von Hand geführt wird:

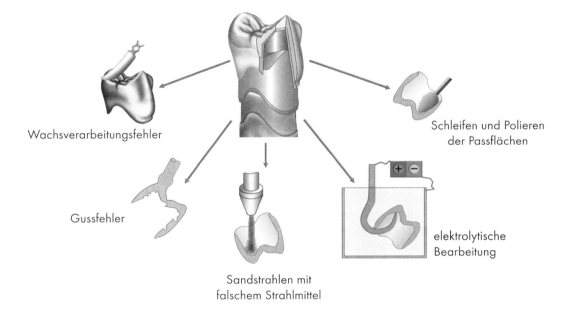

Wachsverarbeitungsfehler

Schleifen und Polieren
der Passflächen

Gussfehler

elektrolytische
Bearbeitung

Sandstrahlen mit
falschem Strahlmittel

Abb. 463 - 468 Die Herstellung des Sekundärteils ist mit zahntechnischen Verarbeitungsverfahren nicht fehlerfrei durchzuführen. Die Passungsqualität wird durch Verfahrens- und Systemfehler beeinflusst, die sich zu einem untragbaren Gesamtfehler summieren können.

Abb. 469 Die Herstellung des Sekundärteils ist mit zahntechnischen Verarbeitungsverfahren nicht fehlerfrei herzustellen. Die Passungsqualität wird durch Verfahrens- und Systemfehler beeinflusst, die sich zu einem untragbaren Gesamtfehler summieren können: Durch zahntechnische Bearbeitungsverfahren entstehen bei der angestrebter Parallelpassung alle drei Passungsarten zufällig: Zylinderpassung, Konuspassung und umgekehrter Konus.

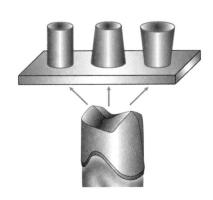

Manuell gefertigte Geschiebepassungen

Zur Gruppe der Parallelpassungen zählt man wegen ihrer Wirkungsweise und ihren physikalischen Eigenschaften manuell gefräste Geschiebepassungen. Diese Parallelpassungen bestehen aus dem Primärteil, das in der Ersatzkrone eingefräst ist, und dem am herausnehmbaren Ersatz befestigten Sekundärteil.

Die klassischen Formen manuell gefertigter Geschiebe wurden von Dr. A. Steiger (Zürich) 1924 beschrieben. Es wird von drei Grundformen ausgegangen:

Ring- oder Zylinderform ist ein okklusal offenes Teleskop, das die Ersatzkrone als geschlossener Ring umfasst. Zur Erhöhung der Haftreibung lassen sich approximal zwei Rillen fräsen, in die entsprechende Stifte greifen, welche aus federnden Drähten bestehen können und aktivierbar sind. Gegen axiale Kaukräfte verhindert eine zervikal umlaufende Stufe ein Abrutschen der Zylinderpassung. Transversale Kräfte werden von diesem Zylindergeschiebe genauso aufgenommen wie von einer geschlossenen Teleskopkrone. Eine mögliche Modifikation ist die Ankerbandklammer.

Die **Ankerbandkrone** ist das Primärteil dieser Geschiebekonstruktion in Form einer Vollkrone mit zirkulärer Parallelfräsung, die eine 0,5 mm breite, zervikale Stufe besitzt. Die Fräsfläche ist an einer Approximalfläche einseitig unterbrochen und weist zwei parallele Begrenzungsrillen auf.

Die **Ankerbandklammer** ist eine einseitig approximal geöffnete Teleskopklammer, die als Sekundärteil auf die Ankerbandkrone gesetzt wird. Sie lässt sich zur Erhöhung der Haft- und Gleitreibungseffekte aktivieren.

Hufeisenform umfasst die Ersatzkrone als halbringförmige Fräsung, in die das passgenaue Sekundärteil greift. Zur Erhöhung der Haftung werden approximale Rillen- und Stiftverankerungen gefräst. Okklusal verlaufende Stegverbindung und zervikale Schulterfräsungen dienen der vertikalen Lagesicherung. Die Stift-, Rillen- und Schulterfräsungen vergrößern die Haftreibungsflächen und versteifen die Konstruktion. Mögliche Bauformen sind das Rillen-Schulter-Stiftgeschiebe und die Umlaufraste mit Schubverteilungsarm. Die Rillen-Schulter-Stiftfräsung wird an einer Verblendkrone angebracht und verläuft über beide approximale und über die linguale Flächen. Die halbringförmige Passfläche endet zervikal in einer zervikalen Stufe, sie besitzt Stifteinlassungen und parallel gefräste Rillen als Flächenbegrenzung sowie eine okklu-

sal verlaufende Rille. Die approximalen und die okklusale Rille sowie die zervikale Stufe bieten den biegesteifen Rahmen für das halbringförmige Sekundärteil; die okklusale Fläche kann durch das Sekundärteil gebildet werden. Die Stifte, aus biegesteifen Drähten, werden in die gegossene Außenkrone eingelötet; es sind aktivierbare Federstifte, die die Haftreibung erhöhen. Die senkrechten Stifte wirken gegen oral abziehende Kräfte.

Eine **Rillen-Schulterfräsung** ist eine um die Stifteinlassungen reduzierte Halbringfräsung.

Die **Umlaufraste** ist eine halbringförmige Parallelfräsung mit zervikaler Stufe auf der Lingualfläche einer Verankerungskrone, an der approximal ein konfektioniertes Geschiebe angesetzt ist. Die Fräsfläche verläuft vom Geschiebe über die Lingualfläche zur gegenüberliegenden Approximalfläche, die als Flächenbegrenzung eine zylindrische Abschlussrille besitzt. Fräsfläche und Zylinderfräsung verlaufen parallel zur Einschubrichtung des Geschiebes. Die Zylinderfräsung kann konisch sein und sich nach okklusal aufweiten; das dient der besseren Handhabung.

Der **Schubverteilungsarm** (Ausgleichselement) ist ein offenes Halbringteleskop mit einem approximalen Stabilisator. Der Schubverteilungsarm fasst in die Umlaufraste, dient der sicheren Lagefindung beim Einsetzen, bietet horizontale und vertikale Lagesicherung und unterstützt die starre Kopplung des konfektionierten Geschiebes.

Umlaufrasten mit Schubverteilern lassen sich auch mit einem federnden Verankerungselement (Druckknopfanker) kombinieren.

T-Form oder T-Geschiebe ist approximal als Hohlform in die Ersatzkrone versenkt. Das T-förmige Sekundärteil sitzt am herausnehmbaren Ersatz. Die Form eines T-Geschiebes erfordert approximal einen hohen Substanzverlust des Zahnes, der evtl. durch eine besonders ausgeprägte Kavität vorhanden ist. Die T-Form wird sowohl manuell gefräst als auch bei industriell gefertigten Geschieben verwendet.

Grundsätzlich gelten für manuell gefertigte Geschiebepassungen dieselben Indikationen wie für Teleskopkronen. Der Vorteil der halbringförmigen RSS-Geschiebe liegt in deren geringerem Platzbedarf gegenüber Teleskopkronen, weil hier der vestibuläre Anteil der Verankerungskrone nicht doppelwandig gestaltet werden muss. Dies macht sie besonders für Frontzähne anwendbar.

Abb. 470 - 475 Die manuell gefrästen Geschiebe-passungen lassen sich auf drei Grundformen zurück-führen. Die häufigste Anwendung in der manuellen Fertigung finden die Zylinderform, als Ringteleskope, und die Hufeisenform als Rillen-Schulter-Stift-Geschie-be.

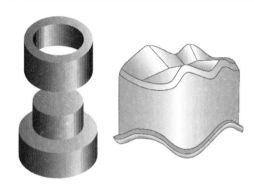

Zylinderform,
in der Anwendung als Ringteleskop
oder okklusal offenes Teleskop

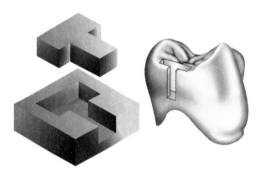

T-Form, in ihrer Anwendung
als T-Geschiebe in konfektionierter Fertigung

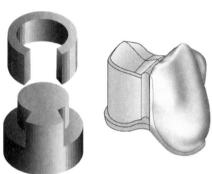

Hufeisenform in der Anwendung
als Halbring mit Rillen und Stiftfräsungen

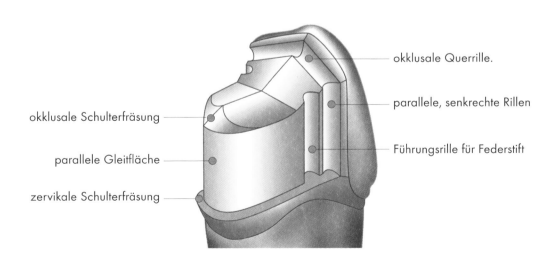

okklusale Querrille.

parallele, senkrechte Rillen

Führungsrille für Federstift

okklusale Schulterfräsung

parallele Gleitfläche

zervikale Schulterfräsung

Abb. 476 Das Prinzip der Rillen-Schulter-Stift-Geschiebe: Die Okklusionsfläche kann bei dem RSS-Geschie-be durch die Unterkrone gebildet oder auch durch die Außenkrone bedeckt werden (wie abgebildet). Wird auf eine zervikale Schulterfräsung verzichtet, so sollte die Okklusionsfläche durch die Außenkrone gebildet oder aber eine kräftige umlaufende okklusaleSchulter gefräst werden.

Umlaufraste mit Schubverteiler

Die Umlaufraste wird parallel in eine Vollkrone eingefräst, während der passende Schubverteiler an einen herausnehmbaren Ersatz als Stützelement integriert ist. Die Verankerungsfunktion muss ein zusätzliches Verankerungselement übernehmen.

Umlaufrasten mit Schubverteilern sind als Stabilierungselemente für grazile konfektionierte Parallelgeschiebe die gängigen Konstruktionsformen. Sie werden auch mit Druckknopfankern wie CEKA- und ZL-Anker verbunden und bieten in dieser Kombination die starre vertikale und horizontale Lagesicherung, während die Druckknopfanker die Retentionsfunktion übernehmen. Der Schubverteilungsarm kann auch als Schienungs- und Verblockungselement mit einer Klammer kombiniert werden. Die Grundform der Doppelarmklammer mit Auflage besitzt dann einen aktiven vestibulären Retentionsarm und einen lingualen Schubverteiler als Führungsarm.

Herstellungsgang Umlaufraste mit Schubverteiler:
Der **Zahnstumpf** wird für die Aufnahme einer Verblendkrone präpariert, wobei die Präparationsgrenze als ausgeprägte Stufe geformt wird. Die orale Zahnsubstanz muss meist stärker als normal abgetragen werden (ca. 1,2 mm). Eine Einsetzrille ist obligatorisch, um Verlagerungen von der Modell- zur Mundsituation zu vermeiden.

Das **Verblendkronengerüst** kann zur Aufnahme einer Kunststoff- oder Keramikverblendung vorbereitet werden. Die Primärkrone lässt sich mit Keramik verblenden, was bei einer Teleskopkrone nicht möglich ist, weil bei dynamischen Belastungen des Außenteleskops die Keramik abplatzen könnte.

Die **Fräsfläche der Umlaufraste** wird in das Gerüst eingelassen und weist eine zervikale Schulterfräsung auf. Die Umlaufrastenfräsung übernimmt dreifache Funktion:

- sie bietet die statische Abstützung;
- die Stufentiefe sichert die Materialstärke des Schubverteilers und
- dient der Stabilität gegen Aufbiegen.

Zwischen Verblendung und Fräsfläche verbleibt ein 0,5 mm breiter Metallsteg zur Unterstützung des Verblendmaterials. Die Umlaufraste muss eine Minimalhöhe von 2,5 mm besitzen, wodurch bei Frontzähnen die orale Zahnform etwas kräftig ausfallen kann. Die Fräsfläche endet approximal in der parallelen (oder konischen) Abschlussrille, die gegen transversal abziehende Kräfte nach lingual wirksam wird.

Zur **Versteifung** gegen Aufbiegung des Halbringes und um das Einpressen von Speisen zu vermeiden können die Übergänge von der Fräsfläche zu den okklusalen Kronenanteilen abgeschrägt werden oder in einer okklusalen Schulterfräsung enden.

Die Umlaufraste wird direkt in die Ersatzkrone modelliert/gefräst, dann eingebettet und gegossen. Beim **Fräsen** der Passflächen ist auf folgendes zu achten:

- Fräsflächen besitzen vollkommene Parallelität;
- Fräsfläche und konfektioniertes Geschiebe liegen parallel;
- beide Anteile sind in der Einschubrichtung parallel;
- es wird ein Fräsmodell mit Frässockel angefertigt.

Der **Schubverteiler** wird mit dem Prothesengerüst zusammen modelliert. Er bedeckt die gefrästen Passflächen und Schulterfräsungen völlig; er ergänzt die anatomische Form des Zahnes; seine Materialstärke beträgt mindestens 0,5 mm und die Übergänge überlappen etwas, um anfiniert werden zu können.

Manuell gefertigte Konstruktionen stellen hohe handwerkliche Ansprüche und weisen große Passungstoleranzen auf. Werden manuell gefertigte Parallelpassungen mit konfektionierten Parallelgeschieben kombiniert, wirkt sich die unterschiedliche Passungstoleranze einseitig aus: Die geringere Passungstoleranz der konfektionierten Bauteile erzeugt einen festeren Sitz; die konfektionierten Elemente müssen den Großteil der Belastungen aufnehmen und werden überlastet.

Fehleranalyse zur Umlaufraste:

- **Fehlende Parallelität:** Verlaufen die Passflächen positiv konisch, erfolgt keine Gleitreibung, die Haftreibung ist abhängig von der Fräsflächenneigung. Sind die Passflächen negativ konisch, untersichgehend, lassen sich die Passteile nicht fügen.
- **Passfläche ist niedriger** als 2,5 mm und die absolute Berührungsfläche der Passung zu gering. Diese Höhe bietet keinen stabilen Halt gegen Verkantung, Verdrehung und bei Kaukraftübertragung und bietet zu wenig Haftreibungsfläche.
- **keine zervikale Schulter** und dadurch zu lange Rillen. Ohne zervikale Schulterfräsung ist die vertikale Lagesicherung gefährdet
- **keine okklusale Schulter,** sondern als scharfe Kante am Rand der Fräsfläche. Dadurch wird leicht Speise zwischen die Passflächen gepresst.

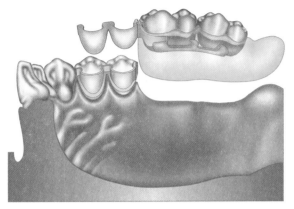
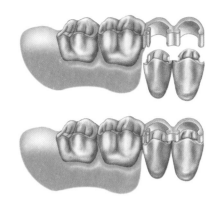

Abb. 477 - 478 Eine Umlaufraste mit Schubverteiler wird als Stabilierungselement für konfektionierte Konstruktionselemente verwendet und soll die starre vertikale und horizontale Lagesicherung für den herausnehmbaren Ersatz, hier einem Monoreduktor, übernehmen. Umlaufraste und Schubverteilungsarm verlaufen über die Lingualflächen der Pfeilerzähne; zur Lagestabilät sind approximale Stabilisierungsrillen parallel zum konfektionierten Geschiebe gefräst.

Abb. 479 Die Umlaufraste für den Schubverteilungsarm wird parallel zum konfektionierten Geschiebe gefräst und weist approximale Stabilisierungs- bzw. Abschlussrillen auf. Verläuft die Umlaufraste über zwei Pfeilerzähne, kann die Stabilisierungsrille als Interlockfräsung angefertigt werden. Die zervikale Schulter bietet die vertikale Lagesicherung, die okklusale Schulter bietet den oberen Abschluss der Fräsfläche.

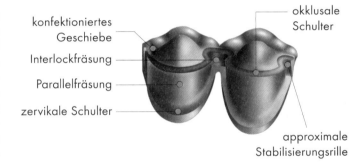

konfektioniertes Geschiebe
Interlockfräsung
Parallelfräsung
zervikale Schulter
okklusale Schulter
approximale Stabilisierungsrille

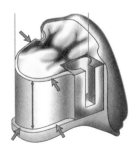
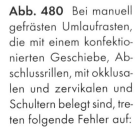
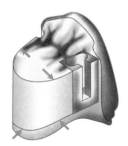
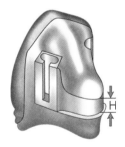
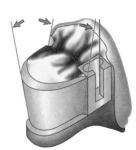

Abb. 480 Bei manuell gefrästen Umlaufrasten, die mit einem konfektionierten Geschiebe, Abschlussrillen, mit okklusalen und zervikalen und Schultern belegt sind, treten folgende Fehler auf:

Abb. 481 Fehlen okklusale und zervikale Schulter, endet der Schubverteiler in scharfen Kanten und es fehlt die vertikale Lagesicherung; Speisen können zwischen die Passflächen gelangen.

Abb. 482 Die Höhe (H) der parallelen Passfläche ist kleiner als 2,5 mm und die absolute Berührungsfläche der Passung zu gering; diese Höhe reicht für eine stabile Lagesicherung nicht aus.

Abb. 483 Die Passflächen verlaufen nicht parallel. Sind die Passflächen und Rillen negativ konisch, untersichgehend, lassen sich Umlaufraste und Schubverteiler nicht zusammenfügen.

Teleskopkrone

Teleskopkronen sind Doppelkronen, bei denen die Innenkrone auf dem beschliffenen Zahnstumpf zementiert wird, während die Außenkrone mit einem herausnehmbaren Zahnersatz gekoppelt wird. Die Passflächen der teleskopierenden Bauteile können als Parallel- oder Konuspassungen gearbeitet werden. Eine Teleskopkrone nach dem Prinzip der Parallelpassung besteht aus zwei Konstruktionsteilen, wobei das Innenteleskop (Primärteil) wenigstens zwei gegenüberliegende planparallele Flächen hat und vom Außenteleskop (Sekundärteil), das anatomische Zahnform besitzt, vollständig umschlossen wird.

Das **Innenteleskop** wird im Fräsverfahren hergestellt und hat planparallele Außenflächen. Meist reichen die approximal gegenüberliegenden Parallelflächen für die Haftung aus, während, die vestibulären und lingualen Flächen konisch verlaufen. Die parallelen Flächen müssen eine geringe Rauhigkeit für Haftreibungseffekte aufweisen. Die im zahntechnischen Verfahren polierten Oberflächen erreichen gerade die notwendige Rauhigkeit.

Das Innenteleskop wird auf den Zahnstumpf zementiert, der für eine definierte Einschubrichtung eine Einsetzrille aufweist.

Bei einem **Teleskopkronenverband** mit mehreren Innenteleskopen müssen alle teleskopierenden Flächen entsprechend der Einschubrichtung gleiche Parallelität aufweisen. Geringste Abweichungen verursachen Spannungen. Das Innenteleskop ist okklusal flach, mit abgeschrägten Übergängen zu den Fräsflächen zur leichten Lagefindung beim Einsetzen.

Das **Außenteleskop** ist abnehmbar und hat eine anatomische Form als Vollgusskrone, Verblendkrone oder okklusal offenes Ringteleskop und auch als teleskopierende Bandklammer (Ankerbandklammer), die auf einer zirkulären Stufe am Innenteleskop abgestützt ist. Das Außenteleskop berührt die parallelen Flächen des Innenteleskops vom ersten Aufsetzen über die gesamte Haftfläche gleichmäßig bis zum Anschlag. Die Haftung der Teleskopteile erfolgt über Haft- und Gleitreibungseffekte; zusätzlich können federnde Elemente oder Verriegelungen eingesetzt sein.

Forderungen an Teleskope:
- leichtes Fügen und Trennen der Passteile;
- definierte Endlage als starre Verbindung;
- Haftung in der Ruhelage durch Haftreibung;
- abriebfeste Passung;
- grazile parodontalhygienische Form.

Indikation von Teleskopkronen

Teleskopkronen finden bei herausnehmbaren Brücken und herausnehmbaren partiellen Prothesen ihren Einsatz. Parallel geführte Passung bietet eine festgelegte Einschubrichtung und in einer definierten Endlage eine exakt starre Verbindung zwischen Prothese und Restgebiss. Teleskopverbünde auf mehreren Pfeilern sichern eine hervorragende Versteifung des Restgebisses durch Sekundärverblockung. Die hygienischen Verhältnisse sind bei Teleskopkronen besonders günstig.

Eine **doppelwandige Krone** erfordert einen größeren Platzbedarf und größeren Substanzverlust des Zahnes bei der Präparation als normale Ersatzkronen. Die Herstellung eines Teleskops erfordert einen wesentlich höheren Arbeitsaufwand und ist damit fehleranfälliger. Zusätzliche, in die Doppelkrone eingebrachte Retentionen erfordern weiteren Platzbedarf und noch aufwendigere Technik, die auch wieder fehleranfällig ist.

Zusätzliche Retentionselemente für Teleskopkronen sind hauptsächlich konfektionierte Bauteile in Form von aktivierbaren federnden und passiven verriegelbaren Elementen. Es sind Elemente für den primären und den nachträglichen Einbau, zur Kompensation einer zu geringen Haftung und Lagestabilisierung der Passteile.

Aktivierbare federnde Elemente sind konfektionierte Systeme, die primär in das Außenpassteil integriert werden müssen. Das federnde Element der Außenkrone rastet in eine Nut auf der Innenkrone ein und hält die Passteile durch Klemmwirkung.

Es werden von den verschiedenen Herstellerfirmen viele solcher intrakoronaler Halteelemente angeboten, deren Federelemente aktivierbar und austauschbar sind (z. B. Pressomatic nach Romagnoli, Ipsoclip nach Guglielmetti, Snap-Attachement, Blattfedern). Aktivierbare Elemente können überspannt werden, so dass das Parodontium beim Abziehen des Teleskops überlastet wird. Zu große Spielpassungen lassen sich mit den Halteelementen nicht stabilisieren.

Elemente zum **nachträglichen Einbau** für abgenutzte Passteile sind meist gummiartige Noppen, die in die Außenkrone eingeklebt werden. In das Außenteleskop wird eine schräge Vertiefung gefräst und der Gumminoppen so eingeklebt, dass er eine geringfügige Erhebung auf der Passfläche bildet und am Inneteleskop reibt.

146

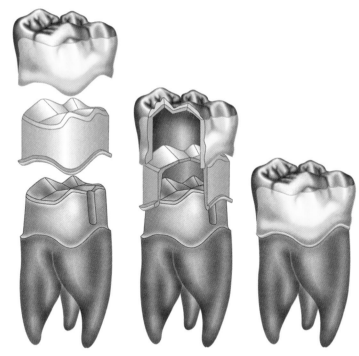

Abb. 484 - 486 Eine Form der Parallelpassung stellen Teleskopkronen dar. Diese Doppelkronen bestehen aus einer Innenkrone als Innenpassteil und einer Außenkrone als Außenpassteil. Teleskopkronen sind so konstruiert, dass wenigstens zwei sich gegenüberliegende Außenflächen der Innenkrone parallel verlaufen. Die Außenkrone besitzt anantomische Form und ist in der Innenwandung der Innenkrone angepasst. Der zervikale Kronenrandschluss wird von der Innenkrone gebildet, die Außenkrone endet ca. 2 mm oberhalb des Zervikalrandes. An der Innenkrone kann eine zervikale Schulter vorbereitet sein, oder die Außenkrone hat einen verlaufenden Rand, der technisch schwer herstellbar und meist instabil ist.

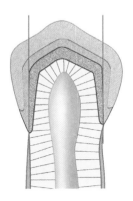
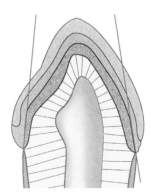

Abb. 487 - 488 Die doppelwandige Teleskopkrone benötigt mehr Platz als eine normalwandige Krone, daher muss ein Zahn stärker beschliffen werden. Dennoch entstehen relativ klobige Formen des Außenteleskops, weil die Parallelwände des Innenteleskops die anatomische Zahnform nicht unterstützen. Werden nur die Approximalflächen parallel gesetzt, lässt sich die Vestibulärfläche relativ grazil gestalten.

Abb. 489 - 490 Eine Sonderform der Teleskopkronen stellt das okklusal offene Ringteleskop dar. Der teleskopierende Teil ist ein Ring, der entweder durch eine zervikale Stufe im Innenteleskop oder durch eine okklusale Schulter abgestützt wird. Die okklusale Schulter an dem Ringteleskop hat den Vorteil, dass keine Speise zwischen die Passteile gepresst wird, weil der Spalt zwischen den Teilen horizontal gerichtet ist.

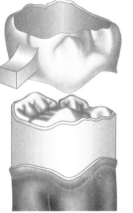
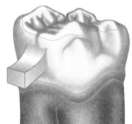

Abb. 491 Für ein Innenteleskop lassen sich die nachstehenden Fehleranalysefakten finden:

Okklusionsfläche ist glatt, fast plan mit hinreichendem Interokklusalspalt.

Fräsflächen sind glatt ohne Rattermarken, Kratzer oder Rillen.

Fräsflächen sind nach okklusal zum gleichmäßig schrägen Übergang von ca. 45° abgefast.

Mindesthöhe der Fräsflächen ist halbe Kronenhöhe; diese Mindesthöhe soll zirkulär erreicht sein.

Fräsflächen sind rundumlaufend parallel oder zwei gegenüberliegende Flächen sind parallel

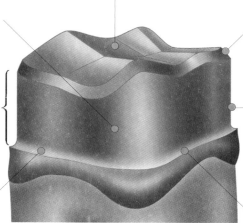

Zervikale Schulterfräsung zeigt gleichförmigen Verlauf zirkulär auf annähernd gleicher Höhe.

Zervikale Schulterfräsung ist ca. 0,3 mm breit und nicht ausladend über dem Parodontium mit scharfkantigem Übergang zum Kronenrand.

Abb. 492 Für eine Umlaufraste lassen sich die nachstehenden Fehleranalysefakten finden:

Oberflächen von Stabilisierungsrille und Umlaufraste sind glatt (poliert) ohne Rattermarken, Kratzer oder Rillen.

Geschiebe, Umlaufraste und approximale Stabilisierungsrille verlaufen parallel innerhalb der Einschubrichtung.

Umlaufraste, Geschiebe und Stabilisierungsrille haben annähernd gleiche Verlaufshöhe, ca. halbe Kronenhöhe.

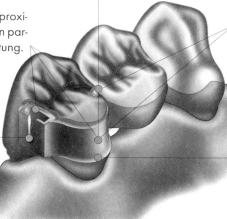

Konfektioniertes Geschiebe wird intrakoronal angebracht mit fließenden Formübergängen zu Umlaufraste und Schulterfräsungen.

Zervikale Schulterfräsung verläuft gleichförmig annähernd parallel zum Zahnfleischrand mit fließendem Übergang zu Rille und Geschiebe

Abb. 493 In der Okklusalansicht einer Umlaufraste sind die nachstehenden Fehleranalysefakten zu finden:

Okklusale Schulterfräsung muss zum Geschiebe einen fließenden Übergang für Abdeckung des Geschiebes durch Prothesengerüst bieten.

Übergang von der Stabilisierungsrille zum Brückenglied darf die interdentale Verbindung zwischen Brückenglied und Krone nicht reduzieren

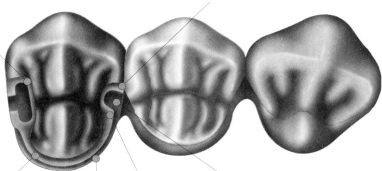

Okklusale Schulterfräsung muss gleichmäßig breit (ca. 1,5 mm) ohne scharfkantigen Übergang zur Kaufläche verlaufen

Stabilisierungsrille muss eine hinreichende Breite aufweisen

Okklusale Schulterfräsung bietet zur Stabilisierungsrille einen fließenden Übergang für das Prothesengerüst.

Zervikale Schulterfräsung ist ca. 0,3 mm breit und nicht ausladend zum Parodontium.

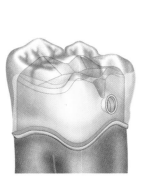
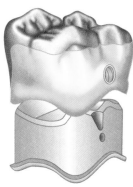

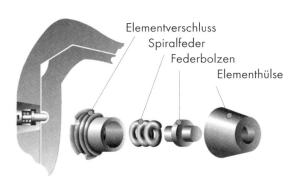

Elementverschluss
Spiralfeder
Federbolzen
Elementhülse

Abb. 494 - 495 Eine aktive Verankerungshilfe in Form eines Federbolzens ist im Außenteleskop untergebracht, der in der Ruhelage in eine Nut der Innenkrone einrastet. Eine Kerbe okklusal am Innenteleskop ermöglicht eine sicheres Fügen des Federbolzens.

Abb. 496 Die Bauteile der zusätzlichen Federbolzenverankerung, hier das Ipsoclip, sind grazil gebaut, um in der Außenwandung des Sekundärteils untergebracht zu werden. Der Federbolzen und die Spiralfeder sind auswechselbar.

Konuspassungen

Die Konuskronen (nach K H. Körber) sind manuell gefertigte Passungen in Form teleskopierender Doppelkronen. Das Primärteil besitzt die Positivform eines Konus und wird als Innenkonus bzw. Innenkrone bezeichnet, das Sekundärteil wird Außenkonus bzw. Außenkrone genannt und besitzt anatomische Zahnform.

Ein **Konus** ist ein Kegelstumpf, der in einen analogen Hohlkegel hineinpasst, dabei sind die Außenflächen des Kegelstumpfes parallel zu den Innenflächen des Hohlkegels. In der Technik ist der Konus definiert durch die Höhe des Kegelstumpfes, auf der sich der Durchmesser um 1 mm verändert. Der okklusale Durchmesser des Primärteils einer Konuskrone ist kleiner als der Durchmesser im zervikalen Bereich.

Die **Flächen** eines Konus lassen sich zum ursprünglichen Kegel verlängern. In der Spitze des Kegels liegt der Kegelwinkel. Wird dieser Winkel durch die Mittelachse des Kegels halbiert, so erhält man den Konuswinkel.

Der **Konuswinkel** lässt sich messen zwischen einem Parallelometerstift und der Konusfläche. Daher wird der Konuswinkel als der Bearbeitungswinkel zwischen der Außenfläche des Konus und der Parallelometerachse definiert. Zur Beschreibung der Konusform wird in der Zahntechnik dieser Konuswinkel verwendet, weil sich mit ihm die Haftkraft der Konuspassung festlegen lässt.

Die **Mittelachse** eines Konus liegt parallel zur Einschubrichtung. Der Konuswinkel kann von dieser Einschubrichtung aus gemessen werden. Es gibt Fälle, in denen die Mittelachsen einzelner Konusse eines Pfeilerverbandes von der Einschubrichtung abweichen, wobei eine Konusfläche mit der Einschubrichtung parallel verläuft und die übrigen Konusflächen einen positiven Winkel zur Einschubrichtung aufweisen. Dies tritt ein, wenn Pfeilerzähne stark gegeneinander gekippt sind.

Die **Haftkraft eines Konus** tritt erst auf, wenn sich die Innen- und die Außenkrone in der Ruheposition berühren. Bei einer Parallelpassung tritt von der ersten Berührung der Passflächen bis zum völligen Ineinanderschieben der Passteile Gleitreibung auf. Setzt man einen Konus in einen passenden Hohlkegel, tritt Haftung ein, wenn sich die ebenen Flächen der beiden Teile in der Endlage berühren.

Gleitreibung und Abrieb treten bei einer Konuspassung nicht auf, denn erst in der Endlage der Konstruktion kommt es zur Berührung der Passungsflächen, ohne dass diese Flächen unter Kontakt aneinandergleiten.

Wird eine teleskopierende Konuspassung zusammengefügt, liegen die Konusflächen nicht locker auf, sondern sie pressen sich aneinander, je mehr man auf das Außenpassteil drückt. Der Innenkonus wird wie ein Keil in die Außenkrone geschoben, wodurch sich die Außenkrone geringfügig elastisch verformt. Die Berührungsflächen pressen sich fest zusammen und Haftreibung entsteht.

Das **physikalische Prinzip** der Haftkraft, die sowohl von der Anpresskraft durch Einsetzen und Kaudruck als auch vom Konuswinkel abhängt, lässt sich an einem Keil erklären: Werden verschieden spitze Keile mit gleicher Kraft in einen Holzklotz getrieben, so wird ein spitzer Keil tief eindringen und fest sitzen bleiben, ein stumpfer Keil dringt schwer ein und lässt sich leicht entfernen, während ein noch stumpferer Keil nicht eindringt, sondern immer wieder herausspringt.

Der **Zusammenhang** zwischen Haftkraft und Konuswinkel lässt sich durch Berechnungen und experimentelle Untersuchungen feststellen und graphisch darstellen: Auf der waagerechten Linie (Abszisse) werden die Gradzahlen aufgetragen und auf der senkrechten Linie (Ordinate) die entsprechenden Haftwerte. Ein kleiner Konuswinkel erzeugt eine große Haftkraft, während ein großer Konuswinkel eine kleine bzw. keine Haftkraft aufweist.

Auf **Haftkraft und Konuswinkel** bezogen unterscheidet Körber zwischen:

- Haftkonus (Haftanker) mit einem Konuswinkel von 5,5° (Kegelwinkel 11°);
- Normalkonus (Normalanker) mit einem Konuswinkel von 6° (Kegelwinkel 12°);
- Stützkonus (Stützanker) mit einem Konuswinkel von 6,5° (Kegelwinkel 13°).

Es lassen sich Konuskronenverbände herstellen, deren Kronen unterschiedliche Konuswinkel zwischen 5,5 - 6,5° unterschiedliche Haftkräfte erzeugen:

- Konuswinkel unter 5,5° erzeugen zu große Haftkräfte (das Mehrfache der Anpresskraft)
- Konuswinkel über 6,5° haben keine definierte Haftkraft mehr.

Der Vorteil der Konuskronen liegt darin, dass wie bei anderen gebräuchlichen Passungen die Haftkraft vorher festgelegt, geplant und damit therapeutisch genutzt werden kann.

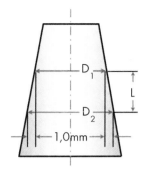

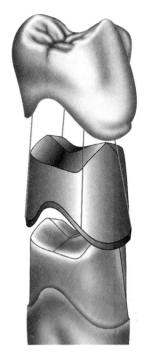

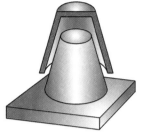

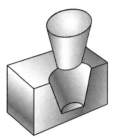

Abb. 497 - 498 Nach der DIN 254 ist der Konus ein Kegelstumpf, der sich auf einer bestimmten Höhe um 1 mm im Durchmesser verändert; das ist der Verjüngungsgrad des Konus.

Abb. 499 - 500 Ein Konus ist ein Kegelstumpf, dessen Seitenwände schräg aufeinander zugestellt sind. Eine Konuskrone ist eine Doppelkrone, deren Innenkrone die Positivform eines Konus aufweist. Die Passflächen der Doppelkrone verlaufen parallel. Eine Konuspassung ist eine lösbare Verbindung.

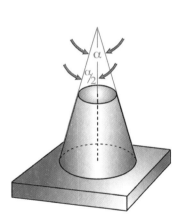

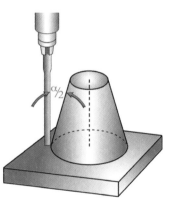

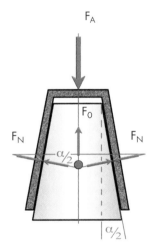

Abb. 501 - 502 Die Schrägstellung der Seitenwände eines Konus kann anhand des Kegelwinkels (α), zu dem sich ein Konus erweitern lässt, bestimmt werden. Der Konuswinkel ist der halbe Kegelwinkel ($\alpha/2$). Der Konuswinkel zeigt die Schrägstellung der Seitenwände zur Senkrechten an.
Der Konuswinkel kann mit einem Parallelometer gemessen werden. Der Winkel zwischen dem Parallelometerstab und der Konuswandung gibt den Konuswinkel an.

Abb. 503 Die Passflächen der Konuskrone kommen in der Endlage in Kontakt und es tritt Haftreibung auf. Wird der Außenkonus mit der Anpresskraft F_A aufgesetzt, entsteht an den Passflächen eine Flankenkraft, die senkrecht auf den Flächen steht und als Normalkraft F_N bezeichnet wird. Die Größe der Haftreibungskräfte ist abhängig vom Konuswinkel.

Gebrauchswert von Konuspassungen

Bei Konuspassungen lässt sich die Haftkraft in Abhängigkeit vom Konuswinkel und damit der Halt einer partiellen Prothese variabel festlegen. Sie lösen sich ohne Gleitreibungseffekte und weisen daher praktisch keinen Verschleiß auf.

Verarbeitungsfehler können von Konuskronen in gewissem Umfang toleriert (ausgeglichen) werden, was im einzelnen erläutert wird:

Gussungenauigkeiten durch falsche Gusskonstruktion werden vom Konus vollkommen toleriert, weil sich bei unterschiedlichen Toleranzen der Konen die Passung nicht verändert. Eine zu groß geratene Außenkrone lässt sich tiefer aufsetzen, während sich eine zu kleine Außenkrone nicht ganz aufschieben lässt. An der Haftkraft ändert sich nichts.

Konuskronenverbände können durch einfaches Einlegen und den Kontaktschluss der Zahnreihen eingesetzt werden; die Konuskrone findet ihre Endlage von selbst. Ebenso findet man bei Konuskronen mit passgenauer Herstellung einen vollständigen Randschluss, der eine Geruchsentwicklung unter einer Konuskrone verhindert.

Als **Konustoleranz** bezeichnet man die Eigenschaft der Konuspassungen, Lageabweichung von der Modell- zur Mundsituation bei einzelnen Konuskronen eines Konuskronenverbands auszugleichen. Wenn die Konuskronen für einen Pfeilerverband einzeln nach einer Einschubrichtung angefertigt werden und es dann zwischen der Modellsituation und der Mundsituation zu Lageabweichungen kommt, können die einzelnen Kronen nach einem neuen Abdruck der realen Mundsituation starr verbunden werden, ohne dass es zu Passungsstörungen des Kronenverbandes kommt. Dies jedoch nur, wenn sich die Lageabweichungen im Bereich des Konuswinkels bewegen.

Konuskronen können im okklusalen Bereich stets schlanker gearbeitet werden, was der natürlichen Zahnform entgegenkommt.

Die **Versorgung von Lückengebissen** mit zur Einschubrichtung hin konvergierenden Pfeilerzähnen ist mit einem Konusverband einfacher zu versorgen als mit Parallelpassungen. Die schräg stehenden Zahnstümpfe werden mit konischen Unterkronen versehen, die alle auf eine Einschubrichtung bezogen sind. In den durch Konvergenz eingeengten Lückenbereich lassen sich geringe Konuswinkel einsetzen, die an der gegenüberliegenden Seite der Krone durch den Ergänzungswinkel ausgeglichen werden.

Die **Nachteile der Konuskronen**

Ist die **Außenkrone überdimensioniert** durch Gussfehler, so kann dieser Fehler durch Tiefersetzung der Krone ausgeglichen werden; man kürzt die Innenkrone um den nötigen Betrag, um die Außenkrone tiefer zu setzen. Zwar passt und haftet dann ein solchermaßen behandelter Konus, doch ist nun die okklusale Beziehung zum Antagonisten um den Betrag des Tiefersetzens gestört. Bei exakt rekonstruierten Kauflächen ist das ein Fehler, der nicht toleriert werden kann.

Ist der **Außenkonus unterdimensioniert**, also zu klein, kommt es zur Bisserhöhung, was dem Patienten nicht zugemutet werden kann. Abhilfe könnte eine gezielte Politur des Innenkonus schaffen, um Material abzutragen. Dies ist jedoch nicht ganz einfach, weil das Material nicht gleichmäßig sicher abgetragen wird. Man könnte auch die Innenseite der Außenkrone behandeln (eventuell mit einem Sandstrahlgerät).

Der **Reibwert** verändert sich in beiden Fällen durch die Oberflächenrauhigkeit; meist variiert dann auch der Konuswinkel an den Bearbeitungsflächen. Die Haftkraft des Konus, die durch den Konuswinkel exakt bestimmbar war, wird unkontrolliert verändert.

Abweichungen in der Passgenauigkeit führt zu okklusalen Störungen, wenn die Außenkrone ein vollständiges Kauflächenrelief besitzt. Wird die Außenkrone nachträglich noch okklusal verblendet, kann diese Fehlerquelle ausgeglichen werden.

Bei **Abweichungen im Konuswinkel** zwischen den Passteilen kommt es zu markanten Störungen, weil die Passteile sich nur noch linienförmig berühren und sich ineinander verkeilen. Die Haftkräfte sind beim Verkeilen nicht mehr kalkulierbar.

Lageabweichungen der einzelnen Konusse von der Modellsituation zur Mundsituation werden zwar toleriert, wenn die Abweichung im Bereich des Konuswinkels bleibt, doch sind auch hier okklusale Störungen zu erwarten, wenn die Außenkrone ein dem Antagonisten angepasstes Kauflächenrelief enthält.

Der **größte Nachteil** der Konuspassung ist, dass die Haftkraft nicht nur vom Konuswinkel abhängig ist, sondern auch von der Fügekraft der Passteile. Durch die Kaukraft kann sich eine Konuskrone dermaßen auf der Unterkrone verkeilen, dass die zulässige Grenze für die Haftkraft von 10 Newton bei weitem überschritten wird.

Abb. 504 - 509 Der Vergleich mit einem Keil zeigt, dass die Größe des Konuswinkels direkten Einfluss auf die Haftkraft des Konus hat: je kleiner der Konuswinkel, also je steiler der Keil, um so größer die Flanken bzw. die Normalkräfte an den Konusseiten.

Wird der Konus- bzw. Keilwinkel größer, nehmen die Flankenkräfte ab. Das kann so weit gehen, dass der Keil bzw. der Konus abspringt. Das hängt damit zusammen, dass die Hangabtriebskräfte größer als die Haftreibungskräfte werden.

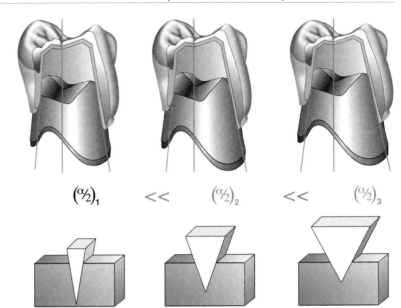

$$(\alpha/_2)_1 \quad << \quad (\alpha/_2)_2 \quad << \quad (\alpha/_2)_3$$

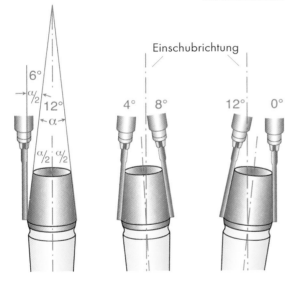

Abb. 510 - 512 Der günstigste Konuswinkel für zahntechnische Konstruktionen beträgt nach K. H. Körber 6°, was einem Kegelwinkel von 12° entspricht. Wenn bei schrägstehenden Zähnen innerhalb eines Konuskronenverbandes die Konusachse nicht mit der Zahnachse übereinstimmt, so kann diese Differenz noch toleriert werden in einem Bereich bis zu 12°.

Die gewählte Einschubrichtung ist die Achse, auf die die Konuswinkel bezogen werden. Wählt man bei einem Konus an einer Seite 8° und auf der gegenüberliegenden Seite einen Winkel von 4°, so ergibt das einen Kegelwinkel von 12°.

Abb. 513 - 514 Um zu einer gleichmäßig dünnen Wandstärke der Innenkrone zu kommen, lassen sich an einer Krone die Konuswinkel der verschiedenen Seiten variieren. Entscheidend ist nur, dass die Summe sich gegenüberliegender Winkel den gewünschten Kegelwinkel ergibt. Wird ein Kegelwinkel von 12° gewählt, so muss die Summe der gegenüberliegenden Konuswinkel eben diese Gradzahl ergeben. Für einen normalen Haftkonus sind 12° angebracht. Soll der Konus besonders stark haften, so muss ein Kegelwinkel von weniger als 12° gewählt werden.

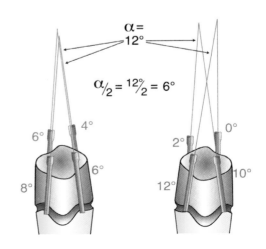

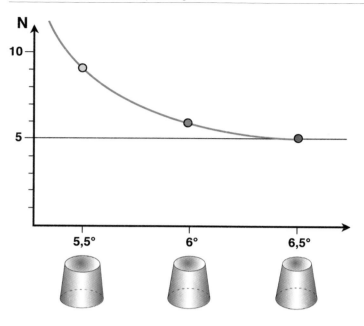

Abb. 515 Die Haftkraft des Konus ist abhängig vom Konuswinkel. Nach K. H. Körber lassen sich die Mittelwerte der Haftkraft für drei Konuswinkel funktionsbezogener Konusse definieren:

5,5° erzeugen einen Haftanker mit ca. 10 N Haftkraft;

6° erzeugen einen Normalanker mit ca. 6 N Haftkraft;

6,5° erzeugen einen Stützanker mit ca. 5 N Haftkraft.

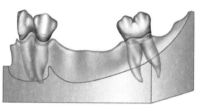

Abb. 516 - 518 Die Versorgung eines Lückengebisses mit konvergierender Zahnstellung ist besonders schwierig. Eine normale Brücke lässt sich nicht einsetzen, wenn die Zahnstümpfe untersichgehende Bereiche aufweisen. Eine solche Brücke müsste zweiteilig sein und mit einer Verschraubungsstelle im Mund zusammengefügt werden.

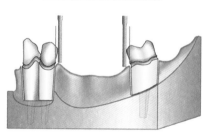

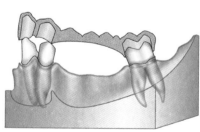

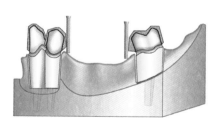

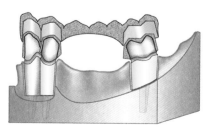

Abb. 519 - 520 Eine Konuskronenbrücke kann selbst bei sehr schräg stehenden Zähnen die Lösung sein. Die untersichgehenden Zahnstümpfe werden mit konischen Unterkronen versehen, die alle auf eine Einschubrichtung bezogen sind. Die Konuskronenbrücke lässt sich ohne Schwierigkeit einsetzen. Eine herausnehmbare Brücke bietet außerdem den Vorteil einer günstigeren Parodontalhygiene.

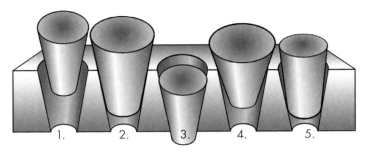

Abb. 521 Konuspassungen lassen sich auch bei Fertigungsungenauigkeiten zusammenfügen:
1. Eine konusförmige Bohrung ist vorgegeben und der Konus ist passgenau.
2. Der Konus ist zu groß, dennoch haben die Passflächen Haftreibungskontakt und erfüllen die Funktion.
3. Der Konus ist zu klein und rutscht tiefer in die Bohrung; er erfüllt die nötige Haltefunktion.
4. Der Winkel des Konus ist größer als der der Bohrung; der Konus verkeilt sich in der Bohrung und hält.
5. Der Winkel der Bohrung größer ist als der des Konus, der Konus verkeilt sich in der Bohrung und hält.
Bei Konuskronen werden solche Fehler innerhalb eines Kronenverbandes toleriert.

Abb. 522 - 526 Der schematische Herstellungsgang einer Konuskronenkonstruktion:

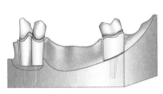

1. Zunächst wird ein Stumpfmodell hergestellt, die Präparationsgrenzen freigelegt und gekennzeichnet.

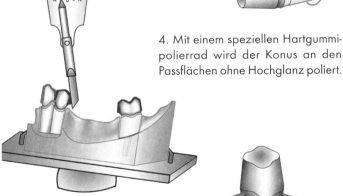

4. Mit einem speziellen Hartgummi-polierrad wird der Konus an den Passflächen ohne Hochglanz poliert.

3. Unterkronen werden in Wachs modelliert, gegenüberliegende Flächen weisen den Kegelwinkel auf.

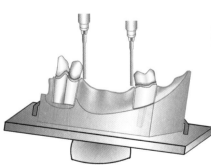

2. Modell wird im Parallelometer eingerichtet: Man wählt eine Einschubrichtung, bei der an allen Stümpfen die untersichgehenden Bereiche am geringsten sind.

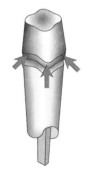

5. Der hochglanzpolierte Kronenrand schont das Parodontium und macht den Konusrand sichtbar.

Industriell gefertigte Geschiebepassungen

Industriell gefertigte Geschiebepassungen werden als Konstruktionselemente, prothetische Hilfsteile, konfektionierte Fertigteile oder als Präzisionsgeschiebe bezeichnet.

Die **prothetischen Hilfsteile** sind Konstruktionselemente in Form zweiteiliger, teleskopierender (Parallel-)Passungen in sehr kleinen Abmessungen, bestehend aus dem Primärteil an einer festsitzenden Krone und dem Sekundärteil am herausnehmbaren Zahnersatz. An beiden Passteilen sind Lötplatten oder Retentionsteile angebracht, womit eine unlösbare Verbindung zur festsitzenden Krone einerseits und zum herausnehmbaren Ersatz andererseits hergestellt werden kann.

Diese **konfektionierten Fertigteile** weisen keinen Unterschied in ihrer Funktion und den physikalischen Eigenschaften zu den bereits erläuterten Parallelpassungen auf. Sie besitzen Passflächen von hoher Genauigkeit und geringem Spiel. Diese Exaktheit liegt in der Herstellungsart begründet. Die prothetischen Hilfsteile werden mit hochwertigen, computergesteuerten Spezialwerkzeugmaschinen in nur kleinen Stückzahlen hergestellt.

Die **Passteile** werden in computergesteuerten, spangebenden Umformverfahren wie Drehen, Fräsen und Bohren oder in geeigneten Kaltumformverfahren wie Ziehen oder Stanzen gefertigt. Die beiden genannten Verfahren der Kaltumformung und spanabhebenden Umformung sind besonders geeignet, exakte Passteile zu produzieren, so dass das Prädikat: Präzisionsgeschiebe zu Recht gilt. Komplizierte Formteile produziert man in hochwertigen Präzisionsgussverfahren.

Die **physikalischen Materialeigenschaften** wie Festigkeit, Härte, Abriebfestigkeit und Oberflächenglätte erreicht man durch die spezifischen Werkstoffe. Neben den physikalischen Eigenschaften müssen diese Werkstoffe biokompatibel, d. h., gewebsverträglich sein. Da sie auch an Konstruktionen der Aufbrennkeramik verlötet oder angegossen werden, müssen sie besonders hochschmelzend und warmfest sein. Besondere zahntechnische Verarbeitungsmethoden wie Absäuern und Glänzen oder andere elektrolytische Verfahren dürfen diese Werkstoffe ebenfalls nicht verändern. Im allgemeinen bestehen daher die Passteile aus den bewährten Edelmetalllegierungen wie Gold-Platin, Platin-Iridium, aber auch Silber-Palladium.

Federnde Elemente dieser Geschiebepassungen (Federn, Federstifte, Blattfedern, Schrauben, Achsen) werden aus speziellen Edelstählen gefertigt.

Die **Toleranzen** der Passteile liegen bei einem Hundertstelmillimeter und sind auf die Oberflächenbeschaffenheit der Passflächen abgestimmt. Geringere Toleranzen, d. h. geringeres Spiel, würden zu große Haftreibungseffekte erzeugen, so dass die Passteile nur unter großem Kraftaufwand zu trennen sind und sich über Gebühr abnutzen würden.

Die **absolute Berührungsfläche** ist nicht die messbare Größe der Passflächen, sondern die tatsächliche Kontaktfläche der metallenen Passteile. Die absolute Berührungsfläche ist kleiner als die messbare Passflächengröße, da die Metallflächen durch die Oberflächenrauhigkeit nur Teilkontakt haben können. Bei geringem Spiel werden die Passflächen näher zusammengebracht, d. h., die absolute Berührungsfläche wird größer und damit auch die Haftreibung.

Die **hohe Passgenauigkeit** mit geringen Toleranzen sichert die definierten Haft- und Gleitreibungswiderstände. Reicht die absolute Größe der Berührungsfläche, bzw. die geringe Höhe der Passflächen für die Haltekraft nicht aus, werden zusätzliche federnde oder verriegelnde Retentionsteile angebracht. Die Berührungsflächengröße verringert sich, wenn Retentionsteile innerhalb der Passflächen liegen.

Zur **Unterstützung** der horizontalen und vertikalen Lagesicherung werden die grazilen Bauteile meist im Verbund mit einer Umlaufraste und einem Schubverteilungsarm angefertigt.

Das **Angebot** an konfektionierten Geschiebepassungen ist umfangreich. Von den Herstellern werden Kataloge über prothetischen Hilfsteile geführt, in denen die einzelnen Passungen nach ihrer Anwendung und Funktion beschrieben werden.

Ein **Ordnungskriterium** für konfektionierte Geschiebe lässt sich aus den verschiedenen geometrischen Profilformen der Passteile ableiten; man unterscheidet zwischen kastenförmigen und zylinderförmigen Geschieben.

Die **kastenförmigen Profile** können als T-, Doppel-T- oder H-Geschiebe geformt sein. Bei zylinderförmigen Profilen kann das eine Passteil als Walze und das andere als ringförmige Hülse konstruiert sein. Die häufigste Profilform der Parallelgeschiebe ist eine Doppelwalze bzw. abgerundete T-Form, bei dem sich die Profillamellen zum Aktivieren spreizen lassen.

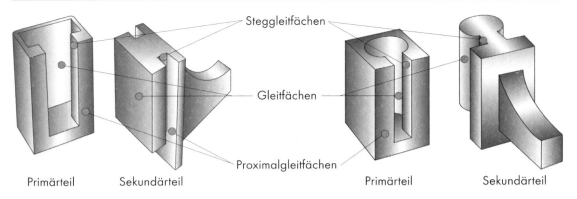

Steggleitfächen

Gleitfächen

Proximalgleitfächen

Primärteil   Sekundärteil   Primärteil   Sekundärteil

Abb. 527 - 528 Industriell gefertigte Geschiebepassungen bestehen aus zwei teleskopierenden Bauteilen mit definierten Passungstoleranzen. Das primäre Passteil wird in einer Krone integriert, während das sekundäre Passteil am herausnehmbaren Ersatz befestigt ist. Die geometrische Profilform eines Geschiebes kann kasten- oder zylinderförmig sein und bestimmt die Größe der Gleitflächen, die ergänzt sind durch die Steggleit- und Proximalgleitfächen.

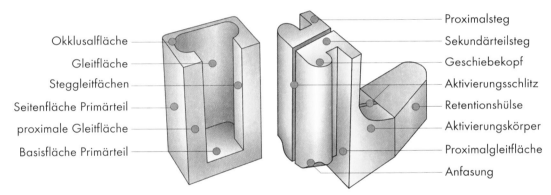

Okklusalfläche

Gleitfläche

Steggleitfächen

Seitenfläche Primärteil

proximale Gleitfläche

Basisfläche Primärteil

Proximalsteg

Sekundärteilsteg

Geschiebekopf

Aktivierungsschlitz

Retentionshülse

Aktivierungskörper

Proximalgleitfläche

Anfasung

Abb. 529 Aus den kasten- oder zylinderförmigen Profilformen lässt sich ein T-Geschiebe oder Doppelwalzengeschiebe herleiten, welches die moderne Bauform eines aktivierbaren und auswechselbaren Geschiebes darstellt, wie z. B. das multi-CON von Degussa oder das Duolock-Geschiebe von ZL-Microdent/Heraeus.

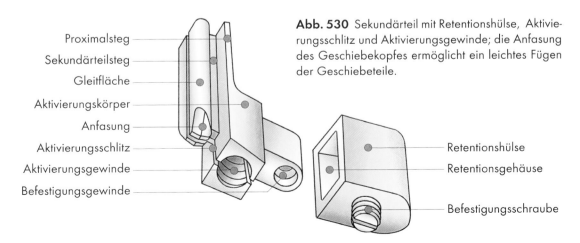

Proximalsteg

Sekundärteilsteg

Gleitfläche

Aktivierungskörper

Anfasung

Aktivierungsschlitz

Aktivierungsgewinde

Befestigungsgewinde

Abb. 530 Sekundärteil mit Retentionshülse, Aktivierungsschlitz und Aktivierungsgewinde; die Anfasung des Geschiebekopfes ermöglicht ein leichtes Fügen der Geschiebeteile.

Retentionshülse

Retentionsgehäuse

Befestigungsschraube

Gebrauchswert konfektionierter Geschiebe

Konfektionierte Geschiebepassungen sind für jede Art des herausnehmbaren Zahnersatzes anwendbar. Sie ermöglichen die Versorgung schwieriger Fälle, da der Platzbedarf für ein konfektioniertes Geschiebe im allgemeinen geringer ist als für manuell gefertigte Passungen. Konfektionierte Geschiebe sind einfach und sicher zu verarbeiten.

Fertigteile lassen sich innerhalb (intrakoronal), außerhalb (extrakoronal) und zwischen (interkoronal) Kronen anbringen sowie auf Wurzelkappen und in sehr kleinen Schaltlücken; sie können als trennbare oder bedingt trennbare Verbindungen eingesetzt werden.

Gegossene Vollkronen eigenen sich am besten zur Aufnahme konfektionierter Geschiebepassungen; auch geschlossene Verblendkronengerüste kommen in Betracht. Die Retentionsflächen der Verblendungen müssen klar von den Verankerungsflächen der Geschiebepassungen getrennt sein.

Das **Primärteil** lässt sich durch unterschiedliche Verfahren am das Kronengerüst befestigen: Es kann angelötet oder im Angussverfahren verbunden werden, seltener wird das Primärteil eingeklebt. Die primären Passflächen lassen sich auch im Erosionsverfahren oder mit Spacertechnik (Platzhaltertechnik) im Kronengerüst integrieren.

Sekundärteile können im Prothesensattel mit Kunststoff festgesetzt, mit der Modellgussbasis verlötet oder eingeklebt werden. Dazu wird an der Metallbasis die Löt- oder Klebefläche vorbereitet.

Die **Qualität konfektionierter Fertigteile** wird daran gemessen, inwieweit sie die geforderten Funktionen von Verankerungs- und Stützelementen erfüllen. Die Unterscheidung leitet sich daher aus der Art und dem Umfang der Funktionserfüllung ab; man unterscheidet zwischen:

- intrakoronalen und extrakoronalen Geschieben, das betrifft die Parodontalhygiene;
- aktivierbaren und passiven Geschieben, das betrifft die definierte Haltekraft;
- starren und gelenkig/elastischen Geschieben, das betrifft die horizontale Lagesicherung;
- offenen und geschlossenen Geschieben, das betrifft die vertikale Lagesicherung.

Parodontalhygiene

Die **intrakoronale** (auch parakoronale) Positionierung liegt vor, wenn das Primärteil in der approximalen Außenwandung einer Verankerungskrone versenkt wird. Dazu muss entweder der Zahnstumpf stark beschliffen und die Kronenwandung stärker dimensioniert werden, oder das Primärteil muss sehr flach konstruiert sein.

Der **Grenzraum** zum marginalen Parodontium wird nicht überdeckt, die Passflächen und der Passflächenboden liegen innerhalb der Kronenkontur. Diese Gestaltung ist parodontalhygienisch einwandfrei wie bei einem normalen Kronenersatz.

Die **extrakoronale** Positionierung entsteht, wenn das Primärteil außen auf die approximale Kronenwandung gesetzt und das marginale Parodontium permanent überdeckt wird. Das ist **parodontalhygienisch ungünstig.**

Es kommt zu **Abkapselungen** und durch geringe Prothesenbewegungen unter Funktion zu Saug- und Walkwirkungen der Gingiva im Grenzraum. Die Schleimhaut wuchert in diesen Bereich, es kann zu chronischen Entzündungen kommen.

Auf die **Kraftübertragung** hat die unterschiedliche Positionierung einer Geschiebepassung grundsätzlich keinen Einfluss, wenn durch die Passung eine echte starre Verbindung stattfindet. Wird über das Geschiebe die Ersatzkrone **starr** mit dem Prothesenkörper verbunden, dann ist es ohne Einfluss, ob die Verbindungsstelle in der Krone, seitlich auf der Krone oder weiter entfernt im Prothesenkörper angebracht wird. Bei Geschiebepassungen mit mehreren Freiheitsgraden, die sich außer in der Einschubrichtung noch in weiteren Richtungen bewegen lassen, kann die Positionierung von Bedeutung sein. Dann bedarf es einer genauen Analyse, welche Auswirkungen diese zusätzliche Bewegungsfreiheit auf das Parodontium des Verankerungszahnes und die belastete Schleimhaut hat.

Definierte Haltekraft

Konfektionierte Geschiebepassungen haben definierte Haftkräfte, bedingt durch geringe Passungstoleranzen, oder sie sind aktivierbar über feinjustierbare Federelemente.

Bei **passiven** (nicht aktivierbaren) Geschieben gehen die anfänglich hinreichenden Haftreibungseffekte durch Abrieb verloren; dann bieten die Passungen nur noch horizontale und vertikale Lagesicherung.

Die **aktivierbaren Sekundärteile** sind entweder in Lamellen geteilt, die sich spreizen lassen, oder sie besitzen zusätzliche Federelemente, die in Nuten des Primärteils einrasten. Aktivierbare Federelemente oder Sekundärteile sind meist auswechselbar.

Abb. 531 - 542 Unterscheidung der Geschiebebauform nach Art und Umfang des Funktions- und Gebrauchswertes als Verankerungs- und Stützelemente:

Funktions- und Gebrauchswert	1. Geschiebe	2. Geschiebe
Parodontalhygiene Schonung des Grenzraums 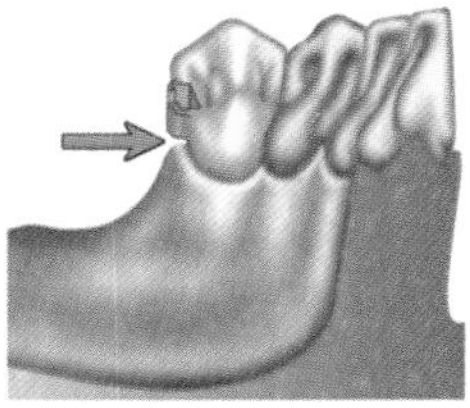	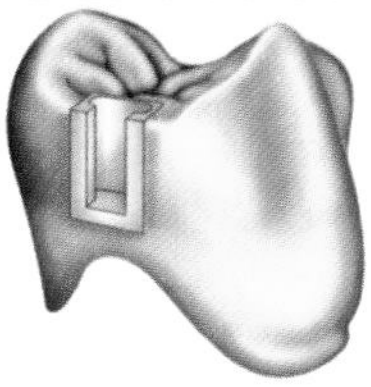 **intrakoronale** Positionierung des Primärteils ist parodontalhygienisch **günstig**	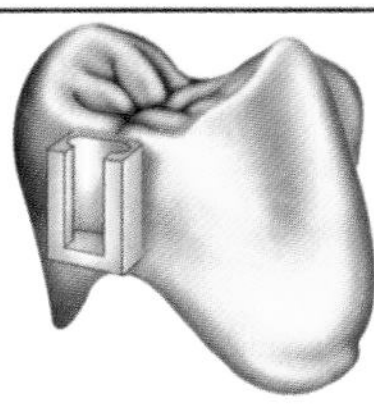 **extrakoronale** Positionierung ist parodontalhygienisch **ungünstig**, es kommt zu Gingivairritationen
definierte Haltkraft Retentionsfunktion 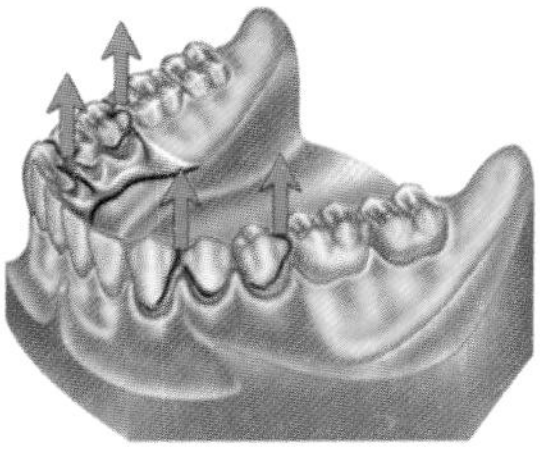	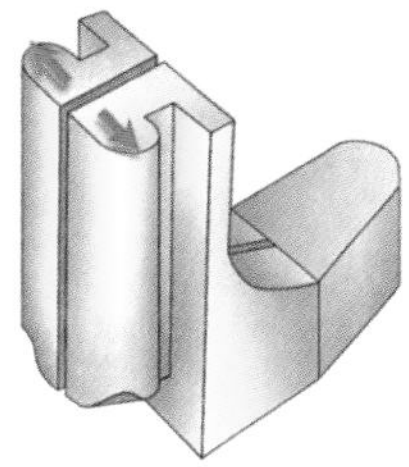 **aktivierbare** Geschiebeteile bieten **permanent** definierte Haltkräfte	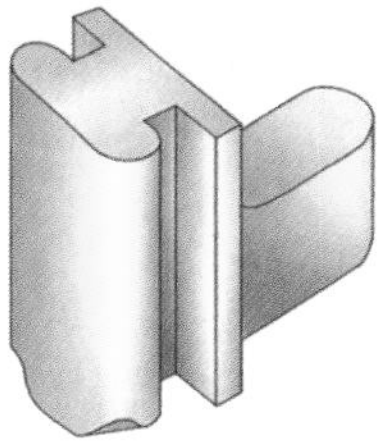 **nicht** aktivierbare Primärteile bieten über Passungstoleranzen **temporär** definierte Haltkraft
horizontale Lagesicherung physiologische Kopplung 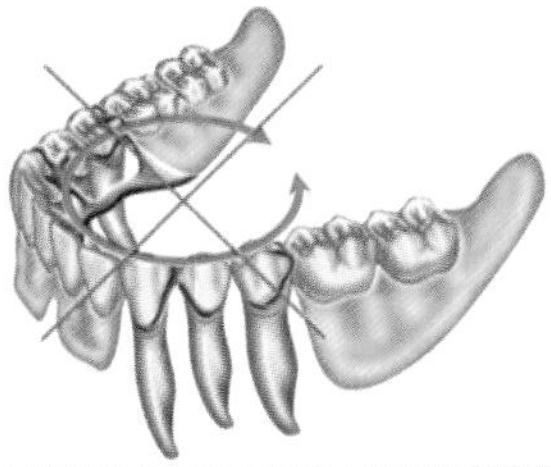	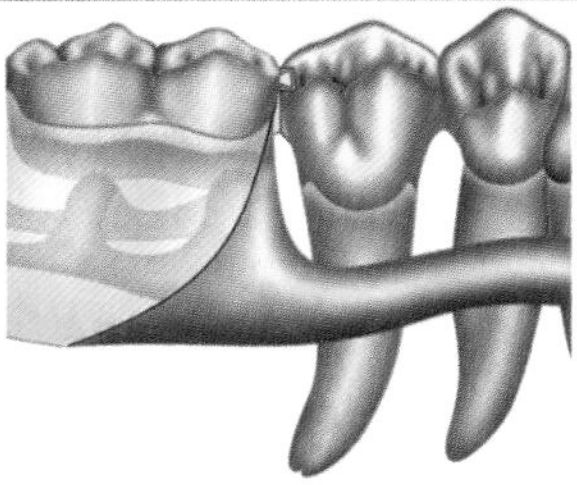 **starre Kopplung** zwischen Prothese und Restgebiss bietet horizontale Lagesicherung	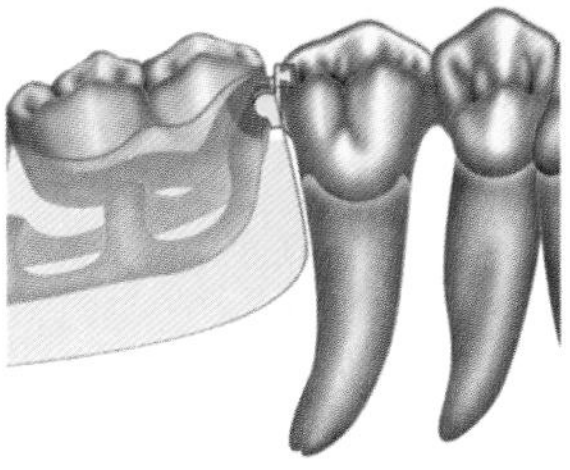 **gelenkige Kopplung** zwischen Prothese und Restgebiss bietet **keine** horizontale Lagesicherung
vertikale Lagesicherung parodontale Abstützung 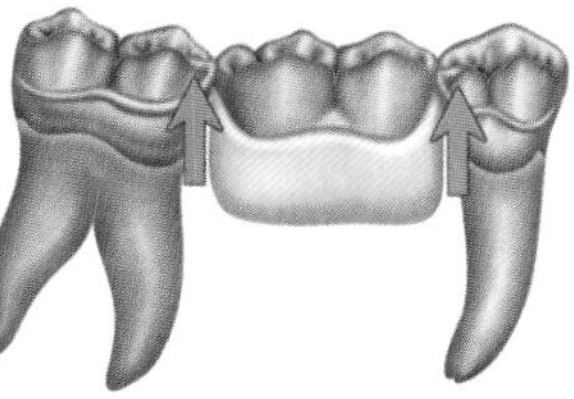	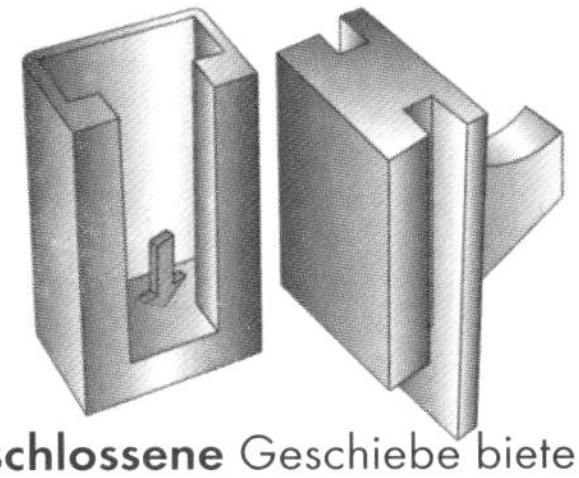 **geschlossene** Geschiebe bieten vertikale Lagesicherung und parodontale Kraftübertragung	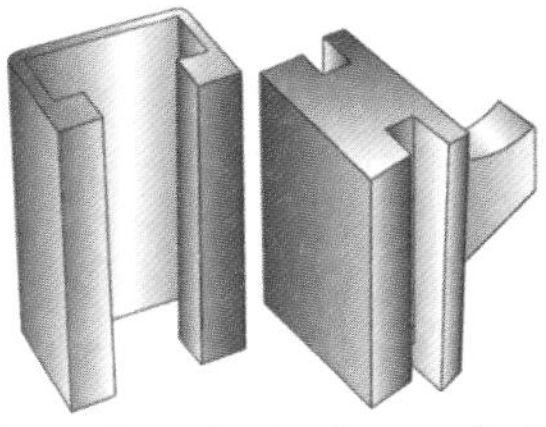 **offene** Geschiebe bieten **keine** vertikale Lagesicherung und parodontale Kraftübertragung

Lagesicherung bei konfektionierten Geschieben

Verankerungs- und Stützelemente sollen die horizontale und vertikale Lagesicherung bieten

Horizontale Lagesicherung bedeutet, Verschiebungen, Verdrehungen und Kippungen der Prothese in der Horizontalebene zu unterbinden.

Durch die **vertikale Lagesicherung** sollen senkrechte Kaukräfte weitgehend axial auf die Pfeilerparodontien übertragen werden.

Die **starre Kopplung** zwischen Prothese und Restgebiss mit einem starren Geschiebe bietet die horizontale und vertikale Lagesicherung. Die Verbindungsqualität von Geschieben ist durch deren Bewegungsmöglichkeiten definiert, die sich in Freiheitsgraden ausdrücken lassen.

Freiheitsgrade sind die voneinander unabhängigen freien Bewegungsmöglichkeiten. Verbindungselemente können folgende Freiheitsgrade aufweisen:
- Rotation um drei Achsen, entspricht drei Freiheitsgraden;
- Translation in drei Raumebenen, entspricht weiteren drei Freiheitsgraden.

Konstruktionselemente mit mehreren Freiheitsgraden bieten keine starre Kopplung. Nach der Anzahl der Freiheitsgrade lassen sich die konfektionierten Verbindungselemente unterscheiden:
- **geschlossene Geschiebepassung** mit Tiefenanschlag lässt Bewegungen des Prothesenteils senkrecht zum Kieferkamm nur über das Parodontium des Verankerungszahnes zu (ein Freiheitsgrad);
- **offene Geschiebepassung** ohne Tiefenanschlag ermöglicht Bewegungen des Prothesenteils parallel zum Kieferkamm (zwei Freiheitsgrade);
- **Resilienzgeschiebe** ermöglicht Bewegungen des Sattels parallel zum Kieferkamm in geringem Umfang bis zum versetztem Tiefenanschlag (zwei Freiheitsgrade);
- **Scharniergelenk** mit geschlossenem Geschiebe ermöglicht Drehbewegungen des Sattels um einen festen Drehpunkt (zwei Freiheitsgrade);
- **Scharniergelenk** mit offenem Geschiebe ermöglicht Parallelverlagerungen und Drehbewegungen des Sattels (drei Freiheitsgrade);
- **Kugel-Hülsengeschiebe** ermöglicht Kippungen und Verdrehungen sowie Vertikalbewegungen des Sattels (vier Freiheitsgrade);
- **Kugelfedergelenk** ermöglicht Bewegungen in alle Richtungen relativ zur Schleimhaut (fünf Freiheitsgrade).

Geschlossene Geschiebe besitzen nur einen Freiheitsgrad in der Vertikalen: Es sind kastenförmige Parallelgeschiebe mit Tiefenanschlag, bei dem sich das Sekundärteil nur bis zu diesem Tiefenanschlag, meist dem Boden des Primärteils, einschieben lässt. Die **starre Verbindung** zwischen Prothese und Restgebiss wird erreicht, weil Kippungen, Verschiebungen und Verdrehungen unterbunden werden und eine parodontale Abstützung erfolgt. Das geschlossene Geschiebe erzeugt einen parodontal getragenen Zahnersatz.

Ein **geschlossenes Geschiebe** lässt sich intra- und extrakoronal ansetzen. Bei dem unten geschlossenen Geschiebe sind die Reinigungsmöglichkeiten eingeschränkt, so dass durch Zahnsteinablagerungen die Vertikalposition des Sekundärteils gestört werden kann.

Ein **Freiendsattel** wird mit starren Verbindungselementen verankert und nicht mit einem Geschiebe, das mehrere Freiheitsgrade besitzt. Starke Kippbelastungen der Pfeilerzähne werden durch die Verblockung mehrer Pfeiler aufgefangen.

Geschiebe mit mehreren Freiheitsgraden lassen Bewegungen der Prothese in eine, zwei oder alle drei Raumrichtungen zu. Es handelt sich um federnde Elemente, lockere Führungen und echte Scharniergelenke mit Rückholvorrichtungen, die den Zahnersatz bei Entlastung wieder in die Ursprungslage zurückholen. Die Lagerung auf festen Ankerzähnen und nachgiebiger Schleimhaut erzeugt mechanisch unbestimmte Systeme mit allen **Nachteilen gemischt gelagerten Zahnersatzes:**
- keine echte Lastverteilung zwischen Parodontium und Schleimhautunterlage;
- distale Kieferanteile und marginale Parodontien im Grenzraum werden zerstört;
- Verankerungszähne und Kieferanteile werden durch Leerlaufbewegungen unphysiologisch belastet; der Patient „spielt" mit der beweglichen Prothese;
- bewegliche Verbindungselemente nutzen sich nach kurzer Tragzeit stark ab;
- Prothese lagert sich tief ein;
- okklusale Kontakte gehen verloren;
- transversale Belastungen lockern den Ankerzahn.

Beweglichen Verbindungselemente übernehmen die Lagesicherung sehr ungenügend und sind daher abzulehnen.

geschlossene Geschiebe-passung	offene Geschiebe-passung	resiliente Geschiebe-passung	Scharnier mit geschlossenem Geschiebe	Scharnier mit offenem Geschiebe	offenes Kugelkopf-geschiebe	offenes Kugel-federgelenk
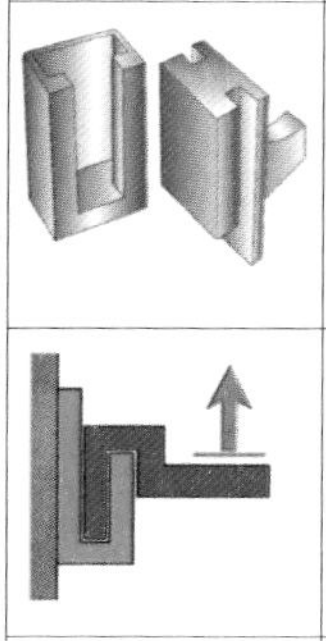	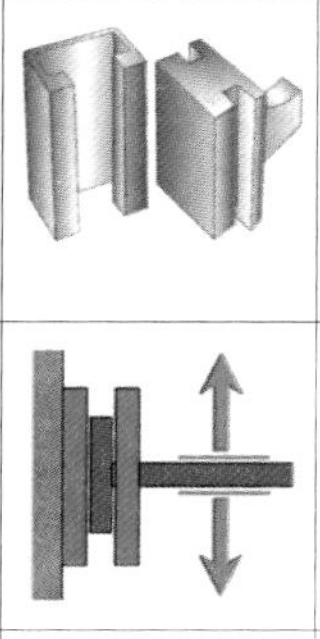	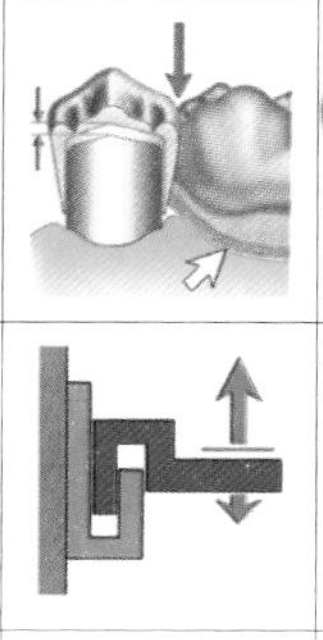	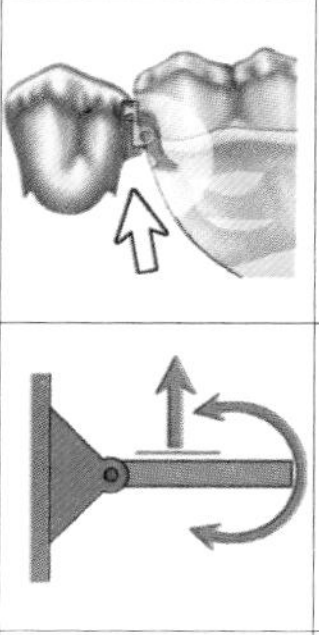	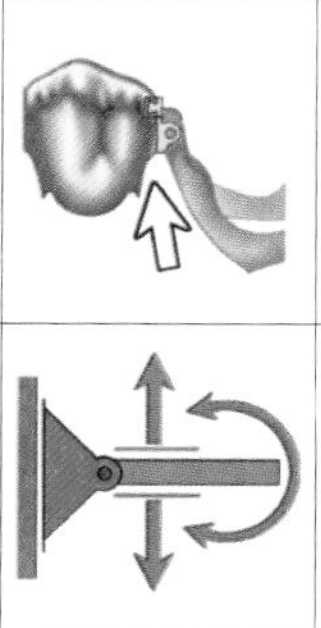	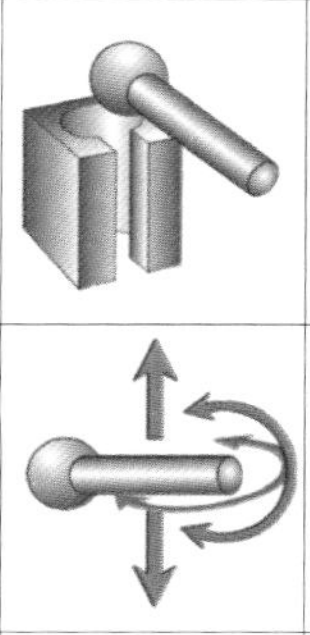	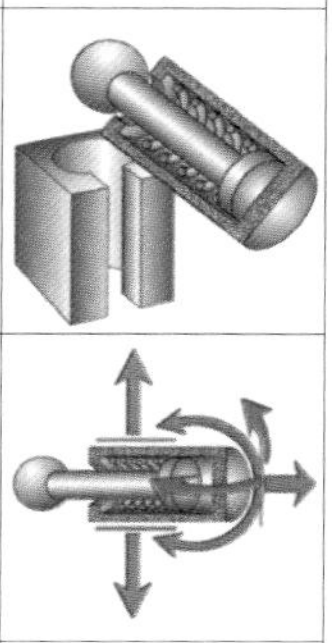
ein Freiheitsgrad	zwei Freiheitsgrade	zwei Freiheitsgrade	zwei Freiheitsgrade	drei Freiheitsgrade	vier Freiheitsgrade	fünf Freiheitsgrade

Abb. 543 - 556 Einteilung der Geschiebe nach Freiheitsgraden

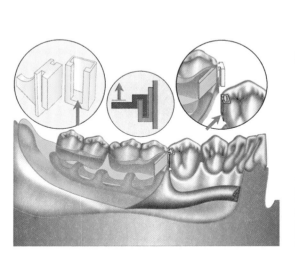

Abb. 557 Bei der Beurteilung der Geschiebepassungen sind von Bedeutung die Bewegungsmöglichkeiten des verbundenen Prothesensattels innerhalb und außerhalb der Einschubrichtung. Die geschlossene Geschiebepassung ermöglicht keine Bewegung des Prothesesattels außer der zum Einsetzen und Abnehmen. Diese Geschiebepassung ist absolut starr, denn über den Tiefenanschlag werden vertikale Kaukräfte vollständig übertragen.

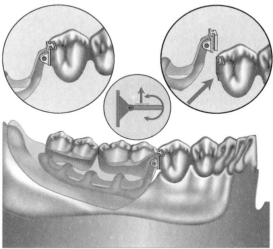

Abb. 558 Eine geschlossene Geschiebepassung mit einem Gelenk besitzt außer in der Einschubrichtung noch mehrere Bewegungsmöglichkeiten. Diese Geschiebe haben zwei Freiheitsgrade: die begrenzte in der Einschubrichtung und die Drehbewegung des Scharniers.

Offene Geschiebe

Bei einem offenen Geschiebe sind die Passflächen in der Einschubrichtung ohne Tiefenanschlag gefertigt; sie bieten keine vertikale Lagesicherung. Das Sekundärteil lässt sich beliebig tief in das Primärteil schieben. Im Prinzip kann man also das Sekundärteil völlig durch das Primärteil hindurchschieben. Das offene Geschiebe ermöglicht Bewegungen des Prothesensattels parallel zur Einschubrichtung und er kann sich in die Schleimhaut einlagern.

Ein **Schaltsattel,** auf diese Art verankert, wird axial geführt und stützt sich bei Kaudruckbelastung auf der Schleimhaut ab; es entsteht ein schleimhautgelagerter Prothesenersatz.

Die **Indikation** für offene Geschiebe ist sehr eingeschränkt. Nur **Freiendprothesen** mit ausgedehnter Basis (Schneeschuhprinzip) lassen sich durch ein offenes Geschiebe besser verankern als über eine normale Verklammerung mit sattelferner Auflage, weil offene Geschiebe eine horizontale Lagesicherung bieten und den Freiendsattel parallel führen, was eine gleichmäßige Schleimhautbelastung erzeugt.

Offene Geschiebe müssen extrakoronal angesetzt werden, überdecken und berühren u. U. die Schleimhaut im Grenzraum; sie lassen sich gut reinigen. Die

Wirkung der offenen Geschiebe:

- über die Vertikalführung werden Kippungen und Verdrehungen der Prothese verhindert, es besteht horizontale Lagesicherung; aber
- axiale Kaudrücke werden nicht parodontal übertragen;
- es erfolgt keine Abstützung auf dem Restgebiss;
- beteiligte Kieferabschnitte werden überlastet und atrophieren;
- Prothesenelemente lagern sich ein;
- okklusale Kontakte gehen verloren;
- das marginale Parodontium im Grenzraum wird durch mechanische Einwirkung zerstört;
- Antagonisten elongieren und verlagern sich.

Industriell gefertigte, offene Geschiebepassungen werden meist im Stangenmaß angeboten (Walzen mit Hülsen), von denen die gewünschte Länge individuell abgetrennt und in die Verankerungskrone integriert wird. Vom Prothesengerüst aus wird eine starre Überdeckung auf das Primärteil geführt, die dann als okklusale Auflage das Geschiebe abdeckt und die vertikale Lagesicherung übernimmt. Es entsteht ein geschlossenes Geschiebe mit einem okklusalen Anschlag am Sekundärteil.

Resilienzgeschiebe besitzen einen versetzten Tiefenanschlag, der den Prothesensattel in der Ruhelage auf der Schleimhaut auflagern lässt. Bei Kaudruck wird zuerst die Schleimhaut belastet; wenn die Resilienz der Schleimhaut erschöpft ist, setzt das Sekundärteil auf dem versetzten Tiefenanschlag auf, und es werden axiale Kräfte auf das Parodontium des Verankerungszahnes übertragen.

Ein **Resilienzspielraum** (interokklusaler Spalt von ca. 0,2 - 0,5 mm) befindet sich zwischen der Innen- und Außenpassung, der bei Kaudruck durch die Ausnutzung der Schleimhautresilienz geschlossen wird und erst dann das Parodontium belastet.

Der **Tiefenanschlag** kann dem individuellen Resilienzverhalten der Schleimhaut angepasst werden. Es entsteht ein gemischt gelagerter (schleimhaut/parodontal) Prothesenersatz.

Bei **stark reduzierten Restgebissen** sind Resilienzgeschiebe indiziert, wenn die verbliebene Restbezahnung für eine vollständige parodontale Abstützung nicht ausreicht, sei es wegen möglicher Parodontalinsuffizienz oder statisch ungünstiger Verteilung der Restzähne.

Die **Verwirklichung** solcher Konzeptionen findet man bei Totalprothesen, die die vorhandenen Restzähne mit Resilienzteleskopen oder stegverbundenen Wurzelkappen mit Resilienzgeschieben überdecken (Cover-Denture). Die Prothese in extendierter Form wird von den verbliebenen Restzähnen vertikal geführt, Horizontalkippungen und Verdrehungen werden verhindert und zusätzlich Kaukräfte parodontal in abgeschwächter Form aufgenommen.

Cover-Denture-Prothesen lassen sich im Unterkiefer abstützen auf den Wurzelkappen der Eckzähne, die mit einem Steggelenkgeschiebe nach Dolder verbunden sind, wobei der Stegreiter den gewünschten Resilienzspielraum aufweist.

Der **Resilienzspielraum** kann klinisch nicht genau gemessen werden, so dass entweder eine Überlastung der Schleimhaut oder bei zu kleinem Spielraum eine solche des Parodontiums auftritt.

Zu **Einlagerungen** und Verlust des Resilienzspielraums kommt es nach längeren Tragzeiten, was schließlich die Gesamtkonzeption in Frage stellt.

Atrophien des Parodontiums sind möglich, wenn die Pfeilerzähne nur bei Kaudruck oberhalb der Schleimhautresilienz belastet werden, sonst aber inaktiv bleiben.

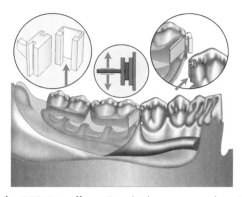

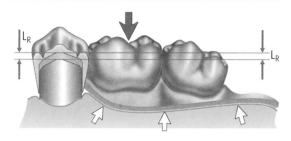

Abb. 559 Die offene Geschiebepassung ohne Tiefenanschlag lässt Bewegungen des Prothesenteils parallel zum Kieferkamm zu. Diese Geschiebepassung ist nicht starr, denn sie kann axiale Kaukräfte nicht übertragen. Die horizontale Lagesicherung gegen Transversalschübe ist gegeben.

Abb. 560 Einen Kompromiss zwischen geschlossener und offener Geschiebepassung stellt das Resilienzgeschiebe dar. Der Tiefenanschlag ist so angesetzt, dass der Prothesensattel in der Einschubrichtung gegen die Schleimhaut bewegt werden kann. Dadurch nimmt die Schleimhaut einen Teil der Kaukraft auf, bevor das Parodontium belastet wird. Der Resilienzspielraum (L_R) muss für eine Prothesenkonstruktion individuell bestimmt werden.

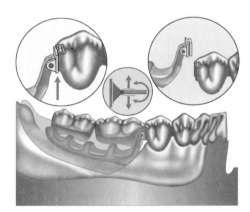

Abb. 561 Wird ein Scharnier mit einem offenen Geschiebe kombiniert, bei dem die senkrechte Bewegung nicht begrenzt wird, kann der Prothesensattel sich parallel zur Einschubrichtung in die Schleimhaut einlagern und zusätzlich Drehbewegungen durchführen. Es kommt zur unkalkulierbaren Einsenkung des Sattels. Die horizontale Lagesicherung ist beschränkt auf die Absicherung gegen seitliches Abkippen; ansonsten muss die Schleimhaut sämtliche Kaudrücke aufnehmen. Eine solche Konstruktion ist unzeitgemäß und daher abzulehnen.

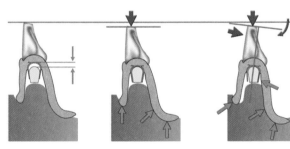

Abb. 562 - 566 Die Cover-Denture-Prothese mit Doldersteg besitzt einen Resilienzspielraum, wodurch die Schleimhaut Kaudruckbelastungen aufnehmen muss. Die Doldersteganverankerung lässt Drehbewegungen um die Stegachse zu, wodurch sich die Prothese gegen die Schleimhaut verkantet. Der Doldersteg (Gelenksteg) besitzt drei Freiheitsgrade: innerhalb der Einschubrichtung eine begrenzte Bewegung als Resilienzspielraum, eine Drehbewegung um die Stegachse bei beidseitiger Belastung der Prothese und eine Verkantung gegen die Drehachse bei einseitiger Belastung.

Stege

Stege sind manuell gefräste oder konfektionierte Metallverbindungen zwischen Kronen, Wurzelkappen und Implantatpfosten. Sie dienen der Verankerung und Abstützung von partiellen Prothesen in einem stark reduzierten Restgebiss.

Stege können gradlinig oder gebogen zwischen den Verankerungspfeilern verlaufen. Sie können rund, tropfenförmig oder parallelwandig profiliert sein; sie lassen sich mit zusätzlichen Verankerungsteilen belegen (z. B. Druckknopfanker) oder sie tragen aktivierbare Steghülsen.

Als **Stegbarren** oder Barrenstege werden Geschiebestege mit parallelwandigem kantigen Querschnitt bezeichnet. Sowohl die manuell gefrästen als auch die industriell vorgefertigte Elemente haben ein okklusal abgerundetes Rechteckprofil. Sie verlaufen aus parodontalhygienischen Gründen im Abstand von ca. 2 mm von der Schleimhaut (Steggeschiebe nach Dolder) oder sind als Berührungsstege geformt.

Barrenstege werden als Stütz- und Verankerungsstege mit parallelwandigen Steghülsen belegt, die als Sekundärteile über Haft- und Gleitreibungseffekte die definierte Haltekraft bieten. Der sogenannte Gilmore-Reiter ist eine konfektionierte Steghülse, die direkt in eine Kunststoffbasis gesetzt werden kann.

Stangenstege sind konfektionierte Vierkantstege mit doppelkonischen Bohrungen, in die aktivierbare Druckknopfanker fassen.

Mit **Stegverbindungen** lassen sich primäre, permanente Verblockungssituationen erzeugen. Damit wird der Restzahnbestand untereinander starr verbunden und zu einem mechanisch festen, funktionellen Widerstandsblock geformt, der die horizontale und vertikale Lagesicherung für den Zahnersatz übernimmt. Eine gleichmäßige Belastungsverteilung wird durch Vollverblockung möglich, bei der alle Zähne im Verbund erfasst sind; bei Teilverblockungen werden nur einzelne Zähne mit Stegen verbunden.

Rundstege oder Stege mit tropfenförmigem Profil haben aktivierbare Steghülsen, die im eingesetzten Zustand über den weitesten Umfang des Stegprofils greifen und durch Federkräfte eine definierte Haftung sichern. Die Steghülsen lassen Bewegung der Prothese um die Stegachse zu und werden als Steggelenke bezeichnet.

Das **Resilienzsteggelenkgeschiebe** nach Dolder ist ein konfektionierter Steg mit tropfenförmigem Profil, dessen Spitze zum Kieferkamm gesetzt wird.

Die **federelastische Steghülse** ist dem Steg angepasst und muss sich zum Fügen und Trennen über die Stegrundung aufweiten. Sie wird mit einem Resilienzspielraum zum Steg versehen. Dieses Steggeschiebe wird gradlinig zwischen zwei Restzähne gesetzt und besitzt dort drei Freiheitsgrade:

- Rotation um die Stegachse bei symmetrischer Belastung;
- Rotation um eine exzentrische Achse; bei einseitiger Belastung senkt sich die Steghülse zur belasteten Seite ab;
- vertikale Translation bei mittiger Belastung über dem Steg, dann sinkt die Steghülse auf den Steg.

Jede Bewegung der Prothese führt zur elastischen Verformung der Steghülse, und die Prothese wird bei Entlastung in die Ruheposition zurückgesetzt.

Resilienzsteggelenkgeschiebe werden bei einem Restzahnbestand von zwei Zähnen angewendet, zwischen die ein gradliniger Steg auf Kieferkammmitte verlegt werden kann. Vorzugsweise benutzt man im Unterkiefer die Eckzahnwurzelstümpfe als Pfeilerzähne. Durch das Abschleifen der Pfeilerzähne zu Wurzelstümpfen wird der extraalveoläre Hebelarm der Pfeiler verkürzt und dadurch deren Kippbelastung reduziert.

Die **Resilienzstegprothesen** weisen eine hohe Haftung und einen sicheren Sitz auf; der Kaudruck wird von der ganzen Prothesenbasis auf die Schleimhaut übertragen. Nachdem der Resilienzspielraum erschöpft ist, hat der Steg noch abstützende Funktion. Für die horizontale Lagesicherung bietet die primäre Stegverblockung einen ausreichenden Widerstandsblock.

Scharniergelenke mit begrenztem Bewegungsspielraum können die Funktion des Resilienzsteggelenks näherungsweise ersetzen. Diese Verankerungs- und Stützelemente lassen sich bei symmetrischen Restbissen zur bilateralen Freiendsattelabstützung anwenden. Die Bewegungsbegrenzung wird durch einen Tiefenanschlag definiert; Federbolzen drücken die Scharniere bei Entlastung in die Ausgangsposition zurück.

Eine **Bewegungsbegrenzung** wird nötig, um die Schleimhaut nicht zu überlasten und um einer Einlagerung von Gerüstteilen vorzubeugen.

Bei **Scharniergelenken** ohne Bewegungsbegrenzung kommt es zu extrem ungleichförmigen Schleimhautbelastungen; diese Bauteile sind unbrauchbar.

Abb. 567 - 569 Bei den Profilen von Stegen lassen sich rund- und parallelwandige Formen unterscheiden:

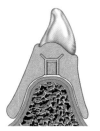 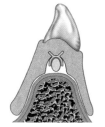 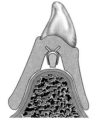

rechteckiger Barrensteg
als Steggeschiebe

runder oder ovaler Steg
mit Gelenkwirkung

oval-konischer Steg
mit Resilienzspielraum

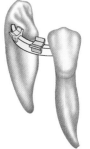 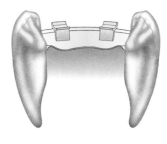

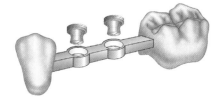

Abb. 572 Konfektionierte Stegsysteme sind mit Ankerösen für Druckknopfanker versehen. Sie bieten statische Lagesicherheit, sind aber parodontalhygienisch ungünstig.

Abb. 570 - 571 Barrenstege können gradlinig oder entsprechend der Kieferkammkrümmung verlaufen.

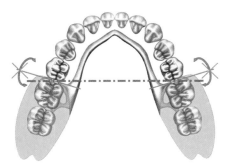
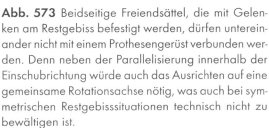
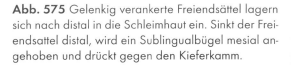

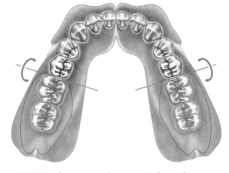

Abb. 573 Beidseitige Freiendsättel, die mit Gelenken am Restgebiss befestigt werden, dürfen untereinander nicht mit einem Prothesengerüst verbunden werden. Denn neben der Parallelisierung innerhalb der Einschubrichtung würde auch das Ausrichten auf eine gemeinsame Rotationsachse nötig, was auch bei symmetrischen Restgebisssituationen technisch nicht zu bewältigen ist.

Abb. 574 Beidseitig verkürzte Zahnreihen müssten mit jeweils separaten Monoreduktoren versorgt werden, wenn eine Verankerung mit Gelenken angestrebt wird; die Gelenkgeschiebe müssen verriegelbar sein.

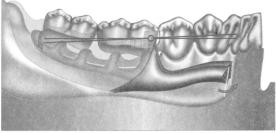

Abb. 575 Gelenkig verankerte Freiendsättel lagern sich nach distal in die Schleimhaut ein. Sinkt der Freiendsattel distal, wird ein Sublingualbügel mesial angehoben und drückt gegen den Kieferkamm.

Passive und aktive Verankerungshilfen

Die teleskopierenden Verankerungs- und Stützelemente beziehen ihre definierten Retentionskräfte aus Haft- und Gleitreibungswiderständen (Parallel- und Konuspassungen) oder aus Federkräften aktivierbarer Sekundärteile (spreizbare Geschiebelamellen oder federelastische Steghülsen). Zur Schonung des Parodontiums und um Mängel bei der Parallelpassung auszugleichen, lassen sich zusätzliche intrakoronale Verankerungshilfen einsetzen.

Bei den zusätzlichen Verankerungshilfen unterscheidet man:

- passive Verriegelungen, kurz Riegel, wie Dreh-, Schwenk- und Schubriegel;
- aktive Verankerungen wie Druckknopfanker und Federbolzen.

Riegel sind passive Verankerungen, die zusammen mit teleskopierenden Bauteilen (Doppelkronen, Stege) verabeitet werden. Riegel können schwenk-, schieb- oder drehbare Nocken, Schieber oder Bolzen sein, die in der herausnehmbaren Prothese sitzen und sich vom Patienten in eine passende Nut oder Bohrung eines festsitzenden Primärteils bewegen lassen, um die Prothese fest zu verankern.

Beim **Drehriegel** ist ein drehbarer, mit einer exzentrischen Aussparung versehener Nocken im Sekundärteil (Außenteleskop) untergebracht. In der Ruhelage verkeilt sich dieser Nocken in einer Nut oder Bohrung des Primärteils (Innenteleskop) und die Prothese ist verriegelt. Wird der Nocken gedreht, entriegeln sich die teleskopierenden Kronen, und die Konstruktion kann ohne jede Belastung (Extrusion) des Ankerzahnes, wie sie bei aktiven Halteelementen vorkommt, abgehoben werden (Drehriegelbausatz, Heraeus).

Der **Schwenkriegel** ist ein waagerecht angebrachter schwenkbarer Schieber, der sich im abnehmbaren Prothesenteil befindet und in eine passende Nut des Primärteils eines teleskopierenden Verankerungselementes eingeschwenkt werden kann (Schwenkriegelbausatz, Heraeus).

Der **Schubriegel** besteht aus einem Bolzen im herausnehmbaren Sekundärteil, der in einer Verschlussraste am Primärteil verriegelt. Der Bolzen wird waagerecht geführt und durch eine Feder in Verriegelungsstellung gedrückt. Beim Fügen der Passteile gleitet der Exzenter des Bolzens über eine schiefe Ebene in die Verschlussraste. Zum Entriegeln lässt sich der Bolzen in seiner Führung eindrücken, so dass der Exzenter

aus der Verschlussraste gleitet (KeySlide, Schütz-Dental)

Das **Riegelgeschiebe** ist ein Federbolzenriegel, der in einem Parallelgeschiebe integriert ist. Dies konfektionierte Verankerungs- und Stützelement besteht aus einem flachen Primärteil im T-Profil, in dessen Passfläche eine zylindrische Verschlussnut eingelassen ist. In die Nut greift ein Federbolzen, der sich durch einen zweiten, waagerecht geführten Federbolzen bewegen lässt. Beim Fügen der Passteile gleitet der erste Federbolzen in die Verschlussnut. Zum Entriegeln lässt sich der erste Federbolzen durch den zweiten, eindrückbaren Federbolzen aus der Verschlussnut heben und das Parallelgeschiebe trennen (Robolock, ZL-Mikrodent, Heraeus).

Verriegelungen bieten den Vorteil, dass die Prothesen im verriegelten Zustand absolut festsitzen und nach Entriegelung ohne Belastung für den Ankerzahn abgenommen werden können.

Alle Formen der passiv verriegelbaren Retentionselemente werden als konfektionierte Bauteile oder als konfektionierte Bausätze mit speziellen Hilfswerkzeugen angeboten, können aber in zahntechnischen Verfahren auch manuell gefertigt werden. Der technische Aufwand ist ebenso hoch wie der Platzbedarf solcher Bauteile in den teleskopierenden Verankerungs- und Stützelementen. In der Handhabung sind Riegel nicht einfach und für wenig geschickte Patienten nicht anzuraten.

Die **aktiven Verankerungshilfen** sind federelastische Bauteile, die in den Außenkronen von Teleskopen oder in Stegelementen untergebracht werden können. Bei federnden Verankerungshilfen müssen Füge- und Trennkräfte überwunden werden, die das Parodontium belasten können.

Der **Federbolzenanker** wird vorzugsweise in der Außenwandung einer Telekopkrone untergebracht und besteht aus einem federnd gelagerter Bolzen, der in eine Nut des Primärteils greift. Ein **Kugelanker** besteht aus einer Metallkugel im Außentelekop, die durch eine Feder in eine konkave Passung des Innenankers greift. (vgl. Teleskopkrone, Seite 149).

Ein **Druckknopfanker** besteht aus einem kreuzgeschlitzen, kugelförmigen Sekundärteil, das in ein doppelkonische Bohrung fasst. Die Druckknopfanker lassen sich in Stegstummeln oder Stangenstegen unterbringen und werden nur in Verbindung mit teleskopierenden Stützelementen verwendet (CEKA-Anker).

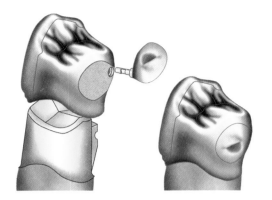

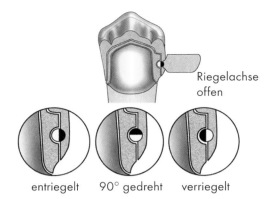

Riegelachse
offen

entriegelt   90° gedreht   verriegelt

Abb. 576 - 577 Zu den passiven, verriegelbaren Retentionselementen zählt der Drehriegel. Ein drehbarer Nocken (Riegelachse) wird im Außenteleskop untergebracht. In der Ruhelage greift die Riegelachse in eine Nut des Innenteleskops. Zum Entriegeln wird die Achse gedreht und die Konstruktion kann abgehoben werden.

Abb. 578 Die Verriegelung zwischen Primär- und Sekundärkrone durch einen Drehriegel erfolgt durch Drehung der Riegelachse um 180°.

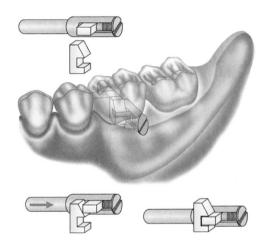

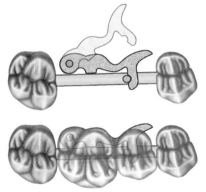

Abb. 579 - 580 Der Schwenkriegel gehört zu den passiven, verriegelbaren Retentionselementen. Der Riegel wird im Außenteleskop untergebracht und lässt sich um einen Stift oder in eine Nut des Innenteleskops schwenken. Zum Entriegeln lässt sich der Schwenkarm herausdrehen.

Abb. 581 - 583 Beim Schubriegel wird der Riegelbolzen durch eine Feder in die Ruheposition geschoben. Der Riegel rutscht über eine schiefe Ebene in die Schließraste. Zum Entriegeln wird der Riegelbolzen von außen manuell eingedrückt.

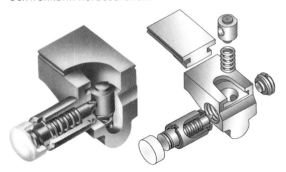

Abb. 584 - 585 Das Riegelgeschiebe Robolock der Firma ZL-Microdent (Heraeus) ist ein starres Halteelement, zur Verriegelung unilateraler Freiendprothesen und abnehmbarer Brücken eingesetzt. Die verschraubbare Riegelführungshülse lässt sich beidseitig einsetzen, um rechts- und linksseitig verwendet zu werden. Durch leichten Druck auf den seitlich eingeschraubten Stift lässt sich die Prothese aus ihrer Verankerung lösen.

Verarbeitung konfektionierter Geschiebe

Der **prinzipielle Arbeitsablauf** zur Anbringung einer konfektionierten Geschiebepassung erfolgt in folgenden Schritten:

- **Kronengerüste** werden zuerst modelliert und notfalls mit einer Umlaufraste für einen Schubverteiler versehen;
- im **Parallelometer** wird das Primärteil mit einem Parallelhalter in die Kronengerüste integriert. Die **Integration** kann erfolgen durch
  - Anlöten des Bauteils in eine Aussparung im Kronengerüst;
  - Angießen; direkte Verbindung mit angussfähigen Legierungen;
  - Kleben in eine Aussparung im Kronengerüst;
  - Spacertechnik mit einem geformten Platzhalter;
  - Funkenerosion mit einer Formelektrode;
- **Primärteil** mit Modellierwachs über die gesamte Länge mit einer mindestens 0,3 mm starken Schicht erfasst;
- **Wachskronengerüst** wird entweder
  - mit dem einmodellierten Bauteil für das Angussverfahren eingebettet, oder
  - das Bauteil wird aus der Wachsmodellation entfernt, um später zu löten oder zu kleben;
  - oder mit dem Spacer eingebettet;
- **nach dem Guss** wird das Kronengerüst ausgearbeitet; soll das Bauteil eingelötet oder geklebt werden, wird die Aussparung/Platzhalterhülse gesäubert (ausgestrahlt). Die Ränder der Aussparung werden etwas abgeschrägt. Zum Löten wird in die linguale Seitenwand eine Kerbe eingefräst;
- **Bauteile** werden auf Okklusionsniveau gekürzt (es sollte vorher festgestellt werden, ob die verbleibende Geschiebefläche noch ausreicht); Sekundärteil wird ebenfalls auf Okklusionsniveau gekürzt;
- **Dublierhilfsteil** wird danach eingesetzt, auf dem die Retentionshülse für das Sekundärteil sitzt; die **Retentionshülse** (oder das Sekundärteil) lässt sich ebenfalls angießen, anlöten, ankleben oder direkt im Prothesenkunststoff fixieren;
- **Prothesengerüst** mit dem Schubverteilungsarm wird im Modellgussverfahren auf einem Einbettmassemodell modelliert, wobei die Retentionshülse erfasst wird;
- **nach dem Guss**, Abstrahlen und Ausarbeiten wird die Retentionshülse entsprechend dem gewählten Verfahren befestigt und das Sekundärteil eingeschraubt.

Die **konfektionierten Geschiebe** bestehen aus dem Primärteil, das ungeachtet der geometrischen Form als Matrize bezeichnet wird, und dem Sekundärteil, das analog dazu Patrize genannt wird.

Primärteile werden in unterschiedlichen Legierungen zum Angießen, Anlöten oder Ankleben angeboten, sind als Spacer-Matrize oder als Erodierelektrode verfügbar. Zum Lieferumfang gehören Modellierteile aus Kunststoff als Primärteil-Platzhalter für das Löt- und Klebeverfahren, sowie angussfähige Platzhalterhülsen für die Löttechnik.

Sekundärteile sind mehrteilig und bestehen aus der Patrize, der Retentionshülse, den Aktiverungs- und Befestigungsschrauben. Für die Modellgussherstellung stehen Dublierhilfsteile und Modellierpatrizen mit Retentionshülsen zur Verfügung.

Der **spezielle Werkzeugsatz** besteht aus Drehmomentenschraubendreher mit Klingeneinsatz, dem Patrizenhalter, Schraubendreher für Aktiverungs- und Befestigungsschrauben sowie Kohleschiene als Fixierhilfe zur Lötmodellherstellung.

Integration der konfektionierten Bauteile

Löten ist als gängigstes Verbindungsverfahren universell und einfach anwendbar. Beim Löten werden metallische Werkstoffe im festen Zustand durch einen schmelzflüssigen Zusatzwerkstoff verbunden. Bei Arbeitstemperatur fließt das Lot unter guter Benetzung der Grundwerkstoffe in einen engen Lötspalt und füllt diesen völlig aus. Die Schmelztemperatur des Lotes liegt geringfügig unterhalb der Solidustemperatur des Grundwerkstoffs und es kommt durch Diffusion zu einer Vermischung des Lotes mit der Legierung im Grenzbereich (Diffusionszone) des Lötspalts.

Zur Ausbildung der Diffusionszone gilt:

- Arbeitstemperatur des Lotes ist auf die Legierung abgestimmt;
- Zusammensetzung von Legierung und Lot sind abgestimmt;
- Verhinderung der Oxidschicht durch Flussmittel;
- zu verlötende Flächen sind aufzurauhen;
- schmale parallele Lotspalten gestalten, um Kapillarwirkung auszunutzen.

Zum **Löten** wird das Bauteil mit Parallelhalter im Parallelometer in die vorgesehene Aussparung des Kronengerüsts gesetzt und fixiert. Im Lötmodell ist das Bauteil mit einer Kohleschiene fixiert. Lötspalt und eingefräste Kerbe zum Ansetzen des Lotes müssen gut zugänglich sein.

Abb. 586 - 593 Prinzipieller Arbeitsablauf zur Integration eine konfektionierten Geschiebepassung:

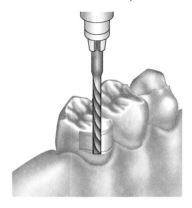

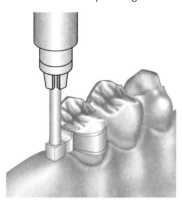

Abb. 586 Kronengerüste in Guss-wachs modellieren und nach Be-darf eine Umlaufraste fräsen.

Abb. 587 Geschiebeteil mit dem Parallelometer parallel zur Umlauf-raste einlassen. Dazu bieten sich verschiedene Verfahren an: Aus-sparung zum Löten, Angussverfah-ren, Spacertechnik oder Funken-erosion.

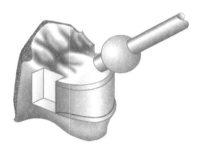

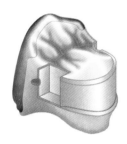

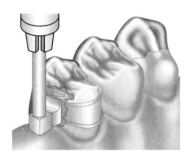

Abb. 588 Zum späteren Einlöten des Primärteils eine Aussparung formen oder einen angussfähigen Platzhalter einmodellieren.

Abb. 589 Die Aussparung zum Löten vorbereiten: Die Kanten an-schrägen und eine kleine Kerbe zur Lotaufnahme einfräsen.

Abb. 590 Das Geschiebe mit dem Parallelometer einsetzen, mit Kle-bewachs fixieren und auf einem Lötmodell verlöten.

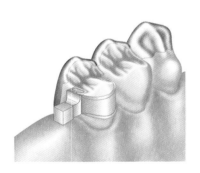

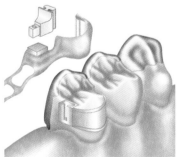

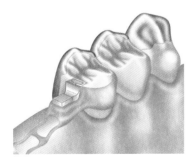

Abb. 591 Geschiebe okklusal kür-zen; Sekundärteil mit Retentions-hülse einsetzen, zum Modellguss vorbereiten. Das Prothesengerüst umfasst die Retentionshülse und bildet den Schubverteiler.

Abb. 592 Die Retentionshülsen der Sekundärteile werden in der Regel eingeklebt; angussfähige Retentionshülsen lassen sich im An-gussverfahren mit einbetten. Das Sekundärteil wird eingeschraubt.

Abb. 593 Das Sekundärteil wird eingeschraubt und muss sich zu-sammen mit dem Schubverteiler störungsfrei fügen und trennen las-sen.

Integration von konfektionierten Bauteilen

Angießen ist ein Verbindungsverfahren, bei dem ein fester Werkstoff mit einer flüssigen Legierung beim Gießen benetzt wird. Anders als beim Löten ist die zweite, anzufügende Komponente selbst flüssig aufgeschmolzen. Die Schmelze muss die Temperatur des Angussteiles so weit erhöhen, dass sich im festen, angussfähigen Werkstoff eine Diffusionszone ausbildet und eine metallische Verbindung entsteht.

Voraussetzungen für das Angießen sind:
- nur spezielle Angusslegierungen verwenden;
- Schmelzbereich der Angusslegierungen muss höher liegen als bei der schmelzflüssigen Legierung;
- Angussteil ist auf Arbeitstemperatur vorzuwärmen;
- angussfähige Legierungen bilden während des Vorwärmens keine Oxidschicht.

Liegen Soliduspunkt der angussfähigen Legierung und Gusstemperatur zu nah beieinander, können dünne Wandungen von Angussteilen von der heißen Schmelze durchgeschlagen werden. Durch unterschiedliche Expansionen von Einbettmasse und Angussteil während Vorwärmung und Gießen können zwischen Einbettmasse und Angussteil Spalten entstehen und flüssige Legierung kann in das Angussteil laufen. Bei unterschiedlichen Ausdehnungskoeffizienten zwischen Gusslegierungen und Angussteil können die angegossenen Bauteile beim Abkühlen deformieren, Gussspannungen führen zum Ablösen oder zu Positionsveränderungen des Bauteils.

Platzhaltertechnik ist ein kombiniertes Verfahren aus Löten und Angießen, mit dem sich Verfahrensschwierigkeiten des Angießens kompensieren lassen. Für intrakoronal angebrachte Bauteile wird eine Platzhalterhülse aus angussfähiger Legierung eingesetzt. Der Platzhalter ist so bemessen, dass nach dem Anguss geringfügige Positionsveränderungen des Primärteils vor dem Einlöten möglich sind; Gussspannungen, die den Platzhalter durch das Angießen betreffen, lassen sich damit ausgleichen.

Klebetechnik für das Verbinden von Bauteilen in Kronen- und Prothesengerüste ersetzt das Anlöten oder Angießen. Die zu verklebenden Flächen der Bauteile werden mit Aluminiumoxid abgestrahlt und mit Klebstoff beschichtet. Die synthetischen 2-Komponenten-Klebstoffe (Pulver/Flüssigkeit; Paste/Paste) sind organische Verbindungen, die durch chemische Reaktionen kalt aushärten oder durch Licht ausgelöst und beschleunigt werden. Die speziell entwickelten Klebstoffe sind biokompatibel und bis 120°C formstabil, um heiß polymerisierende Prothesenkunststoffe verwenden zu können.

Spacertechnik ist ein Platzhalterverfahren zur Herstellung eines primären Passteils eines Geschiebes mit Hilfe eines Formteils (Spacer). Der Spacer ist ein Platzhalter in Form des Sekundärteils, er besteht aus Aluminiumoxid, hat eine extrem glatte Oberfläche und einen hohen Schmelzpunkt (2045°C).

Der **Spacer** wird in die Modellation der Verankerungskrone integriert und mit der Kronenmodellation eingebettet. Das Gussmetall wird direkt auf den Spacer gegossen, der anschließend ausgestrahlt wird; man erhält die entsprechende Passfläche in der Verankerungskrone.

Der **Arbeitsablauf** beginnt mit der Modellation der Kronengerüste, in die eine Umlaufraste eingelassen ist. Nachdem die Lamellen des Spacers mit einer dünnen Schicht Modellierwachs belegt wurden, lässt sich der Spacerschaft im Parallelhalter einspannen, um das Lamellenteil in der Einschubrichtung intrakoronal im Kronengerüst zu plazieren. Die Umlaufraste wird an den Spacer geführt.

Der **Spacerschaft** wird danach ausgespannt und mit einer Diamanttrennscheibe an seiner Markierung abgetrennt, so dass ein Teil des Spacers aus der Modellation ragt, um Retention in der Einbettmasse zu bieten.

Das **Einbetten und Gießen** erfolgt wie gewohnt. Die Einbettmassenexpansion hat keinen Einfluss auf die Passflächengröße nach dem Guss. Nach dem Guss lässt sich der Spacer mit Glas- oder Kunststoffperlen max. 2 bar aus dem Gussteil herausstrahlen.

Funkenerosion ist ein Bearbeitungsverfahren, bei dem das Materials über elektrische Lichtbögen oder periodische Funkenüberschläge zwischen dem Werkzeug (negative Elektrode) und dem Werkstück (positive Elektrode) abgetragen wird, wobei beide Teile durch ein nicht leitendes Arbeitsmedium, dem sogenannten Dielektrikum getrennt sind. Die Elektrode hat die negative Form des primären Passungsteils. Durch die Entladungsvorgänge werden die Werkstoffpartikel durch Schmelzen und Verdampfen abgetragen und vom Dielektrikum fortgeschwemmt. In der Zahntechnik werden spezifisch geformte Graphit- und Kupferelektroden verwendet, mit denen sehr genaue Passflächenformen für Geschiebe, Stege, Rillen und Riegel erodiert werden können.

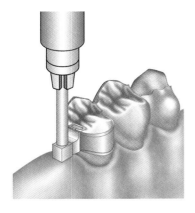

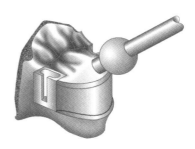

Abb. 594 Angussfähige Geschiebeteile werden im Parallelometer eingepasst und in das Kronengerüst einmodelliert.

Abb. 595 Angussfähige Geschiebeteile bestehen aus hochschmelzenden Legierungen (HSL) und werden mit eingebettet.

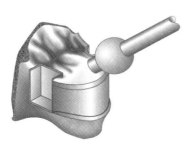

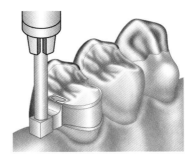

Abb. 596 Zum Einkleben des Sekudärteils einen angussfähigen Platzhalter einmodellieren; der Platzhalter ragt über die Modellation hinaus zur Fixierung in der Einbettmasse.

Abb. 597 Das Geschiebeteil wird nach dem Gießen eingepasst und mit Hilfe des Parallelometers in das fertige Kronengerüst eingeklebt.

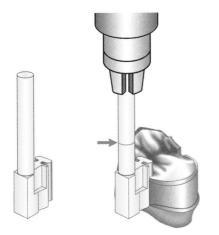

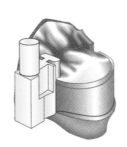

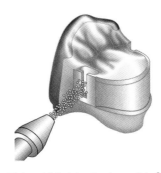

Abb. 598 Spacer (Platzhalter) besteht aus Keramik; er wird mit den Schaftteil in den Parallelometer gespannt und in das Kronengerüst einmodelliert.

Abb. 599 Der Schaftteil des Spacers wird ausgespannt und mit einer Diamanttrennscheibe gekürzt und mit dem Kronengerüst eingebettet.

Abb. 600 Nach dem Gießen wird der Spacer mit Glas- oder Kunststoffperlen bei 2 bar herausgestrahlt; das Sekundärteil wird eingepasst.

Konfektionierte Geschiebe

Die **T-Geschiebe** sind einfache kastenförmige Geschiebe, deren Passteile abgerundete T-Profile besitzen. Oft besitzt das Primärteil einen mittigen Aktivierungsschlitz bis durch den Steg, wodurch sich die Gleitflächen auseinander drängen lassen und die Geschiebe aktivierbar sind. Sie sind je nach Baugröße zum Anbringen innerhalb oder außerhalb der Kronen geeignet. Diese starren Verankerungs- und Stützelemente beziehen ihre Haftung durch Haftreibungswiderstände.

Das **multi-CON-System der Degussa** bietet starre Verankerungs- und Stützelemente, bei denen das flache Primärteil intrakoronal positioniert werden kann, und das Sekundärteil in drei unterschiedlichen Ausführungen für verschiedene Indikationen angeboten wird.

Das **Sekundärteil** besteht aus dem T-förmigen Gleitprofil, dem Aktivierungskörper und einem Retentionssteg, der in einer Retentionshülse gefasst wird. Der Aktivierungskörper verläuft entweder waagerecht (multi-CON 90) zur Anwendung bei flach verlaufenden Kieferkämmen oder ist für atrophierte Kieferkämme nach basal versetzt (multi-CON 1). Die dritte Variante (multi-CON TR) ist ein flaches, nicht aktivier- und auswechselbares Sekundärteil, das als passives Teilungsgeschiebe zur prospektiven Planung von Zahnersatz eingesetzt wird.

Beim **aktivierbaren Sekundärteil** fasst die Aktivierungsschraube von basal in den Aktivierungskörper und kann die Gleitflächen parallel auseinanderdrängen, wodurch die Füge- und Trennkräfte exakt dosiert werden.

Das **Primärteil** wird als hochschmelzendes Fertigteil zum Anlöten oder Angießen, als Spacer-Matrize oder als Erodierelektrode geliefert.

Der **geschlossene Retentionskasten** mit basaler, konischer Bohrung lässt sich am Gerüst verlöten oder verkleben.

Bei **Schwalbenschwanzgeschieben** ist das Gleitprofil dreiecksförmig. Auch diese Geschiebe sind über einen Aktivierungsschlitz im Sekundärteil aktivierbar. Es sind starre und relativ kräftige Geschiebe zur Verankerung von Freiendsätteln. Im allgemeinen werden die Schwalbenschwanzgeschiebe für Schaltsättel und herausnehmbare Brücken verwendet und intrakoronal angebracht.

Das Schwalbenschwanzgeschiebe nach Crismani (Degussa) lässt sich intrakoronal integrieren. Beide Geschiebeteile bestehen aus einer hochschmelzen-

den Gold-Platin-Legierung (HSL) zum direkten Angießen mit anderen Gold-Platin-Legierungen oder zum Einlöten. Das Sekundärteil ist über die gesamte Länge geschlitzt und kann durch Spreizen aktiviert werden. Das Geschiebe lässt sich in seiner Höhe auf die erforderlichen Verhältnisse kürzen, wobei das Beschleifen bei zusammengesteckten Geschiebeteilen von der Oberseite her erfolgen muss.

Walzengeschiebe sind bedingt starre Verbindungselemente zum Anbringen innerhalb und außerhalb von Kronen. Das zylinderförmige Passteil fasst in eine einseitig offene, aktivierbare Hülse.

Das **Präzisionsgeschiebe** (Degussa) ist ein kleines starres, aktivierbares Walzengeschiebe für abnehmbare Brücken und Teilprothesen. Das Sekundärteil weist eine Federlamelle im gingivalen Drittel auf, wodurch ein Nocken in die Nut des Primärteils rasten kann.

Das **Spezialgeschiebe** (Degussa) ist ebenfalls ein Walzengeschiebe, das bedingt aktivierbar ist. Es besteht aus einer geschlitzten Hülse und einer Walze mit Stegansatz, die sowohl in Gold-Platin als auch in hochschmelzender Gold-Platin-Legierung geliefert werden. Das Spezialgeschiebe wird in 2 Stärken angeboten und ist als Stangenware in Längen von 50,0 mm, für besonders rationelles Arbeiten, lieferbar.

Das Spezialgeschiebe eignet sich als **Interlock-Geschiebe**, indem die Hülse approximal zwischen zwei Ankerzähne gesetzt wird, dann ist die Walze das Sekundärteil. Die Walze lässt sich mit einem Verbindungssteg auch extrakoronal an Verankerungskronen als Primärteil integrieren, während die Hülse, okklusal geschlossen, im herausnehmbaren Ersatz befestigt wird. Walzengeschiebe werden in vorfabrizierten Profilen geliefert und in passender Länge abgetrennt. Sie werden wegen der geringen Abmessungen als Teilungsgeschiebe eingesetzt.

Gelenkgeschiebe werden in unterschiedlichen Bauformen geliefert; die gängigste Bauform ist das Steggelenk nach Dolder; andere Bauformen sind z. B. das FM-Scharniergelenk und das Ancorvis-Geschiebegelenk der Degussa. Diese Geschiebegelenke eignen sich nicht für gleichzeitig beidseitige Anwendung, sondern nur für unilateralen Einsatz.

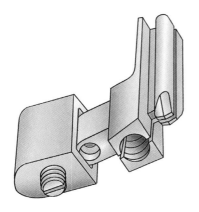

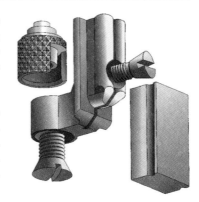

Abb. 601 Das T-Geschiebe des multi-CON-Systems der Degussa ist nach seiner Bauform ein Doppelzylinder, der sich über den Aktivierungskörper spreizen lässt.

Abb. 602 Das DuoLock-Geschiebe der Firma ZL-Microdent (Heraeus) ist baugleich zum multi-CON-Geschiebe. Beide Geschiebe haben auswechselbare Sekundärteile.

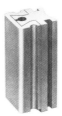

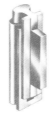

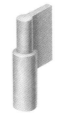

Abb. 603 Das geschlossene, aktivierbare Schwalbenschwanzgeschiebe wird mit Umlaufraste und Schubverteiler angewendet.

Abb. 604 Das Präzisionsgeschiebe (Degussa) ist ein kleines, geschlossenes und aktivierbares Walzengeschiebe.

Abb. 605 Das Spezialgeschiebe ist ein einfaches, offenes Walzengeschiebe, das bedingt aktivierbar ist.

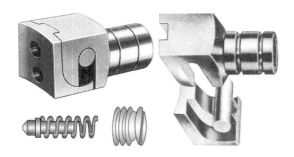

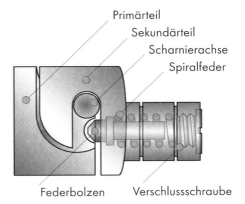

Primärteil
Sekundärteil
Scharnierachse
Spiralfeder

Federbolzen   Verschlussschraube

Abb. 606 - 607 Das FM-Scharniergelenk (Degussa) wird bei einseitigen Freiendsätteln mit zwei oder drei Zähnen (Monoreduktor) angewendet; beidseitige Freiendsättel dürfen transversal nicht verbunden werden. Die Rotationbewegung wird durch einen Anschlag begrenzt. Bei Belastung des Freiendsattels erfolgt eine Scharnierbewegung und drückt den Federbolzen in seiner Führung zurück; beim Belastungsende stellt der Federbolzen den Freiendsattel in die Ausgangslage.

Abb. 608 Einzelteile des FM-Scharniers: Beide Gelenkteile werden durch eine Parallelführung horizontal geführt. Der Federbolzen rastet beim Fügen der Gelenkteile in eine Nut des Primärteils und verriegelt beide Teile. Spiralfeder und Federbolzen sind austauschbar.

173

Wurzelkappenanker

Wurzelkappenanker sind konfektionierte Verankerungselemente, die auf Wurzelstiftkappen angebracht werden. Sie dienen der Verankerung von Hybridprothesen.

Hybridprothesen (hybrid, gr., aus der Mischung entstanden; Deckprothese, Bastardprothese, Zwitterprothese, Cover-Denture, Over-Denture) sind totale Prothesen, die mit verdeckten Verankerungselementen auf natürlichen Zahnresten befestigt und parodontal abgestützt sind. Die Verankerung einer quasi-totalen Prothese mit Resilienzteleskopkronen wird auch zu den Hybridprothesen gezählt.

Die **Hybridprothese** ist in einem stark reduzierten Lückengebiss indiziert. Die Verankerung auf den Wurzelstümpfen bietet horizontale Lagesicherung und bessere Retentionsfunktion als bei einer normalen Totalprothese. Im geringen Umfang wird auch eine parodontale Abstützung erreicht, was die Kaueffizienz erheblich verbessert. Die ausgeprägte Lagesicherung bei Hybridprothesen kann die Resorptionsvorgänge des Prothesenlagers erheblich verrringern.

Wurzelkappenanker für Hybridprothesen sind konfektionierte Hülsen-Zylinder-, Ringfeder- und Federhülsen- und Druckknopf-Systeme, sowie Stegsysteme. Diese Verankerungselemente sind zum Anbringen auf Wurzelkappen konstruiert. Wird eine starre Verbindung angestrebt, werden mehrere Verankerungen in einem Kiefer angesetzt, weil Rotationsbewegungen um die vertikale Achse auftreten. Wurzelkappenanker werden als bedingt starre oder als Resilienzverankerungen angeboten. Die Haftung geschieht über Haftreibung und federnde Zurückhaltungen. Beispiele sind die Verankerung nach Rothermann (Degussa), der Dalboanker (Degussa), der Retentionszylinder nach Gerber und der Doldersteg.

Verankerung nach Rothermann ist eine Wurzelkappenverankerung der Firma Degussa, die sowohl als starres als auch als resilientes Verbindungselement verwendet werden kann. Das Primärteil besteht aus einem flachen Zylinder mit einer umlaufenden Auskehlung, in die das Sekundärteil in Form eines offenen Federrings greift. Das Sekundärteil besitzt Sattelretentionen für den Einbau in die Kunststoffbasis. Die flache Konstruktion ermöglicht den Einsatz bei sehr begrenzten Platzverhältnissen.

Die **Dalboanker** sind druckknopfähnliche Verankerungselemente, bei dem das Primärteil entweder aus einem kleinen Zylinderstumpf oder einem Kugelkopf

besteht, die auf Wurzelkappen angebracht werden. Das Sekundärteil ist eine vierfach geschlitzte, aktivierbare Hülse, die in die Prothesenbasis einpolymerisiert wird. Es sind resiliente Wurzelkappenanker für partielle und hybride Prothesen. Der Dalbozylinder ist in der Horizontalen starr und lässt Vertikal- und Rotationsbewegungen zu. Die Lamellen des Sekundärteils fassen über das kugel- oder zylinderförmige Primärteil und lassen sich zum Aktivieren nach innen drücken. Bei der Montage wird über das Sekundärteil ein PVC-Ring geschoben, der in die Kunststoffbasis einpolymerisiert wird und in der fertigen Prothese verbleibt. Außerdem wird bei der Montage zwischen beide Geschiebeteile die mitgelieferte Zinnscheibe als Distanzhalter für den Resilienzspielraum eingebaut. Die Dalbo-Verankerung mit einem Kugelkopf (Degussa-Kugelanker-System) ist nur bedingt starr, auch wenn sie im Verband von mehreren Einzelverankerungen angewendet wird.

Retentionszylinder nach Gerber ist eine Wurzelkappenverankerung für abnehmbare Brücken oder partielle und hybride Prothesen. Das Primärteil, der Retentionskern, ist ein auswechselbarer Zylinderstift mit einer Ringnut, in die eine einseitig offene Ringfeder greift, die im Sekundärteil eingelassen ist. Der Retentionskern wird auf einer Lötbasis für die Wurzelkappe aufgeschraubt. Das Sekundärteil ist ein Hülsengehäuse mit Retentionsflächen zur Verankerung im Prothesenkunststoff. Die im Sekundärteilgehäuse befindliche Ringfeder schnappt beim Fügen der Verankerungsteile in die Ringnut des Retentionskerns. Die Ringfeder wird mit einem Gewindering im Hülsengehäuse gehalten und ist ausgewechselbar.

Die **Wurzelkappe** zur Aufnahme von Verankerungen wird mit einem Wurzelstift in einem präparierten Wurzelkanal des Pfeilerzahns befestigt. Die Präparation des Wurzelstumpfs erfolgt nach den beschriebenen Prinzipien für Stiftverankerungen in devitalen Zähnen, mit Wurzelringumfassung und Hilfskavität. Die Wurzelkappe genügt parodontalhygienischen Ansprüchen und darf das marginale Parodontium nicht mechanisch reizen. Sie deckt den Wurzelstumpf bis in den Sulcus gingivae ab und ermöglicht eine körperhafte Fassung durch die Prothesenbasis , wenn eine starre Verankerung angestrebt wird. Dazu wird die Kappenoberfläche glatt und scharfkantig gestaltet und weist eine zirkuläre Hohlkehle auf; die Kappenwände verlaufen leicht konisch.

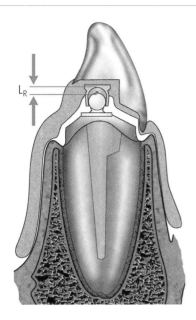

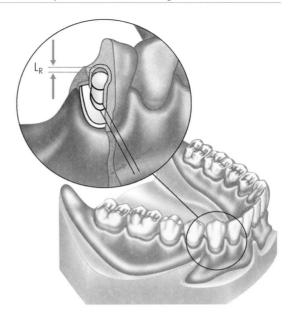

Abb. 609 Quasi-totale Prothesen lassen sich auf Wurzelstümpfen verankern, die mit Wurzelkappen versehen sind; die Wurzelstümpfe werden vollständig von der Prothese überdeckt. Diese Konstruktionen werden als Hybrid- oder Cover-Denture Prothesen bezeichnet. Die Verankerung kann mit Kugelankern und federnden Hülsen erfolgen. Die Verankerungsteile weisen einen Resilienzspielraum (L_R) auf, der die Wurzelstüpfe entlastet.

Abb. 610 Können zwei Eckzahnwurzelstümpfe zur Abstützung herangezogen werden, ist die horizontale Lagesicherung vorhanden; die vertikale Lagesicherung erfolgt über zwei Lager: das Schleimhautlager und die Parodontien der Eckzähne. Diese Konstruktion kann Jahrzehnte lang erfolgreich sein, wenn die Abkapselung der marginalen Parodontien durch intensive Mundhygiene gemildert wird.

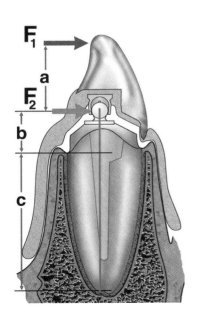

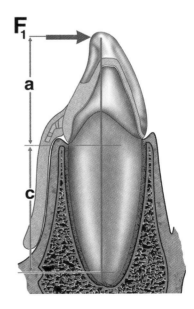

Abb. 611 Die Abstützung auf Wurzelkappen mit Kugelankern oder Stegen hat statische Vorzüge: Die auftretende Kraft (F_1) wirkt an der Prothese mit einem Hebelarm (a) auf das Prothesenlager und die bewegliche Verbindung an der Wurzelkappe. An der Wurzelkappe wirkt die Kraft F_2 mit dem Kraftarm (b) zum Drehpunkt, der wesentlich kürzer ist als der Lastarm (c) im Wurzelbereich.

Abb. 612 Die Hebelverhältnisse aus Kraftarm (a) an einer Teleskopkrone und Lastarm (c) im Wurzelbereich sind bei einer Teleskopkrone wesentlich ungünstiger.

175

Abb. 613 - 617 Teleskopierendes Bauteil	Horizontale Lagesicherung Stützfunktion	Verankerungsfunktion definierte Haltekraft

Teleskopkrone
- parallel geführte Doppelkrone
- festsitzende Innenkrone
- Außenteleskop herausnehmbar
- zahnfarbene Verblendung 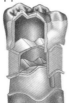
	Starres Verbindungselement
	- bietet absolute horizontale und vertikale Lagesicherung
	- sichere Stützfunktion
	- im Verband sehr gute Verblockung der Pfeiler
		Passteile verankern durch
		- Haft- und Gleitreibung
		- Haftung ist nicht kalkulierbar
		- Haftung ist abhängig von
		  - Passungstoleranzen
		  - Oberflächenbeschaffenheit
		  - Berührungsflächengröße

Konuskrone
- Doppelkrone mit konisch verlaufenden Passflächen
- Innenkrone festsitzend
- Außenkrone herausnehmbar
- zahnfarbene Verblendung 
	Starres Verankerungs- und Stützelement
	- bietet absolute horizontale und vertikale Lagesicherung
	- sichere Stützfunktion
	- im Verband Verblockung der Pfeiler
		Passteile haften durch
		- Haftreibung in der Endlage
		- Haftung ist definiert und vorher festlegbar durch
		  - variablen Konuswinkel
		  - und Fügekraft

Umlaufraste mit Schubverteiler
- Parallelführung an lingualer Kronenwandung
- mit approximaler Abschlussrille
- zervikale Schulter 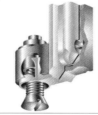
	Stabilisierungselement mit zervikaler Stufe bietet sehr gute
	- vertikale Lagesicherung
	- horizontale Lagesicherung nur im Zusammenspiel mit verbundenem Geschiebe
	- in Verbindung mit Druckknopfanker **keine** starre Kopplung möglich
		Keine eigenen Haftkräfte
		- nur in Verbindung mit Verankerungselementen wie
		  - Druckknopfanker oder
		  - aktivierbare Geschiebe

ZL-Duolock-Geschiebe (Heraeus) - starres Parallelgeschiebe - Sekundärteil ein Doppelzylinder - sehr flaches Primärteil	**Starre Verbindungselemente** - für starre Kopplung - geschlossenes Geschiebe - für paraodontale Abstützung - verbreiterte proximale Stege schützen vor Rotations- und Kippbewegungen - linguale Umlaufraste ist nötig	**Definierte Haftkräfte** durch - definiert aktivierbare Federlamellen - geschlitzter Steg wird gespreizt mit konischer - Aktivierungsschraube
multi-CON-System der Degussa - starres T-Geschiebe - flaches Primärteil - Sekundärteil in drei Ausführungen  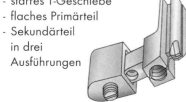	**Starre Verbindungselemente** - geschlossenes Geschiebe - für paraodontale Abstützung - mit lingualer Umlaufraste entsteht absolut starre Kopplung und horizontale Lagesicherheit	**Definierte Füge- und Trennkräfte** - durch definiert aktivierbare Federlamellen - basale Aktivierungsschraube drängt Gleitflächen parallel auseinander

Parodontalhygiene Reinigungsmöglichkeit	Handhabung Reparaturmöglichkeit	Indikation Wirtschaftlichkeit
Doppelwandige Kronen - mit hohem Platzbedarf - haben parodontalhygienisch günstige Flächenwölbungen durch anatomische Zahnform - Plaqueakkumulation möglich in Passungsspalten und in zusätzlichen Halteelementen	**Beste Handhabung** für Patienten: - Telekopkronen lassen sich bequem einzusetzen - hinreichende Passgenauigkeit - bei fehlender Haftung nachträglicher Einbau von Reibstopfen - wenig Reparaturmöglichkeit - Halteelemente sind austauschbar	**Breite Einsatzmöglichkeit** - für partielle Prothesen und - herausnehmbare Brücken - Zähne werden stark beschliffen - **nicht anwendbar** bei großem Pulpencavum - mittlere Lebensdauer - hinreichend wirtschaftlich
Konuskronen haben - mittleren Platzbedarf - sind parodontalhygienisch sehr günstig durch anatomische Flächenwölbungen - keine Plaqueakkumulation in Passungsspalten	**Gute Handhabung** für Patienten: - Konuskrone ist leicht einzusetzen - gute Passgenauigkeit - hohe Fügekräfte führen zur Verkeilung mit sehr hohen Trennkräften - wenig Reparaturmöglichkeit - keine Austauschbarkeit	**Universelle Einsatzmöglichkeit** - für partielle Prothesen und - herausnehmbare Brücken - im Verband wird das Restgebiss verblockt - **auch** anwendbar bei großem Pulpencavum - mittlere Lebensdauer - wirtschaftlich
Schubverteilungsarm - ist in Kronenwandung versenkt - hat parodontalhygienisch günstige Flächenwölbungen - Plaqueakkumulation möglich in Passungsspalten - mit Druckknopfverankerung Schleimhautirritationen im Grenzraum	**Gute Handhabung** für Patienten: - Umlaufraste bietet gute Führung für konfektioniertes Geschiebe - keine Reparaturmöglichkeit - keine Austauschbarkeit	**Universeller Einsatz** - für partielle Prothesen - Zähne werden stark beschliffen - **nicht anwendbar** bei großem Pulpencavum - mittlere Lebensdauer (ca. 6 J.) - hinreichend wirtschaftlich
Primärteile sind sehr flach für - intrakoronale Integration - Primärteil deckt marginales Parodontium geringfügig ab - Sekundärteil mit Gingivalkontakt - dann keine Abkapslungsräume - gute Reinigungsmöglichkeit - parodontalhygienisch befriedigend	**Handhabung** ist problematisch - bei vorhandener Umlaufraste ist die Handhabung gut - sehr gute Passgenauigkeiten - aktivierbar für permanente Haltekräfte - austauschbare Verschleißteile - sehr gute Reparaturmöglichkeit	**Universeller Einsatz** - für partielle Freiend- und Schaltprothesen - integrierbar an allen Vollkronen - auch im Frontzahnbereich - geklebt, gelötet, angegossen - hohe Lebensdauer - einfache technische Herstellung - sehr wirtschaftlich
Primärteil flach für - intrakoronale Integration - Aktivierungskörper im Sekundärteil verläuft entweder waagerecht oder basal versetzt - mit Gingivalkontakt - keine Abkapslungsräume - parodontalhygienisch unbedenklich	**Handhabung** - nur mit Umlaufraste gut - sehr gute Passgenauigkeiten - aktivierbar für permanente Haltekräfte - austauschbare Verschleißteile - sehr gute Reparaturmöglichkeit	**Universeller Einsatz** - für Prothesen und prospektive Planung als Trennungsgeschiebe - für flache und atrophierte Kieferkämme - geklebt, gelötet, angegossen - Spacertechnik, Erodiertechnik - sehr hohe Lebensdauer - sehr wirtschaftlich

Federnde Verankerungs- und Stützelemente

Klammern als Verankerungs- und Stützelemente

Das einfachste, billigste und am häufigsten verwendete Verankerungs- und Stützelement, um herausnehmbaren Zahnersatz am Restgebiss zu befestigen, ist die Verklammerung. Man unterscheidet zwischen gebogenen Drahtklammern und Gussklammern.

Klammern sind im Prinzip einseitig geöffnete Federringe, die den bauchigen Zahn umfassen und in seinem untersichgehenden Gebiet ihre Retention finden. Damit ist das Prinzip einer Klammer angedeutet: Die im untersichgehenden Bereich verlaufenden Klammeranteile müssen beim Einsetzen und Abziehen der Klammer auseinandergebogen werden, deshalb elastisch verformbar sein.

Die **Verankerungsfunktion** erfolgt, indem sich die unterhalb der weitesten Wölbung des anatomisch geformten Zahnes liegenden Klammerunterarme beim Einsetzen und Abziehen der Klammer auseinanderbiegen, elastisch verformen und dabei Federkräfte entwickeln. Der Verlauf der Klammerarme und die Lage der Klammerspitze werden so konstruiert, dass die Klammerarme beim Einsetzen und Herausnehmen elastisch aufgebogen werden, ohne sich bleibend zu verformen und nur definierte Klammerkräfte aufbringen.

Der **Federweg** ist der Betrag, um den eine Klammer aufgebogen werden muss, wenn sie vom Zahn abgezogen oder aufgesetzt wird. Der Federweg einer Klammer am Zahn entspricht der horizontalen Unterschnittsweite der gekrümmten Zahnoberfläche im Infrawölbungsbereich, bezogen auf den prothetischen Äquator.

Der **prothetische Äquator** oder Klammerführungslinie ist der weiteste Umfang des Zahnes, bezogen auf die Einschubrichtung einer Prothese. Dieser prothetische Äquator teilt die Zahnkrone in zwei Bereiche, von denen der okklusale Bereich die Suprawölbung und der zervikale Bereich die Infrawölbung aufweist. Der zervikal gelegene Bereich ist, bezogen auf den prothetischen Äquator, untersichgehend und eignet sich als Retentionsfeld für Klammern.

Die **Grundkonstruktion einer Klammer** lässt sich am Beispiel der Doppelarmklammer mit Auflage darstellen. Die Doppelarmklammer greift mit beiden Klammerarmen vestibulär und lingual in die untersichgehenden Bereiche. Beide Klammerarme müssen sich beim Einsetzen und Herausnehmen auseinanderbiegen und bieten dadurch die **Retentionskräfte.**

Die **funktionellen Abschnitte** einer Doppelarmklammer:

- **Klammerkörper** oder Umfassung ist der zentrale Abschnitt, von dem alle Klammeranteile ausgehen;
- **Klammerauflage** ist eine zungenförmige, okklusale Auflage auf dem Klammerzahn, die stets horizontal angeordnet wird und die vertikale Lagesicherung (parodontale Abstützung) bietet;
- **Klammerschulter** ist Teil der Umfassung und bildet den Übergang zwischen Klammerkörper und Klammeroberarm;
- **Klammeroberarm** umgibt den Zahn von okklusal kommend im Suprawölbungsbereich und erweitert die Umfassung des Zahnes;
- **Umfassungsanteile** sind starr und bieten die horizontale Lagesicherung (Schubverteilung);
- **Klammerunterarm** ist der federnde Retentionsarm, der in den Retentionsbereich greift und die eigentliche Retentionsfunktion übernimmt;
- **Klammerspitze** bildet das äußere Ende des sich verjüngenden Klammerarms. Die Klammerspitze liegt am tiefsten im Infrawölbungsbereich und wird über den gesamten Federweg aufgebogen;
- **Klammerfuß** (Klammeranker, Retention) oder kleiner Verbinder reicht vom Klammerkörper als teilweise Umfassung bis zum Prothesengerüst. Der kleine Verbinder ist starr mit dem Prothesengerüst verbunden.

Der **linguale Klammerarm** lässt sich als sogenannter **Führungsarm** konstruieren, der mit seiner gesamten Länge auf bzw. oberhalb des Äquators verläuft. Er soll gegenüber dem Retentionsarm das Gegenlager liefern und eine Zahnkippung nach lingual verhindern, wenn der Retentionsarm über den Äquator gezogen wird. Damit der (starre) Führungsarm während der gesamten Bewegung des Retentionsarms aus dem untersichgehenden Bereich bis über den Äquator dem Zahn anliegen kann, muss die Zahnfläche des Führungsarms zur Einschubrichtung parallel beschliffen werden.

Die **Konstruktionsform** einer Klammer mit funktioneller Trennung in Führungs- und Retentionsarm wird möglich, wenn der vestibuläre Klammerarm aus ästhetischen Gründen weit in den Infrawölbungsbereich gelegt werden muss. Ansonsten ist diese Konstruktionsform abzulehnen, weil die Zähne beschliffen werden müssen und die besten Retentionsbereiche meist lingual liegen (vgl. Definierte Haltekraft, Seite 188).

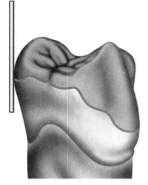

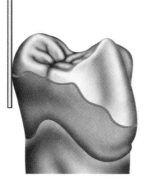

Suprawölbung:
okklusaler Anteil
Auflagebereich

Infrawölbung:
zervikaler Anteil
Retentionsbereich

Abb. 618 - 619 Mit einem parallel geführten Graphitstift lässt sich der weiteste Umfang des Zahnes festlegen. Je nach der Neigung des Zahnes entstehen: der anatomische Äquator, bezogen auf die Zahnachse, und der prothetische Äquator, bezogen auf die Einschubrichtung einer Prothese. Dieser Äquator teilt den Zahn in Supra- und Infrawölbungsbereich. Eine Klammer wird so verlegt, dass der federnde Klammerunterarm im Infrawölbungsbereich liegt und alle anderen Klammeranteile im Suprawölbungsbereich.

Klammerschulter

Klammeroberarm

Klammerkörper

Klammerfuß

Klammerauflage

Klammerschulter

Klammeroberarm

Klammerunterarm

Klammerspitze

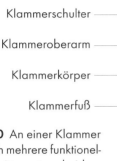
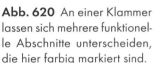
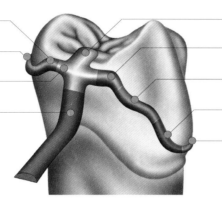

Abb. 620 An einer Klammer lassen sich mehrere funktionelle Abschnitte unterscheiden, die hier farbig markiert sind.

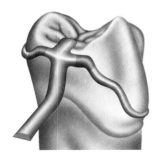

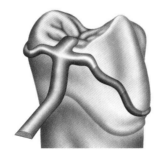

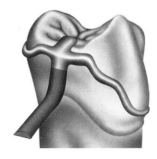

Abb. 621 Der Klammerkörper mit Klammerschulter wird Umfassung genannt und wirkt als Lagesicherung gegen horizontale Schubkräfte. Die Klammerauflage ist ein okklusaler Aufleger, der die Kaukräfte auf den Klammerzahn als vertikale Lagesicherung überträgt.

Abb. 622 Der Klammerarm gliedert sich in Klammeroberarm und Klammerunterarm sowie die Klammerspitze. Der federnde Klammerunterarm wird in den Infrabereich verlegt und übernimmt Retentionsfunktion. Die Klammerarme verjüngen sich zur Klammerspitze hin.

Abb. 623 Vom Klammerkörper aus beginnt der kleine Verbinder zum Prothesengerüst; er wird auch Klammerfuß, Klammerstiel, Appendix oder Retention genannt. Er verbindet die Klammerkonstruktion mit dem Prothesengerüst oder mit dem Prothesensattel.

Gebogene Klammern

Gebogene Klammern sind Drahtstücke, die aus federhartem, mundbeständigen Stahldraht oder einem Draht aus Edelmetalllegierung gebogen werden. Die Drähte haben im allgemeinen einen Durchmesser von 0,8 mm bei Stahl und von 1,0 mm bei Edelmetall. Es werden auch Halbfertigteile, z. B. Klammerkreuze, verwendet.

Der **Einsatzbereich** für Drahtklammern ist sehr eingeschränkt, weil sie die Forderungen als Verankerungs- und Stützelemente nicht erfüllen. Sie bieten sich speziell bei Übergangsprothesen an, da wegen der kürzeren Tragdauer kaum ein Schaden eintreten kann. Die gebogene Klammer bietet hier den Vorteil, billiger zu sein.

Gebogene Drahtklammern lassen sich nicht so exakt biegen, dass sie in der Ruhelage völlig drucklos und überall gleichmäßig dem Zahn anliegen.

Ausreichende **Lagesicherung** bei horizontalen Schüben wird nicht sichergestellt, wegen der zu großen Elastizität des gebogenen Drahtes, der trotz Kaltverfestigung durch das Biegen zu stark federt.

Die **körperhafte Umfassung** fehlt bei der Drahtklammer, d. h., der Klammerzahn ist gegen Verdrehungen durch die Klammer nicht geschützt. Eine Drahtklammer kann bei Belastung durch Prothesenbewegungen verbogen werden. Eine Korrektur durch das Aktivieren (Nachbiegen) führt schließlich dazu, dass die Klammer in der Ruhelage unkontrollierbare Kräfte auf den Klammerzahn überträgt, ihn kippt oder verdreht.

Die **okklusale Auflage** fehlt bei vielen Drahtklammerkonstruktionen und ist, wenn sie vorhanden ist, nicht hinreichend stabil und verbiegt. Die Prothese verlagert sich unter Kaudruck, die Drahtklammer sinkt u. U. ins marginale Parodontium ab. Eine abgesackte Klammer verliert die Haltefunktion, weil sich der Zahn nach zervikal verjüngt und so der Klammerarm den Zahn nicht mehr berührt. Wenn dann aktiviert wird, biegt sich die Klammer beim Einsetzen über den weiten Zahnumfang wieder auf.

Eine **besondere Indikation** besteht bei stark reduzierten Restgebissen, wo die statischen Verhältnisse eine starre Abstützung nicht zulassen. Hier übernimmt die Drahtklammer nur Haltefunktion, eine parodontale Abstützung ist nicht möglich.

In der **Kieferorthopädie** haben gebogene Drahtklammerkonstruktionen Bedeutung, wo sie wegen ihrer hohen Elastizität als aktives Federelement zur Regulierung von Zahnstellungsfehlern eingesetzt werden.

Eine **Auswahl** möglicher Drahtklammerkonstruktionen als Halteelemente für Übergangsprothesen:

Einarmklammern (C-Klammern) berühren den Zahn nur an der Vestibulärfläche, weswegen die Prothesenbasis als Gegenlager an den Zahn geführt werden muss. Die Basis wird zur Vermeidung von Gewebsbelastungen hohl angelegt. Die C-Klammer liegt mit der Klammerschulter auf dem prothetischen Äquator und verläuft von dort in den Retentionsbereich; sie kann als Doppelbogen über zwei Zähne geführt werden.

J-Klammer (Bonyhard-Klammer) ist eine Einarmklammer, die aus einem Halbfertigteil hergestellt wird. Sie liegt nahe am Zervikalrand und wird mit dem langen Federarm in den Prothesenkörper gelegt.

Winkelarmklammer wird in einem Doppelbogen in den Retentionsbereich des Klammerzahns gelegt, um dann in einer Biegung um einen Ersatzzahn der Prothese in das Prothesenmaterial einzumünden. Dadurch werden der Federarm und der Federweg vergrößert, weshalb die Klammer sehr tief gelegt werden kann.

Doppelarmklammern werden aus Halbfertigteilen (Klammerkreuzen) mit und ohne Auflage gebogen. Die Doppelarmklammern umfassen den Zahn von approximal kommend sowohl vestibulär als auch lingual, wobei die Klammerarme in der Regel bereits kurz hinter der Klammerschulter in den Retentionsbereich der Zähne geführt werden. Die Doppelarmklammer lässt sich auch in Form zweier Doppelbögen um zwei Prämolaren gleichzeitig verlegen.

G-Klammer ist eine Doppelarmklammer, bei der der verlängerte linguale Klammerarm mit der Klammerspitze nach okklusal als Auflage gebogen wird. Der linguale Arm verläuft dabei nicht im Retentionsbereich des Klammerzahns.

Schlingenklammern sind Drahtstücke, die girlandenartig um den Zahn geführt werden, wobei der vestibuläre Klammeranteil in den Retentionsbereich greift. Die wichtigsten Vertreter dieser Art sind die Jackson-Klammer oder O-Klammer.

Kugelkopfklammern werden aus Halbfertigteilen gefertigt. Sie werden in der Approximalfurche über die Zahnreihe geführt und in die Interdentalnische zweier Zähne gelegt; in der Kieferorthopädie werden diese Klammern Tropfenklammern genannt.

Abb. 624 - 635 Schema der gängigen Formen gebogener Drahtklammern

einarmige Drahtklammern		
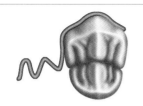	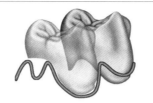	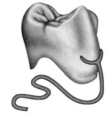
C-Klammer ist eine einarmige Drahtklammer, deren Gegenlager der Prothesenrand ist; Anwendung als Übergangslösung.	Die Doppelbogenklammer wird zusätzlich um einen Prothesenzahn herum in den Sattel geführt.	Die J - Klammer ist eine einarmige Klammer mit langem Federarm.

doppelarmige Drahtklammern		
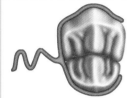	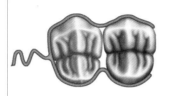	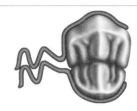
Die Doppelarmklammer wird aus einem T - Klammerkreuz gebogen und fasst beidseitig in den untersichgehenden Bereich.	Die Doppelbogenklammer umfasst zwei Zähne von vestibulär und lingual.	Doppelarmklammern lassen sich auch aus zwei einarmigen Klammern formen.

Doppelarmklammern mit Auflage		
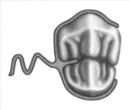	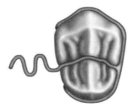	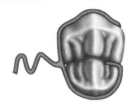
Die Doppelarmklammer mit Auflage wird auch Dreiarmklammer genannt und aus einem Klammerkreuz gebogen.	Der Klammerschwanz eines T - Klammerkreuzes lässt sich über die Okklusionsfläche legen. Elbrechtklammer	Bei der G-Klammer wird der linguale Klammerarm zu einer sattelfernen Auflage nach okklusal geführt.

Drahtklammermodifikationen		
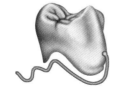	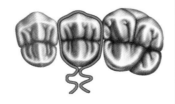	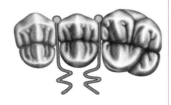
Eine Einarmklammer aus einem ausgeschliffenen Kugelkopf-Halbfertigteil wird vestibulär in die Infrawölbung geführt.	Die Jacksonklammer ist eine geschlossene Ringklammer, die approximal über geschlossene Zahnreihenanteile geführt wird.	Die Kugelkopfklammer oder Tropfenklammer wird aus einem Halbfertigteil gefertigt und rastet in der Interdentalnische ein.

Gegossene Klammern

Gussklammern werden allgemein im Modellgussverfahren mit dem Prothesengerüst als Einheit modelliert und aus einer Chrom-Nickel-Legierung gegossen. Der hohe Elastizitätsmodul dieser Legierung sichert den Gussklammern eine relativ große Steifigkeit. Die Federwege solcher Klammern müssen zur Erreichung einer definierten Abzugskraft genau festgelegt und auch eingehalten werden. Schon bei geringfügigen Abweichungen (+/. 0,1 mm) kann eine übertrieben starke oder unzureichend schwache Klammerkraft entstehen.

Für die **Gestaltung**, d. h. für die Form und den Verlauf der Klammerarme, gelten feste Regeln. Das Verkürzen, Verlängern, Verstärken oder Schwächen des Klammerarms beeinflusst unmittelbar die Klammerkraft. Es ist also notwendig, speziell vorgeformte (Wachs-)Profile zu benutzen und diese nur unter genauer Kontrolle der dabei entstehenden Klammerkräfte zu verändern.

Die **Gussklammer** ist, richtig angewendet und korrekt hergestellt, eine zuverlässige, technisch einfache Konstruktion und dabei das billigste Halte- und Stützelement. Die gegossene Klammerkonstruktion ist jeder gebogenen Drahtklammer vorzuziehen. Die Gussklammer besteht aus den bereits genannten funktionellen Teilen.

Vorteile gegossener Klammern

Gussklammern haben eine hohe Passgenauigkeit, von Abweichungen durch Verfahrensfehler abgesehen. Diese Passgenauigkeit bietet zwar nur eine bedingt starre Verbindung zwischen Restgebiss und Prothese, verhindert aber mit ihrer großen Steifigkeit und körperhaften Fassung Verdrehungen des Klammerzahns. Mit Gussklammerverbänden und einem stabilen, gegossenen Prothesengerüst lässt sich das Restgebiss hinreichend versteifen.

Durch die okklusale Auflage, die zu jeder Gussklammer gehört, kann eine annähernd axiale Belastung des Klammerzahns erreicht werden. Die geringe Elastizität des Klammermaterials erlaubt eine grazile Gestaltung der Klammerkonstruktionen.

Nachteile gegossener Klammern

Gussklammern bieten **keine starre Verbindung** zwischen Restgebiss und Prothese. Prothesenbewegungen unter Belastungen wirken sich immer auf den Verankerungszahn aus.

Es kommt zur **mechanischen Abnutzung** des Schmelzes beim Herausnehmen und Einsetzen der Prothese und bei Relativbewegungen der Prothese unter Funktion.

Unter den Klammern bilden sich Beläge und in deren Folge Kariesbefall; ist die okklusale Auflage oder eine linguale Führungsfläche eingeschliffen, verstärkt sich diese Gefährdung. Ein Klammerzahn sollte deshalb durch Überkronung gegen mechanische Zerstörung geschützt werden, zumal dabei auch okklusale Auflageflächen und hinreichende, auf die Einschubrichtung bezogene Retentionsbereiche geschaffen werden können. Wenn jedoch ein Ankerzahn überkront wird, dann sollte auch gleich ein anderes Verankerungselement, etwa ein konfektioniertes Geschiebe statt einer Klammer, benutzt werden.

Prothesenbewegungen belasten den Klammerzahn exzentrisch, denn die Kraftweitergabe erfolgt bei einer Klammer immer punktförmig über unterschiedliche Klammeranteile:

Vertikale Kräfte werden durch die okklusalen Auflagen an der approximalen Randwulst exzentrisch übertragen.

Transversalbelastungen werden durch wechselnde Anteile der Umfassung oder die elastischen Klammerunterarme weitergegeben. Klammer und Zahn bilden keine mechanische Einheit, sondern nur eine lockere, instabile Verbindungsstelle. Dieser Mangel wird darum auch zur Forderung: Klammern sollten horizontale Kräfte nicht übertragen, sie können es auch nicht, obwohl ein Verankerungselement gerade diese Forderung, horizontale Kräfte zu übertragen, erfüllen sollte.

Das **Aktivieren von Gussklammern** ist nicht möglich, weil es zur mechanischen Schwächung des gegossenen Materials führt. Es kommt zur Kaltverfestigung des Metalls, die Klammer wird härter, aber die Dauerbiegefestigkeit sinkt rapide, es entstehen Mikrorisse und die Klammer bricht. Werden Gussklammern aktiviert, erhöht sich die Haltekraft zwar momentan, die eigentliche Funktion der Klammer geht aber verloren. Die Klammerarme liegen nun nicht mehr drucklos an, sondern befinden sich jetzt auch in der Ruhelage in einer Vorspannung und übertragen Kräfte auf den Zahn. Im Normalfall hält die Auflage den Zahn, während die aktivierten Klammerarme den Zahn im gegenüberliegenden Bereich anheben und somit kippen. Der Zahn lockert sich und geht verloren.

Klammern sind immer **kosmetisch ungünstig**.

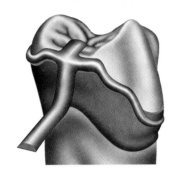

Abb. 636 Für die Lage und den Verlauf der Gussklammer gelten feste Regeln; die starren Klammeranteile (Klammerkörper, -schulter und -oberarm) liegen im Auflagebereich (Suprawölbungsbereich), beide elastischen Klammerunterarme werden in den untersichgehenden Retentionsbereich (Infrawölbungsbereich) geführt, so dass die Klammerspitzen am tiefsten liegen und sich beim Einsetzen und Abnehmen der Klammer am weitesten aufbiegen müssen.

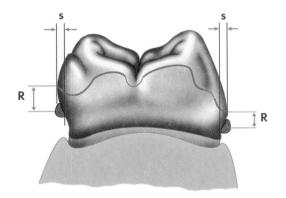

Abb. 637 Die Lage der Klammerspitze in Bezug auf den prothetischen Äquator lässt sich in vertikaler und horizontaler Richtung bestimmen:

Der vertikale Abstand der Klammerspitze vom prothetischen Äquator wird als Retentionstiefe (R) bezeichnet; soweit muss die Klammer aus der Ruhelage gehoben werden. Dabei weitet sie sich um den Federweg (s) auf, das ist der horizontale Abstand; dieser Betrag wird zur Festlegung der Haltekraft einer Klammer vermessen.

Abb. 638 Die Vorteile von Gussklammern gegenüber gebogenen Drahtklammern liegen in der höheren Passgenauigkeit und Steifigkeit sowie in der körperhaften Fassung des Zahnes. Dadurch wird das Restgebiss geschient und stabilisiert. Alle Kräfte, die die Prothese angreifen, werden über den Klammerverband auf die Restzähne übertragen. Alle Zähne, die im Klammerverband gefasst sind, können sich in diesem Verband abstützen.

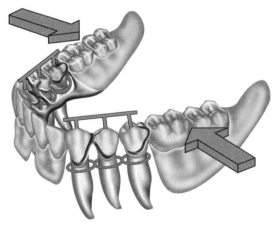

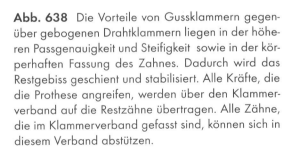

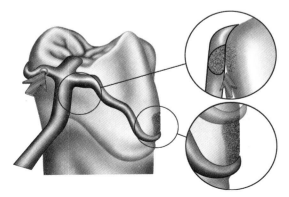

Abb. 639 Die körperhafte Fassung des Klammerzahns ist auch nachteilig:

1. Unter den relativ breiten Klammerarmen können sich Beläge und kariöse Defekte bilden.
2. Bei jedem Einsetzen und Herausnehmen der Klammer kommt es zum mechanischen Abrieb des Schmelzes.
3. Horizontale Schübe werden nur punkt- oder linienförmig an den Klammerzahn weitergegeben und der Zahn wird gekippt.

Forderungen an Gussklammern

Gegossene Klammerelemente müssen die genannten Forderungen der Verankerungs- und Stützelemente erfüllen:

- horizontale Lagesicherung durch starre Umfassungsteile;
- Restgebissversteifung durch körperhafte Fassung des Pfeilerzahnes;
- Sicherung der Parodontalhygiene durch exakte Passform;
- druckloses Anliegen in der Ruhelage zur Vermeidung orthodontischer Kräfte;
- vertikale Lagesicherung durch okklusale Auflagen;
- Retentionsfunktion durch definierte Federkräfte.

Horizontale Lagesicherung

Der Klammerkörper, Klammerschultern, Klammeroberarme, der Ansatz zum kleinen Verbinder und die okklusale Auflage bilden die starren Umfassungsanteile. Sie liegen oberhalb des vermessenen prothetischen Äquators im Suprawölbungsbereich. Durch sie wird die Prothese bei horizontalen Schüben abgestützt und stabilisiert.

Horizontale Kräfte aus einer bestimmten Richtung werden nicht von der gesamten Umfassung übertragen, sondern nur von bestimmten, meist punktförmigen Anteilen, und es kommt zu exzentrischer Zahnbelastung. Die horizontale Lagesicherung der Klammer gilt auch für den Klammerzahn, der dadurch gegen Verdrehungen, Kippungen und Verlagerungen gesichert ist.

Restgebissversteifung durch Schienung ist möglich, weil die genannten Teile relativ starr sind und den Zahn körperhaft, d. h. flächig und passgenau umfassen. Die genannten Verankerungteile sichern den Schienungseffekt des Restgebisses, weil das Prothesengerüst als großer, relativ starrer Verbinder zwischen den einzelnen Klammern wirkt. Dazu lassen sich die starren Klammeranteile an den lingualen Zahnflächen als fortlaufende Umfassungen bzw. Schienungselemente über einen Quadranten oder den ganzen Zahnbogen führen.

Die **Sicherung der Parodontalhygiene** ist bei Klammerkonstruktionen sehr problematisch umzusetzen. Das Herstellungsverfahren von Klammerungselementen im Modellgussverfahren sichert eine sehr gute Passgenauigkeit. Die Umfassung der Klammerungsteile liegt flächig und körperhaft auf der Zahnoberfläche und bietet dadurch Retention für Ablagerungen und kariösen Befall, was verstärkt wird, wenn die Klammerinnenseiten rauh und nicht poliert sind.

Problemstellen bei Klammern sind neben den flächigen Umfassungsteilen die kleinen Verbinder und deren Übergänge zum Klammerkörper. Die kleinen Verbinder müssen immer parodontienfrei geführt werden, vor allem wenn sie interdental innerhalb geschlossener Zahnreihenanteile an die Klammer geführt werden müssen (z. B. Bonwillklammer). Bei sattelgeschlossener Formung des Kleinen Verbinders wird schleimhautseitig die Kunststoffbedeckung vermieden und das Metall glatt poliert.

Druckloses Anliegen in der Ruhelage bedeutet, die Klammerarme müssen völlig spannungsfrei liegen, d. h., sie dürfen keineswegs aktiviert sein. Nur beim Einsetzen und Herausnehmen und während der Funktion entwickeln Klammern ihre genau definierten Haltekräfte und übertragen sie auf den Klammerzahn.

Eine **Vorspannung** der Klammerarme durch das Aktivieren (Nachbiegen) lässt bereits in Ruhelage Kräfte auf den Zahn wirken, die eine Kippung oder Verdrehung auf den Zahn erzeugen. Der Zahnhalteapparat wird zunächst in der Endlage der Prothese belastet und dann unter Funktion noch zusätzlich. Auch wenn die exakte Richtung und das Ausmaß dieser Kraftwirkungen nicht bestimmt werden kann, so wirkt die Klammer in der Ruhelage wie eine Regulierung, und unter Funktion kommt es zu Überlastungen des Zahnhalteapparates.

Die **Forderung** nach der spannungsfreien Ruhelage der Klammer besagt, es dürfen keine unkontrollierten Kräfte auf den Zahn übertragen werden. Jede Gussklammer führt zu kalkulierbaren und kontrollierbaren Fehlbelastungen für den Klammerzahn; diese dürfen jedoch unter keinen Umständen durch ein Nachbiegen der Klammerarme erhöht werden, denn damit wird der Misserfolg der Konstruktion bereits festgelegt.

Das **Aktivieren** von Gussklammern ist aus den beschriebenen Gründen (Kaltverfestigung, Mikrorisse, Vorspannung) grundsätzlich abzulehnen. Gussklammern aufzubiegen, um die Modellgussprothese besser auf das Modell aufpassen zu können, ist falsch! Die Notwendigkeit des Nachbiegens ist immer Hinweis auf Planungs- und Vermessungsfehler und in den meisten Fällen dem Zahntechniker anzulasten.

Die vertikale Lagesicherung durch okklusale Auflagen und Retentionsfunktion durch definierte Federkräfte werden auf den folgenden Seiten behandelt.

Abb. 640 - 644 Schema der Forderungen an Gussklammern

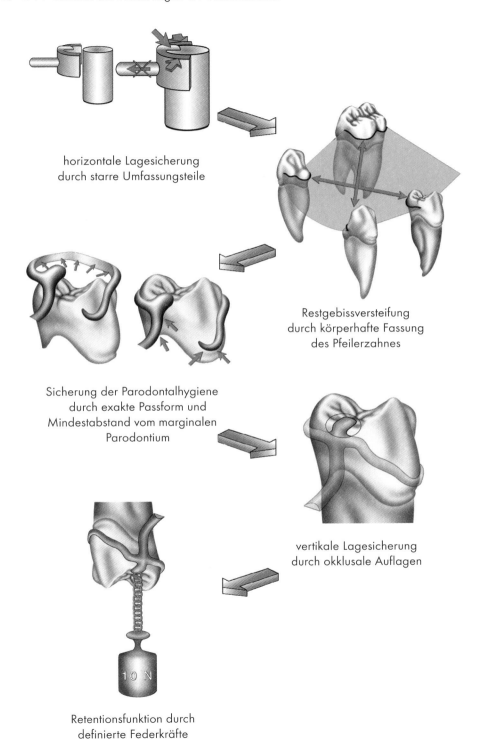

horizontale Lagesicherung
durch starre Umfassungsteile

Restgebissversteifung
durch körperhafte Fassung
des Pfeilerzahnes

Sicherung der Parodontalhygiene
durch exakte Passform und
Mindestabstand vom marginalen
Parodontium

vertikale Lagesicherung
durch okklusale Auflagen

10 N

Retentionsfunktion durch
definierte Federkräfte

Vertikale Lagesicherung bei Gussklammern

Der partielle Ersatz wird auf den Restzähnen abgestützt, dazu versieht man jede Klammer mit einer okklusalen Auflage.

Die **Aufgaben der okklusalen Auflage** sind:

- **Kaubelastungen**, die die Ersatzzähne treffen, auffangen und durch axialen Druck auf die Parodontien der Klammerzähne verteilen;
- **Nahrungsteile** von der Übergangszone Prothese/Restgebiss ablenken, sie übernimmt also eine ähnliche Funktion wie die approximalen Kontaktpunkte;
- **Lage** der Klammer zum Zahn stabilisieren;
- **Abkippen** der Prothese seitlich auf die Schleimhaut verhindern;
- **Abrutschen** der Klammerarme nach zervikal verhindern.

Ansonsten würden Schädigungen des marginalen Parodontiums auftreten, die Haltefunktion wäre nicht mehr vorhanden, denn der Klammerzahn verjüngt sich nach zervikal, und die Klammerarme stehen dann ab. Die unelastische Umfassung der Klammeroberarme würde sich dabei verschieben und der eigentliche Schienungseffekt geht verloren. Die Prothese könnte sich einlagern, wobei dann die Schleimhautbereiche überlastet und das marginale Parodontium im lückenbegrenzenden Bereich gequetscht und zerstört werden.

Die **Form und Lage** der okklusalen Auflage bestimmt entscheidend die Funktion dieses wichtigen Klammerteils. Die Positionierung der Auflage im Zahnbogen richtet sich nach statischen Erwägungen. Vorzugsweise werden die Zähne mit der größten Wurzeloberfläche und damit der größten parodontalen Belastbarkeit ausgesucht: zuerst Molaren, dann Prämolaren, danach Eckzähne und Schneidezähne.

Der **Auflageboden** liegt senkrecht zur Zahnachse, da gewährleistet sein muss, dass weitgehend axiale Kräfte übertragen werden. Hat der Auflageboden eine Neigung nach außen, so wirkt die Auflage wie eine schiefe Ebene, wodurch zum einen der Zahn gekippt wird, zum anderen die Klammer vom Zahn weg und nach unten rutscht. Die Nachteile einer abgerutschten Klammer wurden genannt, hier wird der Zahn durch Kippungen zusätzliche Schädigungen seines Halteapparates erleiden.

Der **Auflagebereich** wird in den Zahn als sogenannte Auflagekavität eingeschliffen, damit keine Okklusionsstörung eintritt. Es darf keine kastenförmige, sondern nur eine löffelförmige Einlassung hergestellt werden. Diese Löffelform vermeidet Kerbwirkungen und ermöglicht Rotationsbewegungen der Auflage, die bei einer Prothesenfunktion auftreten können.

Die **Abmessungen** der Auflageneinlassung ermöglichen die Herstellung einer bruchsicheren Auflage: Breite und Länge einer Auflage betragen ca. 2,5 - 3 mm, die Stärke von 1,5 mm darf nicht unterschritten werden. Der Übergang vom Auflageboden zum Klammerkörper sollte abgerundet sein, damit an dieser Stelle keine Kerbwirkung und damit kein Auflagenbruch auftritt. Der Zahn sollte wenigstens im Auflagenbereich durch eine exakte, nicht zu schwache (Gold-)Füllung geschützt werden, wenn nicht ohnehin eine Überkronung erwogen wird. In Kronen werden die Auflagen in gleicher Weise eingelassen.

Die **statischen Verhältnisse**, die eine okklusale Auflage an einem Zahn erzeugt, sind ungünstig. Jede Auflage wird, weil sie immer auf der approximalen Randwulst liegt, den Pfeilerzahn exzentrisch belasten und ihn etwas kippen. Ein gerade stehender Zahn mit gesundem Parodontium erträgt eine solche Belastung im beschränkten Maße ohne Schaden zu nehmen. Gekippte Zähne, und das ist meistens der Fall, sollten daher durch die Auflage nicht so belastet werden, dass eine noch stärkere Kippung erfolgt, sondern auf der Gegenseite ihrer Neigung mit der Abstützung versehen werden. Eine Abschrägung des Auflagebodens zur Zahnmitte verstärkt die Kippung durch die Wirkung der schiefen Ebene.

Doppelauflagen sind geeignet, eine axiale Belastung zu erreichen; bei Freiendsatteleinsenkung wird jedoch eine der Auflagen zum Drehpunkt und die andere Auflage hebt ab. Aus gleichem Grund ist es keine Lösung, die okklusale Auflage über die gesamte Kaufläche verlaufen zu lassen.

Krallenauflagen an Eck- und Schneidezähnen umfassen die Schneidekanten bis nach labial. Dazu muss immer eine Auflagekavität eingeschliffen werden, um eine horizontale Fläche für die vertikalen Kräfte zu erzeugen.

Der **Mangel** von okklusalen Auflagen wird schon durch den Namen selbst benannt: die Auflage liegt eben nur auf und ist nicht starr mit dem Klammerzahn verbunden, sie bietet ein statisch unbestimmtes System mit allen Nachteilen. Eine gegossene Klammer mit okklusaler Auflage ist dennoch die wesentlich bessere Lösung als eine einarmige Drahtklammer.

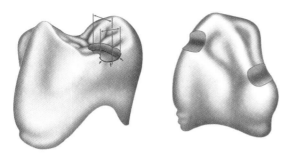

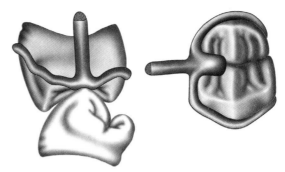

Abb. 645 - 646 Für eine okklusale Auflage muss eine Auflagefläche eingeschliffen werden, damit es nicht zu Okklusionsstörungen kommen kann. Diese Einlassung sollte nicht kastenförmig, sondern eher löffelförmig gestaltet werden; zum einen, damit eine Kerbwirkung und in der Folge ein Auflagenbruch vermieden wird, zum zweiten, damit eine geringe Auflagenbewegung möglich bleibt.

Abb. 649 - 651 Der Auflageboden sollte immer waagerecht angelegt werden, damit wird eine annähernd axiale Belastung für den Zahn erreicht. Fällt der Auflageboden nach außen hin ab, wirkt er wie eine schiefe Ebene; die Auflage rutscht ab und der Zahn wird gekippt. Fällt der Auflageboden zur Zahnmitte hin ab, kippt der Zahn zur Auflage hin, was bei einem Schaltsattel ohne Auswirkung bleibt, bei einem Freiendsattel jedoch zur Zahnlockerung führen kann, weil der Zahn nach distal gezogen wird.

Abb. 647 - 648 Die Auflage darf im Gegenbiss nicht stören und ist daher im Zahn einzulassen. Zur Bruchsicherheit soll die Auflage 2,5 - 3 mm breit und lang sein und 1,5 mm stark. Der Zahn sollte im Auflagenbereich mit einer Füllung geschützt oder überkront werden.

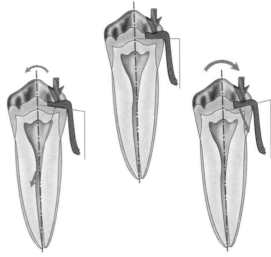

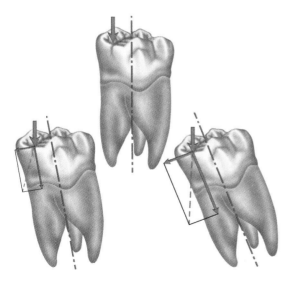

Abb. 652 - 654 Jede Klammer belastet einen Zahn exzentrisch, d. h. ein Zahn wird durch eine Klammerauflage gekippt. Ein gerade stehender Zahn mit gesundem Parodontium kann solche Belastungen ertragen. Bei einem geneigten Zahn wird eine Auflage die Kippung noch verstärken, wenn die Auflage auf der Seite der Neigung angebracht ist. Je stärker ein Zahn schräg steht, um so stärker wird er durch die Auflage gekippt. Daher ist die Auflage auf der Gegenseite anzubringen.

Definierte Haltekraft bei Gussklammern

Die **Hauptaufgabe** einer gegossenen Klammer ist, den Zahnersatz am Restgebiss zu halten. Die Haltekraft einer Klammer beruht hauptsächlich auf der Elastizität der Klammerarme: Beim Abziehen vom Zahn müssen sich die Klammerunterarme über den prothetischen Äquator weiten.

Die **Klammerkraft** beim Abziehen liegt in der Größenordnung zwischen 5 und 10 N. Wird von jeder Klammer einer Prothese diese Haltekraft erreicht, so kann selbst durch klebrige Speisen, Eigengewicht oder Zungendruck eine Prothese nicht abgehoben werden.

1. Forderung: Allen Klammern eines Klammerverbandes sind die gleichen Haltekräfte zuzuordnen, um einen gleichmäßig festen Prothesensitz zu erreichen. Die Haltekraft einer Klammer ist davon abhängig, um welchen Betrag die elastischen Klammerarme aufgebogen werden. Das bedeutet, ein Klammerarm muss so vom Zahn abgezogen werden, dass er genau um den definierten Federweg aufbogen wird. Der Federweg muss bezogen auf die Abmaße der Klammerarme exakt festgelegt und vermessen werden.

2. Forderung: Eine Klammer darf einen Klammerzahn beim Abziehen nicht kippen oder verdrehen. Deshalb müssen beide Klammerarme (lingual und vestibulär) in den Retentionsbereich reichen und beim Abziehen gleiche Federkräfte entwickeln. Bei unterschiedlichen Unterschnittsweiten lässt sich hier mit der Veränderung der Klammerarmlänge oder Profilstärke ein Ausgleich schaffen.

3. Forderung: Beide Klammerarme haben die gleiche **Retentionstiefe** unter dem prothetischen Äquator. Die Retentionstiefe ist der Betrag, um den die Klammerarme hochgezogen werden müssen, bis sie auf dem prothetischen Äquator liegen. Es bringt keinen Nutzen, wenn zwar beide Klammerarme die gleiche Federkraft entwickeln können, aber der eine Klammerarm schon nach kurzem Anheben der Klammer auf dem prothetischen Äquator liegt, während sich der andere Arm noch darunter befindet: Der erste Klammerarm entwickelt seine volle, der zweite u. U. nur seine halbe Federkraft. Dadurch wird der Klammerzahn in Richtung des tieferliegenden Klammerarms gekippt. Wird die Klammer höhergehoben, so verliert der erste Klammerarm seine Zahnberührung, er liegt jetzt im Suprawölbungsbereich und der zweite Klammerarm wirkt allein. Der Klammerzahn kippt in Richtung des höherliegenden Klammerarms. Der Klammerzahn wird auf Zug belastet und dabei kräftig durchgeschüttelt.

Alternativforderung: Die Gussklammer wird mit einem vestibulären Retentionsarm und einem lingualen Führungsarm konstruiert, d. h., der vestibuläre Klammerarm liegt mit seinem letzten Drittel im Retentionsbereich, während der linguale Klammerarm oberhalb bzw. auf dem prothetischen Äquator verläuft und zum Gegenlager des Retentionsarms wird.

Solche **Klammerverläufe** werden allenthalben vorgeschlagen. Wird die Klammer abgezogen, verliert das linguale Gegenlager sofort seinen Kontakt mit dem Zahn, denn es befindet sich in dem Suprawölbungsbereich. Je weiter die Klammer nun abgehoben wird, um so stärker wird der vestibuläre Federarm den Klammerzahn transversal belasten, d. h. nach lingual kippen. Beim Einsetzen oder Herausnehmen wird der Klammerzahn mit der Federkraft gekippt, zum Schaden des Zahnhalteapparates.

Zur **Vermeidung von Zahnkippungen** muss der Führungsarm parallel zur Einschubrichtung geführt werden, was durch das Einschleifen der Zahnoberfläche sichergestellt wird.

Die **Vorteile** der konstruktiven Unterteilung in Retentions- und Führungsarm bestehen darin, auch Zahnreihenanteile versorgen zu können, bei denen linguale Unterschnitte an Zähnen fehlen, was bei oberen, vestibulär geneigten Zähnen und vor allem bei Frontzähnen vorkommen kann. Der vestibuläre Klammerarm lässt sich tiefer und damit ästhetisch günstiger legen. Das Einsetzen und Herausnehmen eines Klammerverbandes, bei dem nur die vestibulären Retentionsarme aktiv sind, ist leichter. Es wird unterstellt, dass die horizontale Lagesicherung günstiger sei, wenn ein starrer Führungsarm über die gesamte Lingualfläche der Zähne verläuft.

Der **Nachteil** ist, dass am Zahn eine Führungsfläche eingeschliffen werden muss, was der Kariesprophylaxe entgegensteht. Der aktive, mit voller Federkraft wirkende Retentionsarm erzeugt deutliche Abriebspuren an der Zahnoberfläche. Ob die Handhabung und die horizontale Lagesicherung besser sind, ist nicht eindeutig nachweisbar. Hinreichende lingual liegende Unterschnitte sind bei Seitenzähnen immer zu finden, vor allem, wenn die Klammerspitzen zum approximalen Interdentalbereich geführt werden. Darum hat die Konstruktion eines Führungsarms nur bei Frontzähnen eine eingeschränkte Berechtigung.

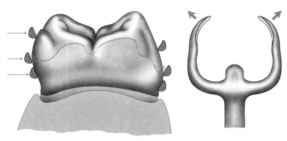

Abb. 655 - 656 Im Idealfall biegen sich beim Einsetzen und Abnehmen der Klammer beide Klammerarme geichmäßig auf, wenn sie die gleiche Retentionstiefe besitzen und den prothetischen Äquator gleichzeitig erreichen; dann sind sie um den maximalen Federweg geweitet und erzeugen die maximale Federkraft. Der Zahn wird axial und nicht transversal belastet.

Abb. 657 - 658 Beide Klammerarme gehören in den Retentionsbereich, wobei beide Klammerarme auch eine gleiche Retentionstiefe besitzen sollten, damit beide Klammerarme um den gleichen Betrag angehoben werden müssen, um ihren vollen Federweg zu durchlaufen.

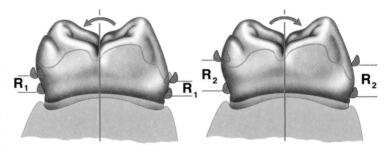

Wird ein Klammerarm tiefer unter den Äquator verlegt, um den gleichen Federweg zu erreichen wie der andere Klammerarm, so wird der Zahn auf Kippung beansprucht. Hat nämlich der eine Klammerarm seine volle Federkraft erreicht, weil er auf dem Äquator liegt, so kann der andere Klammerarm u. U. erst seine halbe Federkraft entwickelt haben. Der Zahn wird beim Herausnehmen „kräftig durchgeschüttelt" oder die Klammer springt vom Zahn, bevor der eine Klammerarm seine volle Federkraft entwickelt hat.

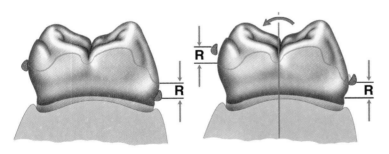

Abb. 659 - 660 Wird der eine Klammerarm korrekt in den Retentionsbereich gelegt, der andere Arm jedoch als Führungsarm auf dem prothetischen Äquator belassen, so wird der Führungsarm beim Abheben der Prothese sofort seinen Zahnkontakt verlieren und ist als Gegenlager wirkungslos. Der Klammerzahn kippt zum Führungsarm. Solche Klammerkonstruktionen nutzen einseitig das Retentionsgebiet und der Klammerarm kann tiefer gelegt werden. Bei Frontzähnen legt man den vestibulären Klammerarm so tief wie möglich nach zervikal.

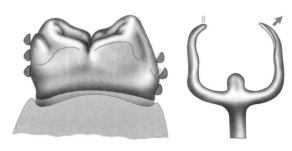

Abb. 661 - 662 Wenn der linguale Klammerarm als Führungsarm gestaltet wird, muss er über die gesamte Retentionstiefe des Retentionsarms parallel geführt werden und Kontakt mit dem Zahn behalten. Dazu muss die linguale Flächenwölbung begradigt, also parallel zur Einschubrichtung geschliffen werden. Außerdem wird der Führungsarm verstärkt, um hinreichend starr zu bleiben.

Determinanten der Federkraft

Der Klammer als elastisches Verankerungselement liegt das Prinzip einer technischen Federringpassung zugrunde: Ein elastischer, einseitig geöffneter Ring kann auseinandergebogen werden und federt in seine Ausgangslage zurück, wenn die Kraft des Aufbiegens nachlässt. Wird ein solcher Ring über einen konischen Schaft geschoben, weitet er sich mit der Steigung des Konus. Dabei ist immer mehr Kraft nötig, den Ring weiterzuschieben, denn die Rückstellkraft, die Kraft, die ihn wieder in die ursprüngliche Form zurückstellen will, wird ebenfalls größer.

Die **notwendigen Haltekräfte** einer Klammer sollen in den Größenordnungen von 5 -10 N liegen, damit durch die Zugbelastung beim Abziehen der Klammer keine Schädigungen des Zahnhalteapparates auftreten können. Man legt also für jede Klammer einen entsprechenden Federweg fest, um vor allem innerhalb eines Klammerverbandes für jede Klammer die gleichen Abzugskräfte zu erreichen. Die dazu nötigen Federwege sind zu vermessen.

Der **Federweg** ist der Betrag, um den ein solcher Ring auseinandergebogen wird. Die Kraft, mit der der Ring auseinandergebogen wird, bzw. mit der er zurückfedern will, nennt man Federkraft. Der Zusammenhang zwischen Federkraft und Federweg ist linear nach der Beziehung:

Federkraft = Federweg · Federkonstante; $F = s \cdot c$

Die **Federkonstante** ist eine Richtgröße, in der mehrere Werte einer Klammer zusammengefasst werden, d. h. die Eigenschaft der Elastizität angegeben wird. Das elastische Verhalten eines Körpers wird nach dem Hookeschen Gesetz beschrieben. Danach kann ein fester Körper (z. B. ein Stab) durch äußere Einwirkungen bis zu einem bestimmten Grad verformt werden und wird in seine Ursprungslage zurückfedern, wenn diese äußeren Kräfte nicht mehr wirksam sind.

Zur **bleibenden Verformung** kommt es, wenn der Körper über eine bestimmte Grenze hinaus verformt wird. Die Grenze der Belastbarkeit, von der an eine bleibende Verformung zurückbleibt, nennt man Elastizitätsgrenze.

Die **Verformung** eines Körpers ist von seinem Material abhängig; ein Holzstab ist leichter zu biegen als ein Stab aus Stahl. Für das elastische Verhalten eines Stoffes gibt es ein Maß, das man als Elastizitätsmodul (E-Modul) bezeichnet. Dies ist eine Materialangabe, d. h. ähnlich der Härte eines Stoffes, ein spezifischer Wert für den Stoff.

Ein **fest verankerter Stab**, der an seinem freien Ende mit einer Kraft belastet wird, biegt sich in Richtung der Kraftwirkung durch. Je größer die Kraft, um so stärker die Durchbiegung. Ist die Kraft zu groß, so verbiegt sich der Stab oder bricht sogar.

Die **Durchbiegung des Stabes** wird bei festgelegter Belastung durch folgende Veränderungen seiner Form unterschiedlich groß sein:

- Je länger der Stab ist, um so weiter biegt er sich bei gleicher Belastung durch.
- Je dicker ein Stab ist, umso geringer ist die Durchbiegung bei gleicher Belastung; ein dicker, kurzer Stab kann eine große Kraft aufnehmen.
- Ein runder Stab biegt sich nicht so stark durch wie ein flach angebrachtes Brett mit gleicher Querschnittsflächengröße.
- Wird das Brett hochkant gestellt, biegt es sich nicht so stark durch wie der Rundstab mit gleicher Querschnittsflächengröße.
- Ein Stab in T-Profilform mit gleicher Querschnittsflächengröße biegt sich am wenigsten durch.
- Ein zur Spitze hin verjüngter Stab biegt sich an seiner Spitze am stärksten durch; seine Steifigkeit ist am dicken Ende am größten.

Für **Gussklammern** wird ein halbellipsoides Profil benutzt, das sich zur Spitze hin verjüngt. Die Klammerarme werden so weit in den Infrawölbungsbereich der Zähne gelegt, dass die Klammerarme sich um einen bestimmten Federweg aufbiegen. Der Federweg wird exakt vermessen und darf einen bestimmten Wert nicht überschreiten, damit sich die Klammer nicht bleibend verformt.

Die obengenannten Zusammenhänge gelten auch für den Klammerarm:

- Je länger ein Klammerarm ist, um so weniger Federkraft entsteht an der Klammer, wenn der gleiche Federweg wie bei einem kurzen Klammerarm gewählt wird.
- Ein kürzerer Klammerarm besitzt bei gleichem Federweg größere Federkräfte.
- Je kleiner das Elastizitätsmodul, umso kleiner ist die Federkraft.
- Die Verjüngung des Profils macht die Klammerspitze elastischer.

Bei der Konstruktion einer Klammer wird eine bestimmte Haltekraft gefordert, zu der der exakte Federweg bezogen auf Klammerarmlänge, Profilstärke und Materialwerte (E-Modul) bestimmt wird.

Abb. 663 - 664 Ein festverankerter Stab lässt sich verbiegen, wenn er an einem Ende mit einer Kraft belastet wird. Die Durchbiegung ist abhängig von der wirkenden Kraft, von der Form des Stabes und von dem Material des Stabes. Annahme sei eine definierte Kraft, die auf Stäbe aus gleichem Material aber unterschiedlichem Profil einwirkt. Ein Brett wird sich stärker durchbiegen als ein runder Stab gleicher Querschnittsfläche. Ein hochkant belastetes Brett wird sich dagegen stärker durchbiegen als ein Balken mit T-Profil.

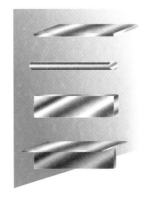
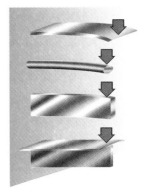

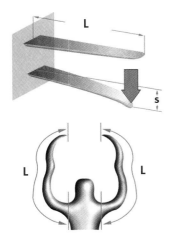

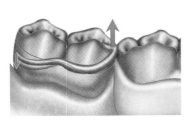

Abb. 665 - 666 Das Profil für einen Klammerarm ist halbellipsoid und zur Klammerspitze hin verjüngt. Die Einflussgrößen zur Berechnung der Federkraft eines solchen Profilstabs sind: die Federarmlänge (Klammerarmlänge; L), die Profilbreite, die Profilhöhe, der Verjüngungsfaktor und das Elastizitätsmodul als Materialkonstante. Daraus ist die Federkonstante zusammengesetzt. Wenn der Federweg (s) gemessen wird, lässt sich über die Beziehung: $F = s \cdot c$ die Federkraft bestimmen.
Die Klammerkraft soll im Bereich von 5 - 10 Newton liegen, für den Klammerarm einer Doppelarmklammer also im Bereich von 2,5 - 5 Newton. Für diese Haltekraft wird, bezogen auf die Klammerarmlänge und Profilstärke, ein Federweg bestimmt und damit der Verlauf des Klammerarms um den Zahn festgelegt.

Abb. 667 - 668 Ein flaches Klammerarmprofil wird sich beim Abziehen vom Klammerzahn leicht aufbiegen ohne sich vertikal zu verbiegen; ein hohes Klammerarmprofil entwickelt große Klammerkräfte, verbiegt sich aber in vertikaler Richtung

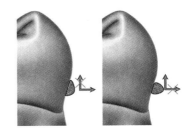

Abb. 669 - 673 Determinanten der Klammerkraft

Einflussgröße der Klammerkraft	Länge des Klammerarms	Stärke des Klammerprofils	Verjüngung des Klammerarms	Größe des Federwegs	Elastizitätsmodul
Wirkung auf die Federkraft	Je länger der Klammerarm, umso geringer die Klammerkraft	Je stärker das Klammerprofil, umso größer die Klammerkraft	Je stärker die Verjüngung, umso elastischer der Klammerarm	Je größer der Federweg, umso größer die Klammerkraft	Je größer das Elastizitätsmodul, umso größer die Klammerkraft

Bestimmung der Retentionskraft

Die Haltekräfte einer Klammer werden im allgemei-nen experimentell bestimmt, weil die Verhältnisse für eine Berechnung sehr komplex sind und Variablen enthalten, die sich in jedem Punkt der Bewegung des Klammerarms auf der Zahnoberfläche verändern.

Zu unterscheiden ist zwischen Federkraft und Retenti-onskraft; die Federkraft ist die Kraft, mit der der Klam-merarm aufgebogen wird, die Retentionskraft entsteht als Reaktionskraft auf der Zahnoberfläche.

Zur **Bestimmung der Federkraft** sollen alle Einfluss-größen, wie Stablänge, Querschnittsform und Elasti-zitätsmodul, die in der Federkonstanten als Richtgrö-ße zusammengefasst sind, benutzt werden. Es wird für einen halbellipsoiden Stab (Klammerarmform), der sich zur Stabspitze (Klammerspitze) verjüngt, folgen-de Formel entwickelt; Federkraft ist gleich Federweg mal Federkonstante: $F = s \cdot c$

F = Federkraft; s = Federweg; c = Federkonstante; Für die Federkonstante gilt: $C = 3 \cdot E \cdot J_0 / L^3$
E = Elastizitätsmodul; J_0 = axiales Flächenträgheits-moment; L = Klammerarmlänge oder Stablänge.
Das axiale Flächenträgheitsmoment gibt die spezie-le Formsteifigkeit eines halbellipsoiden Profiles an: $J_0 = \pi \cdot B \cdot H^3 / 12$; B = Profilbreite; H = Profilhöhe.
Um die Verjüngung zu beschreiben, wird das Ver-hältnis von der Endstärke zur Ausgangsstärke ange-geben, woraus sich ein Kennwert φ ergibt. Die ver-einfachte endgültige Formel zur Berechnung der Fe-derkraft lautet dann:

$$F = \frac{1}{4 \cdot \varphi} \cdot \frac{3 \cdot B \cdot H^3 \cdot \pi}{12} \cdot \frac{E}{L^3} \cdot s$$

Werden in diese Formel reale Werte für einen Klam-merarm eingesetzt, erhält man die Federkraft. Als Beispiel gilt ein Klammerarm mit folgenden Maßen: Klammerarmlänge = 12 mm, Profilbreite = 1 mm, Pro-filhöhe = 0,8 mm, Federweg = 0,5 mm, Verjüngungs-faktor (Verhältnis 8 : 10) = 1,054, Elastizitätsmodul (für Stahl) = $2,2 \cdot 10^5$ N/mm². Aus diesen Werten errechnet sich eine Federkraft von 6,1 N.
Die **Federkraft** wirkt in der Federringebene. Beim Abziehen wird die Klammer senkrecht zu dieser Fe-derkraftrichtung in der Einschubrichtung über den Zahn gezogen, dabei biegen sich die Klammerarme an den Schrägflächen des Zahnes auseinander. Die Kräfteverhältnisse an der Zahnoberfläche lassen sich anhand des physikalischen Modells der schiefen Ebe-ne darstellen.

Das **physikalische Modell** zerlegt die Kräfte an dem auf der schiefen Ebene liegenden Körper in Gewichts-kraft, Hangabtriebskraft und Normalkraft. Die Ge-wichtskraft ist in diesem Fall mit der Federkraft gleich-zusetzen. Die Steigung der schiefen Ebene wird in dem Winkel α ausgedrückt und entspricht dem Nei-gungswinkel der Zahnoberfläche, bezogen auf die Einschubrichtung, dem **Unterschnittswinkel**.
Die **Normalkraft** steht senkrecht auf der schiefen Ebene (Zahnoberfläche) und wird ermittelt durch: Federkraft · cos α.
Die **Hangabtriebskraft** ist die Kraft, die den Körper nach unten zieht; auf die Klammer übertragen ist es die Kraft, die den Klammerarm in seine Ruhelage zurückziehen will; sie berechnet sich an der schiefen Ebene aus: Federkraft · sin α.
Die **Abzugskraft** verläuft in der Einschubrichtung und steht zur Hangabtriebskraft in dem Winkel α. Die Abzugskraft lässt sich berechnen aus: Hangabtriebs-kraft · cos α. Damit gilt:

   Abzugskraft = Federkraft · tan α.

Eine **Variable der Abzugskraft** ist der Unterschnitts-winkel, der im Mittel 10° beträgt. In der Ruhelage der Klammer ist der Unterschnittswinkel sehr groß (bis zu 30°) und die Federkraft ist gleich Null. Befindet sich der Klammerarm auf dem prothetischen Äqua-tor, ist die Federkraft auf dem Maximum, aber der Unterschnittswinkel ist gleich 0° mit tan α = 0; die Abzugskraft wäre in dieser Position auch gleich Null.
Die **Federkraft** erzeugt auf der Zahnoberfläche zu-sätzlich eine Reibung, die parallel zur Hangabtriebs-kraft verläuft und beim Abziehen wirksam wird. Sie errechnet sich aus der Normalkraft multipliziert mit dem Reibkoeffizienten μ und wird zur Abzugskraft addiert. Daraus ergibt sich die Retentionskraft der Klammer als Summe aus Abzugs- und Reibkraft:

   Retentionskraft   =   Federkraft · tan α
                 + Federkraft · cos α · μ

Der **Reibkoeffizient** wird in erster Näherung mit dem tan α angenommen, so dass sich als Berechnungs-formel für die Retentionskraft einer Klammer folgen-des ergibt:

   Retentionskraft = Federkraft · tan α · (1 + cos α)
Die **Retentionskraft** ergibt nun 5,4 N, wenn ein Unterschnittswinkel von 25° angenommen und die vorher ermittelte Federkraft von 6,1 N eingesetzt wird. Dieser Wert kommt dem experimentell ermittelten Wert eines Vermessungssystems sehr nahe.

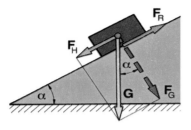

Abb. 674 Ein auf der schiefen Ebene liegender Körper vom Gewicht G wird mit einer Normalkraft $F_G = G \cos \alpha$ senkrecht auf die schiefe Ebene gedrückt. Die Hangabtriebskraft $F_H = G \sin \alpha$ zieht den Körper je nach der vorhandenen Reibung $F_R = F_G \mu$ auf der schiefen Ebene nach unten.

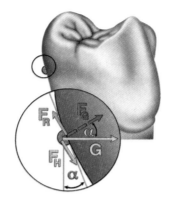

Abb. 675 Die Verhältnisse der schiefen Ebene auf die Zahnoberfläche übertragen ergibt dieses Bild; die Gewichtskraft G entspricht der Federkraft.

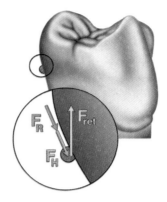

Abb. 676 Die Retentionskraft errechnet sich aus Hangabtriebs- und Reibkraft: Retentionskraft

$= $ Federkraft $\cdot \tan \alpha$
$+ $ Federkraft $\cdot \cos \alpha \cdot \mu$

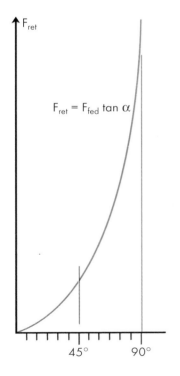

$$F_{ret} = F_{fed} \tan \alpha$$

Abb. 677 Die Retentionskraft durch Aufbiegung entlang der Zahnoberfläche als Funktion des Neigungswinkels einer schiefen Ebene.

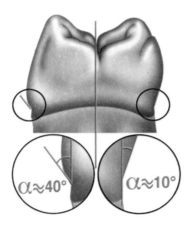

Abb. 678 Die Neigungen der Zahnoberflächen zur Einschubrichtung sind vestibulär und lingual unterschiedlich groß. Der Unterschnittswinkel verringert sich zum Äquator. Vestibulär ist der Unterschnittswinkel im Ruhepunkt der Klammer sehr groß, so dass die Klammerkraft anfangs trotz geringer Federkraft sehr hoch ist. Lingual sind Unterschnittswinkel und Klammerkraft anfangs geringer.

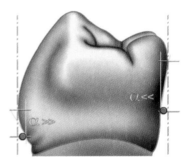

Abb. 679 Bei geringerem Unterschnittswinkel wird die Retentionstiefe sehr groß (lingual) und die Retentionskraft nimmt langsam zu; umgekehrt bleibt bei großer Unterschnittsneigung die Retentionstiefe gering (vestibulär), die Retentionskraft setzt sofort ein und kann größer werden als lingual. Dieser Zusammenhang ließe sich als Argument für die Konstruktion eines stabilen Führungsarms verwenden, wenn sich der Unterschnittswinkel individuell auf die Einschubrichtung bestimmen ließe.

Vermessen der Modelle

Die **Bestimmungsgrößen** der Retentionskraft einer Klammer sind wie im Einzelnen ausgeführt der Federweg (Unterschnittsweite), der Unterschnittswinkel, das elastische Materialverhalten (Elastizitätsmodul), die Federlänge (Klammerarmlänge) und die Profilstärke und -form der Feder (Klammerprofil). Eine oder mehrere dieser Variablen werden messtechnisch bestimmt und zur Klammerherstellung verwendet.

Beim **Vermessen von Modellen** wird versucht, für alle Zähne, die mit Klammern belegt werden sollen, den prothetischen Äquator festzustellen und darauf bezogen für jeden Klammerarm den Federweg als eine Variable der Retentionskraft zu bestimmen.

Der **prothetische Äquator** ist die Klammerführungslinie, die auf eine gemeinsame Einschubrichtung bezogen ist.

Die **Einschubrichtung** ist die Richtung, in der eine Prothese eingesetzt und herausgehoben wird. Auf die Einschubrichtung bezogen wird das Modell in einem Parallelometer zentriert. Durch Kippen des Modells lässt sich die Lage der prothetischen Äquatoren und damit die Unterschnittsbereiche an den Klammerzähnen verändern. Es soll für alle Zähne die günstigste Lage der Klammerführungslinie gefunden werden, bei der ausreichende Retentionsbereiche entstehen und ein ausreichender Schutzabstand (ca. 1 mm) vom marginalen Parodontium verbleibt.

Man unterscheidet drei Stellungen der Modelle:
- **Nulllage**, das Modell befindet sich in bezug auf die Kauebene in der Waagerechten; die Unterschnittbereiche sind ausgeglichen.
- **Mesialkippung**, das Modell ist in bezug auf die Kauebene mesial abgesenkt. Die mesialen Unterschnittsbereiche vergrößern sich; an den Frontzähnen verlagert sich die Klammerführungslinie nach inzisal. Die Prothese muss beim Herausnehmen nach hinten in den Mund bewegt werden.
- **Distalkippung**, das Modell ist in bezug auf die Kauebene nach distal geneigt. Die distalen Unterschnittsbereiche vergrößern sich; an den Frontzähnen verlagert sich die Klammerführungslinie im Mundvorhof nach zervikal. Die Prothese muss nach vorn aus dem Mund gehoben werden.

Zum Festlegen der Modellkippung, der Klammerführungslinie und des Federweges benötigt man einen **Parallelometer**. Zunächst wird mit diesem Gerät eine **günstige Neigung** des Modells ermittelt und die Zähne werden mit einem Taster überprüft, ob hinreichen-de Unterschnittsweiten vorhanden sind und der Mindestabstand zum marginalen Parodontium eingehalten werden kann. Danach wird die Klammerführungslinie eingezeichnet und mit einem geeigneten Analysierstift oder Messteller der Federweg festgelegt.

Die **Unterschnittsweite** oder **Federweg** ist der horizontale Abstand zur Klammerführungslinie. Deshalb muss der Taster zum Prüfen der Unterschnittsweite ein paralleler Stab sein, der am unteren Ende eine horizontale Abstandsmessung zulässt. Für diese Abstandsmessung stehen die Messteller nach Ney sowie das Scribtometer (Rapid-Flex-System) oder der Micro-Analyser (Vitallium-Technik) zur Verfügung.

Die **Messteller nach Ney** sind parallele Stäbe, deren Enden tellerförmig ausgeweitet sind. Der Tellerrand ragt um einen bestimmten Wert über den parallelen Stab hinaus. Die Tellerrandbreite entspricht dem nötigen Federweg. Man führt nun den parallelen Stab so um den zu prüfenden Zahn, dass Tellerrand und Stab gleichzeitig den Zahn berühren: der Stab am prothetischen Äquator und der Teller im Retentionsgebiet. Sollen verschiedene Federwege angelegt werden, kann man beim Ney-System aus drei verschiedenen Tellergrößen mit verschiedenen Randstärken wählen: 0,25 mm, 0,5 mm und 0,75 mm.

Das Ney-Vermessungssystem benutzt nur den Federweg in dieser groben Dreiteilung für ein Klammermaterial auf Chrom-Nickelbasis:

- kurzer Klammerarm = kleiner Teller,
- mittellanger Klammerarm = mittlerer Teller,
- langer Klammerarm = großer Teller.

Dazu wird ein genormtes, sich zur Spitze verjüngendes Klammerarmprofil aus Wachs oder elastischem Kunststoff (Flexetten) angeboten, das entsprechend der Einzeichnung auf dem Modell verlegt wird.

Der **maximale Federweg** kennzeichnet die Lage der Klammerspitze, von da an steigt der Arm kontinuierlich aus dem Unterschnitt bis zur Klammerführungslinie. Es ist darauf zu achten, keinen Teil des Klammerarms in eine größere Unterschnittstiefe als die der Spitze zu legen, weil sonst beim Abziehen der Klammer der Arm genau über diesen Punkt bis zum Äquator geweitet wird, und das mit wesentlich größerer Federkraft. Als Faustregel gilt:

- erstes Drittel des Klammerarms mit der Klammerschulter beginnend liegt oberhalb des Äquators,
- ein Drittel liegt auf dem prothetischen Äquator und
- das letzte Drittel liegt im Retentionsbereich.

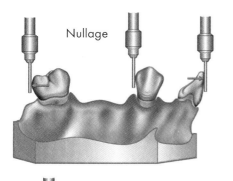

Nullage

Abb. 680 - 682 Durch Kippung des Zahnes verändert sich die Lage des prothetischen Äquators und damit die Größe und Lage der Unterschnittsbereiche. Es werden drei Stellungen der Modelle zur Parallelometerachse unterschieden:
1. Nulllage, in der sich das Modell und damit die Kauebene in der Waagerechten befindet.
2. Distalkippung, bei der sich die Kauebene, durch das Modell dargestellt, nach distal absenkt.
3. Mesialkippung, bei der die Kauebene nach mesial hin abkippt.

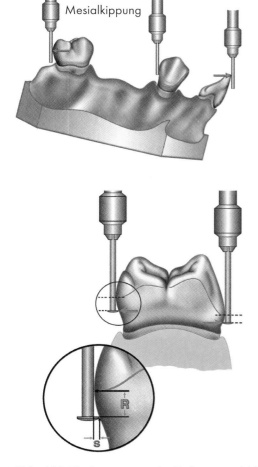

Mesialkippung

Distalkippung

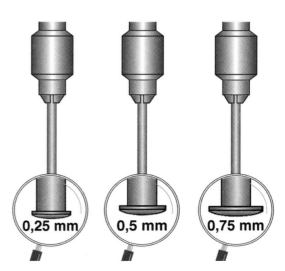

0,25 mm   0,5 mm   0,75 mm

Abb. 683 Zur Bestimmung des Federweges (s) bzw. der Retentionsstiefe (R) können die Teller des Ney-Systems benutzt werden. Der Messtellerschaft liegt dem Zahn am weitesten Umfang an und wird unter Kontakt hochgeschoben, bis der Tellerrand den Zahn im Unterschnitt ebenfalls berührt. Der Berührungspunkt des Tellerrandes zeigt die Lage der Klammerspitze.

Abb. 684 - 686 Die Messteller nach Ney sind parallele Stäbe, deren Enden tellerförmig ausgeweitet sind und deren Größe vom Schaft zum Tellerrand gemessen wird. Drei Tellerrandbreiten gehören zum Grundset (0,25 mm; 0,5 mm; 0,75 mm). Der kleine Teller für kurze, der mittlere Teller für mittlere und der große Teller für lange Klammerarme.

195

Vermessen des Federwegs

Mit dem Ney-System wird der Federweg nicht vermessen, sondern es werden drei Aufbiegegrößen für kurze, mittlere und lange Klammerarme geboten.

Die **Forderung** nach definierter Haltekraft lässt sich mit diesem Vermessungssystem auch nicht in grober Näherung erfüllen, weil nur eine Variable der Retentionskraft in genannter Dreierstufung benutzt wird.

Moderne Vermessungssysteme setzen vier Variable in den Zusammenhang: E-Modul, Klammerarmlänge, Profilstärken und Federweg; als Beispiel dient das Rapid-Flex-System der Degussa.

Die **Klammerarmlänge**, bzw. die freie Federarmlänge wird für jede Klammer von der Klammerspitze bis zur Klammerschulter in Millimeterschritten gemessen. Zur Klammerarm- bzw. Federarmlänge passend kann aus entsprechenden Tabellen die Unterschnittsweite, d. h. der Federweg in bezug auf die zu erwartende Haltekraft abgelesen werden. Dabei wird auch die Klammerarmstärke (Profilstärke) als Variable einbezogen. Denn für eine dünne lange Klammer gehört ein längerer Federweg als für eine kurze dicke Klammer.

Das **halbellipsoide Wachsprofil** besitzt ein konstantes Höhen-Breiten-Verhältnis und verjüngt sich zur Spitze. Es sind 30 mm lange Wachsprofile, aus denen sich die passenden Klammerarmlängen herausschneiden lassen. Wird eine Klammer von 18 mm Länge benötigt, so kann ein dicker Klammerarm herausgeschnitten werden, wenn das Profil von der Spitze aus gekürzt wird; ein dünner Klammerarm entsteht, wenn das dicke Profilende abgeschnitten wird.

Damit ist die **Variabilität der Profilstärke** dem Prinzip nach benannt. Die Variationsbreite ist bei dem Rapid-Flex-System aber nicht beliebig, sondern das Wachprofil lässt sich nur durch Kürzung von der Spitze in Millimeterschritten verändern. Die maximale Kürzung darf nur 5 mm betragen. Diese Variationsbreite reicht aus, um jede Klammerarmlänge zwischen 5 und 30 mm mit den nötigen Federkräften zwischen 0 und 10 N zu versorgen. Die Toleranzpanne der Federkraft beträgt dabei + 0,01N, was geringer ist als die Abweichung durch Verfahrens- und Systemfehler beim Gießen und Ausarbeiten.

Die **Tabellen** (Datenlehre) geben für jeden Klammerarm in den unterschiedlichen Stärken und unterschiedlichen Längen den exakten Federweg an und weisen dabei die zu erwartende Federkraft aus. Für den 18 mm langen Klammerarm lassen sich sechs Klammerarmstärken mit passenden Federwegen zwischen 0,1 bis 1,0 mm für erreichbare Federkräfte zwischen 1,0 bis 11N ablesen. Damit wird eine Differenzierung und Genauigkeit in der Retentionskraft erreicht, wie es im Ney-System nicht möglich ist.

Zum praktischen Vorgehen:

Der **Verlauf des Klammerarms** wird in bezug auf die vermessene Klammerführungslinie (prothetischer Äquator) provisorisch eingezeichnet, damit die Lage der Klammerspitze definiert ist.

Mit einem **Messrädchen** (Micromini) wird die Klammerarmlänge von der Klammerspitze bis zur starren Einspannung (Klammerkörper) exakt gemessen; z. B. 18 mm.

Wird eine Klammer konstruiert, bei der beide Arme in den Retentionsbereich greifen, was in den meisten Fällen geschieht, so muss die Haltekraft beider Arme zusammen die Gesamtkraft der Klammer ergeben; z. B. angenommene Haltekraft sind 10 N, so wird aus der Tabelle der Wert von 5 N pro Klammerarm gesucht und der Federweg sowie die Profilstärke ausgewählt.

Die **Datenlehre** ist ein Tabellenwerk für zwei E-Module (Cr-Ni- und Au-Pt-Legierungen). Hier sind, geordnet nach Klammerarmlängen, Profilstärken (bzw. in Kürzungschritten von 1mm) und Federwegen (Unterschnittsweiten) die zu erwartenden Federkräfte angegeben.

Der **Tabellenwert** des maximalen Federwegs wird mit einem elektromechanischem Messgerät, dem Scribtometer, auf das Modell übertragen.

Das **Scribtometer** (Rapid-Flex-System) ermöglicht eine kontinuierliche Distanzmessung in der Horizontalen. Im parallelen Führungsschaft dieses Instrumentes ist eine bewegliche Messnadel eingelassen, deren horizontale Auslenkung auf einer Skala abgelesen werden kann. Der Schaft berührt den Zahn an der Klammerführungslinie und die Messnadel im Retentionsbereich; die Unterschnittsweite ist ablesbar. Zeigt das Scribtometer die gewählte Unterschnittsweite, zeichnet die Messnadel über einen elektrischen Impuls auf der lackbeschichteten Zahnoberfläche den Punkt ein, an dem die Klammerspitze liegen soll.

Der **Klammerarmverlauf** wird exakt eingezeichnet, das Klammerprofil nach den Angaben der Datenlehre ausgehend von Spitze gekürzt (oder nicht) und dann verlegt. Der Wachsprofilrest wird an der Klammerschulter abgeschnitten und entfernt.

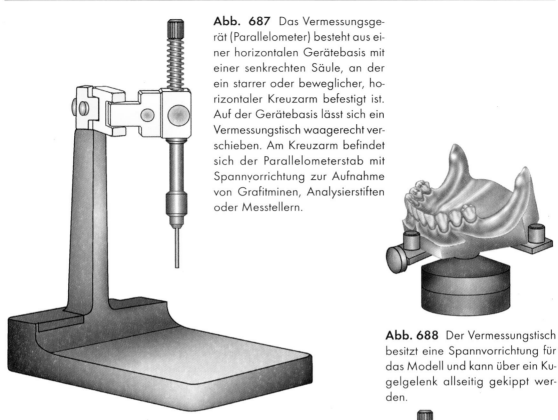

Abb. 687 Das Vermessungsgerät (Parallelometer) besteht aus einer horizontalen Gerätebasis mit einer senkrechten Säule, an der ein starrer oder beweglicher, horizontaler Kreuzarm befestigt ist. Auf der Gerätebasis lässt sich ein Vermessungstisch waagerecht verschieben. Am Kreuzarm befindet sich der Parallelometerstab mit Spannvorrichtung zur Aufnahme von Grafitminen, Analysierstiften oder Messtellern.

Abb. 688 Der Vermessungstisch besitzt eine Spannvorrichtung für das Modell und kann über ein Kugelgelenk allseitig gekippt werden.

Abb. 689 Mit dem Parallelometer kann der prothetische Äquator festgelegt werden. Der senkrecht gelagerte Parallelometerstab kann in der horizontalen Ebene beliebig verschoben werden. Der senkrechte Parallelometerstab gibt die Einschubrichtung der Prothese an. Zu dieser Einschubrichtung wird das zu vermessende Modell gekippt.
Der Modellträger lässt sich beliebig zu dieser Einschubrichtung verlagern, so dass das Modell in der entsprechenden Kippung zur Einschubrichtung gestellt werden kann. Der Modellträger ist auf dem Parallelometerunterteil völlig störungsfrei verschiebbar.

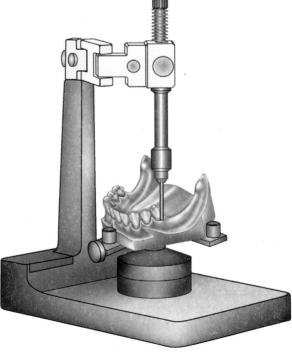

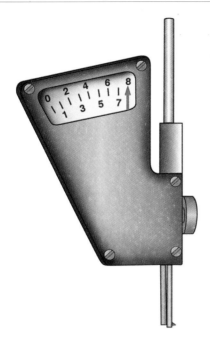

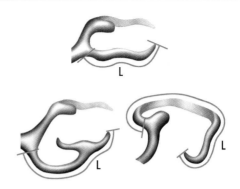

Abb. 691 Zuerst wird die Klammerarmlänge exakt gemessen, die sich nach der Form der Klammer richtet. Die freie Federamlänge bemisst sich von der Klammerspitze bis zum Klammerkörper oder zur starren Einspannung.

Abb. 690 Der Micro-Analyser ist ein Vermessungsgerät zur Bestimmung des Federweges im Infrawölbungsbereich eines Klammerzahns beim Vermessen von Gussklammern. Das Gerät lässt sich in den Parallelometerstab einspannen und dadurch parallel versetzen. Am Vermessungskopf befindet sich ein beweglicher Taster, der bis auf 0,8 mm ausgefahren werden kann und stufenlos eindrückbar ist. Auf der Skala des Gerätes lässt sich ablesen, wie weit der Taster ausgefahren ist.

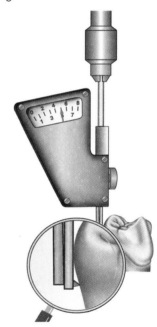

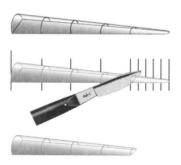

Abb. 692 Aus einer Tabelle ist der Federweg bezogen auf die Klammerarmlänge herauszusuchen. Darauf bezogen wird das Klammerprofil von der Spitze aus gekürzt. Das Rapid-Flex-System ermöglicht eine Kürzung in Millimeterschritten um maximal 5 mm.

Abb. 693 Der Vermessungskopf wird im untersichgehenden Bereich des Zahnes angesetzt, wo die Klammerspitze liegen soll, und gleichzeitig mit dem parallelen Schaft gegen den prothetischen Äquator geführt. Der Vermessungskopf wird senkrecht am Zahn entlanggeführt, bis auf einer Skala der tabellarisch ermittelte horizontale Unterschnittswert (Federweg) angezeigt wird. Dieser Punkt wird an der Zahnoberfläche über einen elektrischen Impuls in den Kontaktlack auf der Zahnoberfläche eingefärbt.

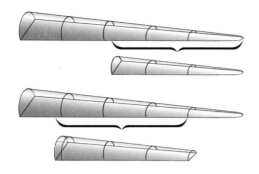

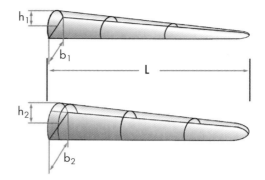

Abb. 694 Aus dem einheitlichen Klammerprofil mit halbellipsoidem Querschnitt und konstanter Verjüngung zur Spitze lässt sich das passende Teilstück herausschneiden. Wird ein Klammerarm von bestimmter Länge benötigt, lässt sich das Profil unverändert von der Spitze beginnend an den Klammerzahn adaptieren; der überstehende Rest wird abgeschnitten. Kürzt man das Profil entsprechend den Angaben aus dem Tabellenwert von der Spitze an um z. B. 5 mm und adaptiert dann das Klammerprofil, entsteht ein deutlich dickerer Klammerarm.

Abb. 695 Der Vergleich zwischen den zwei Teilstücken zeigt: gleiche Klammerarmlänge, gleiche Profilform, gleiche Verjüngung aber unterschiedliche Profilstärken. Wird bei beiden Klammerarmen der gleiche Federweg angelegt, dann ist das stärkere Profil biegesteifer und erzeugt mehr Federkraft.
Weil aber bei beiden Klammerarmen die gleiche Federkraft entstehen soll, wird das dünne Profil einen größeren Federweg benötigen, oder umgekehrt das stärkere Profil benötigt einen geringeren Federweg, um gleiche Federkraft zu erzeugen.

Abb. 696 Im ersten Vermessungsschritt wird der vorläufige Klammerverlauf festgelegt und geprüft, ob hinreichende Unterschnittbereiche vorliegen, ohne dass die Klammer zu nahe am marginalen Parodontium liegt.
Dann werden die Klammerarmlängen vermessen und für alle Klammerarme die individuellen Federwege festgelegt. Dazu wird aus den Tabellen der Kürzungswert des Klammerprofils bestimmt.
In einem Zwischenschritt wird geprüft, ob die gewählten Federwege am konkreten Klammerzahn vorhanden sind; notfalls muss ein anderer Kürzungsfaktor und ein anderer Federweg gewählt werden.
Das Verfahren erscheint aufwendig, aber darin liegt der Vorteil; es werden mehrere Variable (Federweg, Profilstärke, Klammerarmlänge) zur Bestimmung der exakten Klammerkraft und Klammerlage zusammengefasst. Damit wird eine Genauigkeit erreicht, die kein anderes Verfahren bieten kann.

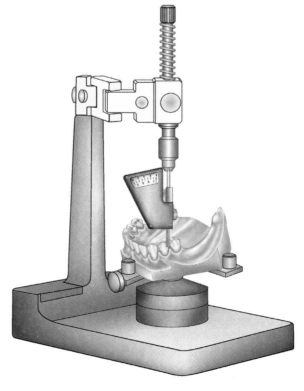

Gussklammerformen

Alle Gussklammerformen müssen die beschriebenen Forderungen erfüllen wie:

- horizontale und vertikale Lagesicherung;
- körperhafte Fassung;
- parodontalhygienische Passform;
- definierte Haltekraft.

Nur die **Doppelarmklammer mit Auflage** erfüllt diese Forderungen in der Gänze. Jede Modifikation der Doppelarmklammer und jede andere Klammerform weist bezogen auf die genannten Funktionen mehr oder weniger deutliche Defizite gegenüber der Grundform auf. 90% aller prothetischen Fälle lassen sich mit Doppelarmklammern versorgen.

Das klassische **Klammersystem nach Ney** mit seinen fünf Klammertypen bietet bei korrekter Vermessung kalkulierbare, für alle Klammern gleiche Haltekräfte. Die Unterschiede liegen in der funktionellen Qualität, je nachdem, welche der oben genannten Forderungen Priorität haben oder vernachlässigt werden soll. Daher haben das Vermessungssystem und die Klammertypen nach Ney nur noch historische und didaktische Bedeutung.

Die **Doppelarmklammer mit Auflage** ist die Standardform der Gussklammern. Sie wird auch E-Klammer, Ney-Klammer 1 oder Akers-Klammer genannt. Sie ist die einfachste und zweckmäßigste Klammerform, weil sie neben ausreichender Lagesicherung eine sehr steife okklusale Abstützung bietet. Die Verlaufsform ist in bezug auf die Parodontalhygiene sehr günstig. Die Doppelarmklammer erfüllt alle an sie gestellten Aufgaben.

Ihre **Indikation** ist universell, sie kann bei beidseitigen, geringen Unterschnittsweiten sowohl für Schalt- oder Freiendprothesen als auch in alternierenden Lückengebissen angewandt werden.

Modifikationen der Doppelarmklammer

1. Bonwill-Klammer ist eine gängige Modifikation in Form zweier Doppelarmklammern, die an der Klammerschulter über einen gemeinsamen kleinen Verbinder mit dem Prothesengerüst verbunden sind. Die Bonwill-Klammer wird innerhalb geschlossener Zahnreihenanteile verwendet. Dazu müssen die approximale Furche zwischen den Zähnen und die beiden Auflageflächen eingeschliffen werden. Hier verläuft dann die gemeinsame Klammerschulter von lingual nach vestibulär.

In **statischer Hinsicht** ist die Bonwill- Klammer eine hervorragende Lösung. Der kleine Verbinder ist par-odontalhygienisch ungünstig, weil er die Interdentalpapille überdeckt. Die gemeinsame Klammerschulter kann bei Prämolaren ästhetisch ungünstig sein; wenn die notwendige Präparation nicht mit Füllungen geschützt wird, ist die Kariesanfälligkeit groß.

2. Geteilte oder gestielte Klammer ist eine Doppelarmklammer mit zwei Auflagen, die mit zwei kleinen Verbindern am Gerüst befestigt wird; jeder Verbinder trägt eine okklusale Auflage und einen Klammerarm: der eine lingual, der andere vestibulär.

Die **parodontale Abstützung** ist absolut gesichert; horizontale Schübe können hinreichend gut aufgenommen werden. Die kleinen Verbinder sind parodontalhygienisch bedenklich, außerdem wird der Pfeilerzahn beim Aufsetzen und Abnehmen der Klammer immer auf Drehung belastet.

3. Back-Action-Klammer ist eine Einarmklammer, bei der der linguale Klammerarm vom kleinen Verbinder über die linguale Zahnfläche um den Zahn herum nach vestibulär verläuft und einseitig in den Retentionsbereich greift; die okklusale Auflage sitzt starr am kleinen Verbinder. Der Klammerarm kann direkt vom Prothesensattel ausgehen oder durch einen eigenen kleinen Verbinder sattelfern an den Klammerzahn geführt werden. Diese **Klammermodifikation** bietet hinreichende parodontale Abstützung, aber keine vollständige horizontale Lagesicherung. Es werden nur einseitige Retentionsbereiche ausgenutzt, die Unterschnittsweiten müssen bei dieser elastischen Klammer groß sein. Wird ein Klammerarm durch eine Approximalfurche über die Zahnreihe geführt, muss das Klammerbett eingeschliffen werden. Dadurch ist diese Modifikation ästhetisch, kariesprophylaktisch (approximales Klammerbett) und parodontalhygienisch (kleiner Verbinder) ungünstig.

4. Ringklammer besitzt die gleiche Bauform wie die Back-Action-Klammer und hat eine zweite Auflage auf der halben Klammerarmdistanz. Die Modifikation nutzt einseitige Retentionsbereiche und bietet eine gute körperhafte Fassung; sie ist ästhetisch und funktionell ungünstig wie die Back-Action-Klammer.

Die **Indikation** für die Back-Action-Klammer und Ringklammer besteht, wenn auf eine exakte Lagesicherung verzichtet werden kann oder im Klammerverband die Lagesicherung durch andere Klammern gewährleistet ist.

Alle **Modifikationen** bieten gegenüber den Doppelarmklammern **keine Vorteile**.

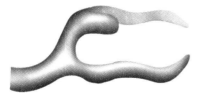

Abb. 697 - 698 Die einfachste Doppelarmklammer mit Auflage ist die Klammer 1 nach Ney, auch E-Klammer genannt. Sie ist die zweckmäßigste und am meisten verwendete Klammer. Die E-Klammer greift beidseitig in die Retentionsbereiche und kann auch bei Zähnen mit geringen Unterschnitten angewendet werden.

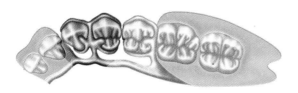

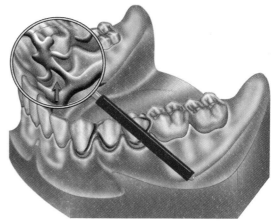

Abb. 699 Die Bonwill-Klammer besteht aus zwei Doppelarmklammern, die an den Klammerschultern miteinander verbunden sind. Sie haben einen gemeinsamen kleinen Verbinder zum Prothesengerüst , der die Interdentalpapille hygienisch ungünstig überdeckt. Die Bonwill-Klammer wird bei zusammenstehenden Zähnen angewendet. Die Approximalfurchen müssen für diese Klammer präpariert werden.

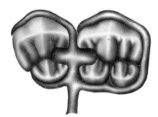

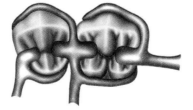

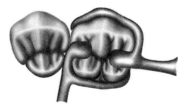

Abb. 700 Die Kombination einer Doppelarmklammer mit der Back-Aktion-Klammer ist eine mögliche Modifikation der Bonwill-Klammer.

Abb. 701 Gestielte Klammern sind geteilte Klammern mit vier Auflagen und drei kleinen Verbindern zum Prothesengerüst.

Abb. 702 Die geteilte Doppelarmklammer mit zwei Auflagen und zwei kleinen Verbindern zum Gerüst bietet keine Vorteile.

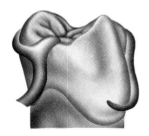

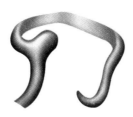

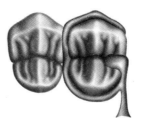

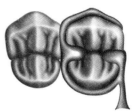

Abb. 703 - 706 Die Back-Aktion-Klammer ist eine Einarmklammer, bei der eine Auflage vom kleinen Verbinder ausgeht. Der lange Klammerarm ist sehr elastisch und kann weit in den untersichgehenden Bereich geführt werden. Eine Modifikation besteht darin, eine zweite, sattelferne Auflage am Klammerarm anzubringen; diese Klammer wird als Ringklammer bezeichnet.

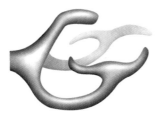

Abb. 707 Ney-Klammer 2 ist eine geteilte Doppelklammer mit starrer Auflage am Klammerkörper. Die Klammerarme werden durch bogenförmige Prothesensattel vom geführten Federstielen getragen. Es lassen sich sattelnahe Retentionsbereiche mit großen Unterschnittsweiten ausgenutzen. Diese Klammer bietet keine horizontale Lagesicherung und ist parodontalhygienisch sehr bedenklich. Bei Freiendprothesen drücken die sattelwärts gerichteten Klammerunterarme den Freiendsattel auf den Kiefer.

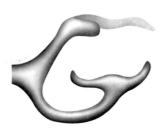

Abb. 708 - 709 Ney-Klammer 3 ist eine Kombination aus den Ney-Klammern 1 und 2. Die okklusale Auflage ist starr mit dem Klammerkörper verbunden. Die Klammer bietet keine horizontale Lagesicherung und körperhafte Fassung; der vestibuläre Klammerarm lässt sich weit nach zervikal legen und ist parodontalhygienisch nachteilig. Sie wird bei vestibulär gekippten Zähnen mit großen Unterschnittstiefen verwendet.

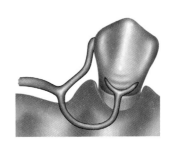

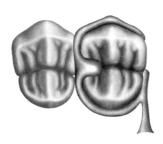

Abb. 710 - 711 Ney-Klammer 4 ist eine ringförmige Einarmklammer, die eine okklusale Auflage auf der Hälfte des Klammerringes trägt. Es ist eine elastische Klammer ohne hinreichend horizontale und vertikale Lagesicherung. Angewendet wird diese Klammer an Zähnen mit einseitigen Retentionsflächen. Bei Freiendprothesen kann diese Klammer, nach distal geöffnet, den Freiendsattel an den Kiefer drücken.

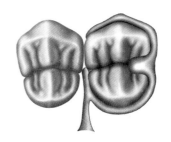

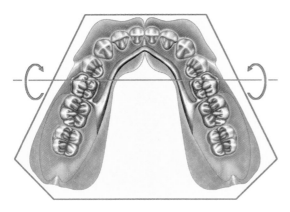

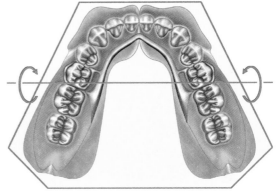

Abb. 712 - 713 Die Anwendung der Klammer 4 nach Ney als korrespondierendes System bei Freiendprothesen erzeugt eine Drehachse, um die sich die Prothese bewegt. Die Konstruktion A mit sattelnaher, B mit sattelferner Auflage, wobei die letztere Konstruktion als Kippmeider funktionieren kann.

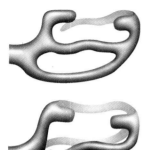

Abb. 714 - 715 Ney-Klammer 5 ist eine Doppelarmklammer, deren lingualer Anteil am Prothesengerüst befestigt ist und zusätzlich durch einen kleinen Verbinder auf der Hälfte des Arms gestützt wird. Diese sogenannte Gerüstklammer hat zwei Auflagen. Der elastische vestibuläre Klammerarm reicht einseitig in den Retentionsbereich. Diese Klammer bietet exakte Lagesicherung als Schienungselement für endständige Molaren. Sie ist parodontalhygienisch ungünstig.

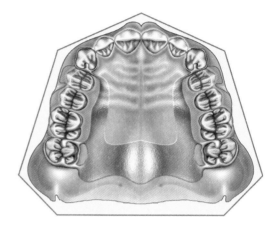

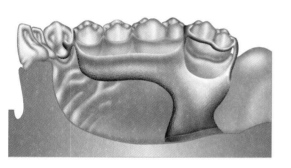

Abb. 718 Die starren Teile der Gerüstklammer sind die beiden okklusalen Auflagen und der linguale Klammerarm, der durch einen starren Klammerstiel mit dem Klammerfuß verbunden ist. Sie wird als steifes Schienungselement gebraucht. Wird diese Klammer bei einer Schaltprothese angewendet, so sorgt die Doppelauflage für eine exakt axiale Belastung des Klammerzahnes.

Abb. 719 Den guten Schienungseffekt der Gerüstklammer kann man ausnutzen, wenn diese Klammer symmetrisch auf beiden Kieferhälften angebracht wird. Es ist dabei darauf zu achten, dass der versteifte innere Klammerarm nicht im Retentionsbereich liegt. Zu prüfen bleibt, ob der gute Schienungseffekt nicht durch die einseitige Belastung des Zahnes beim Herausnehmen unterlaufen wird.

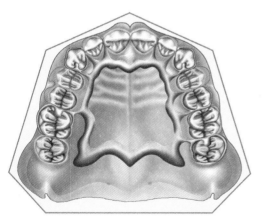

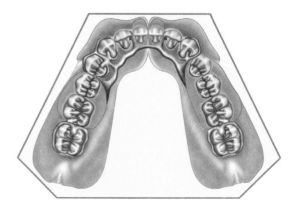

Abb. 720 Bei alternierenden Schaltprothesen mit Vollverklammerung sind Doppelarmklammern parodontalhygienisch hinreichend.

Abb. 721 Die Vollverklammerung des Restzahnbestandes, bei der eine Bonwillklammer angesetzt wurde, ist parodontalhygienisch nicht befriedigend.

Gussklammern an überkronten Zähnen

Wird ein Zahn überkront, um als Klammerzahn geschützt zu sein, werden bei der Modellation die Retentionsgebiete vorbereitet. Allgemein reicht es aus, dem Ersatzzahn die entsprechende bauchige, anatomische Form zu geben, denn die Klammersysteme sind an die anatomisch geformten Zähne angepasst. Wird eine Einzelkrone in einen Klammerverband integriert, lassen sich Neigungsrichtung und Retentionsflächen einer gemeinsamen Einschubrichtung denen der anderen Klammerzähnen anpassen.

Bei **Überkronung aller Klammerzähne** eines Klammerverbandes legt man für die Zähne schon bei der Modellation die Einschubrichtung fest. Eine leichte Distalkippung ist immer die vorteilhafteste Neigung als Einschubrichtung für den Patienten und für die anteriore Klammerlage.

Nachdem der Kronenquerschnitt grob modelliert wurde, werden mit einem Parallelometer die Unterschnittsbereiche festgestellt und die vertikale Flächenkrümmung wird entsprechend verstärkt oder abgetragen. Hierbei ist es für jede Klammerkonstruktion und vor allem für die Belastung des Zahnes angebracht, Unterschnitte zu modellieren, die eine gleichmäßige Retentionstiefe unter dem prothetischen Äquator für alle Zähne einer Klammer garantieren.

Die **natürliche Zahnform** weist folgende Besonderheit auf: Am weitesten Umfang (prothetischer Äquator) zeigen sich je nach Neigung des Zahnes verschiedene Krümmungsstärken der bukkalen und oralen Flächen. So verläuft bei einem unteren Prämolaren, entsprechend der Kronenflucht, der orale Unterschnitt sehr steil, während der bukkale Unterschnitt trotz des ausgeprägten Krümmungsmerkmales relativ schwach ausgebildet ist. Bei der Vestibulärneigung der oberen Zähne sind häufig die vestibulären Unterschnitte steiler.

Wird eine Klammer verlegt, bei der beide Klammerarme um den gleichen Federweg aufgebogen werden müssen, so entstehen bukkal und lingual verschiedene Retentionstiefen. Das hat Einfluss auf die Klammerkräfte und die transversale Belastung des Zahnes.

Annahme sei, dass die vestibuläre Retentionstiefe geringer ist als die linguale. Während des Abziehens ist der vestibuläre Klammerarm um seinen Federweg aufgebogen, während der linguale Arm aber nur zum Teil aufgebogen wurde. Dabei treten die beschriebenen Phänomene auf: Der Zahn wird beim Abzie-

hen hin- und hergerüttelt; auftretende Transversalschübe sind unkontrolliert und schädlich. An Ersatzkronen kann beim Modellieren durch Korrektur der vertikalen Krümmungen die vestibuläre und linguale Retentionstiefe für die Klammerarme gleich groß gestaltet werden.

Soll ein **lingualer Führungsarm** zur vestibulären Retentionstiefe konstruiert werden, modelliert man eine Parallelführung in Form einer Umlauffraste. Die Umlauffraste ist auf die Einschubrichtung bezogen und ist nach den gleichen Prinzipen zu fräsen wie in der Kombination mit konfektionierten Bauteilen. Der linguale Klammerarm wird im Ersatzkronenmaterial versenkt und bietet vertikale und horizontale Lagesicherung.

In diesem Zusammenhang wird deutlich, wie fragwürdig die Konstruktion von Gussklammern mit Führungsarmen und Retentionsarmen bei nicht überkronten Zähnen ist. Alle Führungsarme eines Klammerverbandes müssen zueinander und zur Einschubrichtung parallel verlaufen. Die Lingualflächen im Mund in gleicher Weise parallel zu schleifen ist sehr aufwendig und rechtfertigt nicht das Ergebnis.

Wird eine **Kunststoffverblendkrone** mit einer Klammerkonstruktion versehen, so kann der funktionelle Klammerarm die Verblendung abradieren und die Haltekraft der Klammer verloren gehen. Daher ist die Verblendung so zu gestalten, dass der Klammerunterarm in der Ruhelage nicht auf dem Kunststoff, sondern auf einer Metallführung liegt. Im Unterkiefer ist eine solche Konstruktion meist ohne Einbußen des ästhetischen Eindrucks möglich. Da ein herausnehmbarer partieller Ersatz parodontal gegen Kaukräfte abgestützt sein muss, wird an jeder Gussklammer wenigstens eine okklusale Auflage nötig. Diese Auflage wird schon bei der Ersatzkrone vorbereitet.

Die **Form der okklusalen Auflage** bestimmt natürlich auch die des Auflagebodens in der Ersatzkrone. So wird der Auflageboden senkrecht zur Zahnachse modelliert und löffelförmig hergestellt. Die Auflageneinlassung wird so breit (ca. 2,5 - 3 mm) und so tief modelliert (1,5 mm), damit die spätere Auflage bruchsicher ist und nicht in der Okklusion stört. Wird ein Führungsarm konstruiert, kann der Auflageboden parallelwandig zur Parallelfräsung geformt sein.

Meist kann bei einer Umlauffraste, die mit zervikaler Schulter geformt wird, auf eine okklusale Auflage verzichtet werden.

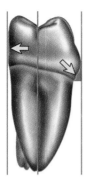 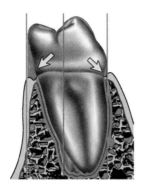 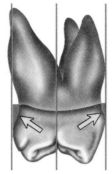 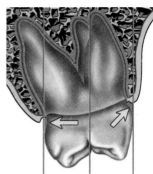

Abb. 722 - 723 Die Flächenwölbungen natürlicher Unterkieferzähne erzeugen vestibulär stärke Unterschnitte; durch die Lingualneigung der Seitenzähne entstehen die Unterschnitte für Klammern im Lingualbereich. Bei Überkronung reicht die Nachbildung der natürlichen Flächenwölbung, um hinreichende Unterschnitte für Klammern zu bekommen.

Abb. 724 - 725 Bei den oberen Seitenzähnen liegen die Unterschnitte bezogen auf die Zahnachse vorzugsweise lingual, was sich durch die Vestibulärneigung innerhalb der Stellung in der Zahnreihe relativiert. Für Gussklammern reichen diese Unterschnitte im allgemeinen aus, was die Nachbildung der Flächenwölbung bei Überkronung erfordert.

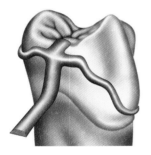 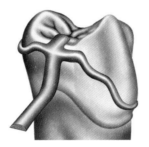 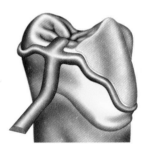

Abb. 726 - 728 Sollen Klammerzähne überkront werden, ist eine Vollkrone aus Metall am besten geeignet, um die mechanische Belastung zu ertragen. Wenn zwei verschiedene Metalle im Mund zusammengebracht werden, kann es zu galvanischen Prozessen kommen, was gegen eine solche Indikation spricht.
Bei Vollkronen mit Kunststoffverblendung wird der Kunststoff mechanisch belastet, weshalb für den Klammerarm eine Metallgleitfläche geschaffen werden muss. Damit wird der ästhetische Vorzug der Verblendkrone gemindert; abgesehen davon, dass Klammern immer ästhetisch nachteilig sind.

Abb. 729 - 730 Soll der linguale Klammerarm als Führungsarm geformt werden, muss er über die gesamte Länge der Retentionstiefe des aktiven Klammerarmes parallel zur Einschubrichtung geführt werden. In die Krone wird eine Führungsfläche gefräst, damit dieser Klammerarm wie ein Schubverteiler wirkt. Bei Frontzähnen bietet sich das Verfahren an, weil die lingualen Unterschnitte sehr knapp sind. Einen Eckzahn mit einer Verblendkrone zu versorgen und dann mit einer Gussklammer zu belegen, ist vom ästhetischen Standpunkt äußerst fragwürdig.

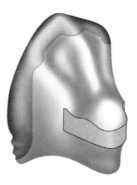 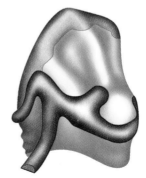

Schienungstherapie zur Parodontalbehandlung

Die horizontale Lagesicherung erfolgt bei Klammerprothesen durch die starren Anteile der Gussklammern wie Klammerkörper, -schulter und -oberarme. Sie sichern einerseits die Prothese gegen horizontale Verschiebung und Verdrehung und übertragen gleichermaßen im Zusammenwirken mit den starren Prothesengerüsten den Kaudruck auf andere Abschnitte des Zahnbogens. Sie erzeugen einen Schienungseffekt für die Pfeilerzähne.

Dieser **Schienungseffekt** durch Verklammerung von parodontal beeinträchtigten Zähnen lässt sich therapeutisch nutzen, wenn ein Lückengebiss oder auch weite Zahnreihenabschnitte durch vollständige Verklammerung zusammengefasst werden. Zur Behandlung von parodontal geschädigten Gebissen mit reduzierter Belastbarkeit einzelner Zähne oder Zahngruppen oder zur Stabilisierung von Lückengebissen werden daher festsitzende oder herausnehmbare Schienen hergestellt.

Herausnehmbare Schienen werden im Modellgussverfahren als fortlaufende Klammern, ring- oder kappenförmig um die Zähne geführt und können mit einem großen Verbinder zu einer starren Einheit verbunden werden. Sie reduzieren die Horizontal- und Vertikalbewegungen der geschienten Zähne, ohne sie gänzlich zu verhindern.

Festsitzende Schienen bestehen aus einem verlötetem Verbund von Teilkronen, die durch parallele Rillen und parapulpäre Stiftchen im Zahn verankert sind. Inlayschienen bestehen aus MOD-Inlays, die untereinander verlötet oder mit Stiftgeschieben verbunden sein können. Festsitzende Schienungselemente sind parodontalhygienisch und oft auch ästhetisch günstiger. Sie bieten aber eher lokale oder vollständige Verblockungseffekte, indem sie sowohl Horizontalverschiebungen als auch Vertikalbewegungen der erfassten Zähne unterbinden. Es entsteht ein Widerstandsblock gegen alle sagittal und transversal angreifenden Kräfte.

Partielle Prothesen, die mit starren Verankerungs- und Stützelementen eingesetzt sind, bieten solche Widerstandsblöcke. Dabei kann durch Stegverbindungen eine primäre, durch Teleskopkronen und Geschiebeverankerungen eine sekundäre Verblockungssituation erzeugt werden.

Ist eine **Schiene Teil eines Zahnersatzes** in Form einer fortlaufenden Verklammerung, bilden die Zähne und der Zahnersatz eine funktionelle Einheit, die die Restzähne stabilisiert, den Kaudruck verteilt und die horizontale Lagesicherung der Prothese übernimmt. Vollverklammerungen bei alternierenden Schaltprothesen bieten ebenfalls die erwünschten Schienungseffekte.

Schienen lassen sich auch ohne Einbindung in Zahnersatz herstellen; dabei unterscheidet man folgende **Konstruktionsformen**:

Die **Elbrecht-Schiene** ist eine im Modellgussverfahren hergestellte fortlaufende Klammer, die ringförmig auf dem prothetischen Äquator eines jeden Zahnes geführt wird; die Schienung wird durch einen starren großen Verbinder (Sublingualbügel, skelettierte Platte) versteift. Mit dieser Schienung sollen die Horizontalbewegungen der Zähne beschränkt werden, damit sie sich in ihrem Zahnbett befestigen. Weil die Schiene auch über die Vestibulärflächen der Frontzähne verläuft, ist sie ästhetisch nachteilig, daher wird sie oft zu einer Krallenschiene modifiziert.

Bei der **Krallenschiene** verläuft die fortlaufende Klammer nur auf den Lingualflächen und greift in präparierte Nischen an den Inzisalkanten. Die Umfassung und damit der Schienungseffekt sind hierbei eingeschränkt. Die präparierten Inzisalkanten sind kariesgefährdet.

Die **Kappenschiene** erfasst die Zähne inzisal bzw. mastikal mit gegossenen, exakt passenden Kappen. Es entsteht ein hervorragender Schienungseffekt durch die gute körperhafte Fassung der Zähne. Eine Kappenschiene ist indiziert, wenn bei hohem Mundboden kein Sublingualbügel gelegt werden kann. Nachteilig ist der ästhetische Eindruck und die großflächige Abdeckung der Zahnoberfläche, unter der sich bei schlechter Mundpflege Karies entwickelt.

Die **Lingualschiene** bedeckt die Lingualflächen der Zähne und besitzt interdentale Krallen. Sie ist indiziert bei hohem Mundboden und ist ästhetisch günstiger als die Kappenschiene, besitzt dabei gleiche Schienungseffekte. Nachteilig ist auch hier die großflächige Abdeckung mit Kariesgefährdung.

Die **Weißenfluh-Schiene** ist eine Lingualschienung, die mit parallelen Stiften im Zahn eingehängt wird. Dazu werden Hülsen in parallele parapulpäre Bohrungen der Lingualflächen einzementiert. Der Schienungseffekt und die Ästhetik sind bei dieser Schiene sehr gut, aber sie ist schwierig herzustellen. Außerdem besteht unter der breitflächigen Abdeckung ebenfalls Kariesgefährdung.

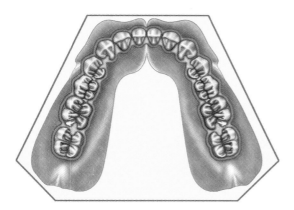

Abb. 731 Die abnehmbare Elbrecht-Schiene umfasst die Zähne lingual und vestibulär jeweils auf dem prothetischen Äquator.

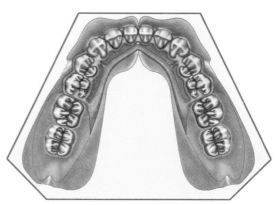

Abb. 732 Eine herausnehmbare Elbrecht-Schiene kombiniert mit einer partiellen Prothese, wobei die Frontzähne mit Krallen gefasst sind.

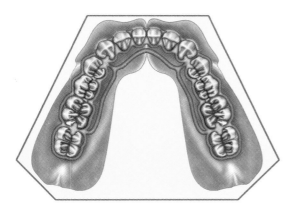

Abb. 733 Die Krallenschiene mit einem sublingualen Umgehungsbügel zur Versteifung der Schiene; die Krallen werden interdental nach vestibulär geführt.

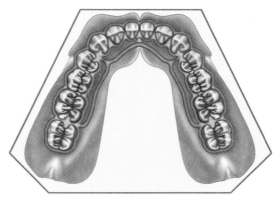

Abb. 734 Eine herausnehmbare Elbrecht-Schiene mit einem sublingualen Umgehungsbügel zur Versteifung.

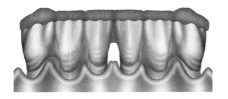

Abb. 735 Die Kappenschiene umfasst die Frontzähne körperhaft oberhalb des Äquators und überdeckt die Inzisalkanten.

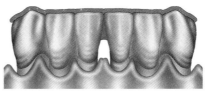

Abb. 736 Die Lingualschiene bedeckt die Lingualflächen der Zähne und ist ästhetisch günstiger als die Kappenschiene.

Grundbegriffe der Mechanik

In diesem Kapitel werden die Grundbegriffe der Statik und Dynamik geklärt, die in der Zahntechnik Anwendung finden und dem Begriffsbereich der Mechanik entnommen sind.

Statik ist die Lehre vom Gleichgewicht der an einem starren Körper angreifenden Kräfte.

Starre Körper sind im Sinne der Statik Gebilde, die sich bei Belastung durch Kräfte so wenig verformen, dass die Kraftangriffspunkte nur vernachlässigbar kleine Verschiebungen erleiden.

Als **Gleichgewicht** wird der Zustand bezeichnet, wenn sich ein starrer Körper in Ruhe oder in einer gleichförmigen Bewegung befindet.

In der Physik und Technik werden sieben Basisgrößenarten verwendet, das sind: Länge, Zeit, Masse, Temperatur, Stromstärke, Stoffmenge und Lichtstärke. Davon werden weitere Größenarten abgeleitet wie Geschwindigkeit, Arbeit oder Dichte. Bei diesen Größenarten wird zwischen skalaren und vektoriellen Größen unterschieden.

Skalare Größen sind durch den Zahlenwert und die Einheit vollständig dargestellt, z. B.: Zeit (t), Temperatur (T), Masse (m) oder elektrische Ladung (Q).

Vektorielle Größen werden durch Zahlenwert, Einheit und die Richtung vollständig bezeichnet, z. B.: Geschwindigkeit (v = m/s), elektrische Feldstärke und Kraft. Der Charakter einer vektoriellen Größe wird durch die Richtungsabhängigkeit ihrer Wirkung bestimmt. Kräfte sind gebundene, linienflüchtige Vektoren, die auf ihrer Wirkungslinie verschoben werden können.

Kräfte sind vektorielle Größen. Die gesetzliche Einheit für Kraft ist Newton (N); $1 \, N = 1 \, kg \cdot 1 \, m/s^2$.
Vektoren lassen sich zeichnerisch als Pfeile darstellen, wobei eine Kraft gekennzeichnet ist durch:
- Betrag, Zahlenangabe und Einheit (z. B.: 30 N).
- Richtung; dargestellt durch den Vektorpfeil, dessen Spitze in die Richtung weist und dessen Länge das Kraftmaß darstellt.
- Lage der Wirkungslinie, auf der die Kraft verschoben werden kann.

Bei **Gleichgewicht** ruft jede Kraft (Aktionskraft) eine Gegenkraft (Reaktionskraft) hervor, die entgegengesetzt gerichtet und gleich groß sein muss. Wenn z. B. ein Körper auf einer festen Unterlage ruht, wird seine Gewichtskraft auf die Unterlage drücken, es ist die Aktionskraft (G), die von der Unterlage durch eine entsprechend große Reaktionskraft (F) aufgefangen

wird, oder der Körper befindet sich nicht im Zustand der Ruhe; Aktionskraft (G) = Reaktionskraft (F).

Kräfte, die an einem Körper angreifen, lassen sich durch geometrische Addition zu einer resultierenden Kraft zusammensetzen. Das erfolgt mit einem Kräfteparallelogramm für zwei Kräfte oder mit einem Kräftepolygon für mehrere Kräfte.

Einzelkräfte (Komponenten) auf einer gemeinsamen Wirkungslinie lassen sich addieren oder subtrahieren; die Summe oder Differenz ist die Resultierende. Einzelkräfte auf verschiedenen Wirkungslinien werden zum Kräftepolygon (Krafteck) zusammengesetzt und die Resultierende wird zeichnerisch ermittelt.

Beim **Kräfteparallelogramm** werden zwei Kräfte mit unterschiedlicher Richtung zeichnerisch zu einer Resultierenden zusammengesetzt, indem man die Komponenten parallel verschiebt und aneinander reiht, wobei die Reihenfolge beliebig ist. Die Resultierende ergibt sich, wenn vom Anfang des ersten Vektors eine gerade Verbindung zur Spitze des letzten Vektors gezogen wird.

Bei **verschiedenen Angriffspunkten** verschiebt man die Kräfte auf ihrer Wirkungslinie zu einem gemeinsamen Schnittpunkt und bildet ein Kräftepolygon. Jetzt sind Wirkungslinie und Betrag der Resultierenden bekannt, nicht aber deren Kraftangriffspunkt.

Kräftezerlegung in zwei Komponenten lässt sich mit dem Kräfteparallelogramm durchführen. Dazu muss die Richtung der Komponenten oder deren Größe bekannt sein. Ist die Richtung bekannt, legt man die Wirkungslinien durch den Kraftangriffspunkt und konstruiert das Kräfteparallelogramm. Sind die Größen der Komponenten bekannt, wird jeweils am Anfang der zu zerlegenden Kraft der eine und an der Spitze der andere Kreisbogen geschlagen, mit dem Betrag der Kraft als Radius des Kreisbogens. Der Schnittpunkt der Kreisbögen ergibt die Ecken des Parallelogramms.

Ein **Kräftepaar** besteht aus zwei gleich großen Kräften, die parallel, aber entgegengesetzt gerichtet sind. Ein Kräftepaar übt ein statisches Moment aus; findet eine Drehung statt, spricht man vom Drehmoment.

Ein **Drehmoment** wird durch eine Kraft erzeugt, die auf einen starren Körper wirkt, und wenn die Wirkungslinie in einem Abstand vom Drehpunkt verläuft. Das Drehmoment ist das Produkt aus der Kraft und dem senkrechten Abstand ihrer Wirkungslinie vom Drehpunkt:

Moment (M) = Kraft (F) • Wirkabstand (X).

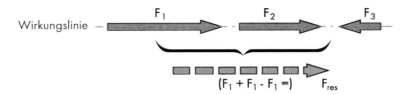

Abb. 737 Kräfte, die eine gemeinsame Wirkungslinie haben, lassen sich durch einfache Addition oder Subtraktion zusammenfassen. Die resultierende Kraft liegt dann auf der Wirkungslinie der ursprünglichen Kräfte.

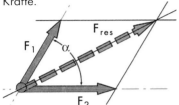

Abb. 738 Liegen zwei Kräfte nicht parallel, haben aber einen gemeinsamen Angriffspunkt, dann wird die resultierende Kraft durch ein Kräfteparallelogramm ermittelt. Man bildet ein Parallelogramm, zeichnet die Diagonale und hat die Resultierende nach Betrag und Richtung festgestellt.

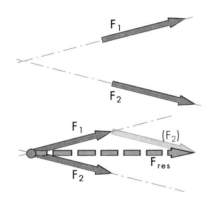

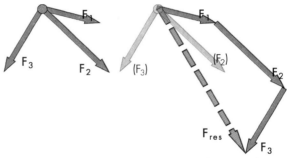

Abb. 739 Die Kraftvektoren, die nicht an einem Punkt angreifen, lassen sich auf ihren Wirkungslinien auf einen gemeinsamen Angriffspunkt verschieben. In einem Krafteck lässt sich die Resultierende bestimmen.

Abb. 740 Die Resultierende aus mehreren nicht parallel liegenden Kräften wird durch ein Kräftepolygon (Krafteck) bestimmt. Die Kraftvektoren werden parallel zu sich verschoben und aneinandergereiht, damit die Resultierende vom Anfang des ersten bis zur Spitze des letzten Vektors gezeichnet werden kann.

Abb. 741 Eine gegebene Kraft lässt sich zerlegen, wenn die Beträge der einzelnen Kräfte bekannt sind. Dazu wird ein Krafteck zeichnerisch konstruiert, indem man jeweils am Anfang und an der Spitze der zu zerlegenden Kraft Kreisbögen schlägt mit dem Radius der Komponenten. Der Schnittpunkt der Kreisbögen legt die Spitzen der Komponenten fest.

Ist der Winkel zwischen der gegebenen und den zu findenden Kräften bekannt, zeichnet man die Kräfte im entsprechenden Winkel ohne Betrag, verschiebt sie zum Krafteck parallel, bis sie die gegebene Kraft als Diagonale einschließen.

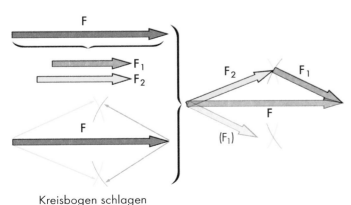

Kreisbogen schlagen

Newtonsche Axiome

Die auf einen starren Körper wirkenden Kräfte können also entweder eine fortschreitende Bewegung (Translation) oder auch eine Drehbewegung (Rotation) erzeugen.

Das **erste Newtonsche Axiom** besagt, ein starrer Körper befindet sich im Gleichgewicht, wenn die Resultierende aller Kräfte und die Summe aller Drehmomente gleich Null ist. Ohne weitere äußere Krafteinwirkung verharrt der Körper dann im Zustand der Ruhe oder gradlinigen gleichförmigen Bewegung. Man kann diese Eigenschaft eines Körpers auch als Trägheit oder Beharrungsvermögen bezeichnen. Daraus lässt sich dann natürlich ableiten, dass jede Änderung des Zustandes der Bewegung oder Ruhe auf der Wirkung von Kräften beruht. Mehr noch: Es lässt sich sogar das Kraftmaß bestimmen, wenn die Stärke der Änderung des Bewegungszustandes gemessen wird.

Nach dem **zweiten Newtonschen Axiom** verhalten sich wirkende Kraft und erzielte Beschleunigung zueinander proportional nach folgender Beziehung:

$$\text{Kraft (F)} = \text{Masse (m)} \cdot \text{Beschleunigung (a)}$$

Hier wird nun ein neuer Begriff eingeführt, nämlich der der Masse.

Masse muss nach den vorhergehenden Gedanken etwas mit Trägheit und Beharrungsvermögen zu tun haben; man kann auch sagen: Masse sei die Eigenschaft der Materie, träge und schwer zu sein. (Wenn der Gedanke konsequent weiter verfolgt wird, dann muss man zu dem Schluss kommen, dass die Masse eines Körpers von seiner Geschwindigkeit abhängt, mit der er sich bewegt. Denn wenn sich ein Körper sehr schnell bewegt, so wird die Trägheit und das Beharrungsvermögen sehr groß sein bzw. es muss sehr viel Kraft aufgewendet werden, den schnell bewegten Körper aus diesem Beharrungszustand zu bringen, sei es, ihn noch schneller zu machen, sei es, um ihn abzubremsen.)

Die **Einheit für die Kraft** wird nach Beziehung festgelegt: F = m · a. Danach ist ein Newton die Kraft, die nötig ist, einer Masse von einem Kilogramm eine Beschleunigung von einem Meter pro Sekunde zum Quadrat zu erteilen:

$$1\,\text{N} = 1\,\text{kg} \cdot \text{m/s}^2$$

Das **dritte Newtonsche Axiom** besagt, dass Kräfte immer paarweise auftreten, und zwar in der Art von Aktionskraft und Reaktionskraft. Übt ein Körper auf einen anderen Körper eine Kraft aus, so wirkt eine entgegengesetzte, gleich große Kraft auf ihn zurück. Man spricht auch von Reaktions- oder Wechselwirkungsprinzip. Solche Wechselwirkungskräfte sind:

- Gravitationskräfte bzw. anziehende Kräfte zwischen zwei Körpern;
- anziehende und abstoßende Kräfte zwischen elektrisch geladenen Körpern oder Magneten;
- zwischenmolekulare Kräfte;
- Kräfte zwischen den Nukleonen im Atomkern.

Das **Volumen** ist die räumliche Ausdehnung der Masse. Körper, die das gleiche Volumen haben, aber aus verschiedenem Material bestehen, haben aber unterschiedliche Masse.

Die **Dichte** legt das Verhältnis von der Masse eines Körpers zu seinem Volumen fest:

$$\text{Dichte} = \frac{\text{Masse}}{\text{Volumen}} \qquad \rho = \frac{m}{V}$$

ρ = Dichte m = Masse V = Volumen

Der Begriff der Dichte ist zunächst unanschaulich, weil nach der sinnlichen Erfahrung Holz ebenso dicht erscheint wie Metall; beides ist fest, beides ist undurchsichtig; das Holz ist nur leichter als Metall. Und diese Eigenschaft soll mit Dichte beschrieben werden, nämlich wieviel Masse eines Stoffes in einer bestimmten Raumgröße untergebracht ist.

Die **Dimension** der Dichte ist: g/cm^3 (kg/dm^3 oder kg/m^3). Im Metall liegen die Atome in der dichtesten Packung zusammen, denn nur so kann die Metallbindung funktionieren, darum ist Metall sehr dicht und schwer, schwerer als Holz. In der Gusstechnik kann der Metallbedarf aus der Masse des Wachsmodells, der Dichte des Wachses und der Dichte des Metalls errechnet werden.

Die Dichte fester und flüssiger Körper ist abhängig von der Temperatur, d. h., die Dichte nimmt mit steigender Temperatur ab. Bei gasförmigen Körpern ist die Dichte zusätzlich noch von dem Druck abhängig; daher spricht man auch von Verdichten, wenn gasförmige Körper zusammengedrückt werden.

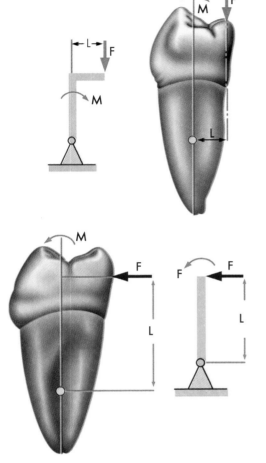

Abb. 742 Ein Drehmoment ist ein axialer Vektor. Solche Vektoren gelten als freie Vektoren, die an keine Wirkungslinien gebunden sind, sondern parallel verschoben werden können. Linksdrehende Momente werden mit positiven, rechtsdrehende Momente mit negativen Vorzeichen versehen (nach DIN 1312). Greift an einem Zahn eine Kraft an, die nicht in Richtung der Zahnachse verläuft oder in einem Abstand von dieser, so wirkt auf den Zahn ein Drehmoment. Die Drehmomente gegen die wirkenden Kräfte müssen vom Zahnhalteapparat aufgebracht werden.

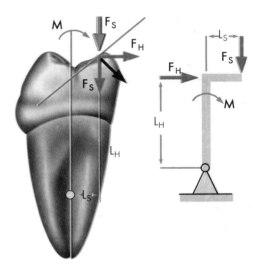

Abb. 743 - 744 Der Zahnhalteapparat ist gegen exzentrische (nicht axial wirkende) Kräfte am wenigsten geschützt. Bei mehrwurzligen Zähnen können exzentrische Kräfte bis zu einem bestimmten Maß aufgefangen werden. Bei schrägstehenden Zähnen wirken sich auftreffende Kräfte fatal aus, wenn sie Drehmomente erzeugen, die den Zahn kippen.

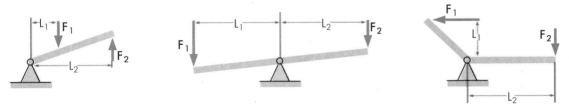

Abb. 745 - 747 Unter einem Hebel versteht man einen starren, um eine Achse drehbaren Körper. Bei einem einarmigen Hebel liegt der Drehpunkt am einen Ende, wobei Kräfte in unterschiedlichen Abständen vom Drehpunkt am Hebel angreifen können. Bei einem zweiarmigen Hebel liegt der Drehpunkt zwischen den angreifenden Kräften. Für beide Arten gilt das Hebelgesetz: Kraft · Kraftarm = Last · Lastarm ($F_1 \cdot L_1 = F_2 \cdot L_2$). Unter dieser Bedingung herrscht Gleichgewicht am Hebel, d. h. er bewegt sich nicht. Es wirken am Hebel Drehmomente in entgegengesetzter Richtung, die gleich groß sind, so dass der Hebel in Ruhe bleibt.

Grundsätze mechanischer Systeme

Konstruktionen von partiellem und totalem Zahnersatz erstreben immer den Kompromiss, die ästhetischen Belange mit dem sicheren Sitz des Ersatzes unter funktionellen Bedingungen zu verbinden. Dabei wird der sichere Sitz sowohl von den Verankerungsmöglichkeiten am Restgebiss oder auf der Schleimhaut bestimmt als auch von den funktionellen Belastungsformen und den statischen Verhältnissen der Prothesen auf den Kiefern.

Dazu müssen einige Grundbegriffe der Statik erarbeitet werden, die sich an einem starren Körper beschreiben lassen, der auf einer Unterlage ruht und durch sogenannte Lager abgestützt ist. Diese Lager sollen dabei alle Kräfte aufnehmen, die auf den starren Körper wirken.

Nach der Bauart eines Lagers treten unterschiedliche Auflagereaktionen auf; man unterscheidet zwischen ein- bis sechswertigen Lagern.

Ein **einwertiges Lager** kann nur aus einer Raumrichtung Druckkräfte aufnehmen, es handelt sich um ein sogenanntes Loslager. Ein Loslager bietet keine Standsicherheit; denn ein Körper, dessen Lager nur Druckkräfte aufnehmen können, droht zu kippen, wenn äußere Kräfte am Körper angreifen.

Ein **Festlager** nimmt Kräfte aber keine Momente aus drei Raumrichtungen auf; dieses Lager ist dreiwertig. Eine **feste Einspannung** ist sechswertig und kann alle Kräfte und Momente aufnehmen.

Die **Ermittlung der Auflagereaktionen** erfolgt über die Gleichgewichtsbedingungen an dem statischen System, wobei man zwischen einem statisch bestimmten und einem statisch unbestimmten System unterscheidet. Der Begriff der statischen Bestimmtheit oder Unbestimmtheit wird deutlich, wenn ein dreibeiniger und ein vierbeiniger Tisch untersucht werden. Ein dreibeiniger Tisch steht immer stabil; ein vierbeiniger Tisch wird grundsätzlich wackeln, wenn nicht ein Tischbein in seiner Länge variabel ist und dem Untergrund angepasst wird. Wenn ein vierbeiniger Tisch auch ohne variables viertes Bein nicht wackelt, dann liegt das daran, dass er sich dem Untergrund anpasst, indem sich der Tisch geringfügig verzieht.

Ein **statisch unbestimmtes System** wackelt oder gerät nur in einen Gleichgewichtszustand, wenn es sich verformt. Beim statisch unbestimmten System reichen die Gleichgewichtsbedingungen nicht aus, um Auflagereaktionen zu berechnen, hier liefern die Verformungsbedingungen die fehlenden Gleichungen.

Beim **statisch bestimmten System** lassen sich die Auflagerreaktionen allein aus seinen Gleichgewichtsbedingungen ermitteln.

Erweitern wir die bisher gewonnenen Einblicke in statische Systeme mit dem Begriff des Gleichgewichts. Man unterscheidet drei statische Zustände in bezug auf die Gleichgewichtslage:

Stabile Gleichgewichtslage besteht, wenn ein Körper bei einer Verschiebung durch äußere Kräfte in seine Ausgangslage zurückzukehren trachtet; **labiles Gleichgewicht** liegt vor, wenn ein Körper seine Ursprungslage zu verlassen sucht; **indifferente Lage** besteht, wenn jede Verschiebung den Körper in eine neue Gleichgewichtslage bringt.

Die **statischen Zustände** werden am folgenden System deutlich: Ein Balken ruht auf zwei Lagern, ohne befestigt zu sein und ragt einseitig über die Lagerpunkte hinaus. Eine Last kann an drei verschiedenen Punkten am Balken angreifen:

1. Die Last liegt zwischen den beiden Lagerpunkten, so dass alle Druckkräfte auf die Lager gebracht werden und der Balken im stabilen Gleichgewicht ruht.

2. Die Last befindet sich außerhalb der Lagerpunkte, so dass die Druckkraft nicht mehr von dem Lager aufgenommen werden kann und der Balken kippt; der Balken befindet sich im labilen Gleichgewicht.

3. Die Last liegt auf einem Lagerpunkt, so dass alle Druckkräfte auf dem einen Lager ruhen und der Balken sich in einem indifferenten Gleichgewicht befindet.

Das labile Gleichgewicht kann in einen stabilen Zustand überführt werden, wenn der Balken in einem Lager befestigt würde. Jetzt nimmt dieses Lager die Kräfte auf, die sich aus dem Drehmoment von Last und Lastarm bis zum ersten Lager ergeben. Hier tauchen nun zwei Begriffe auf, die der Beschreibung des ersten Hebelgesetzes entnommen sind. Dieses Gesetz formuliert besondere Gleichgewichtsbedingungen an einem Hebel.

Ein Hebel ist ein "starrer Körper", der um eine Achse gedreht werden kann. Man unterscheidet einen einarmigen Hebel, bei dem der Drehpunkt an einem Ende liegt, von einem zweiarmigen Hebel, bei dem der Drehpunkt in der Mitte des Hebels liegt. Es gilt das Hebelgesetz: Kraft x Kraftarm = Last x Lastarm, wenn Gleichgewicht besteht.

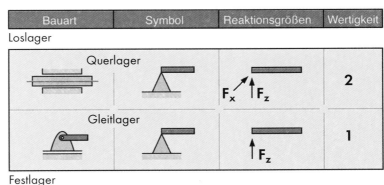

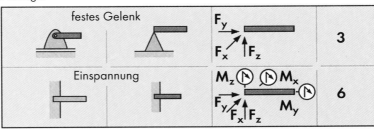

Abb. 748 Die Übersicht der Lagerungsarten stellt neben der Bauart die Symbole für die Lager vor, um daran die Reaktionsgrößen und Wertigkeiten festzulegen. Es zeigt sich, dass nur eine feste Einspannung alle angreifenden Kräfte und Momente aufzunehmen in der Lage ist.

Abb. 749 In nebenstehender Abbildung wird ein Träger mit zwei Lagern und zwei angreifenden Kräften exemplarisch berechnet. Es werden ein Festlager und ein Loslager angenommen, damit das System statisch bestimmt ist. Mit zwei Festlagern wäre das System statisch überstimmt und eine Berechnung der Reaktionskräfte nicht eindeutig möglich, weil mehr unbekannte Lagerreaktionen zur Berechnung anstehen, als Gleichgewichtsbedingungen aufgestellt werden können. Würden zwei Loslager eingesetzt sein, wäre das System statisch unterbestimmt, denn dieses System wäre in der Horizontalen beweglich.

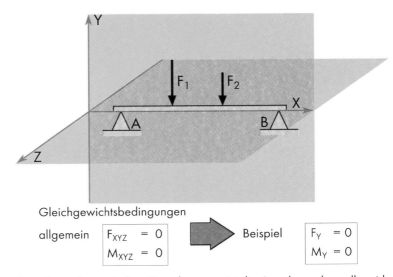

Grundlage der statischen Berechnungen ist die Annahme, dass alle wirksamen Kräfte sich in einem Gleichgewichtszustand befinden. Bei diesem statischen Problem wirken nur Kräfte in der Y-Ebene.

Lagerkräfte

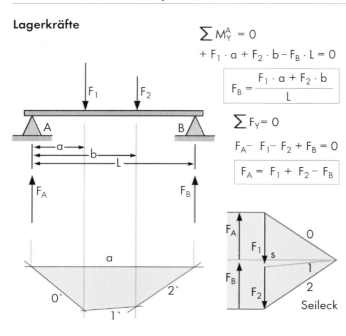

$$\sum M_Y^A = 0$$

$$+ F_1 \cdot a + F_2 \cdot b - F_B \cdot L = 0$$

$$F_B = \frac{F_1 \cdot a + F_2 \cdot b}{L}$$

$$\sum F_Y = 0$$

$$F_A - F_1 - F_2 + F_B = 0$$

$$F_A = F_1 + F_2 - F_B$$

Abb. 750 Bei einem Balken auf zwei Stützen sind die relevanten Kräfte die Lagerkräfte. Zur Berechnung wird ein beliebiges Lager als gelenkig angenommen, um daran die Momentenreaktion zu erfassen (in diesem Fall Lager A). Die rechnerische Ermittlung erfolgt über die Gleichgewichtsbedingungen, wonach die Summe aller Kräfte gleich Null ist.
Die zeichnerische Ermittlung der Lagerkräfte erfolgt über das Seileck: Die Aktivkräfte F_1 und F_2 werden geometrisch addiert, indem sie auf eine Wirkungslinie gesetzt werden. Von einem beliebigen Punkt neben der Wirkungslinie aus werden Polstrahlen (0,1 und 2) an die Anfangs- und Endpunkte der Kräfte gezogen.

Abb. 751 Die Polstrahlen werden in ihrer Neigungsrichtung parallel verschoben und an die Wirkungslinie der Kräfte im Lageplan gezeichnet: Polstrahl 0 verläuft zwischen F_1 und F_a; Polstrahl 1 verläuft zwischen F_1 und F_2; Polstrahl 2 verläuft zwischen F_B und F_2. Zwischen den Kreuzungspunkten von Polstrahl 0 (bzw. 2) und der Wirkungslinie von F_A (bzw. F_B) entsteht der fehlende Polstrahl S, der in dem Seileck eingezeichnet die Kräfte F_A und F_B in ihrer Größe festlegt.

Biegemoment

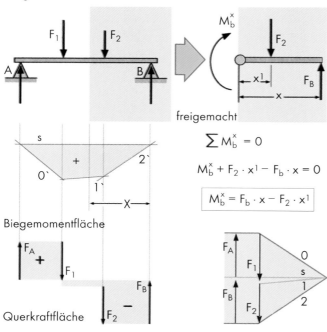

freigemacht

$$\sum M_b^x = 0$$

$$M_b^x + F_2 \cdot x^1 - F_b \cdot x = 0$$

$$M_b^x = F_b \cdot x - F_2 \cdot x^1$$

Biegemomentfläche

Querkraftfläche

Abb. 752 Bei der anstehenden Betrachtung lässt sich zusätzlich zu den Auflagerreaktionen die Biegebelastung berechnen, wenn man annimmt, dass die angreifenden Kräfte den Träger elastisch verbiegen. Dabei treten Biege- und Querspannungen auf. Zur Berechnung der Spannungen müssen die Abmessungen des Trägers bekannt sein und ebenso das Elastizitätsmodul des Trägermaterials.
Die Berechnung der Biegemomente gibt Aufschluss über die Dimensionierung eines Balkens. Dazu wird der Balken "freigeschnitten", um an der Schnittstelle das real wirkende Biegemoment zu ermitteln. Der rechnerische Weg erfolgt über die Gleichgewichtsbedingungen, während die zeichnerische Lösung des Seilecks aus den Lagerkräften direkt die Biegemomentenfläche angibt. Die Querkräfte, in der Querkraftfläche beschrieben, zeigen an, über welche Strecken am Balken die berechneten Kräfte wirken.

Abb. 753 - 755 Drei statische Zustände können unterschieden werden:

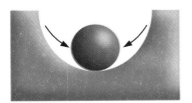 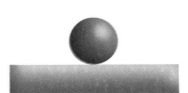 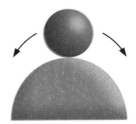

Stabile Gleichgewichtslage, bei der der Körper in seine Ausgangslage zurückkehrt, wenn er durch äußere Kräfte verschoben wird.

Indifferente Gleichgewichtslage liegt vor, wenn jede Verschiebung des Körpers eine neue Gleichgewichtslage erbringt.

Labile Gleichgewichtslage liegt vor, wenn der Körper seine Ursprungslage zu verlassen versucht.

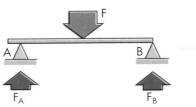

Abb. 756 - 758 Die statischen Zustände, auf einen realen Fall übertragen, machen die Besonderheiten eines statischen Systems deutlich:

Ein Balken wird auf zwei Lager gebracht und mittig belastet; beide Lager müssen gleiche Kräfte aufnehmen, nämlich $1/2$ F.

Wird der Balken nicht mittig, sondern über dem Lager **A** belastet, so wird das Lager **A** die gesamte Kraft aufnehmen müssen. Während im ersten Fall ein stabiler Zustand bestand, liegt jetzt ein indifferenter Zustand vor, denn das Lager **B** bleibt völlig unbelastet; diese Lagerreaktion lässt sich gar nicht berechnen.

Wird der gleiche Balken jetzt außerhalb der Auflager belastet, so liegt ein instabiler Zustand vor, wenn das Lager **B** das entstehende Drehmoment nicht kompensieren kann. Wenn das Lager **B** ein Loslager ist, wird der Balken abgehebelt.

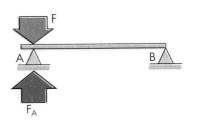

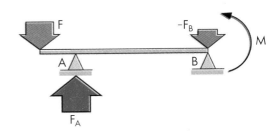

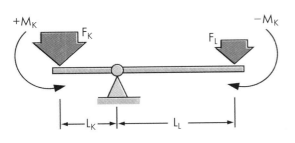

Abb. 759 Ein Balken wird an einem festen Gelenk angebracht. Jede äußere Kraft, die an einem Ende des Balkens angreift, wird den Balken bewegen. Nur wenn zwei Kräfte gleichzeitig an je einem Ende angreifen, kann sich ein Gleichgewicht einstellen, das sich nach dem 1. Hebelgesetz ergibt:

Gleichgewicht $\quad \sum M = 0$
$\qquad\qquad\qquad M_K = M_L$

$$F_K \cdot L_K = F_L \cdot L_L$$

Kraft · Kraftarm = Last · Lastarm.

215

Kraftwirkungen am Restgebiss

Die **zentrische Okklusion** ist definiert als die Schlussbisslage, in der die Zähne axial, d. h. mittig zu ihrem Parodontium, belastet werden. Exzentrische Belastungen während der dynamischen Okklusion werden in einer geschlossenen Zahnreihe durch die approximalen Kontakte, die Gewebskopplung und die anatomische Doppelverzahnung kompensiert. In einem Lückengebiss ist dieses funktionelle Zusammenspiel gestört, die wesentliche approximale Abstützung ist unterbrochen. Horizontal wirkende Kräfte führen zu Kippungen und Verdrehungen der Restzähne.

Am **einzeln stehenden Zahn** entsteht auf den Schrägflächen der Höcker eine horizontale Kraftwirkung. Greift eine senkrechte Kraft auf einer schrägen Fläche an, so lässt sich diese Belastung in einen senkrecht und einen horizontal wirkenden Anteil zerlegen. Der horizontal wirkende Kraftanteil wird den Zahn kippen. Je schräger die Fläche, um so größer wird der horizontale Kraftanteil im Verhältnis zur Vertikalkomponente.

Bei **Schrägstellung der Zahnflächen** von etwa 45° sind die vertikale und horizontale Kraftwirkung gleich groß. Bei noch größerer Kippung wird die horizontale, aber auch die vertikale Wirkung wieder geringer im Verhältnis zur senkrecht auftreffenden Kraft. Die nachfolgenden geometrisch-mathematischen Erläuterungen in den Abbildungen zeigen den Zusammenhang zwischen der den Zahn belastenden Kraft und den horizontal und vertikal wirkenden Kräften. Die mathematische Darstellung der Kraftwirkungen beweist die grundsätzlichen Verhältnisse. Diese Betrachtung muss jedoch relativiert werden. Bei normalem punktförmigem Okklusionskontakt im gesunden Gebiss werden die Schrägstellungen der Höcker dazu führen, dass alle Zähne mittig zu ihren Parodontien belastet werden.

Im **Lückengebiss** mit einzeln stehenden Zähnen kann die horizontale Kraftwirkung nicht aufgefangen werden, der Zahn wird gekippt und verlagert sich. Dadurch werden die Belastungsverhältnisse pathologisch. Ein bereits schrägstehender Zahn wird durch eine senkrecht wirkende Kraft extrem in seiner Kippung belastet, weil jetzt auch die vertikale Kraftkomponente den Zahn nicht mehr genau axial belastet. Der Druck auf die Schrägstellung wird noch größer. **Kräfte**, die in einem Abstand von der Mittelachse des Zahns angreifen, wirken wie Hebelkräfte. Der Abstand zur Mittelachse ist dabei der Hebelarm. Die vertikale Kraftkomponente kann mit einem Hebelarm, der ungefähr zwei Dritteln der Zahnlänge entspricht, wirken. Wenn ein Zahn schon verlagert ist, wirken horizontale und vertikale Kraftkomponenten mit unterschiedlichen Hebelarmen in der Kipprichtung.

Bei der Konstruktion von partiellen Prothesen muss darauf geachtet werden, die Restzähne durch die Halteelemente keiner exzentrischen Kraftwirkung auszusetzen. Die Kippung eines Pfeilerzahns durch okklusale Auflagen muss verhindert werden. Vor allem soll ein schon gekippter Zahn nicht in seiner Schräglage angegriffen werden.

Sagittale Kräfte sollten so verlaufen, dass sich ein Pfeilerzahn über noch vorhandene Approximalkontakte abstützen kann. Also können bei einer verkürzten Zahnreihe sagittale Schübe nach mesial kompensiert werden, wenn die Zahnreihe nach mesial geschlossen ist.

Transversale Kräfte nach vestibulär können verhindert werden, indem das künstliche Kaufeld der Prothese so gestaltet wird, dass eine Wirkung von Transversalschüben nicht auftritt. Deshalb müssen die künstlichen Zähne der Teilprothese so weit wie möglich nach lingual gestellt werden, damit die Kaukräfte etwa durch die Kieferkammitte der zahnlosen Kieferabschnitte verlaufen.

Vertikale Kaukräfte sollen bei einer abgestützten Prothese durch die okklusalen Auflager aufgenommen werden. Die Schienungsteile der Halteelemente müssen die horizontal wirkenden Kräfte abfangen. Die Abstützungspunkte durch die okklusalen Auflagen werden als starr angenommen.

Die **starre Verankerung** von Freiendsätteln am Restgebiss ist das Mittel der Wahl, um zu statisch bestimmten Systemen und zu kontrollierbaren Ankerzahnbelastungen zu kommen. Statisch unbestimmte Systeme verlassen den Analysebereich der Statik.

Wird ein Freiendsattel gemischt gelagert, befindet sich das mechanische System nicht mehr in Ruhe und ist mit den Mitteln der Statik nicht mehr zu berechnen. Hier müssen Analysekriterien der Kinetik und, weil es sich um den anatomisch-biologischen Bereich handelt, die Betrachtungsweisen der Biokinetik angewendet werden. Kinetik ist die Lehre von den Bewegungen und Verformungen unter dem Einfluss von Kräften und Spannungen.

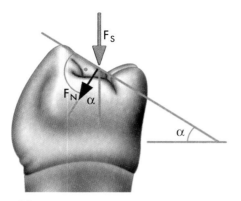
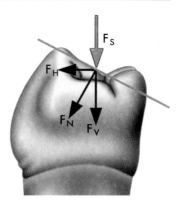

Abb. 760 - 761 Zur Berechnung der Kraftanteile wird zunächst festgestellt, wie groß die Normalkraft ist, die senkrecht zur Schrägfläche steht: $F_N = F_S \cdot \cos \alpha$

F_N = Normalkraft; F_S = auf den Zahn auftreffende Kraft; α = Zahnflächenneigungswinkel.

Die Normalkraft wird jetzt in eine horizontal und eine vertikal wirkende Kraft zerlegt. Der Zahnflächenneigungswinkel tritt zwischen der vertikalen Kraftkomponente und der Normalkraft wieder auf, so dass er zur Berechnung herangezogen werden kann.

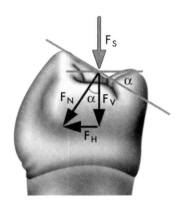

Abb. 762 Die Horizontalkraft wird dann wie folgt bestimmt:

$$F_H = F_S \cdot \sin \alpha = F_S \cdot \cos \alpha \cdot \sin \alpha$$

Die Vertikalkomponente Fv berechnet sich dann:

$$F_V = F_N \cdot \cos \alpha = F_S \cdot \cos^2 \alpha$$

Bei Schrägstellung der Zahnfläche von 45° ergibt sich, dass die Vertikalkomponente so groß ist wie die Horizontalkomponente.

Abb. 763 Wenn das Verhältnis von vertikaler zu horizontaler Kraftkomponente errechnet werden soll, so ergibt sich:

$$\frac{F_H}{F_V} = \frac{F_N \cdot \sin \alpha}{F_N \cdot \cos \alpha} = \tan \alpha$$

$F_H = Fv \cdot \tan \alpha$ (tan 45° = 1)

Je weiter der Winkel der Schrägstellung derZahnfläche über 45° wächst, um so größer wird die horizontale Kraftkomponente auf den Zahn im Verhältnis zur Vertikalkraft. Allerdings wird die horizontale Kraftwirkung in bezug auf die senkrecht auf die Zahnfläche treffende Kaukraft F_S geringer werden, d. h. die horizontale Kraftkomponente ist bei 45° Höckerneigung am größten.

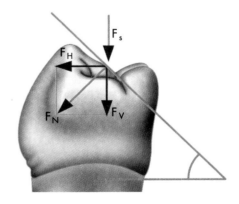

Die mathematische Ableitung der Funktion ergibt bei $\alpha = 45°$ ein Maximum, womit deutlich wird, dass die Kippkraft für einen Zahn die Hälfte der senkrecht auftreffenden Kraft nicht überschreitet, wenn der Zahn senkrecht steht.

Federkraft und Reibung

Die **Kräfte** sind dem 1. und 2. Newtonschen Axiom entsprechend die Ursache von Bewegungsänderungen eines starren Körpers. Bei einem nicht starren Körper können Kräfte aber auch Formänderungen erzeugen, so können Druckkräfte zusammenpressen und Zugkräfte auseinanderziehen. Es gibt eigentlich keinen absolut starren Körper, sondern jedes Material zeigt eine gewisse Elastizität.

Metalle zeigen die Eigenschaft, nach der Verformung in den Ursprungszustand zurückzukehren. Metalle sind zwar nicht so elastisch wie Gummi, doch innerhalb bestimmter Grenzen lassen sie sich durch Krafteinwirkung verbiegen oder ziehen, um danach in den Ausgangszustand zurückzufedern. Nur wenn man Metalle einer zu großen Kraft aussetzt, können sie sich bleibend verformen.

Im **elastischen Bereich** eines Materials (ob Gummi oder Metall) wird die Verformung proportional zum Kraftaufwand verlaufen, so dass man einen Proportionalitätsfaktor einführt, der bei Federn als Federkonstante bezeichnet wird. Dann ergibt sich die Formel:

$$\text{Federkraft} = \text{Federkonstante} \cdot \text{Federweg}$$
$$F = c \cdot s$$

Die **Federkraft** ist die Ursache für die Formänderung des Körpers, hier speziell einer Feder.

Die **Federkonstante** ist die Richtgröße, die von dem Material abhängig ist, aber auch von der Form des Federkörpers.

Der **Federweg** ist die Größe der Formänderung, hier speziell die Längenänderung einer Feder oder das Verbiegen eines Klammerarms.

Die **Proportionalität** von Federkraft und Federweg lässt sich in einem Diagramm darstellen. Hierin wird das **Hookesche Gesetz** deutlich, wonach innerhalb des elastischen Bereichs die Verformung linear ist.

Diagramme zur Darstellung des Verhaltens von elastischen Körpern werden als Federkennlinien bezeichnet, die Fläche unterhalb der Federkennlinie ist die Federarbeit.

Die **Federkennlinie** bzw. die Hookesche Gerade verläuft um so steiler, je härter eine Feder ist; das bedeutet, dass die Federkonstante sehr groß ist.

Federn finden in der allgemeinen Technik ein sehr weites Anwendungsgebiet; in der Zahntechnik werden Federringpassungen verwendet; hauptsächlich in Form von Klammern als Halteelemente.

Andere Halteelemente in der zahnärztlichen Prothetik bedienen sich der Wirkung von Reibkräften.

Reibung ist ein energieverbrauchender Widerstand, der die Relativbewegung zweier Körper hemmt, die unter Berührung ihrer Oberflächen gegeneinander bewegt werden.

Die **Reibungskraft** wirkt immer parallel zur Berührungsfläche, sie ist stets kleiner als die Normalkraft, mit der die Körper gegeneinanderdrücken, und sie ist der Bewegung entgegengerichtet. Die Formel zur Berechnung der Reibungskraft lautet:

$$\text{Reibungskraft} = \text{Reibungszahl} \cdot \text{Normalkraft}$$
$$F = \mu \cdot F_n$$

Die **Reibungszahl** μ ist ein Richtwert, der von mehreren Faktoren abhängig ist: erstens von dem Material, aus dem die reibenden Körper bestehen, zweitens von der Oberflächenbeschaffenheit der Körper und drittens von der Art der Bewegung, in der die Körper aneinander vorbeigleiten. Man unterscheidet:

Haftreibung tritt auf, wenn ein in Ruhe befindlicher Körper auf seiner Unterlage durch äußere Kräfte in Bewegung gesetzt werden soll. Die Haftreibung ist dabei so groß wie die wirkende Kraft, wenn der Körper gerade beginnt, sich zu bewegen. Hierbei ist die Reibung völlig unabhängig von der Größe der Berührungsfläche. Die Haftreibung entsteht nur durch die senkrecht wirkende Normalkraft und die Reibungszahl m. Die Reibungszahl der Haftreibung bezeichnet man als μ_0 oder Haftreibungszahl.

Die **Haftreibungszahl** kann durch Versuche bestimmt werden, indem man eine schiefe Ebene solange neigt, bis der darauf liegende Körper beginnt, sich in Bewegung zu setzen. Es herrscht dann Gleichgewicht zwischen Haftreibungskraft und Hangabtriebskraft. Über die geometrische Beziehung ergibt sich:

$$\mu_0 = \tan \alpha_0 \ (\alpha_0 = \text{Haftreibungswinkel}).$$

Gleitreibung tritt auf, wenn ein in Bewegung befindlicher Körper auf seiner Unterlage reibt; gleitet ein Körper mit konstanter Geschwindigkeit auf einer schiefen Ebene abwärts, so spricht man von Gleitreibung. Hier ist die Gleitreibungszahl:

$$\mu = \tan \alpha \ (\alpha = \text{Gleitreibungswinkel}).$$

Rollreibung wirkt, wenn ein Körper auf der Unterlage rollt. Die Rollreibung ist sehr viel kleiner als die Gleitreibung. Sie ist abhängig vom Material und vom Radius des rollenden Rades.

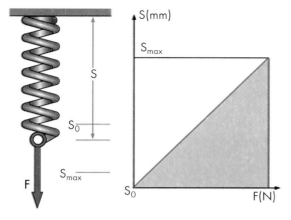

Abb. 764 Eine Feder wird durch mehrere Begriffe beschrieben. Die Federkraft (F) ist die Kraft, mit der eine Feder entweder zusammengedrückt, gezogen oder gebogen wird. Der Federweg (s) ist der Betrag, um den die Federkraft eine Feder staucht, längt oder biegt. Der Betrag S0 kennzeichnet den Ausgangspunkt der Federlänge vor dem Kraftangriff; Smax kennzeichnet die maximalen Federwege. Im Diagramm ist die Federkennlinie, das ist der Federweg über der Federkraft gezeichnet, eine ansteigende Gerade. Die Fläche unterhalb der Federkennlinie stellt den Betrag der Federarbeit dar.

Abb. 578 Haft- und Gleitreibungszahlen μ und μ_0

Werkstoff-paarung	Haftreibung μ_0	Gleitreibung μ	
		trocken	geschmiert
Stahl/Stahl	0,15	0,1	0,01
Stahl/Gussstahl	0,19	0,18	0,01
Guss/Guss	0,25	0,2	0,1

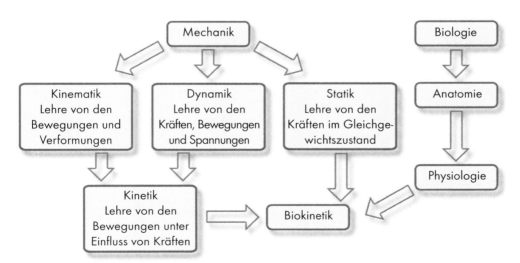

Abb. 765 Analyse der Prothesenkonstruktion umfasst:
- Statik des starren Prothesenkörpers, wobei die Haftkräfte der Verankerungselemente und die Auflagerreaktionen betrachtet werden;
- Festigkeitslehre, womit die Dimensionierung von Prothesengerüsten bei herausnehmbarem und fest-

sitzendem Ersatz bestimmt wird, um Verformungen durch Kaukräfte oder Wärmespannungen zu kompensieren;
- Kinetik (Biokinetik), um Bewegungen und Auflagerreaktionen von gemischt gelagertem Zahnersatz zu bestimmen.

Gemischte Lagerung

Wenden wir im folgenden Schritt die bisher erarbeiteten Begriffe auf konkrete prothetische Verhältnisse an. Dazu sollen die statischen Verhältnisse an einer herausnehmbaren Prothese betrachtet werden, die einen freiendenden Zahnreihenanteil ersetzt; es soll die Statik der Lagerung einer Freiendprothese betrachtet werden.

Zahnlose Kieferabschnitte sind wegen der Nachgiebigkeit der Schleimhaut (Resilienz) weniger als die Restzähne geeignet, Kaukräfte aufzunehmen. Wenn außerdem durch Prothesenbewegungen die Schleimhaut gewalkt wird, dann wird der Kieferkamm bzw. das Prothesenlager sehr schnell schrumpfen. Wenn eine herausnehmbare Prothese an den Restzähnen befestigt wird, dann sollen Kaukräfte über diese Lagerung aufgenommen und Bewegungen oder Einlagerungen der Prothese verhindert werden.

Schleimhautgelagerte Prothesen können aufgefasst werden als starre Körper, die auf Loslagern oder auf Federn ruhen; alle Druck-, Zug-, Schub- und Kippkräfte werden den starren Körper verkanten, verdrehen, verschieben oder kippen. Es handelt sich um ein statisch unbestimmtes System. Schleimhautgelagerte totale Prothesen sind unbestimmt gelagert; die angreifenden Kräfte müssen so gelenkt werden, dass die Prothese im Mund ruhig liegen bleibt. Das versucht man durch eine besondere Zahnstellung und durch besondere Prothesenbasisgestaltung zu erreichen.

Das System einer halbstarr oder gelenkig verankerten Freiendprothese ist ebenfalls statisch unbestimmt. Die halbstarre und gelenkige Kopplung zwischen Restgebiss und Prothese erzeugt wie beschrieben eine gemischte Lagerung des Zahnersatzes; sie entsteht bei Prothesen mit Auflageklammern, regulären Gelenken oder federnden Verbindungsteilen.

Eine **echte Lastverteilung** zwischen den Lagern (Parodontium und Schleimhaut) wird nicht erreicht, es kommt sogar zur extrem ungleichmäßigen Belastung auf dem Schleimhautlager; die Schleimhaut wird dreieckig eingedrückt. Wenn der starre Körper um das parodontale Lager mit der halbstarren oder gelenkigen Kopplung gekippt wird, weil keine Momente aufgenommen werden können, wird der starre Körper und das Lager völlig unkontrolliert in der Horizontalen verdreht und verschoben. Diese Art der Belastung ist für ein parodontales Lager (Zahn) extrem schädlich, weil ein Zahn gegen transversale Schübe gar nicht geschützt ist.

Die **Lagerung auf der Schleimhaut** als Federlager anzunehmen ist nur bedingt zulässig. Es handelt sich nämlich bei der Schleimhautresilienz keineswegs nur um eine Kompressibilität von Gewebe wie bei einem luftgefüllten Behältnis, sondern um eine Verdrängung von Gewebsflüssigkeit sowie eine Stauchung und Verschiebung des Gewebes. Vergleiche und Modellversuche mit Schaumstoff oder Luftkissen geben also keine Aufschlüsse über das resiliente Verhalten der Schleimhaut, das außerdem noch abhängig ist von der momentanen Körperkonstitution, dem Flüssigkeitsgehalt des Gewebes und dem Gewebsuntergrund aus Bindegewebe, Drüsen- oder Fettansammlungen. Die Eindrückbarkeit der Schleimhaut wird natürlich auch beeinflusst von der Gestalt der Auflager: Punktförmige Belastungsteile sinken tiefer ein (bis zu 3 mm) als linienförmige Belastungskanten (bis zu 2 mm), während großflächige Sattelteile eine vergleichsweise geringe Einsenkung (bis zu 0,5 mm) aufweisen. Es soll daher eine **viskoselastische Bettung** der Prothese angenommen werden.

Die **Einsenkung** einer schleimhautgelagerten Prothese ist am Lastangriffspunkt am stärksten, wobei die Basis verschoben und verdreht wird. Bei gemischter Lagerung auf Restgebiss und Schleimhaut kommt es immer zu Verlagerungen des statisch unbestimmten Systems, wobei selbst großflächige Prothesensättel keine gleichmäßige Schleimhautbelastung erwirken, sondern immer dreieckige, vom parodontalen Auflager abgewandte Einlagerungen zeigen.

Eine momentan betrachtete und gemessene Satteleinsenkung gibt Aufschlüsse über das Ausmaß der maximalen Schleimhautquetschung. Was die Resorption der Schleimhaut bewirkt, sind die wechselnden, stoßweisen und ungleichmäßigen Belastungen und Satteleinsenkungen. Und dabei wird der Verankerungszahn hin- und hergerüttelt, so dass auch er bald verloren geht.

Als die **zweckmäßigste Lagerung** stellt sich nach den Betrachtungen der statischen Verhältnisse eine starre Kopplung von Freiendsätteln am Restgebiss dar. Ein Festlager ist statisch bestimmt und kann sämtliche Kaukräfte auf die Verankerungszähne übertragen. Vertikale und horizontale Kräfte und Momente belasten nicht die Schleimhaut, sondern werden parodontal aufgefangen. Je mehr Restzähne mit der starren Verankerung verbunden sind, also je ausgedehnter das Festlager wird, um so sicherer ist die Abstützung.

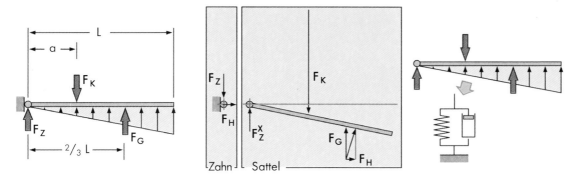

Abb. 766 - 768 Bei der Berechnung von Bewegungen und Lagerreaktionen eines abgestützten Freiendsattels bei gemischter Lagerung kann von einer viskoselastischen Bettung der Prothese auf der Schleimhaut ausgegangen werden. Ein Freiendsattel wird mit der Kaukraft (F_K) belastet, die durch die Lagerkraft (F_Z) und die Schleimhautbelastung (F_G) auf der wirksamen Freiendsattellänge aufgenommen wird. Zur Lösung des mechanischen Problems wird der Sattel "freigeschnitten", um die wirksamen Kräfte zu isolieren.

Hier wird deutlich, dass die Lagerkraft der Schleimhaut immer senkrecht zum Sattel steht, wodurch eine nahezu parallel zum Sattel nach distal gerichtete Kraft (F_H) wirksam wird, die den Pfeilerzahn nach distal kippt. In den Lagerkräften des Zahnes wird diese Kippkraft als F_{HZ} bezeichnet.

Rechts steht das Modell des viskoselastischen Verhaltens der Schleimhaut, das nicht dem einer Gummiunterlage entspricht, sondern durch Gewebselastizität und Flüssigkeitsverdrängung bestimmt wird.

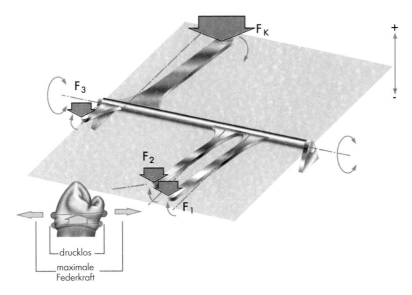

Abb. 769 Eine Klammerprothese für die Versorgung eines Freiendsattels ist immer ein statisch unbestimmtes System, weil es gemischt gelagert ist. Bei Kaukraftbelastung wird der Freiendsattel einsinken und die Prothese kippt um die Auflagen der endständigen Pfeiler. Die Widerstandshebel können erst aktiv werden, wenn die Prothese um einen gewissen Betrag gekippt wurde, nämlich mindestens um den Betrag, der der Retentionstiefe der Klammerarme entspricht. Nur wenn die Klammern bei der Prothesenbewegung verkantet werden, wirkt der Widerstandshebel sofort. Dieser Sachverhalt wird in einem dreidimensionalen Modell gezeigt: Erst wenn durch die Kaukraft (F_K) der lange Lastarm eingedrückt wird, können die Widerstandshebel F_1, F_2 und F_3 wirken, denn sie benötigen einen bestimmten Hub, um an die maximale Federkraft zu kommen.

Parodontale Abstützung von Freiendsätteln

Die Verankerung mit Gussklammern erzeugt statisch unbestimmte Systeme, weil diese Verankerungs- und Stützelemente halbstarre bzw. gelenkige Kopplungen zwischen Prothese und Restgebiss erzeugen. Dabei ist die Verankerung von gradlinig zwischen den lückenbegrenzenden Pfeilern verlaufenden Schaltsätteln relativ unproblematisch, wenn an den lückenbegrenzenden Pfeilern abgestützt wird.

Besondere Überlegungen sind bei der Konstruktion von Freiendprothesen und großen, bogenförmigen Schaltlücken nötig.

Die **Auflagen** einer Klammer wirken bei Freiendprothesen als Drehpunkte, um die die Freiendsättel rotieren können. Zur Feststellung, wie die Prothese unter Kaudruckbelastung um die Auflagen gedreht wird, lässt sich eine statische Analyse durchführen, indem Stützlinien konstruiert werden.

Die Stützlinien verbinden die Auflagepunkte auf den Pfeilerzähnen tangential am Zahnbogen. Bezogen auf die Lückengebisssituationen entstehen unterschiedliche Stützlinienverläufe, so dass unterschiedliche **parodontale Stützfelder** entstehen:

- polygone Stützfelder bei alternierenden Lücken;
- quadratische (trapezförmige) Stützfelder;
- dreieckige Stützfelder;
- lineare Abstützungen;
- punktförmige Abstützungen.

Die **Lagestabilität** einer Prothese ist gesichert, wenn sich die Prothesensättel innerhalb des parodontalen Stützfeldes befinden. Schneidet eine Stützlinie die Prothese, entsteht eine Drehachse, um die die Prothesen kippen, und es kommt zu Einlagerungen der Prothesensättel.

Das **Klammerliniengesetz** beschreibt den Sachverhalt, danach sollen die Stützlinien die Prothese tangieren. Die Stützlinie gibt die Achse an, um die die Prothese kippt, bzw. von der Stützlinie bemisst sich der wirksame Hebelarm eines Freiendsattels.

Ein **Freiendsattel**, der außerhalb des parodontalen Stützfeldes liegt, wirkt wie ein Hebelarm. Solche Prothesensättel können bei Kaudruckbelastung die gesamte Prothese um die Stützlinie kippen. Je länger der Freiendsattel und damit der Hebelarm ist, umso stärker ist die Kippung. Um den Hebelarm zu verkürzen, muss die Stützlinie so weit wie möglich an den exzentrischen Prothesensattel gelegt werden. Stützlinien verlaufen durch die okklusalen Auflagen der Verklammerung.

Bezogen auf die Position der okklusalen Auflage lassen sich drei **Abstützungsformen** unterscheiden:

- **Sattelnahe Abstützung** erfolgt auf der sattelzugewandten approximalen Randwulst des lückenbegrenzenden Pfeilers. Es kommt zu einer starken Drehung um die Auflage mit dreiecksförmiger Einsenkung der Basis und folgender Wirkung:
  - Der Sattel presst sich auf das lückenbegrenzende marginale Parodontium, wenn der Grenzraum nicht entlastet wurde.
  - Der Pfeilerzahn wird abhängig vom Umfang der Drehung nach distal gezogen; denn je mehr der Sattel gegen die Horizontale gekippt wird, umso größer werden horizontal wirkende Kraftanteile, die den Sattel vom Auflagepunkt ziehen.
  - Die Lastverteilung zwischen Pfeiler und Schleimhautunterlage ist ausgeglichen. Beide Lagerbereiche teilen sich die Kaudruckbelastung bei einem angenommenen mittigen Kraftangriffspunkt auf dem Prothesensattel.

- **Sattelferne Abstützung** ist die Abstützung auf der sattelabgekehrten Randwulst des lückenbegrenzenden Pfeilerzahns. Auch hier kommt es zu einer Drehbewegung mit Einsenkung des Prothesensattels und folgender Wirkung:
  - Das lückenbegrenzende marginale Parodontiums wird belastet.
  - Die Satteleinsenkung erfolgt gleichförmiger, auch pfeilernnahe Schleimhautbereiche nehmen Kaukräfte auf.
  - Der Pfeilerzahn wird wiederum abhängig von der Einsenkung nach distal gezogen.
  - Weil der Hebelarm des exzentrischen Sattels länger ist, muss die Schleimhaut mehr Last aufnehmen; das parodontale Lager wird entlastet.

- **Sattelferne Abstützung auf dem Restgebiss** erfolgt auf einem sattelfernen Pfeilerzahn. Die Drehbewegung um eine solche Auflage führt zu einer quasi-parallelen Bewegung des Prothesensattels relativ zur Schleimhaut mit folgender Wirkung:
  - Die Einsenkung ist um so gleichmäßiger, je länger und größer der Sattel ist.
  - Das lückenbegrenzende Parodontium wird nicht belastet.
  - Der Pfeilerzahn wird nicht zum Sattel gezogen.
  - Die parodontalen Abstützung verringert sich rapide, die Kaulast wird fast ausschließlich von der Schleimhautunterlage aufgenommen.

Abb. 770 Wird ein Freiendsattel an dem lückenbegrenzenden Pfeiler abgestützt, so kommt es zu einer starken Drehbewegung um diese Auflage mit einer großen dreieckigen Einsenkung der Basis und Druck auf das marginale Parodontium. Diese Schleimhautbelastung ist um so größer, je kürzer der Freiendsattel ist.

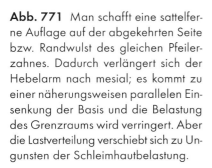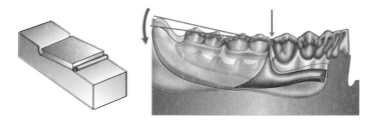

Abb. 771 Man schafft eine sattelferne Auflage auf der abgekehrten Seite bzw. Randwulst des gleichen Pfeilerzahnes. Dadurch verlängert sich der Hebelarm nach mesial; es kommt zu einer näherungsweisen parallelen Einsenkung der Basis und die Belastung des Grenzraums wird verringert. Aber die Lastverteilung verschiebt sich zu Ungunsten der Schleimhautbelastung.

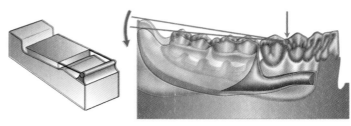

Abb. 772 Zur quasi-parallelen Einsenkung der Basis kommt es bei einer sattelfernen Abstützung auf dem Restgebiss. Je länger und großflächiger die Basis, um so gleichmäßiger ist die Einsenkung der Basis. Die Funktion der parodontalen Abstützung geht verloren, die Schleimhaut wird überlastet.

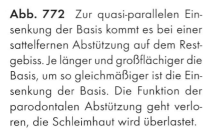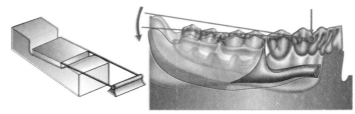

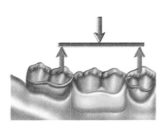

Abb. 773 - 774 Wird ein Schaltsattel mittig belastet, nehmen die lückenbegrenzenden Pfeiler diese Last zu gleichen Teilen auf. Entfernt man den distalen Pfeiler, so wird seine Last auf die Schleimhautunterlage gebracht und der Sattel kann wie beschrieben einsinken. Der mesiale Pfeiler nimmt weiterhin seinen Kraftanteil auf.

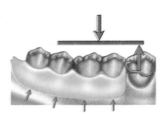

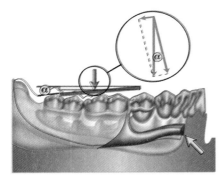

Abb. 775 In Abhängigkeit von der Einsenkung wird von der Kaulast ein Distalzug auf den Sattel und damit auf den Pfeilerzahn wirken. Eine senkrechte Kraft auf einer schiefe Ebene erzeugt eine Hangabtriebskraft abhängig vom Neigungswinkel α; diese Hangabtriebskraft erzeugt den nach distal gerichteten Zug auf den Pfeilerzahn.

In Abhängigkeit von der Satteleinsenkung wird sich der Sublingualbügel gegen den Kieferkamm bewegen und einlagern.

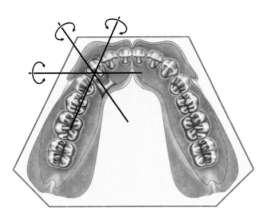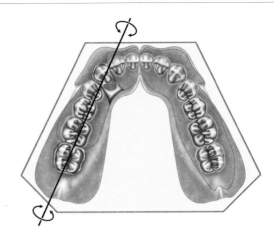

Abb. 776 - 777 Eine partielle Prothese parodontal abzustützen, ist ein Konstruktionsgrundsatz. Dadurch, dass die Schleimhaut nachgiebiger ist als das Parodontium, wird eine durch okklusale Auflagen abgestützte und gleichzeitig schleimhautgelagerte Prothese um eben die okklusalen Auflager gekippt werden können. Verbindet man alle vorhandenen Auflagen einer Prothese miteinander, so erhält man die sogenannten Stützlinien, um die die Prothese gedreht werden kann. Je nach dem vorhandenen Restgebiss lassen sich verschiedene Anordnungen von Stützlinien konstruieren. Wird eine Prothese an nur noch einem Restzahn abgestützt, so ist das die mit Abstand ungünstigste Form, weil die Prothese um alle Raumachsen gedreht werden kann. Eine Stützlinie zwischen zwei Auflagen stellt immer eine Drehachse dar.

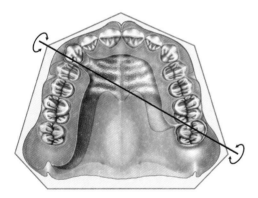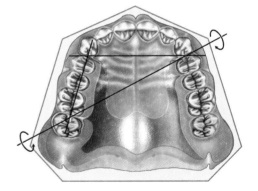

Abb. 778 - 780 Ein Drehachse entsteht auch dann, wenn die Stützlinie den Prothesenkörper teilt. Die Stützlinien sollen immer den Zahnbogen tangieren und dabei eine Fläche umspannen. Schon ein dreieckiges Stützfeld, wie die Fläche genannt wird, kann eine stabile Abstützung einer Prothese darstellen. Liegt jedoch bei einem dreieckigem Stützfeld ein Prothesensattel außerhalb des Stützfeldes, so wird eine Stützlinie der Konstruktion die Drehachse darstellen, und zwar die Linie, die den Prothesenkörper teilt. Erst ein quadratisches Feld, bei dem die Prothesensättel innerhalb des Feldes liegen, ist stabil abgestützt.

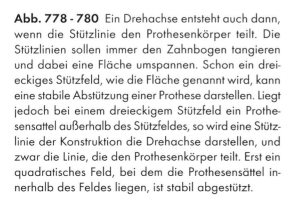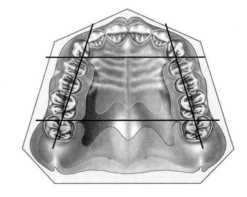

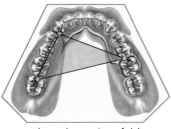
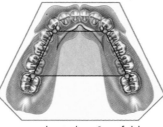
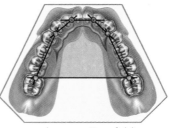

dreieckiges Stützfeld   quadratisches Stützfeld   polygones Stützfeld

Abb. 781 - 783 Je nach der Anordnung der Stützlinien entsteht eine punktförmige oder lineare Abstützung. Erst durch drei Stützlinien wird ein Stützfeld aufgespannt: a) ein dreieckiges Stützfeld durch drei Stützlinien, b) ein quadratisches Stützfeld durch vier Stützlinien, c) ein polygones Stützfeld durch mindestens fünf Stützlinien.

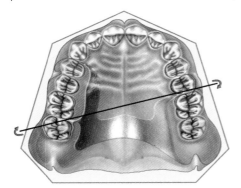
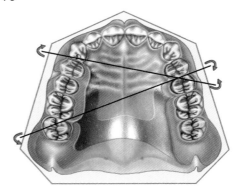

Abb. 784 - 785 Bei Horizontalschüben werden die Klammerzähne durch die Umfassungen belastet. Eine Prothesenkonstruktion muss diesen Sachverhalt berücksichtigen, indem die Prothesensättel so mit Klammern abgestützt werden, dass bei horizontalen Schüben die Prothese auf der Schleimhautunterlage nicht verdreht wird. Verbindet man gegenläufige geöffnete Klammern verschiedener Kieferhälften, so erhält man die Haltelinie. Eine Haltelinie muss den Prothesenkörper schneiden.
Für eine Prothesenkonstruktion müssen wenigstens zwei Haltelinien gezogen werden können, erst dann ist sicher, dass die Prothese bei Horizontalschüben gegen Verdrehungen gesichert ist. Wichtig ist, dass die Haltelinie zwei gegenläufig geöffnete Klammern verbindet.

Abb. 786 Die Wechselwirkung zwischen Unterkieferbewegung und Prothesenbewegung. Wenn der Unterkiefer nach vorn bewegt wird, können die Prothesen dabei relativ zum versorgten Kiefer verschoben werden. Eine Unterkieferprothese wird durch die Antagonisten gehalten und bewegt sich daher relativ zur Unterlage nach distal, wodurch der Klammerzahn nach distal kippt. Eine Oberkieferprothese wird durch ihre Antagonisten mit nach vorn bewegt, wenn der Unterkiefer vorgeschoben wird, und die Klammerzähne werden nach mesial gekippt. Allgemein gilt: Bei Vorschub des Unterkiefers wird eine Oberkieferprothese nach mesial und eine Unterkieferprothese nach distal geschoben.

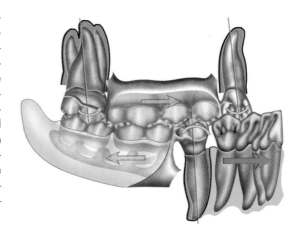

Aktions- und Widerstandshebel

Eine Klammerprothese bietet keine starre Verankerung und es entsteht bei Freiendprothesen immer das statisch unbestimmte System einer gemischten Lagerung, bei der die Schleimhaut unphysiologisch mit durch Kaudruck belastet wird.

Eine **Minderung der Schleimhautbelastung** kann erfolgen, wenn ein Freiendsattel großflächig die Schleimhaut bedeckt, um nach dem Schneeschuh-Prinzip die Belastung auf eine große Fläche zu übertragen und damit die Einsenkung zu verringern. Ein Freiendsattel ist als Extensionssattel zu formen, der im Oberkiefer das Tuber maxillae und im Unterkiefer das retromolare Polster umfasst. Desweiteren wird das letzte Drittel des Prothesensattels nicht mit Kaudruck belastet. Dazu werden die letzten Molaren außer Okklusionskontakt gestellt, wodurch der Hebelarm zur Stützlinie verkürzt wird.

Der **Hebelarm** zur Stützlinie lässt sich weiter verkürzen, wenn eine sattelnahe Auflage angesetzt wird, wodurch auch eine gleichmäßige Lastverteilung zwischen parodontalem Lager und Schleimhaut entsteht.

Bei **großen, bogenförmigen Schaltsätteln** gelten die folgende Überlegungen. Soll eine Prothese auf zwei endständigen Molaren abgestützt werden, wird der Kaudruck fast ausschließlich von der Schleimhautunterlage aufgenommen. Solcher Zahnersatz muss wie eine totale Prothese gestaltet werden. Die endständigen Molaren dienen hierbei nur der horizontalen Lagesicherung und als Retention. Eine okklusale Abstützung ist notwendig, damit sich die Prothese zu den Molaren nicht einlagert, Okklusionsstörungen entstehen und die Klammer absinkt.

Die **Einsenkung des Freiendsattels** kann am erfolgreichsten verhindert werden, wenn dem Lastarm (Freiendsattel) und der Last (Kaukraft) eine Kraft an einem Kraftarm entgegengesetzt wird. Dazu wird vor dem lückenbegrenzenden Pfeilerzahn eine weitere Klammer in der Zahnreihe angebracht, die bei Einsenkung des Sattels abgezogen wird. Es entsteht ein Hebelsystem aus Aktionshebel (Freiendsattel) und Widerstandshebel zur zusätzlichen Klammer.

Die **maximale Haltekraft** einer Klammer beträgt 10 Newton, was als Widerstand gegen die Einsenkung zu gering wäre. Da aber die Klammer nicht in der Einschubrichtung, sondern in einer Kreisbewegung vom Zahn gezogen wird, verkantet sie sich und bietet hinreichenden Widerstand. Es entsteht eine quasistarre Verankerung des Freiendsattels.

Der **Widerstandshebelarm** sollte mindestens gleich lang oder länger sein als der Aktionshebel. Die Verklammerung des Widerstandshebelarms belastet den Pfeilerzahn auf Zug, was durch die Schienungseffekte des gesamten Klammerverbandes kompensiert werden muss. Daher werden im Klammerverband soviel Restzähne wie möglich erfasst: für jeden ersetzten Zahn ein Verankerungs- und Stützelement.

Die **Konstruktionsform** von Aktions- und Widerstandshebel wirkt auch dem Abkippen der Prothesensättel durch abziehende Kräfte (klebrige Speisen, Eigengewicht) entgegen. Bei normaler Verklammerung mit sattelferner Abstützung wirkt der Sattel wie ein einseitig aufgehängter Balken, der nach unten abkippen kann. Diese Bewegung wird durch den Widerstandshebel, der dann als Kippmeider wirkt, verhindert.

Die **horizontale Lagesicherung** wird nicht nur von der Lage der Abstützungspunkte bestimmt, sondern auch von der Position der Schienungsteile. Liegen im Oberkiefer alle starren Klammerungsteile mesial (alle Klammern sind nach distal geöffnet), lässt sich die Prothese auf der Schleimhautunterlage nach mesial verschieben. Werden im Oberkiefer alle Klammern nach mesial geöffnet, bewegt sich die Prothese auf der Unterlage, wenn der Unterkiefer zurückgezogen wird. Analoges gilt für die Unterkieferprothese.

Werden **gegenläufig geöffnete Klammern** auf jeder Kieferhälfte angesetzt, ist die Prothese gegen horizontale Verschiebungen und Verdrehungen abgesichert. Bei der statischen Analyse lassen sich Verbindungslinien zwischen gegenläufig geöffneten Klammern auf verschiedenen Kieferhälften ziehen, die die Prothese teilen. Man bezeichnet solche Linien als Halte- bzw. Zuglinien.

Das **Klammerliniengesetz** wird erweitert durch die Forderung: Halte- bzw. Zuglinien sollen die Prothese teilen. Die Halte- oder Zuglinie zeigt, ob eine Prothese durch horizontale Schub- und Zugkräfte verdreht werden kann. Sind solche Verdrehungen möglich, so sind die Klammern derart verändert, dass die Schienungsteile dieser Verdrehung entgegenwirken.

Nach der Analyse der statischen Verhältnisse gelten diese **Gestaltungsgrundsätze für Freiendsattel**:
- sattelnahe Abstützung,
- Widerstandshebel konstruieren,
- Extensionssattel formen,
- letzten Molar außer Okklusionskontakt stellen.

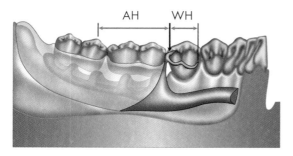

Abb. 787 Zur Verringerung der Schleimhautbelastung bei Freiendsätteln lassen sich Widerstandshebelarme (WH) einsetzen. Der Freiendsattel als Aktionshebel (AH) dreht bei Kaudruckbelastung um die okklusale Auflage; dabei wirkt der Klammerarm einer normalen Doppelarmklammer dieser Drehbewegung entgegen, und zwar mit der Widerstandshebellänge (WH), die der Klammerarmlänge entspricht.

Abb. 788 Wird eine Bonwill-Klammer mit sattelferner Auflage eingesetzt, so wird der Aktionshebelarm (AH) länger, der Widerstandshebelarm bleibt gleich lang. Der nach distal geöffnete Klammeranteil wirkt als Kippmeider gegen abziehende Kräfte, die auf den Freiendsattel wirken. Die Schleimhautbelastung wird in diesem Fall nicht gemildert, sondern erhöht sich; die Pfeilerzähne nehmen weniger Last auf.

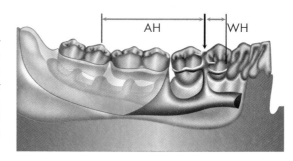

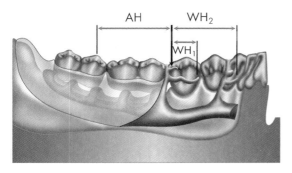

Abb. 789 Eine effektive Verminderung der Schleimhautbelastung erfolgt über mehrere Widerstandshebelarme (WH$_1$, WH$_2$). Es wird neben der normalen Doppelarmklammer eine weitere Doppelarmklammer mesial am Restgebiss angebracht. Diese Klammer wirkt mit dem Abstand zum Drepunkt als Widerstandshebel und als Kippmeider.

Abb. 790 Wird eine Freiendprothese und ein frontaler Schaltsattel an den lückenbegrenzenden Pfeilern abgestützt, hebt bei Belastung der Widerstandshebel die Klammer vom Pfeilerzahn ab. Weil die Klammer nicht in der Einschubrichtung abgehoben wird, verkantet sie sich und es kommt zu einer halbstarren Kopplung zwischen Prothese und Restgebiss.

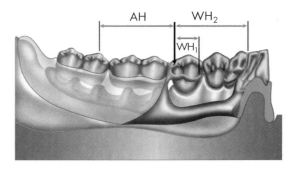

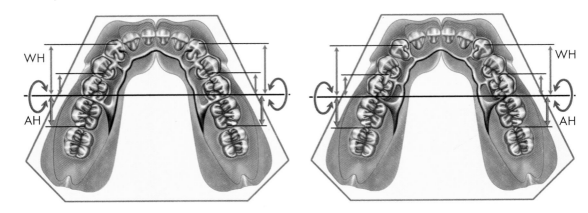

Abb. 791 - 792 Eine Freiendprothese wird an den endständigen Pfeilern mit okklusalen Auflagen belegt. Als Widerstandshebelarme dienen alle mesial vom Freiendsattel angebrachten Klammern; sie vermindern einmal die Schleimhautbelastung und erfüllen zum anderen Kippmeiderfunktion. Beide Lösungen tragen zwei Widerstandshebelarme, aber im zweiten Fall verkanten sich die Dreierklammern wirkungsvoller, was zur besseren Versteifung des Restgebisses und zur besseren vertikalen Lagesicherung führt. Weil diese Klammerlage bei kurzer Unterlippe ästhetisch ungünstiger ist und die kleinen Verbinder zu den Bonwill-Klammern weiter distal liegen, wo die Selbstreinigung nicht so wirkungsvoll ist wie mesial, wird die zweite Lösung u. U. doch abzulehnen sein.

Abb. 793 Bei einem frontalen Schaltsattel, der zudem noch bogenförmig verläuft, ist eine ähnliche Abstützung zu konstruieren wie bei einem Freiendsattel. Mit vier Bonwill-Klammern ist diese Prothese allerdings überdimensioniert, aber die Problematik wird deutlich: der Aktionshebelarm ist wesentlich kürzer als der Widerstandshebelarm. Dadurch sind die Zugverhältnisse auf den Widerstandspfeilerzahn sehr gering. Diese Verhältnisse sollten bei der Konstruktion von Widerstandshebeln angestrebt werden.

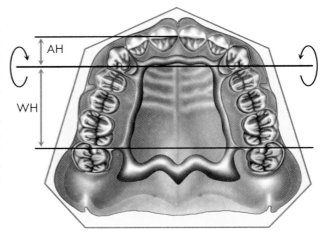

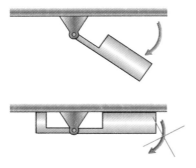

Abb. 794 An einem einseitig aufgehängten Balken wird das Prinzip des Kippmeiders deutlich. Ein einseitig aufgehängter Balken wird durch sein Eigengewicht herunterkippen. Wird ein Widerlager angebracht, indem man den Balken über die Aufhängung verlängert, stützt sich der Balken ab und kippt nicht. Dieses Kippmeiderprinzip wird wirksam durch den Ansatz von Widerstandshebeln.

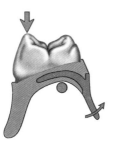

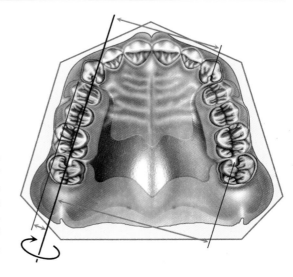

Abb. 795 - 796 Werden die Zähne einer Prothese etwas außerhalb des Kieferkamms nach vestibulär aufgestellt, können Hebelwirkungen auftreten, die die Prothese abkippen lassen können. Der Abstand des Kraftangriffspunktes zur Kieferkammmitte gilt als Aktionshebelarm. Die Verklammerung der Prothese auf der Kiefergegenseite wirkt als Widerstandshebelarm der Kippung entgegen.

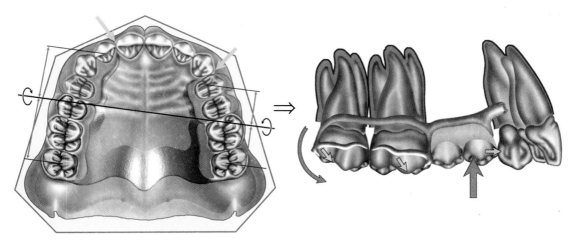

Abb. 797 - 798 Wenn im sichtbaren Frontzahnbereich auf Klammerkonstruktionen verzichtet wird, können Freiendsättel entstehen. Bei diesen Konstruktionen wird deutlich, welchen Nachteil Freiendprothesen haben: Der Freiendsattel lagert sich zum Schaden des Grenzraums mesial ein und drängt den Nachbarzahn aus der Zahnreihe. Dieser Zahn geht als erster verloren.

Abb. 799 Um eine Überlastung der Schleimhaut bei Freiendsätteln zu verhindern, kann das letzte Drittel des Freiendsattels entlastet werden, d. h. der letzte Molar muss notfalls außer Okklusionskontakt gestellt werden. Der Freiendsattel darf nur in extendierter Form, d. h. so großflächig wie möglich, gestaltet werden, um nach dem Schneeschuhprinzip die Kaukraft zu verteilen.

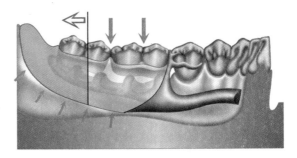

Kriterien der Konstruktionsplanung

Die Planung und Konstruktion von Zahnersatz ist die Aufgabe des Zahnarztes; nach dessen Vorgaben und den entsprechenden Arbeitsunterlagen führt der Zahntechniker die prothetische Arbeit aus.

Als **Produzent** von medizinischen Sonderanfertigungen nach dem Medizinproduktegesetz ist er aber weitgehend in die Verantwortung für die Herstellung einer Prothese miteingebunden, und dies umfasst nicht nur die technische Produktion, sondern auch die Planung und Konstruktion.

Für die **Medizinprodukteberatung**, die zum erweiterten Aufgabenfeld der Zahntechnik zählt, sind die Kenntnisse über Planung und Konstruktion von Zahnersatz notwendig. Außerdem gehört es zu sinnvoller Therapieoptimierung in der Zahnmedizin, sich der technischen Kompetenz der Zahntechnik zu versichern und damit den Kooperationsverbund zwischen Medizin und Technik zu stärken.

Die **Erarbeitung der Kriterien** zur Konstruktionsplanung von partiellen Prothesen ist im eigentlichen Sinn nur die Anwendung und Zusammenfassung der bisher dargestellten Fakten. Sie sollen den Zahntechniker in erster Linie befähigen, die Konstruktionsplanungen und Ausführungshinweise des Zahnarztes richtig zu verstehen und produktiv zur Herstellung eines funktionierenden Zahnersatzes umzusetzen. Erst im weiteren soll es den Zahntechniker in die Lage versetzen, selbst technisch begründete Konstruktionsvorschläge zu unterbreiten, um damit das Therapieangebot des Zahnarztes zu ergänzen.

Ein **pragmatischer Ansatz** in der Behandlung der Konstruktionsplanung besteht darin, sachlich begründete Kriterien zur Fehleranalyse, als systematischem Bestandteil der Therapieoptimierung, abzuleiten.

Fehleranalysen führen zur Reflexion über das eigene Handeln, zur Bewertung der eigenen Arbeitsergebnisse und zur Optimierung der technischen Materialverarbeitungsweise und Handlungsstrukturen. Fehleranalysen sind die Vorwegnahme und das Ausschließen von möglichen Irrwegen bei der Planung von prothetischem Ersatz und der Arbeitsdurchführung; sie dienen damit einer eindeutigen Festlegung der richtigen Verfahrensweise, sie dienen der Optimierung von Handlungsabläufen und Produkten, sie setzen Planungskompetenz und technische Fertigkeiten voraus und erzeugen sie zugleich. Fehleranalysen sind dynamische Prozesse, in denen technisch-manuelle Reife entstehen soll; sie dokumentieren den momentanen Zustand von Professionalität und sind selbst niemals abgeschlossen.

In der **Zahntechnik** ist die Fehleranalyse auf die Überprüfung der Handlungsstruktur und auf die Kontrolle des technischen Produktes bezogen. Im weiteren befähigt die Fehleranalyse dazu, Werkstoffeigenschaften einzuordnen, Anwendungsmöglichkeiten und -grenzen zu erkennen und mögliche Fehlgriffe bei unerprobten Materialien zu vermeiden; hier ist Fehleranalyse gleichsam präventiv.

Fehleranalysen sind systematische, wissenschaftlich zu begründende Verfahren, die wissenschaftspropädeutischen Charakter besitzen; das Entwickeln und Durchführen von Fehleranalysen stellt die höchste Stufe der Professionalität dar, weil neben der Qualitätskontrolle auch die Reflexion des eigenen Tuns erfolgen wird.

Die **Zielbestimmung** eines Arbeitsganges, eines Produktes oder eines Werkstoffeinsatzes bildet den Einstieg in die formale Durchsetzung einer Fehleranalyse. Daraus kann eine umfangreiche Faktensammlung zur Erstellung der Kriterienliste für die Qualitätskontrolle abgeleitet werden. Die Analysekriterien sollen praktikabel, überschaubar und treffend sein; sie bieten Beurteilungsgrundlage und Optimierungshinweise für den Analysegegenstand.

Die im folgenden dargestellten Kriterien der Konstruktionsplanung bzw. Fehleranalyse beziehen sich ausschließlich auf die technische Ausführung von Zahnersatz. Weil aber der Zahnersatz zu einer funktionellen Einheit mit dem Restgebiss verschmelzen soll, muss eine Konstruktionsplanung das physiologische Umfeld mit einbeziehen; medizinische Indikationen sollen hier nicht diskutiert werden.

Für einen **Zahnersatz**, der langlebig, zuverlässig und brauchbar sein soll, müssen aus technischer Sicht folgende Bereiche analysiert werden:

- **statische Verhältnisse**,
- **physiologische Verhältnisse**,
- **Wirtschaftlichkeit**.

Analyse der statischen Verhältnisse

Die Analysekriterien sind aus den Betrachtungen der Statik des partiellen Ersatzes und den Funktionsgrundsätzen über Verankerungselemente abgeleitet. Anhand einer statischen Zeichnung, in der Kipplinien, Aktionshebel und Widerstandshebel einzutragen sind, wird die horizontale und vertikale Lagesicherung überprüft:

- die völlige parodontale Abstützung ist anzustreben,
- bei der Prothesenbewegungen unterbunden und Schleimhautüberlastungen verhindert werden,
- und eine gleichmäßige Kraftverteilung auf möglichst viele Restzähne erfolgt.
- Verankerungselemente weisen definierte Haltekräfte auf,
- damit Verankerungszähne beim Herausnehmen nicht überlastet werden,
- und ein sicherer und fester Sitz des Zahnersatzes im Mund bei Funktion und in der Ruhephase garantiert ist;
- bei Klammerprothesen gilt: für jeden ersetzten Zahn eine Klammer mit sattelnaher Abstützung.
- Die Prothesenkonstruktion muss das Restgebiss durch Schienung oder Verblockung aktiv stützen.

Analyse der physiologischen Verhältnisse

Dieser Analysebereich betrifft die Gestaltungsdetails der Verankerungs- und Stützelemente, der Prothesengerüste und der Sättel, wovon unmittelbar der Gebrauchswert des Zahnersatzes bestimmt wird.

- Die Grundsätze der Parodontalhygiene sind einzuhalten:
  - Formdetails sollen die Selbstreinigungsfunktion und die normale Mundhygienemaßnahmen ermöglichen;
  - Plaqueakkumulation oder mechanische Abnutzung der Zahnoberfläche durch Zahnersatzteile sind zu verhindern;
  - keine Schleimhautüberdeckung durch festsitzende Zahnersatzteile;
  - Entlastung des Grenzraums durch intrakoronale Integration von Halteelementen;
- Prothesengerüste stabil, grazil, parodontien- und zungenfrei gestalten;
- Handhabung und Reinigungsmöglichkeiten für den Patienten erleichtern;
- Möglichkeiten zur Parodontalbehandlung offen halten;
- Werkstoffvielfalt vermeiden;
  Werkstoffe verwenden, die absolut biokompatibel sind;
- ästhetische Belange auf das Patientenbedürfnis beziehen, um die psychologische Wirkung zu erzeugen, wieder ein vollwertiges Gebiss zu besitzen als Ausdruck von Gesundheit, Vitalität und körperlicher Attraktivität.

Hässliche Halteelemente oder falsche Zahnfarbe dürfen den Patienten nicht permanent mit seiner Gebissverstümmelung konfrontieren.

Dennoch ist die Form des Zahnersatzes nicht primär eine ästhetische Kategorie, sondern Ausdruck der Einordnung in das funktionierende organische System. Die optimale Zweckform eines Zahnes, nach dem anatomischen Vorbild angefertigt, wird immer auch die ästhetische Formvollendung darstellen. Betrachtungen über die vermeintliche Optimierung des ästhetischen Details können nur angestellt werden über die Analyse des anatomischen Funktionswertes.

Werden die ästhetischen Belange über den psychologisch-funktionellen Wert hinaus den modischen sanktionierten Schönheitsvorstellungen unterworfen, geht das zu Lasten der funktionellen Eignung.

Wirtschaftlichkeitsanalyse

Der technische Aufwand bei der Herstellung des Ersatzes und der Verankerungselemente ist so zu halten, dass die funktionelle Eignung nicht durch Verfahrens- und Systemfehler in Frage gestellt wird.

- Einfache und wirksame Verankerungselemente wählen; das sind starre, industriell gefertigte Konstruktionselemente.
- Technischer Aufwand steht mit erreichbarem Funktionswert im ausgeglichenen Verhältnis.
- Die Nutzen-Kostenrechnung erfordert den systematischen Vergleich von Alternativlösungen, dabei gilt:
  - technischen Aufwand kostengünstig halten;
  - Klammerprothesen sind preiswert bei geringerem funktionellen Wert;
  - industriell gefertigte Konstruktionselemente sind billiger als manuell gefertigte Elemente;
  - Edelmetallegierungen sind gegenüber erprobten Alternativlegierungen kostenintensiver.
- Nachsorge, Reparaturfähigkeit und Erweiterungsmöglichkeiten sind offenzulegen. Dabei kann ein Beurteilungsaspekt sein, ob der Zahnersatz das Restgebiss während der Tragzeit so belastet, dass ein späterer Zahnersatz nicht mehr oder nur mit erheblichem Kostenaufwand angefertigt werden kann.

In einer Lebensdauerkalkulation wird nachgewiesen, welche prothetische Konstruktion nach medizinischen, werkstofftechnischen und statischen Erwägungen die größte Lebensdauer, den größten Funktionswert bei den geringsten Kosten besitzt.

Restgebisssituation und Konstruktionsbeschreibung

Es handelt sich um eine einseitig verkürzte Zahnreihe, die durch eine frontale Schaltlücke aufgelockert ist. Zusätzlich wird diese Zahnreihe durch eine seitliche Schaltlücke geschwächt. Die Restgebisssituation besteht aus brauchbaren Verankerungspfeilern für die prothetische Versorgung. Es stehen noch beide Eckzähne und Vierer sowie der rechte Fünfer und als lückenbegrenzender, endständiger Pfeiler der linke Siebener.

Eine **Konstruktion** mit starren Verankerungs- und Stützelementen wird als erstes geplant. Es bietet sich an, die Restzähne mit verblendeten Vollkronen zu belegen, nur der Molar trägt eine Vollgusskrone. Zusammenstehende Zähne werden primär verblockt. Über das Prothesengerüst wird eine Sekundärverblockung aller Zähne erreicht, wenn die frontale Schaltlücke mit zwei Stabschieben versehen und die Freiendlücke am endständigen Pfeiler und die seitliche Schaltlücke am Molar und Prämolar jeweils mit einem T-Geschiebe besetzt werden. Der linke Vierer und rechte Fünfer erhalten Umlaufrasten für Schubverteilungsarme.

Der **Freiendsattel** wird nach den Grundsätzen der Extensionsmöglichkeiten und Reduktionsnotwendigkeiten gestaltet; das Prothesengerüst besteht aus einem halbtropfenförmigen Sublingualbügel, der die Forderungen nach Parodontalhygiene erfüllt, also Mindestabstände von den Zervikalrändern, vom Kieferkamm und vom Mundboden einhält.

Statik der Konstruktion

Die **sekundäre Vollverblockung** erfüllt in diesem Fall den Anspruch nach einer starren Verbindung von Prothese zum Restgebiss ohne Tadel. Auf eine Primärverblockung durch Stegverbindungen innerhalb der Schaltlücken kann verzichtet werden, weil horizontale Schübe und Verdrehungen, die vom Steg aufgenommen würden, hier durch die starren intrakoronal gesetzten Geschiebe der frontalen Schaltlücke und der endständigen Pfeiler hinreichend kompensiert werden. Bei großen Schaltlücken müssen Stegverbindungen ohnehin immer auf ihre parodontalhygienische Eignung überprüft werden und sollten, wenn andere Lösungen vergleichbare Qualität besitzen, durch diese ersetzt werden.

Die **Kipplinie**, um die der Freiendsattel gekippt werden könnte, verläuft durch die T-Geschiebe des rechten unteren Fünfers und des unteren linken Siebeners. Über den Sublingualbügel wirken dann vier Widerstandshebel unterschiedlicher Länge und Lage einer Distalkippung entgegen. Das sattelnahe T-Geschiebe mit dem Schubverteiler am Freiendteil widersteht einer Distalabsenkung natürlich auch, so dass eine Einsenkung des Sattels nur über die Parodontalresilienz, die Elastizität des Bügels und die äußerst geringe Passungstoleranz der Geschiebe möglich ist.

Das **Verhältnis** von Restzahnbestand und Ersatzzähnen ist zu Ungunsten der Pfeilerzähne verschoben, dennoch können Kaukraftbelastungen der Schaltsättel problemlos aufgenommen werden.

Über die **starre Kopplung** mit den Widerstandshebeln, im Zusammenwirken mit der notwendigen Vollverblockung sollten die Freiendbelastungen ebenfalls parodontal übertragen werden. Die Gebissreduzierung ist zwar erheblich, aber noch so, dass sich die Behinderung durch eine Prothese beseitigen lässt. Die statischen Verhältnisse lassen vermuten, dass mit keiner Beeinträchtigung der Kauleistung gerechnet werden muss.

Vorteile der Konstruktion

Trotz der Gebissverstümmelung handelt es sich um einen starr verankerten, parodontal gelagerten Zahnersatz. Die sekundäre Vollverblockung sichert gleichmäßige Kaukraftverteilung auf alle Pfeilerzahnparodontien. Sämtliche Attribute eines zuverlässigen Zahnersatzes können hier benannt werden:

- sicherer, fester Sitz im Mund;
- starre Verbindung Prothese/Restgebiss;
- keine Schleimhautbelastung;
- Verschleißteile sind austauschbar;
- herausragende ästhetische Qualität
- günstige parodontal-hygienische Verhältnisse durch die intrakoronal plazierten Geschiebe.

Nachteile der Konstruktion

Bei unausgeglichenem Verhältnis von Restbezahnung zu Ersatzzähnen besteht die Gefahr, dass es zur permanenten Überlastung der Pfeiler kommt. Diese Lückengebisssituation stellt einen Grenzfall dar. Die vorhandenen Restzähne sind hervorragende Pfeiler und bieten sich zur Vollverblockung über eine starre Prothesenverbindung an. Aber gerade der sichere Prothesensitz verleitet dazu, dem Ersatz zu viel abzuverlangen.

Die Handhabung dieser Konstruktion ist problematisch und nur manuell geschickten Patienten zuzumuten.

Dieser Zahnersatz ist nicht preiswert.

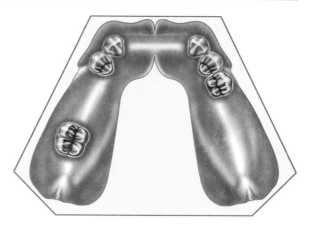

Abb. 800 Eine einseitig verkürzte Zahnreihe, die mit einer frontalen und seitlichen Schaltlücke kombiniert ist, kommt als prothetischer Versorgungsfall häufig vor. Die Asymmetrie der Lückenanordnung wird eine ungleichmäßige Belastung des Restzahnbestandes erzeugen. Es werden verschiedene alternative Lösungsvorschläge diskutiert.

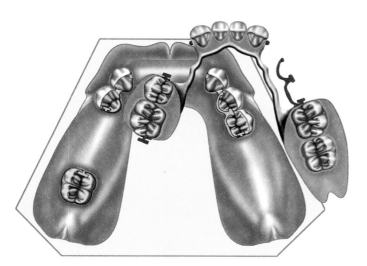

Abb. 801 Der erste Lösungsvorschlag sieht eine herausnehmbare partielle Prothese mit starren Verankerungs- und Stützelementen vor. Alle Restzähne werden überkront, zusammenstehende Zähne werden primär verblockt, die Schaltlücken werden mit geschlossenen, intrakoronalen Parallelgeschieben versorgt, die Freiendlücke mit einem T-Geschiebe und einem doppelbögigen Schubverteiler. Damit wird eine Sekudärverblockung der Pfeilerzähne erreicht.

Abb. 802 Die Statik eines partiellen Ersatzes, der mit starren Verankerungs- und Stützelementen gekoppelt wird, ist ausgeglichen. Der Freiendsattel kann nur über die Parodontalresilienz der Pfeilerzähne einsinken. Alle Kaukräfte werden parodontal übertragen. Die Prothese sitzt absolut fest, die parodontalhygienischen Verhältnisse sind günstig, es entsteht ein zuverlässiger Langzeitersatz.

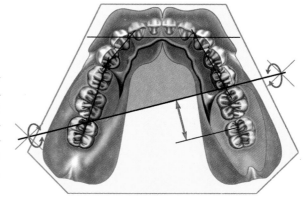

Modellgussklammerprothese

Es soll die gleiche Restgebisssitusation mit einer Modellgussklammerprothese versorgt werden. Zunächst werden alle lückenbegrenzenden Pfeiler mit sattelnahen, okklusalen Auflagen versehen. Die rechtsseitigen Prämolaren erhalten eine Bonwill-Klammer, während um beide Eckzähne, den linksseitigen Vierer und Siebener jeweils sattelgeführte Doppelarmklammern gesetzt werden.

Die **Ästhetik** im Frontzahnbereich lässt sich verbessern, wenn um die Eckzähne und Vierer Bonwill-Klammern gelegt werden. Allerdings sind approximal über die Zahnreihe geführte Klammeranteile im Unterkiefer sichtbarer als im Oberkiefer; meistens ist der untere Eckzahn durch die kräftige Unterlippe verdeckt.

Der **Sublingualbügel** verbindet die Sättel und trägt den kleinen Verbinder zur Bonwill-Klammer. Die Prothesensättel müssen in extendierter Form gehalten sein, weil Kaukräfte auch auf die Schleimhaut gebracht werden müssen.

Statik der Konstruktion

Die Klammerlinien, nach dem Klammerliniengesetz gezeichnet, ergeben ein polygones Stützfeld, welches in seinen Grenzen die beiden Schaltsättel enthält. Bei verkürzten Zahnreihen entsteht immer ein exzentrischer Freiendsattel. Die Kipplinie durch die Auflagen auf dem rechten Fünfer und linken Siebener zeigt die Kipplinie des Aktionshebels an und legt die Länge und Lage der Widerstandshebel fest.

Die **Vollverklammerung** bietet mehrere wirksame Widerstandshebel aus den Bonwill-Klammern, Doppelarmklammern um die Eckzähne und den Vierer. Eine Distalkippung des Freiendsattels können diese Klammern nur durch Verkantung gegen die Einschubrichtung verhindern. Die körperhafte Fassung von Klammern ist nicht so wirksam wie eine Parallelführung und so schlagen Prothesenbewegungen auf den Freiendsattel durch. Es entsteht ein gemischt gelagerter Zahnersatz, bei dem nur die Schaltsättel parodontal abgestützt sind.

Dieser **Zahnersatz** ist am billigsten; er ist problemlos in Handhabung und Reinigungsmöglichkeiten.

Die mechanische Schmelzbelastung der Pfeiler und die Plaqueakkumulation durch die Vollverklammerung trifft jeden Restzahn; einmal wegen der notwendigen Präparation der Auflagen und Approximalverbindung an der Bonwill-Klammer und zweitens, wenn für Führungsarme die lingualen Flächen der Pfeilerzähne parallel geschliffen werden müssen.

Die Vollverklammerung erfordert Gerüstverbindungen, die die Parodontalhygiene im Grenzraum zu den Prothesensätteln in Frage stellen und den lückenbegrenzenden Marginalbereich des Freiendpfeilers auf Druck belasten. Die ästhetischen Belange sind bei Vollverklammerungen ohnehin indiskutabel.

Die **elastische Verbindung** von der Prothese zum Restgebiss stellt für das stark reduzierte Lückengebiss eine hohe Belastung dar, die nach kurzer Funktionszeit den Gebissverfall beschleunigt. Wird der untere Vierer in der Verklammerung ausgespart, verschlechtern sich die statischen Verhältnisse und die Belastung für die einzelnen Pfeiler wird erhöht.

Alternativlösungen

Zwei extravagante Lösungen ergeben sich, wenn die Schaltlücken mit verblendeten Brückengliedern geschlossen und die Zahnreihenverkürzung durch einen verriegelten Monoreduktor ergänzt oder eine herausnehmbaren Brücke konstruiert wird, die alle Restzähne erfasst und durch ein Riegelgeschiebe am rechtsseitigen Fünfer gesichert ist. Die Restzähne sind für teleskopierende Verankerungskronen vorzubereiten, wozu sich Stützkonusse mit großem Konvergenzwinkel anbieten, da ein Riegelgeschiebe die Haltekraft aufbringt.

Konuskronen lassen sich kosmetisch vorteilhafter gestalten und zeigen keine Randspaltbildung. Weil auf konischen, relativ grazilen Unterkronen kräftige Sekundärteile Platz finden, kann das Brückengerüst in der Funktion eines Prothesengerüstes hinreichend stabil gefertigt werden.

Alle Ersatzzähne sind parodontal abgestützt und durch eine Verriegelung starr gekoppelt. Daher kommt es nur zu Freiendeinsenkungen über die Elastizität des Brückengerüstes und der Parodontalresilienz der Pfeiler.

Die **herausnehmbare Brücke** hat alle positiven Trageigenschaften des festsitzenden Ersatzes und gilt daher als elegante Lösung. Den wahren Vorzug aber findet man in den herausragenden parodontalhygienischen Verhältnissen, die alle Möglichkeiten der Parodontalprophylaxe belassen, was mehr ist, als festsitzender Ersatz bieten kann.

Die **Handhabung** ist einfach, wenn der Patient gelernt hat, den Ersatz zu entriegeln. Die Reinigungsmöglichkeiten und die ästhetische Qualität sind hervorragend. Die herausnehmbare Brücke ist sehr kostenintensiv, und technisch sehr aufwendig.

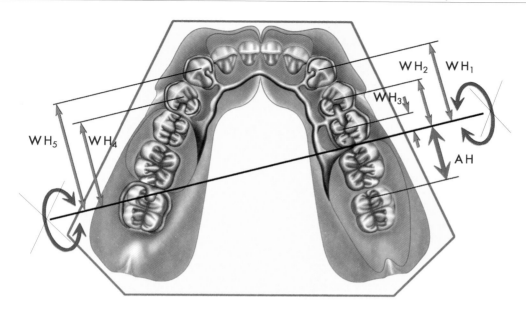

Abb. 803 Die Kipplinie durch die Auflagen des Siebeners und des rechten Fünfers legt den Aktionshebel (AH) und fünf wirksame Widerstandshebel (WH) fest. Die Klammerschultern an den Eckzähnen werden sich bei Belastung des Freiendsattels verkanten, so dass eine effektive horizontale Lagesicherung für den Freiendsattel entsteht. Die Schaltsättel sind sattelnah abgestützt und können die volle Kaulast tragen.

Die Vollverklammerung verteilt einerseits die Kaulast auf das gesamte Restgebiss und schient alle Restzähne zu einem wirksamen Widerstandsblock.

Die Restgebissbelastung besteht im mechanischen Abrieb der Pfeilerzähne und die parodontalhygienischen Unzulänglichkeiten durch die Gussklammern; die ästhetischen Belange können nicht befriedigen. Als Langzeitersatz für ca. fünf Jahre Tragdauer ist diese Prothese sehr wirtschaftlich.

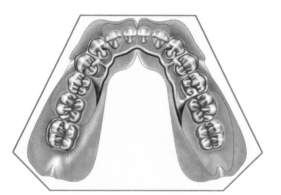

Abb. 804 Aus ästhetischen Gründen lassen sich die Dreier und Vierer beidseitig mit Bonwill-Klammern belegen. Die statischen Verhältnisse sind vergleichbar, wenn die frontalen sattelnahen Auflagen so gesetzt werden, dass sie sich bei Freiendsattelbelastung verkanten können.

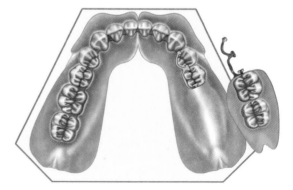

Abb. 805 Wesentlich besseren Tragkomfort und bessere ästhetische Wirkung erzielt eine festsitzende Brücke, an die zum Freiendsattel eine doppelbögige Umlaufraste für den Schubverteilungsarm eines Monoreduktors angebracht wird; diese Lösung ist aber ungleich kostenintensiver.

Restgebisssituation und Konstruktionsbeschreibung

Diese symmetrische Restgebisssituation weist die Eckzähne und Prämolaren als solide Pfeilerzähne aus; es ist ein symmetrisches Lückengebiss, wie es sehr häufig vorkommt.

Für das **Prothesengerüst** stehen zwei Varianten zur Wahl:

- eine rationierte Hufeisenplatte bzw. ein breites ventrales Gaumenband;
- oder eine skelettierte Platte aus schmalem ventralen und breitem dorsalen Gaumenband.

Die **sekelettierte Platte** ließe das Druck- und Reibefeld weitgehend frei, während die rationierte Platte die Gaumenfalten völlig bedeckt, was phonetische Behinderung und Geschmacksbeeinträchtigung bedeuten kann. Daher fällt die Wahl auf das Modellgussskelett.

Die **Vollverklammerung** wird durch das Verhältnis Restzahnbestand zu Ersatzzähnen nötig. Es werden zwei Bonwill-Klammern um die Eckzähne und Vierer gesetzt und der frontale Schaltsattel wird mit zwei zusätzlichen Auflagen sattelnah abgestützt. Die Fünfer erhalten nach mesial geöffnete Doppelarmklammern mit sattelnaher Abstützung.

Die **Parodontienfreiheit** der Klammerzähne muss garantiert sein, indem das Gerüst in einem Mindestabstand zum Parodontalsaum von ca. 4 mm geführt wird und die kleinen Verbinder zu den Bonwill-Klammern in dem Mindestabstand verlaufen. Die Prothesenbasis besitzt extendierte Form mit Umfassung der Tubera maxillae.

Statik der Konstruktion

Zur Verlängerung der Widerstandshebel werden alle Prothesensättel auf den Randwülsten der lückenbegrenzenden Zähne abgestützt. Diese sattelnahen Auflagen bilden die Achsenpunkte der Kipplinien. Werden die Siebener am Freiendsattel außer okklusalen Kontakt gesetzt, sind die Widerstandshebel zu den Dreiern länger als die Aktionshebel, was zu günstigen Belastungsverhältnissen führt. Für den frontalen Schaltsattel ziehen die Widerstandshebel zu den Doppelarmklammern an den Fünfern. Die horizontale Lagesicherung ist durch die Vollverklammerung hinreichend gegeben.

Es handelt sich um eine schlichte Lösung, die mit geringem technischen Aufwand und ohne aufwendige Vorbereitungen herstellbar ist. Diese Lösung ist eine preiswerte Konstruktion, die zeitgemäß erscheint, weil sie häufig angewendet wird. Bei korrekter Vermessung der Klammerzähne entsteht ein relativ zuverlässiger Zahnersatz, der einfach zu handhaben und sauber zu halten ist.

Die Verbindung der Prothese zum Restgebiss ist nicht starr. Belastungen des Freiendsattels führen zu spürbaren Kippungen und intermittierenden Bewegungen der Prothese, wodurch der Schmelz der Klammerzähne mechanisch abgenutzt wird.

Klammerkonstruktionen sind parodontalhygienisch und kosmetisch ungünstig, sie lassen sich nicht aktivieren und müssen zudem durch Präparation der Auflageflächen vorbereitet werden.

Alternativlösung

Die Restzähne werden mit Verblendkronen belegt und untereinander verblockt. In der frontalen Schaltlücke sind lückenbegrenzend zwei Stabgeschiebe integriert, um durch das Prothesengerüst die sekundäre Vollverblockung zu sichern. An den Fünfern werden zwei T-Geschiebe intrakoronal plaziert und durch Schubverteilungsarme unterstützt.

Das **Prothesengerüst** besteht aus einer skelettierten Platte, die die vier Geschiebeteile untereinander verbindet. Die extendierten Prothesensättel berücksichtigen die Reduktionsnotwendigkeiten des Kiefers; die parodontalhygienischen Forderungen der Gerüst- und Basisgestaltung sind zu erfüllen.

Statik der Konstruktion

Die Zusammenstellung aus Schubverteilern und Parallelgeschieben bietet eine absolut starre Verbindung zum Restgebiss. Durch starre Kopplung und Vollverblockung des Restgebisses werden alle Kaukräfte und Transversalbelastungen aufgefangen. Das ist der Vorzug eines hohen Kopplungsgrades. Die statischen Verhältnisse dieser Konstruktion sind ohne Einschränkung physiologisch günstig.

Es kommt nicht zu intermittierenden Prothesenbewegungen, damit fehlen auch die schädlichen Saug- und Walkwirkungen auf die Schleimbaut; die resorptive Atrophie der Kieferabschnitte wird gebremst.

Diese Lösung zeigt ästhetische Vorteile: Die aktivierbaren Halteelemente sind in den Pfeilerzähnen versenkt und verdeckt; auch die Schubverteilungsarme sind unsichtbar.

Gesunde Restzähne müssen allerdings für die Überkronung beschliffen werden. Bei zu starker Freiendbelastung können trotz Vollverblockung die Restzähne überlastet werden. Diese Lösung ist technisch anspruchsvoll und teuer.

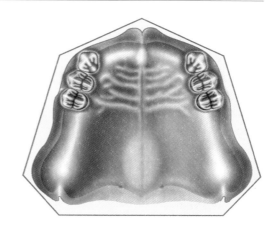

Abb. 806 Diese symmetrische Restgebisssituation besteht aus einer frontalen Schaltlücke und zwei Freiendlücken durch die fehlenden Molaren. Symmetrische Lückensituationen bedeuten symmetrische Belastungen für die Restzähne. Dieser prothetische Fall ist sehr häufig und lässt verschiedene Lösungsvorschläge zu. Es werden Konstruktionsvorschläge für zwei herausnehmbare partielle Prothesen vorgestellt.

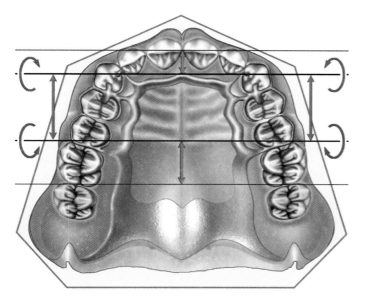

Abb. 807 Der erste Lösungsvorschlag zeigt eine herausnehmbare partielle Prothese mit zwei Doppelarmklammern und zwei Bonwill-Klammern zur vollständigen Schienung des Restgebisses. Es entsteht eine frontale und eine dorsale Kipplinie. Die Sättel werden durch die Vollverklammerung hinreichend gegen das Einsinken unter Kaudruck abgesichert. Die zusätzlichen Auflagen auf den Dreiern können sich bei Freiendbelastung verkanten und bieten die Lagesicherung.

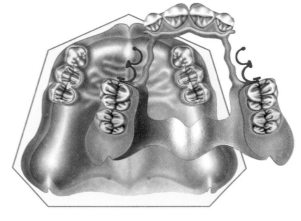

Abb. 808 Die alternative Lösung sieht geschlossene Parallelgeschiebe vor, die zu den Freiendsätteln mit doppelbögigen Umlaufrasten mit Schubverteilern ergänzt werden. Diese Verankerung bietet eine starre Kopplung zum Restgebiss für horizontale und vertikale Lagesicherung sowie einer sekundären Verblockung der Pfeilerzähne.

Restgebisssituation und Konstruktionsbeschreibung

Diese Zahnreihe des Oberkiefers ist einseitig verkürzt und durch alternierende Schaltlücken unterbrochen. Linksseitig fehlen der seitliche Schneidezahn, der zweite Prämolar und sämtliche Molaren; rechtsseitig fehlen der seitliche und mittlere Schneidezahn, der erste Prämolar und der erste Molar.

Modellgussklammerprothese

Die parodontale Abstützung eines Freiendsattels stellt ein besonderes Problem dar, weil die Asymmetrie des Lückengebisses ungleichmäßige Belastungszustände erzwingt. Eine befriedigende Verankerung ist nur über eine aufwendige Vollverklammerung zu sichern.

Der linke Eckzahn und Prämolar werden mit einer Bonwill-Klammer gefasst, der Prämolar erhält eine zusätzliche Auflage, wodurch der Freiendsattel zur Sicherung der parodontalen Kraftweitergabe sattelnah abgestützt wird. Der mittlere Schneidezahn trägt aus Gründen des ästhetischen Eindrucks keine Klammer; es müssen mesial und distal Auflagen gesetzt werden und zur Schienung zwei approximale Krallen.

Zur Sicherung des rechten frontalen Schaltsattels wird der rechte Eckzahn mit einer mesial plazierten, okklusalen Auflage belastet und erhält eine nach mesial geöffnete Doppelarmklammer mit Auflage; während der Siebener eine nach distal geöffnete Doppelarmklammer mit Auflage erhält. Jetzt stehen vier Restzähne als Pfeiler für eine Prothese, die sieben Zähne ersetzen soll. Es kann sinnvoll sein, auch den rechten Fünfer mit einer Doppelarmklammer und Auflage zu versehen.

Das Prothesengerüst ist ein Metallskelett mit breitem dorsal gelegenenund schmalem ventralen Gaumenband, das die Schaltsättel und den freiendenden Extensionssattel trägt. Die Gerüstgestaltung folgt den Grundsätzen der Parodontienfreiheit und Parodontalhygiene.

Statik der Konstruktion

Die Kipplinie geht durch die Auflagen am Siebener und linken Vierer. Dem Aktionshebel des Freiendsattels stehen verschieden lange Widerstandshebel entgegen. Die parodontale Abstützung des Freiendsattels liefert eine gemischte Lagerung, bei der die Widerstandshebel nur über die Verkantung wirken. Die Schaltsättel sind parodontal gesichert.

Die horizontale Lagesicherung wird von der Verklammerung nur annähernd aufgenommen, denn linksseitig befinden sich nur nach mesial geöffnete Klammern. Die Schienung der Restzähne ist gesichert.

Dieser schlichten Konstruktion kann aus Kostengründen der Vorzug gegeben werden. Sie ist bequem in der Handhabung und Reinigungsmöglichkeit und sitzt relativ sicher. Der kosmetische Eindruck ist hinreichend, wenn es gelingt, die Eckzahnklammern nach zervikal zu legen, was möglich ist, wenn nur die vestibulären Retentionsgebiete genutzt werden.

Trotz Vollverklammerung entsteht eine gemischte Lagerung, die die Schleimhautunterlage schädigt. Ein Gewebsabbau ist zu erwarten. Die Pfeilerzähne werden durch diese Prothesenbewegungen ebenfalls über Gebühr belastet. Vollverklammerungen erzeugen ästhetische und parodontalhygienische Bedenklichkeiten, ganz abgesehen von der mechanisch-traumatischen Belastung des Pfeilerzahnschmelzes. Das ventrale Gaumenband kann die Phonetik stören.

Alternativlösung

Ein festsitzender Brückenersatz für die alternierenden Schaltlücken trägt einen Monoreduktor. Die Verankerungsfunktion für den Freiendsattel übernimmt ein Riegelgeschiebe mit einer Doppelbogen-Umlaufraste um den linksseitigen Eckzahn und Prämolaren. Der Freiendsattel wird als funktionell reduzierter Extensionssattel geformt.

Der Freiendsattel ist starr mit dem Restgebiss gekoppelt. Das Riegelgeschiebe verhindert jegliche Relativbewegung des Sattels zur Schleimhaut, es sei denn über die Parodontalresilienz. Dabei dient das gesamte starre Brückengerüst als Widerstandshebel für jegliche Freiendbelastung.

Diese Konstruktion bietet einen sicheren und zuverlässigen Zahnersatz, der den Restzahnbestand und die Stützgewebe weitgehend schont. Der Freiendsattel ist vollständig parodontal abgestützt und kann absolut keine intermittierenden Relativbewegungen durchführen.

Die Handhabung, die Reinigungsmöglichkeiten, der ästhetische Eindruck, die ungestörte Phonetik, der freie Gaumenbereich ohne störendes Prothesengerüst und in der Summe die herausragenden Trageigenschaften bieten einen exzellenten Zahnersatz. Wenn nicht alle Zähne durch kariöse Läsionen oder andere Defekte ohnehin mit umfangreichen konservierenden Maßnahmen zu legen sind, dann kann die Überkronung des gesamten Zahnbestandes angezweifelt werden und darin liegt die Schwäche dieses Vorschlages. Denn die Überkronung gesunder Zähne erfordert eine überzeugende Argumentation.

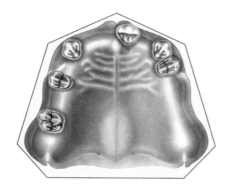

Abb. 809 Diese asymmetrische Restgebisssituation besteht aus zwei frontalen und zwei seitlichen Schaltlücken sowie einer Freiendlücke. Es stehen sechs Pfeilerzähne zur Verfügung, wovon nur der linke Dreier und Vierer zusammenstehen, alle anderen sind einzeln stehende Pfeiler. Der erste Planungsansatz sieht eine herausnehmbare Klammerprothese vor; die Alternative ist ein weitreichender Brückenersatz, der einen Monoreduktor für die Freiendlücke trägt; eine weitere Alternative besteht in einer 14-gliedrigen (herausnehmbare) Brücke mit einem lückenunterstützenden Implantat.

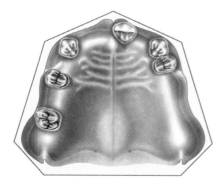

Abb. 810 Der erste Schritt der Konstruktionsplanung besteht darin, die Auflagepunkte festzulegen. Grundsätzlich wird sattelnah abgestützt. Für eine einzähnige Lücke reicht eine Auflage; Doppelauflagen sind möglich wie beim rechten Dreier und linken Vierer.

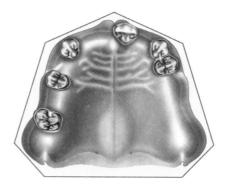

Abb. 811 Die Auflagepunkte legen den Klammerverlauf fest. Der mittlere Schneidezahn muss in den Schienungsverbund einbezogen werden, weil er sonst aus der Zahnreihe herauswandert; er bekommt zwei Auflagen und zwei approximale Krallen.

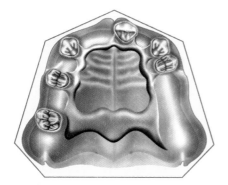

Abb. 812 Die Gestaltung des Prothesengerüsts berücksichtigt die Parodontalhygiene und die Zungenfreiheit, das Gerüst soll grazil und stabil sein. Ein breites dorsales Gaumenband kombiniert mit einer skelettierten Platte entspricht den Forderungen und kann Kaukräfte auf den Gaumen übertragen.

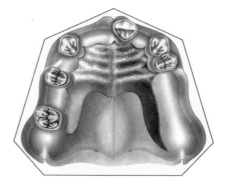

Abb. 813 Ein ventrales Gaumenband, bzw. eine rationierte Platte kann auch konzipiert werden, erfüllt aber nicht die Forderung nach Zungenfreiheit; das Druck- und Reibefeld ist bedeckt und kann die Zungenfunktion behindern (Phonetik, Geschmack), außerdem ist das Tragegefühl schlechter.

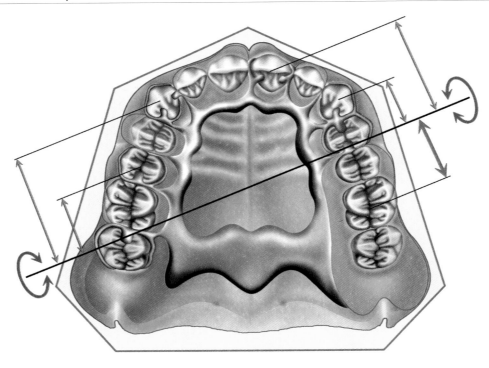

Abb. 814 Die Vollverklammerung der Restzähne bietet gute Schienungseffekte, die vor allem den Einser stabilisieren, der durch Verkantungseffekte zur horizontalen Lagesicherung des Freiendsattels beiträgt. Die diagonale Kipplinie legt vier Widerstandshebel fest, die gegen den Aktionshebel am Freiendsattel wirksam sind. Die Klammerkonstruktion bietet einen ausreichenden Funktionsersatz für mittlere Tragzeiten; die Ästhetik ist unzulänglich, die Parodontalhygiene hinreichend.

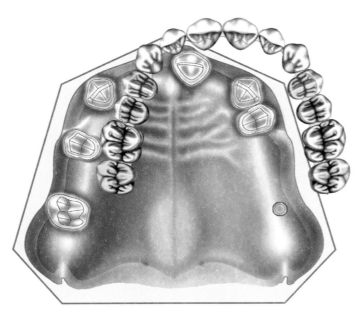

Abb. 815 Die Alternative zur Klammerprothese ist eine 14-gliedrige Brücke, bei der die freiendenden Brückenglieder auf mindestens einem lückenunterstützenden Implantat gelagert sind. Die Brücke kann herausnehmbar gestaltet werden, wozu der Brückenkörper hinreichend stark dimensioniert sein muss. Die parodontalhygienischen Verhältnisse sind bei herausnehmbarem Ersatz sehr günstig; herausnehmbare Brücken sind so stark zu dimensionieren, dass ästhetische Einbußen zu erwarten sind.

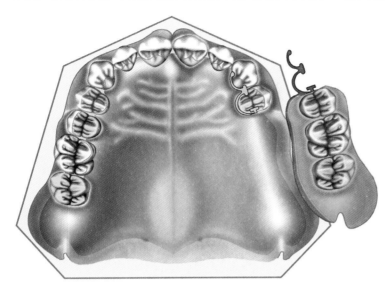

Abb. 816 Eine festsitzende Brücke vom rechten Siebener bis zum linken Vierer wird im Freiendbereich durch einen Monoreduktor ergänzt, der über ein Riegelgeschiebe gesichert und einen doppelbögigen Schubverteiler in einer Umlaufraste abgestützt wird. Die festsitzende Brücke bietet hervorragende Trageigenschaften und ästhetische Vorzüge; der Monoreduktor ist parodontalhygienisch vorteilhaft.

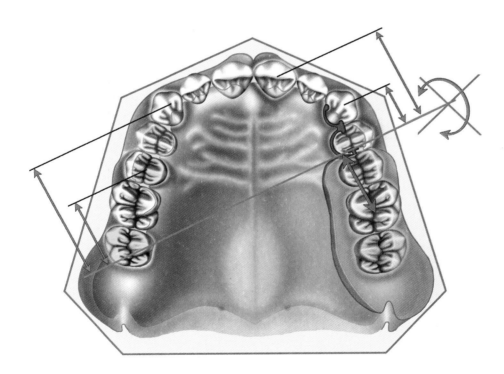

Abb. 817 Die statischen Verhältnisse für den Monoreduktor sind zufriedenstellend. Die starre Kopplung durch das Riegelgeschiebe und den doppelten Schubverteiler sichert die parodontale Abstützung des herausnehmbaren Ersatzes. Die festsitzende Brücke verbindet alle Restzähne zu einem wirksamen Widerstandsblock. Das Verhältnis zwischen Restzahnbestand und Ersatzzähne ist ungünstig, sodass es zur Überlastung der Pfeilerparodontien kommen kann. Dieser Zahnersatz mag trotzdem ein brauchbarer Langzeitersatz sein.

Totale Prothese

Vorbemerkungen zur totalen Prothese

Vollprothesen für den Ober- und Unterkiefer bestehen aus festen Prothesenkörpern und künstlichen Zähnen, die anstelle der natürlichen Zähne und fehlenden Kieferkämme in die Mundhöhle eingesetzt werden. Die Prothesenkörper und Zähne gleichen in Form und Größe den natürlichen Gewebsteilen, da deren Funktion übernommen werden soll.

Mit einer totalen Prothese werden nicht nur die fehlenden Zähne und resorbierten Kieferkammanteile ersetzt, sondern es wird ein radikaler Eingriff in das bestehende, aber massiv geschädigte Kausystem vorgenommen.

Beim **partiellen Zahnersatz** gilt es, die technisch und funktionell günstigste Verankerung am Restgebiss zu finden, damit der Zahnersatz festliegt und Kaukräfte weitestgehend auf die Parodontien des Restgebisses übertragen werden. Die Vollprothesen dagegen liegen mechanisch lose ohne zusätzliche Verankerung auf dem zahnlosen Kiefer.

Für die **Zahnaufstellung** bei totalen Prothesen müssen sowohl die anatomisch-funktionellen Bedingungen der variablen Kieferbewegungen als auch die physikalisch-mechanischen Bedingungen eines im labilen Gleichgewicht auf der Schleimhaut ruhenden Prothesenkörpers ins Kalkül gezogen werden. Das eigentliche Problem des totalen Zahnersatzes besteht darin, die Prothesen so zu gestalten, dass sie bei Kaufunktion fest, ohne Eigenbewegung auf dem Kiefer liegen bleiben und Kaukräfte großflächig auf den Schleimhautuntergrund übertragen.

Der **Problembereich der totalen Prothese** wurde von vielen Zahnmedizinern seit den Anfängen der zahnmedizinischen Forschung untersucht, wobei der Zusammenhang zwischen wissenschaftlicher Erforschung und praktischer Erprobung besonders hervorgehoben wird. Es geht nämlich darum, vorhandene anatomischen Gegebenheiten zahnloser Kiefer mit den physikalisch-mechanischen Bedingungen des dynamischen Kausystems so zu interpretieren, dass daraus brauchbare Lösungsmodelle für die praktische Herstellung von Vollprothesen entwickelt werden können.

Auffällig ist, dass die meisten dieser Erklärungsmodelle eine anatomische oder physikalisch-mechanische Besonderheit hervorheben und Einzelmaßnahmen für eine erfolgreiche Herstellung der Totalprothese priorisieren. So wird zum Beispiel entweder die

Auffassung vertreten, durch statisch günstige Seitenzahnformen sei die Prothese bei Kaufunktion stabil zu halten, oder aber es ist Prämisse, nur die exakte Abformung der zahnlosen Kiefer garantiere den Behandlungserfolg; es werden Techniken zur Bissregistrierung mit den dazugehörenden Artikulatoren, Gesichtsbögen oder Einrichtbestecken angeboten, oder spezielle Zahnformen für die statische Seitenzahnaufstellung mit den detaillierten Aufstellhinweisen.

Der Erfolg eines totalen Zahnersatzes lässt sich jedoch nicht durch die Priorisierung von Einzelmaßnahmen, sondern nur durch die genaueste Ausführung aller einzelnen Maßnahmen sicherstellen.

Folgende **Einzelmaßnahmen** umfassen die Herstellung totaler Prothesen:

1. **Klinisch-chirurgische Vorbereitung** und Analyse der Prothesenlager im Ober- und Unterkiefer,
2. **Funktionsabformung** als Grundlage zur anatomischen, funktionellen Gestaltung der Prothesenränder und der Prothesenbasis,
3. **Kieferrelationsbestimmung** mit annähernder Bestimmung der Gelenkwerte,
4. **Zahnaufstellung** nach den Prinzipien der Prothesenstatik, in Bezug zur Unterkieferbewegung sowie unter Berücksichtigung der ästhetischen und phonetischen Belange,
5. **Gestaltung der Prothesenkörper** zur Stützung der Lippen- und Wangenmuskulatur sowie zur Erhöhung des Prothesenhalts,
6. **Endprüfung der Prothese** unter Funktion, um Gleithindernisse im Okklusionsfeld und Druckstellen an der Prothesenbasis zu beseitigen.

Grundlagenkenntnisse zur Herstellung totaler Prothesen sollen in der Reihenfolge dieser Einzelmaßnahmen erarbeitet werden.

Im Einzelnen werden zu erarbeiten sein:

- die morphologischen und physiologische Veränderungen nach Zahnverlust;
- die Abformung zahnloser Kiefer;
- die Kieferrelationsbestimmung zahnloser Kiefer;
- die Zahnaufstellung bei totalen Prothesen;
- der Halt der totalen Prothese.

Zur Abrundung des Themas werden unterschiedliche Arbeitsmethoden zur Herstellung totaler Prothesen vorgestellt, die unter dem Begriff Artikulationslehre zusammengefasst sind.

Klinik	Technik	notwendige Kenntnisse

Klinik

1. Prothesenlageranalyse
- chirurgische Maßnahmen:
- Umschlagfalten tieferlegen
- Bänder kürzen, verlegen
- Kieferkämme glätten u.a.m.
2. Situationsabformung
- Vorabdruck für Vormodell
- mit Randanzeichnung für individuellen Löffel
- Extensionsabformung

Technik

3. Individuelle Löffel
- auf dem Vormodell nach
- eingezeichneter Randlänge

Klinik

4. Funktionsabformung der zahnlosen Kiefer nach
- mukodynamischer Methode
- Erfassen der variablen Formzustände der Schleimhaut

Technik

5. Funktionsmodelle
- und Bissschablonen

Klinik

6. Kieferrelationsbestimmung;
- Bisshöhenbestimmung
- zentrale Relation bestimmen intraorale Stützstifttechnik
- Anzeichnen statischer Linien auf Bisswällen

Technik

7. Zahnaufstellung
- Einrichten der Modelle
- Modellanalyse, Zahnauswahl
- Aufstellung der Zähne
- Prothesenkörpermodellation

Klinik

8. Einprobe der Aufstellung
- Kontrolle der Zahnstellung, Zahnfarbe, Bisslage und
- Randgestaltung

Technik

9. Fertigstellen der Prothesen
- Endmodellation, Einbetten
- Kunststoffverarbeitung
- Einschleifen im Artikulator

Klinik

10. Eingliedern und Endkontrolle
- Einschleifen
- Druckstellen entfernen

Nachsorge

notwendige Kenntnisse

- Morphologie des inneren und äußeren Mundes
- Prothesenlager zahnloser Kiefer
- knöcherne Grundlage des Ober- und Unterkiefers sowie des Gaumens
- Schädelanatomie
- Knochengewebe
- morphologische und physiologische Veränderungen nach Zahnverlust
- Abformungsverfahren von zahnlosen Kiefern
- Herstellungsverfahren von individuellen Abformlöffeln
- Kiefergelenkaufbau und Kiefergelenkfunktion
- Unterkieferbewegung
- Muskeln der Unterkieferbewegung
- Nachahmung der Unterkieferbewegung in mechanischen Geräten
- Prinzip und Verfahren der Kieferrelationsbestimmung
- Arbeitsvorbereitung zur Kieferrelationsbestimmung
- Justieren von Modellen in Gelenkgeräten
- Morphologie und Analyse der Zahnbogenformen
- Statik totaler Zahnersatz
- Zahnstellung und Phonetik
- Handlungsstruktur zum Aufstellen von Zähnen
- periorale mimische Muskulatur
- Mechanismen des Prothesenhalts
- Chemie der Kunststoffe
- Prothesenkunststoffe
- Kunststoffverarbeitung
- Fehleranalyse der Kunststoffverarbeitung

Abb. 818 Schema Arbeitsablauf

Anatomische Veränderungen nach totalem Zahnverlust

Das **Normalgebiss** wird als funktionelle Eugnathie beschrieben, wonach die Zahnformen, Zahnstellungen, Kieferformen und -neigungen in ihrer morphologischen Ausformung das Differenzierungsprodukt der zu erfüllenden Funktionen sind.

Im hohen Alter nimmt die zelluläre Regenerationsfähigkeit ab und der physiologische Verschleiß wird nur noch unzureichend ersetzt, es kommt zur altersbedingten physiologischen Rückbildung des Gewebes (Altersinvolution). Dabei erfolgt mit zunehmendem Alter ein kontinuierlicher Zahnverlust, der im Oberkiefer schneller als im Unterkiefer verläuft. Wegen ihres großen Parodontiums fallen als letztes die Eckzähne, besonders im Unterkiefer, aus

In Folge der **senilen Osteoporose** kommt es zu einer Gewichtsabnahme des Schädels. Bei Zahnlosigkeit werden die Alveolarbereiche des Ober- und Unterkiefers nahezu vollständig resorbiert, weil diese Knochenanteile nicht mehr in ihrer ursprünglichen Form belastet werden. Es kommt dem Prinzip nach zu einer Inaktivitätsatrophie.

Inaktivitätsatrophie ist ein aktiver Gewebsschwund aufgrund von Funktionsbehinderung oder Nichtgebrauch des Gewebes. Muskeln schrumpfen, wenn sie nach einem Knochenbruch durch einen Gipsverband längere Zeit ruhiggestellt werden. Dieser Vorgang ist reversibel (umkehrbar), das Gewebe wird nach der Ausheilung unter funktioneller Belastung und bei richtiger Ernährung wieder aufgebaut.

Resorptive Atrophie bezeichnet den Schwund des Alveolarfortsatzes nach Zahnverlust, wenn der stimulierende Reiz durch die Zahnwurzeln fehlt und die knöchernen Alveolen ihre physiologische Funktion verlieren. Dieser Vorgang kann durch geeignete Prothesenbasisgestaltung zur großflächigen Belastung des Prothesenlagers nur verzögert, aber nicht umgekehrt werden.

Im **Oberkiefer** bildet der Oberkieferkörper das Grundgerüst, von dem die funktionell orientierten Fortsätze ausgehen. Der Alveolarfortsatz wird nach Zahnverlust eindeutig schrumpfen, die drei anderen Fortsätze werden weiterhin die statische Abstützung des Obergesichts bilden und nur gering schrumpfen. An den Ansätzen für Muskeln (z. B. Jochfortsatz) wird eine Schwächung der Knochensubstanz erfolgen.

Die **Gaumenfortsätze** des Oberkiefers werden in ihrer Substanz erhalten bleiben, weil durch die Saugwirkung in der Mundhöhle eine wesentlich funktionelle Belastung dieses Knochenanteils weiterbesteht. Dennoch kann das hintere Drittel des knöchernen Gaumens beim Gaumenbein papierdünn werden und sogar perforieren, so dass Mund- und Nasenhöhle nur durch eine Schleimhautfalte voneinander getrennt sind.

Im **Unterkiefer** werden die durch kaufunktionelle Belastung orientierten Teile, wie der Muskelfortsatz, Unterkieferwinkel und Alveolarteil, nach totalem Zahnverlust resorbieren. Der Greisenunterkiefer ist spangenförmig und flacht am Kieferwinkel ab. Bei starker Atrophie liegt das Foramen mentale am oberen Rand des Kieferkamms. Durch die Atrophie verkürzt sich die Distanz des Unterkieferkanals zur Oberkante des Kieferkamms; in seltenen Fällen kann der Nervus alveolaris inferior direkt unter der Schleimhaut liegen. Der Abstand des Unterkieferkanals zur lingualen und bukkalen Wand des Unterkiefers bleibt annähernd konstant.

Die **Kieferrelationen** werden sich ebenfalls verändern, d. h., die Lage des Unterkiefers zum Oberkiefer verschiebt sich. Zunächst nähert sich der Unterkiefer dem Oberkiefer durch das Kauen mit den knöchernen Kieferkämmen.

Nach **langer Zahnlosigkeit** flachen die Kondylen und die Gelenkbahn ab, der Gelenkfortsatz des Unterkiefers wird als Muskelansatz (seitlicher Flügelmuskel) ebenfalls Substanz verlieren und sich nach dorsal verlagern. Der Unterkiefer verlagert sich nach vorn. Es kommt zur strukturellen Anpassung der Kiefergelenke und des neuromuskulären Systems.

Gelenkknorpel und Discus articularis führen keine Blutgefäße, so dass keine reparativen Vorgänge erfolgen und Defekte im Knorpel und Discus bis zum Schwund auftreten.

Am **Greisenschädel** lässt sich die Schrumpfung nachvollziehen, die neben den Alveolarfortsätzen der Kiefer die Muskelsubstanz und Muskelansätze an den Knochen betrifft. Bei Schrumpfung des Alveolarfortsatzes im Oberkiefer sinkt die Nasenspitze nach unten, so dass sich im Endzustand bei einem Greisenschädel die Kinnspitze und Nasenspitze stark annähern. Die Schrumpfung der Muskelmasse des Masseters lässt die Wangen hohl erscheinen und die Bakkenknochen stark hervortreten. Dieser Eindruck wird noch verstärkt durch die eingefallene Schläfengrube, in der der Schläfenmuskel geschrumpft ist.

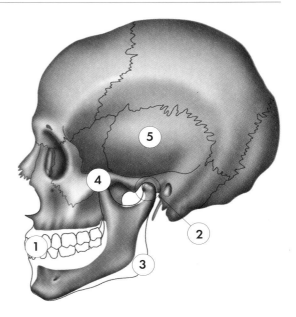

Abb. 819 Die Seitenansicht des Greisenschädels mit der Einzeichnung des vollständig bezahnten Kiefers zeigt das Ausmaß der resorptiven Atrophie nach totalem Zahnverlust:

1. Alveolarteile im Unterkiefer und Alveolarfortsätze im Oberkiefer schrumpfen nahezu vollständig bis auf den Basalknochen.
2. Kiefergelenk deformiert durch Fehlbelastungen.

Muskelansätze wie:
3. Unterkieferwinkel
4. Jochbogen
5. Schläfengrube

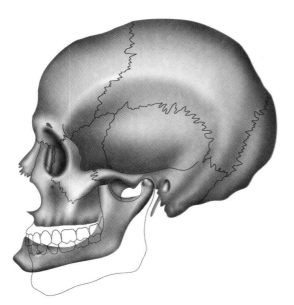

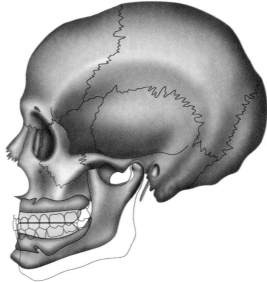

Abb. 820 Nach völligem Zahnverlust verschiebt sich die Kieferrelation, weil sich der Unterkiefer dem Oberkiefer nähert. Bei normaler Bisshöhe liegt die frontale Kieferkammmitte des Unterkiefer hinter der oberen; je mehr der Unterkiefer sich dem Oberkiefer nähert, umso weiter schiebt er sich nach vorn.

Abb. 821 Um eine bessere Lagestabilität der Prothese zu erreichen, wird die Bisshöhe bei totalen Prothesen verringert, damit auch die Prothesenkörperhöhe geringer wird. Der Unterkiefer nähert sich dem Oberkiefer und die untere frontale Kieferkammmitte verlagert sich nach vorn.

Schrumpfungsformen der Kieferkämme

Die anatomischen Veränderungen im Mund sind hauptsächlich mit der Schrumpfung der Alveolarfortsätze bzw. -teile von Ober- und Unterkiefer verbunden.

Nach **Zahnverlust** hinterlassen die Wurzeln Alveolen, in denen sich Sekundärknochen bildet. Im Oberkiefer sind die vestibulär gelegenen Knochenlamellen des Alveolarfortsatzes dünner, die palatinalen Anteile dagegen relativ kompakt; im Unterkiefer liegen die dünnen Knochenwandungen lingual und die kompakteren vestibulär. Die dünnen Knochenlamellen schrumpfen stärker als die kompakten Anteile. Dadurch scheinen die Kieferkämme im Oberkiefer palatinalwärts und im Unterkiefer vestibulärwärts, also in ihrer Neigungsrichtung, zu schrumpfen, so dass bei der Vestibulärneigung des Oberkieferkamms eine Einengung und bei Lingualneigung des Unterkieferkamms eine Ausweitung der Kammlinien entsteht.

Bei **vollbezahnten Kiefern** liegen die Mitten der Kieferkämme senkrecht übereinander. Da die Kieferkämme gegeneinander geneigt stehen, die unteren sind nach lingual und die oberen sind nach vestibulär geneigt, ergibt sich nach dem Zahnverlust die Eigentümlichkeit, dass scheinbar der obere Kiefer kleiner und der untere Kiefer größer wird. Die Resorptionsrate des Alveolarteils im Unterkiefer kann bis zu dreimal größer als der Schwund des Alveolarfortsatzes im Oberkiefers sein. Dadurch weitet sich die Unterkieferkammlinie erheblich mehr aus, als sich die obere Kammlinie einengt.

Interalveoläre Verbindungslinie (Interalveolarlinie) verbindet die Kammmitten der geschrumpften Kieferkämme miteinander. Je nach Schrumpfungsfortschritt wird sich die interalveoläre Verbindungslinie gegen die Kauebene variabel neigen. Je stärker die Neigung der interalveolären Verbindungslinie ist, um so schwieriger wird die Zahnaufstellung im Seitenzahnbereich. Nach Gysi wird im Kreuzbiss aufgestellt, wenn der Neigungswinkel kleiner als 80° wird.

Im Frontzahnbereich muss die Ausweitung bzw. Einengung der Kieferkammlinien noch etwas differenzierter betrachtet werden. Im Oberkiefer stehen sämtliche Zähne mehr oder weniger stark nach vestibulär geneigt, so dass die Kammlinienform als halbe Ellipse erhalten bleibt.

Im **Unterkiefer** stehen allerdings nur die Seitenzähne eindeutig nach lingual geneigt, der Eckzahn steht senkrecht, und die Schneidezähne sind nach vestibulär geneigt. Dadurch verändert sich die Kammlinie von einer Parabel zu einer eher trapezähnlichen Grundform. Die Kieferkammteile im Eckzahnbereich sind in ihrer Relation erhalten geblieben, sie sind senkrecht geschrumpft. Die Frontzahnbereiche sind nach lingual eingefallen, und weil die mittleren Schneidezähne stärker nach vestibulär geneigt stehen als die 2er, schrumpft der Symphysenbereich stärker nach lingual als der seitlich gelegene. Dadurch entsteht im Unterkieferfrontzahnbereich eine nahezu gerade Kieferkammlinie zwischen den Eckzahnpunkten.

Die **Seitenzahnkieferkämme** haben im Unterkiefer eine unterschiedlich starke Lingualneigung (die Kronenflucht nimmt nach dorsal ab, die Kieferkammneigung nimmt zu), deshalb weitet sich die Kieferkammlinie nach dorsal stärker aus. Nach der Schrumpfung der Alveolarteile scheint das Trigonum retromolare nach lingual verschoben zu sein. Weil dieser Knochenanteil nach Zahnverlust nicht schrumpft, wird er seine reale Lage erhalten, zu der sich dann der Kieferkamm relativ verlagert.

Beim **Tuber maxillae** und bei der Papilla incisiva liegen die Verhältnisse ähnlich, die Tuben scheinen nach vestibulär verschoben, während sich die Schneidezahnpapille auf die Mitte der Kieferkammkontur verlagert; die Spitze der Papilla kann an der frontalen Kontur des Kieferkammes liegen.

In Abhängigkeit vom Schrumpfungsfortschritt durch die Dauer der Zahnlosigkeit und durch Schädigung über falsche Prothesenbasen entstehen ganz unterschiedliche Schrumpfungsformen der Kiefer.

Beim **zahnlosen Oberkiefer** bildet der Alveolarfortsatz die fibröse Randzone, die Raphe mediana des harten Gaumens bildet die fibröse Medianzone in Form unverschieblicher Schleimhaut; zwischen fibröser Medianzone und Randzone liegen die Gaumenfalten in der Fettzone, die nach dorsal in die Drüsenzone mit serös-muköse Speicheldrüsen übergeht. Fett- und Drüsenzone sind resilienter als die fibrösen Zonen. An den harten Gaumen grenzt dorsal der weiche Gaumen.

Der **zahnlose Kieferkamm** im Unterkiefer bildet ebenfalls eine fibröse Zone aus, die dorsal im Tuberculum alveolare mandibulae endet, einer mit Schleimhaut bedeckten Bindegewebswulst. An die unverschiebliche, fibröse Kammschleimhaut grenzen nach vestibulär die Schleimhäute der Umschlagfalte und nach lingual der bewegliche Mundboden an.

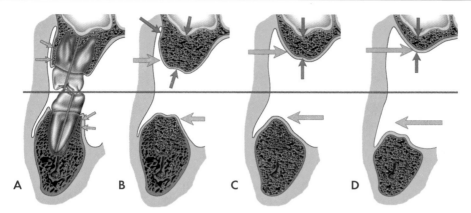

A B C D

Abb. 822 - 825 Die Kieferkämme sind im Oberkiefer nach vestibulär und im Unterkiefer nach lingual geneigt. Die Schrumpfung erfolgt in Neigungsrichtung, so dass sich die untere Kammlinie ausweitet und die obere verengt. Dieser Schrumpfungsvorgang wird noch dadurch verstärkt, dass die dünnen Wandungen (im UK lingual; im Ok vestibulär) stärker schrumpfen als die kompakten. Es entstehen unterschiedliche Kieferkammprofile: A) normaler Kieferkamm; B) hoher, breiter Kieferkamm kurz nach der Extraktion; C) schmaler und spitzer Kamm; D) flacher Kieferkamm ohne mechanische Retentionen.

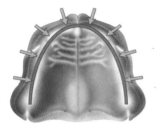

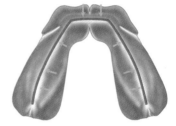

Abb. 826 Weil die Alveolarfortsätze des Oberkiefers in Neigungsrichtung schrumpfen, verengt sich die obere Kammlinie nach lingual; der Oberkiefer scheint kleiner zu werden, was Auswirkungen auf die Statik der totalen Prothese hat.

Abb. 827 Im Unterkiefer verlagern sich die seitlichen Kieferkammanteile durch Resorption nach vestibulär und die frontalen Anteile nach lingual; es entsteht ein annähernd trapezförmiger Kammlinienverlauf.

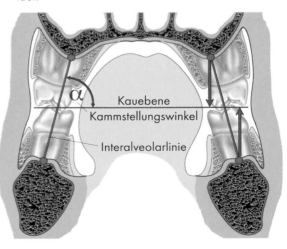

Abb. 828 Die Interalveolarlinie ist die Verbindungslinie zwischen den Kieferkammmitten der geschrumpften Kiefer; sie bildet mit der Kauebene den Kammstellungswinkel. In Abhängigkeit mit dem Schrumpfungsfortschritt verändert sich der Kammstellungswinkel. Je stärker die Kiefer schrumpfen, umso kleiner wird der Kammstellungswinkel.

α

Kauebene
Kammstellungswinkel

Interalveolarlinie

Abformung der zahnlosen Kiefer

Die Abformung zahnloser Kiefer ist ein zahnmedizinischer Arbeitsbereich. Es wird eine exakte, großflächige Abformung des Prothesenlagers angestrebt, bei der vor allem die Übergänge von der befestigten zur beweglichen Schleimhaut erfasst werden.

Mit der **Funktionsabformung** wird diese Grenzzone während der funktionellen Bewegungen der Schleimhaut individuell abgebildet. Es wird nicht die Funktion der Schleimhaut abgeformt, sondern der Platzbedarf der beweglichen Schleimhaut bzw. Muskeln und Bänder bei deren Funktion.

Zur **praktischen Durchführung** wird ein individueller Abformlöffel gebraucht, der zunächst nach einem Situationsmodell oder Vormodell angefertigt wird. Dazu wird nach dem Prinzip der mukostatischen Abformung eine überextendierte Situationsabformung genommen.

Diese **mukostatische Abformung** erfolgt bei relativ weit geöffnetem Mund in der Ruhelage der Schleimhaut, bei der sich das Abformnegativ als die Gleichgewichtslage zwischen Ruhespannung des Gewebes und der Konsistenz der Abformmasse, meist ein zäh angesetztes Alginat, darstellt. Leichte Bewegungen von Wangen, Lippen und Zunge lassen die Ansätze der Bänder hervortreten. Es entsteht eine Extensionsabformung, bei der das Vestibulum geweitet ist, um die Kiefergrenzen auch in den Unterschnitten zu erfassen.

Der **individuelle Löffel** wird auf Vormodell angefertigt, das nach dieser Abformung entstanden ist. Es ist möglich, auf dem Alginatabdruck mit einem Filzstift den Rand für den Löffel anzuzeichnen. Diese Aufzeichnung erscheint dann auf dem Vormodell und bietet Orientierung für den Randverlauf des Löffels. Der Löffel besteht aus einem biegesteifen Kunststoff und trägt in der Mitte einen leicht fassenden Griff.

Die **Herstellung des individuellen Löffels** variiert nach dem Löffelmaterial: ob Tiefziehplatte oder Chemoplaste. Entscheidend ist bei beiden Verfahren aber die Formung der Löffelränder. Wird der Löffel etwas länger gehalten, als die Tiefe der Umschlagfalte verläuft, lässt sich der Rand im Mund individuell nacharbeiten. Dabei wird der Rand so weit gekürzt, bis er bei Testbewegungen nicht abhebt und keine Druckstellen erzeugt. Die Ränder lassen sich nach der Korrektur mit Wachs verstärken, um Lippenschilder und Wangenauflagen sowie die Länge einer Sublingualrolle und der paralingualen Flügel abzuformen.

Als Abformmaterial bieten sich zähe, dünnfließende Silikone an; die Abformung mit Thermoplasten ermöglicht eine Langzeitabformung, bei der die Ränder besonders harmonisch abgerundet in dem Grenzbereich liegen. Die praktische Funktionsabformung zur Erfassung der variablen Formzustände der Schleimhaut kann in verschiedenen Verfahren erfolgen:

Der **Kauabdruck** (Spreng) ist das Verfahren, die Kieferoberfläche während der Muskelaktivität beim Kauen abzuformen, um die verursachte Schleimhautbelastung unter Prothesenfunktion zu erfassen. Ein individueller Löffel mit Aufbisswällen in der richtigen Bisshöhe wird mit thermoplastischem Abformmaterial belegt und in den Mund gebracht; dann werden etwa 30 Min. Kaubewegungen durchgeführt.

Die **Schluckabformung** formt die Kiefergrenze zum Mundboden ab, was zur Erfassung der Unterzungenräume für die Sublingualrolle und die paralingualen Flügel wichtig ist.

Die **Abformung beim Sprechen** bestimmter Vokal- und Konsonantengruppen erfasst die variable Bewegungsweite der Lippen, Wangen, Zunge, der Kaumuskulatur, des Vestibulums und des Gaumensegels.

Die **mundgeschlossene Abformung** ist die gleichzeitige Abformung von Unterkiefer und Oberkiefer mit vorläufiger Bisslagenbestimmung. Es werden konfektionierte Löffel, die sich in ihrer Lage zueinander fixieren lassen, für die Situationsabformung benutzt. Dann werden Bissschablonen-Löffel angefertigt, die während der Bisslagenbestimmung für die Funktionsabformung benutzt werden. Die funktionellen Bewegungen können aktiv durch den Patienten oder passiv vom Behandler durchgeführt werden.

Das **Funktionsmodell** aus Hartgips zeigt den Funktionsrand in der Weite, die für die Herstellung eines Ventilrandes mit einem hinreichenden Außenventil nötig ist. Dazu wird der Modellrand nach außen hin etwa 3 bis 4 mm am Abdruck hochgezogen. Es lässt sich eine breite Wachswulst im genannten Abstand zum Ventilrand auf den Abdruck kleben, um den Sockelgips bis zu diesem „Anschlag" hochziehen zu können.

Umschlagfalte, Mundbodengrenze und AH-Linie sind deutlich zu erkennen und dürfen nicht beschädigt werden. Auf diesen Funktionsmodellen werden jetzt die Schablonen in der Ausdehnung der späteren Prothesenbasis angefertigt, mit denen die Kieferrelationsbestimmung durchgeführt wird.

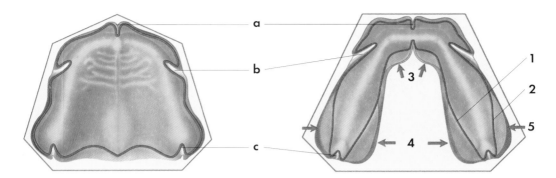

Abb. 829 - 830 Die Randverläufe der Funktionslöffel berücksichtigen die Reduktionsnotwendigkeiten und die Extensionsmöglichkeiten der zahnlosen Kiefer, wie alle vestibulär ansetzenden Bänder (a. Lippenbändchen, b. Wangenbändchen und c. Rachenbläserfalten) im Ober- und Unterkiefer, den AH-Linienverlauf im Oberkiefer und die Muskelansätze im Unterkiefer wie die Kieferzungenbeinlinie (1) lingual und die schräge Linie (2) vestibulär. Als Extensionsbereiche gelten im Unterkiefer der Sublingualbereich (3), die paralingualen Bereiche (4) und die Bukkinatortaschen (5); vergl. Bd. 1, Seite 190 ff.

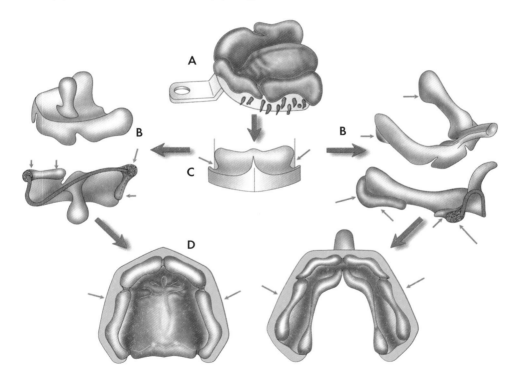

Abb. 831 - 834 Die Abformung zahnloser Kiefer erfolgt in der Regel in zwei Arbeitsschritten: A) Die mukostatische Abformung liefert ein Vormodell, auf dem (B) die individuellen Funktionslöffel hergestellt werden. Sie zeigen den Randverlauf der späteren Prothese. Untersichgehende Bereiche an den Modellen werden ausgeblockt (C). AH-Linien-Bereich, paralinguale und sublinguale Bereiche werden am Funktionslöffel vor der Abformung individuell verstärkt, um diese wichtigen Kieferanteile für besondere prothetische Aufgaben auszunutzen. (D) Die fertigen Funktionsabformungen werden oberhalb der Ventilrandabformung mit einem waagerechten Wachsrand versehen. Dadurch entsteht die Modellrandstärke mit dem Funktionsrand.

Kieferrelationsbestimmung

Die Kieferrelationsbestimmung soll sowohl die Lagebeziehung der Kiefer zueinander, als auch deren Position zu den Gelenken festlegen. Ziel ist es, die ehemalig zentrische Okklusion bzw. habituelle Interkuspidationslage wiederzufinden, in der sich die Kondylen druck- und zugfrei in der Tiefe der Gelenkgruben befinden. Im zahnlosen Kausystem wird die Entsprechung der ehemaligen zentrischen Okklusion in der vertikalen und horizontalen Relation zu bestimmen sein.

Die **Bisshöhe** ist die vertikale Relation und wird auf verschiedene Arten bestimmt: Sie kann als statistisches Mittelmaß angenommen werden, nämlich 38 bis 42 mm Abstand von der unteren zur oberen Umschlagfalte. Sie kann als die Position des geringsten Sprechabstandes beim Sprechen von Testwörtern (z. B. zählen von eins bis zehn) angenommen werden. Sie lässt sich aus den Gesichtsproportionen als eine harmonische Länge ableiten, wonach die Gesichtsprofillinien drei gleichlange Gesichtsabschnitte des Ober-, Mittel- und Untergesichts ergeben; die Abstände von der Nasenwurzel zum unteren Nasenpunkt sowie von dort bis zur Kinnspitze sind gleich.

Die **horizontale Relation** umfasst die transversale und sagittale Lagebeziehung der Kiefer. Diese Relationsbestimmung lässt sich auch in mehreren Verfahren durchführen. Die eine Möglichkeit ist, den Patienten zu veranlassen, die rückwärtigste Unterkieferposition einzunehmen, zum Beispiel durch Rückführen von Hand, Schlucken lassen oder Ertasten des oberen dorsalen Plattenrandes. Die rückwärtigste Position des Unterkiefers ist jedoch in den meisten Fällen eine Zwangslage, in der sich die Kondylen in Berührung mit der dorsalen Gelenkbegrenzung etwa 1 mm hinter der Normalposition befinden.

Die **Stützstiftregistrierung** bietet eine weite Möglichkeit der Bestimmung der horizontalen Relation. Ein zentral, an der oberen (oder unteren) Bissschablone angebrachter Stützstift zeichnet auf der Registrierplatte der unteren (bzw. oberen) Bissschablone den sogenannten Pfeilwinkel. Der Kreuzungspunkt der eingezeichneten Linien aus den horizontalen Unterkieferverschiebungen zeigt die zentrale horizontale Relation an. Der Kreuzungspunkt liegt etwa 1 mm vor der Pfeilspitze.

Mit der **Gesichtsbogen-Stützstifttechnik** kann die exakte Lage des Unterkiefers zu den Gelenkpunkten festgestellt und so auf den Artikulator übertragen

werden (vgl. Kieferrelationsbestimmung Bd. 1, Seite 254 ff).

Die **Bissschablonen** bestehen aus einer festen Basis und den Bisswällen. Die Basis entspricht in der Ausdehnung der Prothesenbasis. Die Bisswälle werden exakt auf der Mitte des Kieferkamms angebracht und sind etwa 10 mm breit und ebenso hoch. Die genaue Höhe richtet sich nach der Lage der Kauebene: So wird der untere Bisswall, gemessen vom tiefsten Punkt in der Umschlagfalte (neben dem Lippenbändchen), zwischen 18 bis 20 mm hoch sein, der Kauebene folgen und durch das obere Drittel des Tuberculum alveolare mandibulae verlaufen. Der obere Bisswall reicht vom tiefsten Punkt der Umschlagfalte (neben dem Lippenbändchen) 20 bis 22 mm bis zur Kauebene.

Die Bissnahme soll neben der Relationsbestimmung des Unterkiefers zum Oberkiefer und zu den Gelenken auch Hinweise für die spätere Zahnstellung bieten. Dazu wird der obere Bisswall bis über die Eckzahnposition bis ca. 7 mm vor die Mitte der Papilla aufgepolstert, entsprechend dem Verlauf des vertikalen Frontzahnbogens, bis die normale faltenglättende Lippenfülle erreicht ist.

Die **Einzeichnungen auf den Bisswällen** sollen ebenfalls Hinweise für die Zahnstellung und die Zahnproportionen geben:

- Die **Mittellinie** richtet sich nach der Gesichtsmitte und gibt die Mitte des Zahnbogens an.
- Die **Kauebene** oder Bissebene verläuft parallel zur Bipupillarlinie und zur Camperschen Ebene, oder sie wird als Lippenschlusslinie eingezeichnet.
- Der **untere Inzisalpunkt** entsteht als Kreuzungspunkt zwischen Mittellinie und Lippenschlusslinie und bietet die Fixierung für den Inzisalstift der Artikulatoren.
- Die **Lachlinie** wird eingezeichnet als Stellung der Oberlippe beim Lachen bzw. maximales Anheben der Oberlippe. Lippenschlusslinie und Lachlinie ergeben die Länge der Zähne.
- Die **Eckzahnpunkte** oder Mundwinkelpunkte zur Bestimmung der Zahnbreite erhält man, wenn die Verlängerungslinie der Nasenflügelbreite auf die Bisswälle übertragen wird oder wenn die Mundwinkellage angegeben wird.
- Die **Unterlippenlinie** ergibt sich bei entspanntem geöffnetem Mund. Diese Linie kann den Verlauf der oberen Schneidekanten angeben. Oft wird dazu auch die Nasenbasislinie nachgezeichnet.

Abb. 835 Die Bisswälle werden auf feste Biss-schablonen im Verlauf der Kieferkammmitte plaziert. Die Höhe der Bisswälle wird von der tiefsten Stelle der Umschlagfalte bis zur Kauebene vermessen. Die Kauebene veräuft annähernd parallel zur oberen Kieferkammkontur; im Unterkiefer verläuft sie dorsal durch die oberen Drittel der retromolaren Dreiecke, frontal können die Bisswälle vom Zahnarzt entsprechend der Lippenfülle bzw. im Verlauf des vertikalen Frontzahnbogens aufgepolstert werden.

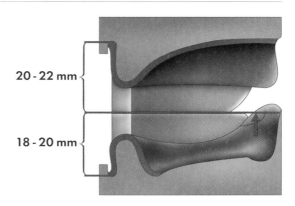

20 - 22 mm

18 - 20 mm

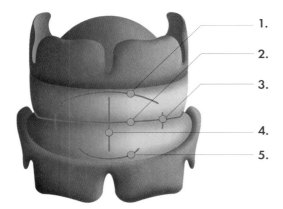

1.
2.
3.

4.

5.

Abb.836 Nach erfolgter Bissnahme können auf die Bisswälle folgende Anzeichnungen für die Zahnform, Zahngröße und Zahnstellung vom Behandler vorgenommen werden:

1. Lachlinie: beim Lachen gehobene Oberlippe, Lachlinie und Kauebene legen die Zahnlänge fest;
2. Lage der Kauebene (Lippenschlusslinie);
3. Eckzahnpunkte oder Mundwinkelpunkte, Mittellinie und Eckzahnpunkte bestimmen die Zahnbreite;
4. Mittellinie: Gesichtsmitte muss nicht identisch mit der Kiefermitte sein;
5. Untere Lachlinie oder Nasenbasislinie gibt die Stellung der mittleren zu den seitlichen Schneidezähnen an und legt die Länge der unteren Zähne fest.

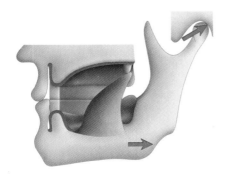

Abb. 837 Um den Unterkiefer in die zentrale Relation zu bringen, bei der beide Kondylen in der rückwärtigsten Position liegen, lässt sich am dorsalen Plattenrand oben ein Wachskügelchen anbringen, das mit der Zungenspitze ertastet werden soll. Dadurch wird der Unterkiefer gleichmäßig in die rückwärtigste Position gezogen.

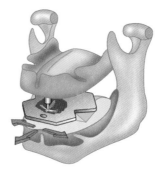

Abb. 838 Durch die intraorale Bissregistrierung wird die zentrische Okklusionslage festgestellt, indem die Unterkieferbewegung auf einer Registrierplatte durch eine zentral gelagerte Registrierspitze in Form des Pfeilwinkels aufgezeichnet wird. Der Kreuzungspunkt des Pfeilwinkels gibt die Lage der zentrischen Okklusion an.

Zahnaufstellung bei totalen Prothesen

Zur Rekonstruktion der Zahnstellung gibt es ein Bündel an Orientierungshilfen und Maßgaben, die der Zahntechniker kennen und benutzen muss.

Die **Beschreibungsmodelle der Zahnbögen** des eugnathen Gebisses sind allgemeingültige Hinweise zur Zahnstellung. Sie geben Orientierung für die Rekonstruktion der Achsenneigungen und Zahnbogenformen. Die Zahnbogenformen sind im Unterkiefer parabolisch und im Oberkiefer ellipsoid. Die Verzahnung erfolgt nach der Antagonistenregel, eine sagittale Stufe aus Vor- und Überbiss der Frontzähne wird gebildet und die Frontzähne bilden den vertikalen Frontzahnbogen. Zur Zahnbogenformung des Unterkiefers lässt sich der Bonwillkreis und die Bonwilltangente sowie die Poundschen Linie benutzen. Der obere Zahnbogen weist die Prämolarentangente auf.

Stellungshinweise des Zahnarztes sind die Einzeichnungen an den Bisswällen, die bei der Kieferrelationsbestimmung eingebracht werden. Es können daneben Situationsmodelle der ursprünglichen Zahnstellung oder Fotos des Patienten benutzt werden. Hinweise zur Physiognomie des Patienten, aus denen sich individuelle Zahnstellungen ableiten lassen, können ebenfalls geboten werden.

Maßgaben zur statischen Lagesicherheit der totalen Prothesen beziehen sich auf die Stellung der Zähne in Bezug auf die Kieferkammmitte, auf die Prothesenkörperhöhe, die Zahnstellung innerhalb der Kompensationskurven für allseitigen Gleitkontakt und das Tonusgleichgewicht von Zunge und Wange.

Modellanalysefakten stellen den Bezug zwischen anatomischen Fixpunkten und Zahnstellung her. Sie bietet ein symmetrisches Raster aus statischen Linien, an denen die Zahnstellung ausgerichtet wird.

Zahnstellungshinweise zur Berücksichtigung der Phonetik und Ästhetik lassen sich ebenfalls nutzen.

Die Aufstellung einer Vollprothese erfolgt in einem **Mittelwertartikulator**, in dem die prinzipiellen Unterkieferbewegungen möglich sind. Die Aufstellung in einem volleinstellbaren **Kaubewegungssimulator** setzt eine individuelle Gelenkbahnvermessung und eine schädelbezogene Kieferrelationsbestimmung zum Justieren der Modelle voraus.

Die Aufstellung in einem Mittelwertgerät nach ebenfalls mittelwertiger Justierung der Modelle im Gelenkgerät lässt sich schlüssig legitimieren: In den meisten klinischen Fällen, in denen eine totale Prothese anzufertigen ist, liegt eine weitreichende pathologische Verformung der Kiefergelenke vor, die sich durch eine normierte, d. h., eine nach Mittelwerten hergestellte totale Prothese therapieren lässt.

Eine **Aufstellhilfe** bieten die sogenannten **Kalotten**, deren Krümmungsradien nach mittleren Gelenkbahnwerten ausgelegt sind. Diese Mittelwertkalotten lassen sich in einem Mittelwertartikulator in Höhe der Kauebene justieren und ermöglichen die Aufstellung der unteren Zahnreihe innerhalb von Kompensationskurven.

Bei **Kalottenaufstellung** werden die unteren Seitenzähne mit ihren Höckerspitzen an die Kalotte gesetzt, wodurch die Kauflächen innerhalb der sagittalen und transversalen Kompensationskurven stehen. Ausnahme bildet der untere erste Prämolar, der nur mit dem bukkalen Höcker die Kalotte berührt. Wenn die obere Zahnreihe entsprechend der Antagonistenregel dagegengestellt wird, kann ein Okklusionsfeld entstehen, das bei Verschiebebewegungen allseitige Gleitkontakte aufweist.

Es werden **Kalottensysteme** aus unterschiedlich gekrümmten Kalotten angeboten, die unterschiedliche Gelenkbahnneigungen repräsentieren. Dazu werden passende Seitenzahngarnituren geboten, deren Höckerflächenneigungen auf unterschiedliche Gelenkwerte bezogen sind.

Abb. 839 - 850 Summe der Orientierungsmöglichkeiten

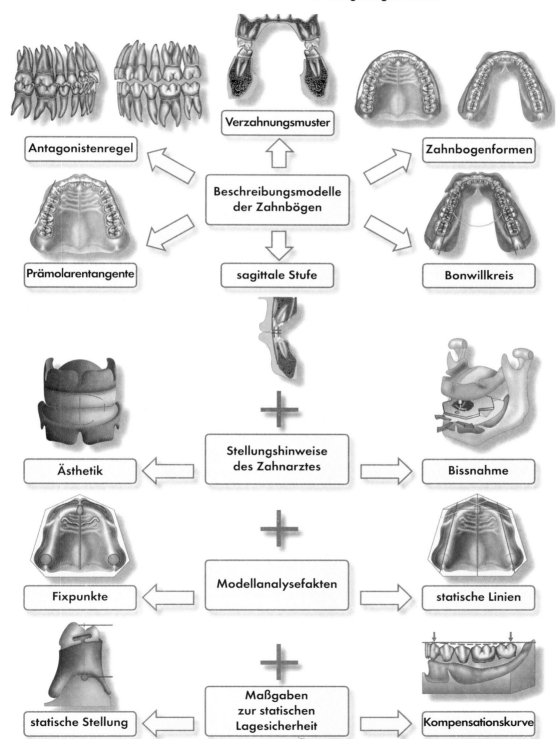

Verzahnungsmuster

Antagonistenregel

Zahnbogenformen

Beschreibungsmodelle der Zahnbögen

Prämolarentangente

sagittale Stufe

Bonwillkreis

Stellungshinweise des Zahnarztes

Ästhetik

Bissnahme

Modellanalysefakten

Fixpunkte

statische Linien

Maßgaben zur statischen Lagesicherheit

statische Stellung

Kompensationskurve

Statik der Prothesenkonstruktion

Da eine Vollprothese dem Kiefer ohne mechanische Verankerung aufliegt, kann sie bei Funktion auf dem Gewebsfundament bewegt werden. Prothesenstatik heißt, die Prothese so zu konstruieren, dass sie auch unter Belastung, beim Kauen und Sprechen, gleichmäßig auf dem gesamten Kieferkamm aufliegt; statisch ungünstig wäre der Fall, bei dem die Prothese unter Funktion auf dem Kieferkamm hin- und herbewegt und abkippen würde. Die statischen Verhältnisse an einer Prothese werden durch folgende Faktoren beeinflusst:

- die Prothesenlager der Kiefer,
- die Höhe der Prothesenkörper,
- die Zahnstellung zum Kieferkamm,
- die Zahnstellung zur Kauebene.

Die **Prothesenlager** beeinflussen die Prothesenstatik in der beschriebenen Weise: Günstig ist ein wenig atrophierter fester Kieferkamm mit hinreichenden mechanischen Retentionen; ungünstig ist ein stark atrophierter Kiefer, dessen bindegewebige Auflage einen beweglichen Schlotterkamm bildet, ohne untersichgehende Retentionsbereiche. Die Schwundform und der Schwundfortschritt beeinflussen darüber hinaus die Größe der Prothesenkörper.

Ein **Prothesenkörper** wirkt wie ein Hebelarm: Je stärker die Kieferkämme abgebaut sind, um so höher wird der Prothesenkörper. Dadurch wird der Prothesenkörper als Hebelarm für okklusal angreifende Kräfte länger und das entstehende Drehmoment größer. Die Schlussfolgerung ist, den Prothesenkörper sehr flach zu halten, was nur durch Verkürzung der Bisshöhe zu erreichen ist.

Die **Zahnstellung** in bezug auf die Kieferkammmitte beeinflusst die Prothesenstatik entscheidend. Bei einseitiger Kaubelastung kann durch die Stellung des Zahnes auf der Kammmitte die Prothese entweder auf der Gegenseite angepresst oder abgehebelt werden. Man unterscheidet drei statische Zustände:

Indifferente Zahnstellung (indifferenter Zustand) zeigt die Anordnung des künstlichen Zahnes auf der Kieferkammmitte. Bei Funktion wird die Prothese zunächst nur auf der Belastungsseite angepresst.

Instabile Zahnstellung (instabiler Zustand) liegt vor, wenn der Zahn außerhalb der Kieferkammmitte steht. Bei Kaudruck wird die Prothese auf der Gegenseite abgehebelt.

Stabile Zahnstellung (stabiler Zustand) entsteht, wenn der künstliche Zahn in bezug auf die Kiefer-

kammmitte nach lingual gestellt wird. Dann wirkt auf den Prothesenkörper ein Drehmoment um einen Drehpunkt auf der Kieferkammmitte. Die Prothese wird durch die Kaukräfte auf der Gegenseite angepresst. Die stabile Zahnstellung gewährt den sicheren Halt der totalen Prothese und erzeugt gleichmäßige Druckverteilung auf der Gewebsunterlage. Die stabile Zahnstellung hat aber zwei gravierende Nachteile:

Die **normalen Schwundvorgänge** weiten die Kammlinie im Unterkiefer auf, während sie im Oberkiefer eingeengt wird, dadurch liegen die Kammlinien nicht mehr übereinander. Werden jetzt die oberen Seitenzähne geringfügig innerhalb der Kammlinie aufgestellt, so stehen die unteren Seitenzähne, wenn sie in der Normalverzahnung angeordnet werden, extrem innerhalb der Kammlinie. Sie stehen deutlich weiter lingual als vorher die natürlichen Zähne. Das bedeutet eine unzulässig starke Einengung des Zungenraums; der Patient würde sich ständig in die Zunge beißen und Ausspracheschwierigkeiten haben.

Werden die **oberen Frontzähne** in stabiler Stellung geringfügig innerhalb der Kammlinie aufgestellt, so geht die Lippenstützung verloren und der Gesichtsausdruck des Patienten ist stark verändert, wie bei einem zahnlosen Greisengesicht. Darum werden aus ästhetischen Erwägungen die oberen Frontzähne vestibulär vor die Kieferkammmitte gestellt.

Die **Seitenzähne des Oberkiefers** werden aus funktionellen Gründen in der indifferenten Stellung positioniert, wodurch die unteren Seitenzähne bei normaler Verzahnung in eine geringfügig stabile Zahnstellung geraten. Bei starkem Schwundfortschritt kann allerdings bei der indifferenten Zahnstellung im Oberkiefer eine extrem stabile Zahnstellung im Unterkieferseitenzahnbereich entstehen, mit dem genannten Nachteil der Einengung des Zungenraums.

Kreuzbissstellung wird bei sehr starker Schrumpfung der Kiefer nötig, wenn der obere Kieferkamm sehr eingeengt ist und der untere sich nach vestibulär ausgeweitet hat. Diese Aufstellung wird dann angewendet, wenn der Winkel zwischen Interalveolarlinie (die vertikale Verbindungslinie der Kieferkammmittenlinien) und der Kauebene kleiner als 80° ist. Zur praktischen Durchführung: Man stellt die linken oberen Seitenzähne ab 2. Prämolaren nach rechts unten und umgekehrt und stellt analog die rechten oberen Seitenzähne nach links unten und umgekehrt. Man vertauscht die Seitenzähne über Kreuz.

Abb. 851 - 853 Einen entscheidenden Einfluss auf die Statik der totalen Prothese hat die Lage der Ersatzzähne zur Kieferkammmitte. Man unterscheidet dabei die bekannten statischen Zustände:

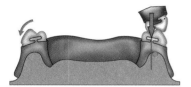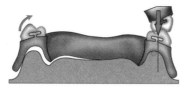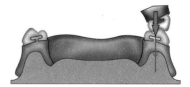

A) Stabiler Zustand bezeichnet die Stellung des Ersatzzahnes innerhalb der Kieferkammlinie, hier wird bei Belastung durch die exzentrische Zahnstellung auch die Gegenseite angepresst.

B) Als instabilen Zustand bezeichnet man die Zahnstellung außerhalb der Kieferkammlinie, was zum Abheben der Prothese auf der Gegenseite führt.

C) Indifferenter Zustand bezeichnet die Zahnstellung über der Mitte des Kieferkamms; hier wird nur die Belastungsseite angepresst.

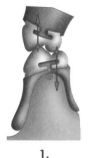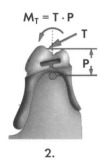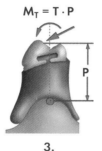

$$M_T = T \cdot P$$

$$M_T = T \cdot P$$

1.　**2.**　**3.**

Abb. 854 - 856 Die Statik einer totalen Prothese wird vom Schrumpfungszustand der Kieferkämme bestimmt:

1. Bei gut entwickelten Kämmen tritt in der zentrischen Okklusion eine gleichmäßige Belastung auf.

2. Bei transversaler Belastung (T) wirkt der Prothesenkörper als Hebelarm (P), so dass ein Drehmoment (Mt) die Prothese kippen kann.

3. Sind die Kämme stark geschrumpft, ist der Hebelarm durch die Prothesenkörperhöhe länger und das Drehmoment entsprechend größer. Die Bisshöhe hat unmittelbaren Einfluss auf die Prothesenstabilität.

Abb. 857 - 859 Die Anordnung der Zähne in einer statisch günstigen Lage wird erschwert, weil folgender anatomischer Sachverhalt berücksichtigt werden muss:

A) Im vollbezahnten Gebiss stehen die Kieferkammlinien nahezu übereinander.

B) Nach der Schrumpfung der Kiefer verschieben sich die Kammlinien je nach Schrumpfungsfortschritt gegeneinander. Die interalveoläre Verbindungslinie steht zur Kauebene in einem Winkel α geneigt.

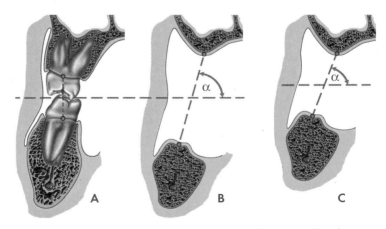

C) Die Neigung der interalveolären Verbindungslinie verstärkt sich, wenn die Bisshöhe verändert wird. Werden die Zähne innerhalb der Interalveolarlinie angeordnet, werden sie gegen die Kammmitte verschoben.

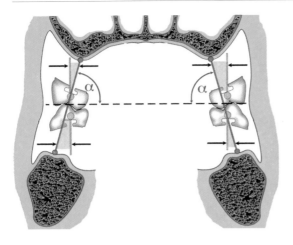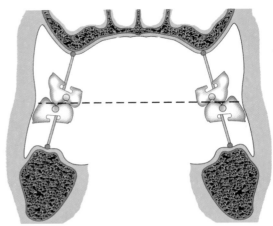

Abb. 860 Die interalveoläre Verbindungslinie lässt sich als Bezugslinie für die Zahnstellung im Seitenzahnbereich heranziehen. Werden die Zähne in der Normalverzahnung angeordnet , so stehen die unteren in der stabilen, die oberen in der instabilen Stellung. Stehen in Rücksicht auf den Zungenraum die unteren Zähne mehr zur Kieferkammmitte verschoben, verändern sich die statischen Verhältnisse für die oberen extrem nachteilig.

Abb. 861 Die statischen Verhältnisse bei stark geschrumpften Kieferkämmen lassen sich verbessern, wenn die Seitenzähne im Kreuzbiss aufgestellt werden, indem die unteren Zähne nach oben und die oberen Zähnen nach unten überkreuz aufgestellt werden, so dass die linken Zähne auf der rechten Seite und die rechten Zähne auf der linken Seite stehen. Der Zungenraum wird vergrößert und die Zähne werden zur Kieferkammmitte hin gerückt.

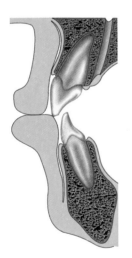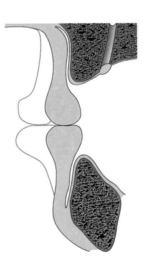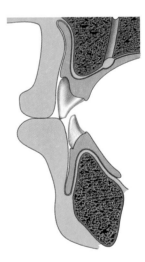

Abb. 862 - 864 Wenn die Kieferkämme in Neigungsrichtung schrumpfen, weil die Zähne fehlen, so hat das auch Auswirkungen auf die Lippenfülle. In der normalen Ruhe-Schwebe-Lage des Unterkiefers erhalten die Lippen beim vollbezahnten Kiefer die natürliche Fülle durch die Stützung der oberen Schneidezähne. Wird der Unterkiefer bei Zahnlosigkeit in diese Lage gebracht, fällt der Mund sehr stark ein. Damit wird deutlich: Die Frontzähne müssen wieder in die ursprüngliche Stellung gebracht werden; dadurch stehen die oberen Frontzähne vor der Mitte des geschrumpften Kieferkamms.

Die folgenden Abbildungen gehören zum Kapitel Zahnstellung zur Kauebene auf der folgenden Seite.

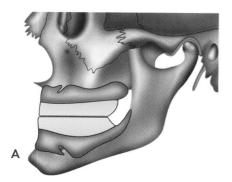
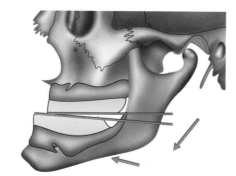

Abb. 865 - 866 Das Christensensche Phänomen wird sichtbar, wenn zwei in der Kauebene parallel ange-ordnete Bisswälle (A) bei Vorschubbewegung unter Kontakt gehalten werden sollen, dabei wird nämlich im Seitenzahnbereich ein Spalt klaffen, während die Frontalbereiche Kontakt behalten (B).

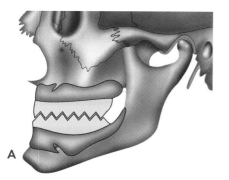
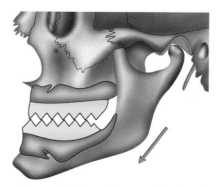

Abb. 867 - 868 Werden Zähne angebracht, deren Kauflächen schräge Höcker aufweisen (A), dann behal-ten diese schrägen Höckerflächen bei Vorschub Gleitkontakt (B), wobei der Unterkiefer ohne zu verkanten bewegt werden kann.

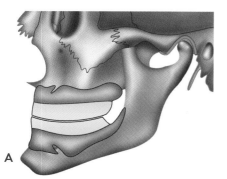
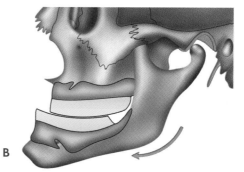

Abb. 869 - 870 Die Kauebene lässt sich zudem noch in einer Kurve ausbilden (A), was den Gleitkontakt bei Unterkiefer-Bewegungen begünstigt (B). Die Anordnung der Okklusionskurven im Raum lässt eine Kalotten-form entstehen.

Zahnstellung zur Kauebene

Die Zahnstellung in bezug auf die Kauebene hat ebenfalls Einfluss auf die Statik der totalen Prothese, was sich im Zusammenhang mit dem Christensenschen Phänomen und der Bennettschen Lateralbewegung darstellen lässt.

Bei **Seitwärtsbewegungen** des Unterkiefers wandert der schwingende Kondylus der Leerlaufseite auf seiner Gelenkbahn nach vorn unten, während der ruhende Kondylus sich um seine senkrechte Achse dreht und in Richtung der Seitwärtsbewegung nach außen und oft nach hinten rutscht; diese Seitwärtsbewegung des Kondylus ist die Bennettbewegung. Dabei werden im eugnathen Gebiss die Seitenzähne der Arbeitsseite fest zusammengepresst, während die Seitenzahnreihe auf der Leerlaufseite klafft. Das ist das transversale Christensensche Phänomen.

Bei **Vorschubbewegungen** kommt es zum Klaffen beider Seitenzahnreihen, während die Frontzähne Abbisskontakt haben. Dieses sagittale Christensensche Phänomen entsteht dadurch, dass bei Vorschubbewegungen die Kondylen beider Seiten auf den Gelenkbahnen nach vorn unten gleiten und der Unterkiefer dorsal abgesenkt wird. Im eugnathen Regelgebiss ist die Trennung in Arbeitsseite und Leerlaufseite Ausdruck der funktionellen Orientierung der Zahnreihen in Form der sagittalen und transversalen Okklusionskurven, wodurch Fehlkontakte bei der dynamischen Okklusion vermieden werden.

Werden **planparallele Bisswälle** zur Bissnahme in Höhe der Kauebene angefertigt, so entsteht das Christensensche Phänomen in extremer Form. Werden die Zähne ebenfalls parallel zur Kauebene aufgestellt, klaffen die Zahnreihen bei funktionellen Kaubewegungen ebenfalls; es kommt zu Verkantungen der Prothese und sie hebelt ab.

Ein **allseitiger Gleitkontakt** alle Zähne bei Seitwärts- und Vorschubbewegungen wäre günstig, weil die Prothese beim möglichen Abkippen immer wieder stabilisiert wird.

Wie ist ein allseitiger Gleitkontakt zu erreichen? Im eugnathen Regelgebiss kommt es bei einer Seitwärtsbewegung auf der Arbeitsseite zu einem vollständigen und festen Okklusionskontakt der Seitenzähne, während Frontzähne und Gegenseite ohne Kontakt bleiben. Dieser feste und vollständige Okklusionskontakt der Seitenzähne auf der Arbeitsseite kommt zustande, weil die Kauflächen innerhalb einer sanft gebogenen sagittalen und transversalen Ok-

klusionskurve geneigt stehen; auf der Gegenseite verhindern diese Okklusionskurven dagegen die Zahnkontakte. Zu untersuchen wäre, ob man die Form der Okklusionskurven nicht benutzen könnte, um zu einem allseitigen Gleitkontakt bei totalen Prothesen zu kommen, denn zumindest auf der Arbeitsseite entsteht durch die Okklusionskurven ein voller Okklusionskontakt bzw. ein selektiver Zahnkontakt. (vgl. Bd. 1, Seite 210).

Mit **stärker gekrümmten Kurven** lässt sich ein allseitiger Gleitkontakt erreichen und das Christensensche Phänomen und der Lagedefekt der Bennettbewegung kompensieren. Daher nennt man diese Kurven Kompensationskurven. Sie haben grundsätzlich die gleiche Form wie die bekannten Okklusionskurven, sind aber stärker gekrümmt.

Störungen in der Okklusionsebene bewegen die Prothese gegen die Schleimhautunterlage, wodurch die Resorption der knöchernen Unterlage beschleunigt werden kann. Eine einseitige Bisserhöhung zum Beispiel führt, wenn sie nicht beseitigt wird, dazu, dass über reflektorische Bewegungen diese Seite besonders beansprucht wird, was unter Umständen zur Deformierung des Kiefergelenks führen kann.

Für **Zahngruppenführungen** wie z. B. eine Eckzahnführung bei totalen Prothesen gilt in diesem Zusammenhang ein ähnlicher Aspekt. Auch bei totalen Prothesen kann der obere Eckzahn die untere Prothese in die zentrische Okklusion führen, aber nur im Zusammenwirken mit den Höckern der Seitenzähne! Der Eckzahn muss notfalls entsprechend dem individuellen Bewegungsablauf am Patienten eingeschliffen werden.

Zusammenfassend lässt sich zur Prothesenstatik folgendes sagen: Die künstlichen Zähne sollten grundsätzlich auf der Mitte des Kieferkamms aufgestellt werden; eher dürfen die unteren Seitenzähne etwas innerhalb der Kammlinie stehen, während die oberen Frontzähne aus ästhetischen Erwägungen und zur Unterstützung der Lautbildung in der ursprünglichen Zahnstellung, also vor dem Kieferkamm stehen müssen. Zur Sicherung der Prothesenstatik werden die Seitenzähne zudem innerhalb der sagittalen und transversalen Kompensationskurven aufzustellen sein. Dabei sollte der Prothesenkörper so flach wie möglich gehalten werden. Die künstlichen Zähne sollten eine statisch sichere Form aufweisen, um keine horizontalen Schubkräfte auf die Prothese zu übertragen.

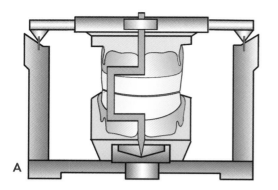
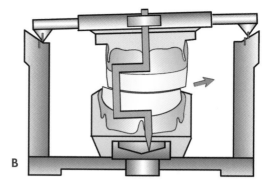

Abb. 871 - 872 Auch in der Transversalen kann man durch eine nach caudal gekrümmte Kompensationskurve den allseitigen Gleitkontakt sichern. Aus der mittigen Artikulatorposition (A) wird der Oberkiefer relativ zum Unterkiefer zur Seite bewegt (B), so dass sich die kalottenförmig gekrümmten Bisswälle im Gleitkontakt gegeneinander bewegen.

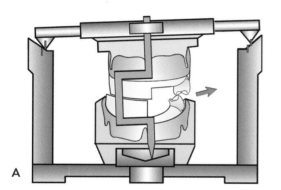
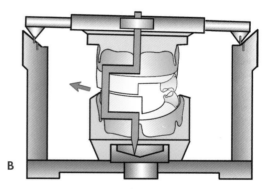

Abb. 873 - 874 Bei Seitwärtsbewegungen hat neben dem transversalen Christensenschen Phänomen auch die Bennettsche Lateralbewegung Einfluss auf die Krümmung der Kompensationskurve. Die Zahnstellung ist so zu wählen, dass sowohl in Balanceposition (A) als auch in Arbeitsposition (B) Zahnkontakt vorhanden ist.

Abb. 875 Die Krümmung der Kompensationskurven in der Sagittalen dermaßen zu verstärken, damit sich Kondylen und Zähne auf einem gemeinsamen Kreisbogen bewegen, entspricht den Darstellungen des Grafen von Spee. Die nach ihm benannte Spee-Kurve wird häufig als Synonym für die Okklusions- und Kompensationskurven benutzt. Die Spee-Kurve gilt als Sonderfall der sagittalen Okklusionskurve, denn Okklusionskurven verlaufen wesentlich flacher. Auch die Kompensationskurven sind nicht so stark gekrümmt, dass die Verlängerung der Kurven die Kondylen berühren. Und, was noch wichtiger wäre, auch die Kondylenbahn, als Führungsgröße für den Kondylus, ist nicht im Verlauf der Spee-Kurve gekrümmt.

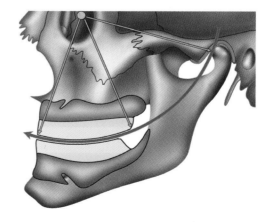

Künstliche Zähne für die totale Prothese

Die modernen künstlichen Zähne sind in Form und Farbe den natürlichen Vorbildern exakt angepasst. Hierbei folgt man der Erkenntnis, dass der natürliche Zahn die optimale Funktionsform darstellt, mit der die Aufgaben des Kausystems am besten zu sichern sind. Diese, der natürlichen Zweckform nachgebildeten Zahnformen sind in sich stabil und funktionssicher. Für den Frontzahnbereich werden eine Fülle von verschiedenen Formen angeboten, womit jeder Fall individuell versorgt werden kann.

Die **Seitenzähne** werden in einigen ausgewählten Formen und Größen angeboten. Die Kauflächen sind anatomisch exakt ausgeprägt, was eine leichte Lagefindung in die zentrische Okklusion ermöglicht und einen günstigen ästhetischen Eindruck erzeugt. Einige Hersteller berücksichtigen eine bestimmte Okklusionstheorie, wie z. B. die Physiodens der Firma Vita, die gleichmäßige und gleichzeitige Punktkontakte mit okklusalen Freiräumen aufweisen.

Abrasionsflächen auf den Kauflächen werden bei einigen Formen nachgebildet. Diese Flächen sind auf Gelenkbahnen nach unterschiedlichen Werten bezogen. Dadurch wird einmal das Aufstellen nach mittleren, aber auch individuellen Gelenkwerten erleichtert. Die Aufstellung von Zähnen im Vielpunktkontakt bei funktionellen Kaubewegungen lässt sich mit diesen Zähnen problemlos durchführen.

Abweichungen von der natürlichen Zahnform finden sich bei den Seitenzähnen bestimmter Herstellerfirmen. Es handelt sich in der Regel dabei um Abwandlungen der Urform hin zu statisch günstigeren Reduktionsformen. Im Laufe der Entwicklung der künstlichen Zahnformen hat es immer Versuche gegeben, von der natürlichen Funktionsform abzuweichen und stark reduzierte Zweckformen zu entwickeln, die die Statik der Prothese unterstützen sollten.

Der **Mörser-Pistill-Zahn** nach Hiltebrandt stellt die erfolgreichste Abwandlung von der natürlichen Zahnform dar, der zu einer differenzierten Form weiterentwickelt wurde, wie die **Condyloformzähne** nach Gerber. Bei diesem Formprinzip werden die punktförmigen Okklusionskontakte des natürlichen Zahnes zu einem flächigen Mulden-Kuppel-Kontakt vereinfacht. Dabei werden die Kontaktflächen nach lingual verschoben und die vestibulären Kontakte nur als Stütz- und Balancekontakte konzipiert, um jeden Seitenzahn für sich statisch stabil zu setzen, ohne dass ein Balancekontakt auf der Gegenseite nötig wäre.

Zahnstellung und Phonetik

Für die oberen Frontzähne wird aus ästhetischen Erwägungen immer die instabile Zahnstellung gewählt werden müssen. Die natürliche Lippenfülle wiederherzustellen ist also das Primäre, um den Patienten nicht als Gebissträger zu kennzeichnen. Die funktionelle Bedeutung der natürlichen Stellung der oberen Frontzähne wird aber auch deutlich im Zusammenhang mit der Sprachbildung des Patienten. Die Bildung von Lauten ist ein kompliziertes Zusammenspiel von Zunge, Lippen und Zähnen. Die meisten Konsonanten (Mitlaute) werden durch die Zähne und ihre Stellung im Klang beeinflusst. Nicht selten klagen Patienten darüber, mit ihren „neuen Zähnen" Schwierigkeiten beim Bilden bestimmter Laute zu haben.

Lippenlaute (Bilabiallaute) wie B, P und M werden möglich bei normalem Lippenschluss. Die korrekte Stellung der Frontzähne und damit die richtige Lippenstellung hat daher funktionelle Bedeutung bei der Lautbildung. Bei zu großer Bisshöhe wird der Lippenschluss verhindert; stehen die oberen Frontzähne zu weit innen, fallen die Lippen ein, in beiden Fällen erfolgt eine zu schwache Formung der Laute.

Zischlaute (Dentoalveolarlaute) wie C, S und Z entstehen, wenn die Zunge gegen die Palatinalflächen der oberen Frontzähne und den vorderen Gaumen gepresst wird. Lücken zwischen den Zähnen führen zum Spucken; stehen die Zähne nach oral gekippt oder ist der Übergang von der Prothesenbasis zu den Zähnen zu dick oder auch zu glatt gearbeitet, lispelt der Patient. Nachgebildete Gaumenfalten bieten der Zunge Orientierung.

Knacklaute (Palatoalveolarlaute) wie D, T oder L entstehen, wenn die Zunge hinter den Zähnen an den Gaumen gepresst wird. Sind die Zähne nach oral gekippt oder zu weit nach innen gestellt, so ist kein Knacklaut möglich (G statt D); eine dicke Basis drückt die Zunge nach unten und behindert die Lautbildung.

Labiodentallaute wie V, W und F entstehen, wenn sich die Unterlippe an den oberen Inzisalkanten abstützt. Bei zu kurzen oberen Frontzähnen verformen sich die Laute V, W, F zu B.

Postpalatallaute wie J, K und G entstehen, wenn sich die Zunge an den Seitenzähnen abstützt. Ein zu enger Zahnbogen behindert die Zungenbewegungen. Wenn der Übergang von der Prothesenbasis zu den Zähnen zu rauh, kantig oder dick gearbeitet wird, so kommt es zur Behinderung und Einengung des Zungenraums.

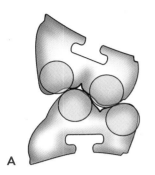
A

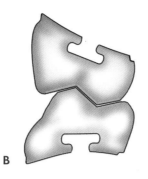
B

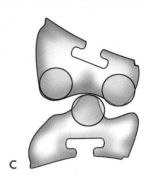
C

Abb. 876 - 879 Die künstlichen Seitenzähne zeigen Abweichungen vom natürlichen Vorbild vor allem hinsichtlich ihrer statischen Eignung. Meistens handelt es sich darum, eine reduzierte Zweckform anzubieten, die den besonderen statischen Ansprüchen des totalen Zahnersatzes genügt. Von der Nachahmung punktförmiger Okklusionskontakte natürlicher Zahnformen (A) kommt man zu den starken Abrasionskauflächen mit unterschiedlicher Neigung der Höcker, die aus mittleren Gelenkbahnwerten abgeleitet sind (B). Die Abwandlung zu einem Muldenzahn, in den eine Pistill-Kaufläche greift (C), führt dann zu einer differenzierten Form, bei der gelenkbahnbezogene Abrasionsflächenanteile mit Mörser-Pistill-Anteilen kombiniert sind (D).

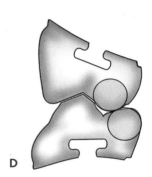
D

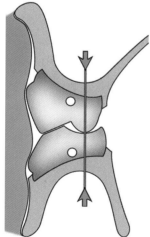

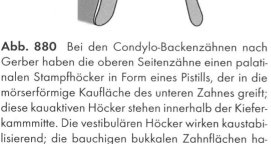

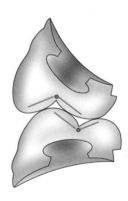

Abb. 880 Bei den Condylo-Backenzähnen nach Gerber haben die oberen Seitenzähne einen palatinalen Stampfhöcker in Form eines Pistills, der in die mörserförmige Kaufläche des unteren Zahnes greift; diese kauaktiven Höcker stehen innerhalb der Kieferkammmitte. Die vestibulären Höcker wirken kaustabilisierend; die bauchigen bukkalen Zahnflächen haben Wangenkontakt.

Abb. 881 Moderne Seitenzähne besitzen Höckerneigungen, die auf unterschiedliche Bisstypen bezogen sind, wie hier der Seitenzahn der Firma Ivoclar. Die sogenannten Höckerfurchenwinkel stehen in Relation zur Gelenkvorgleitbahn; es werden Tiefbiss- (ca. 29°), Normalbiss- (26°) und Kreuzbisszähne (25°) unterschieden. Die Höckerflächen weisen punktförmige Kontakte auf.

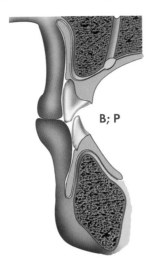

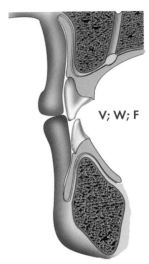

Abb. 882 Die Lippenlaute (B, P, M, V, W) werden massiv gestört, wenn die Lippenstellung durch Zahnstellungsfehler verändert wird. Stehen die Frontzähne zu weit palatinal, sind also die Lippen eingefallen, werden diese Konsonanten nur schwach geformt.

Abb. 883 Sind die oberen Frontzähne auch noch zu kurz oder ist die Kauebene verschoben, können sich die schwachen Reibelaute (V, W, F) zu einem verwaschenen Knacklaut verformen.

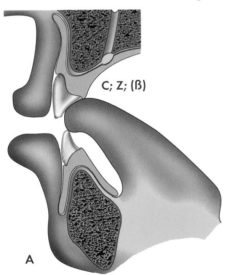

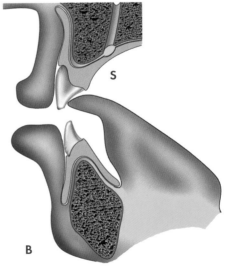

Abb. 884 - 885 Neben der Stellung der Zähne beeinflusst auch die Form der Prothesenbasis die Lautbildung. Bei massiven Störungen, Fehlstellungen der Zähne und falscher Form der Prothese, gewöhnt sich der Patient u. U. nie an den Ersatz und behält immer eine Sprechstörung bei. Die Stellung der Zunge zu den Frontzähnen bei verschiedenen Konsonanten zeigt den Bereich, in welchem durch Prothesengestaltung die häufigsten Störungen auftreten:

A) Die stimmhaften Konsonanten C, Z und ß werden gebildet, wenn die Zungenspitze gegen die oberen Frontzähne gedrückt wird und an den unteren Schneidekanten anliegt.

B) Das S entsteht ebenso als Reibelaut, wenn Luft durch die Engstelle gepresst wird, die durch die Zungenspitze und die Palatinalflächen der oberen Schneidezähne gebildet wird. Bei Fehlstellungen entsteht häufig ein Lispeln.

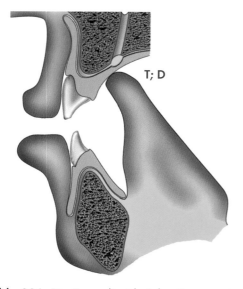

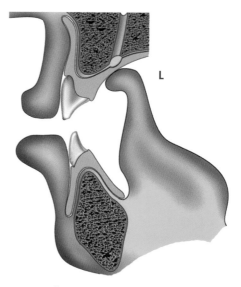

Abb. 886 Die Zunge liegt bei den Konsonanten D und T an der Gaumenplatte unmittelbar hinter den Frontzähnen. Bei zu dicker oder kantiger Basis in diesem Bereich verschiebt sich die Zunge, und aus D oder T wird ein G.

Abb. 887 Ähnliches gilt auch für den Konsonanten L, der an gleicher Stelle gebildet wird, wobei sich die Zunge auch an den Prämolarenbereich anlegt. Die Nachbildung der Gaumenfalten erleichtert die Orientierung der Zunge.

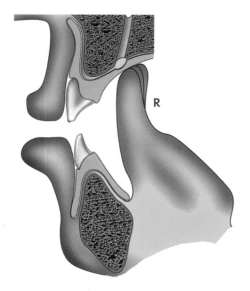

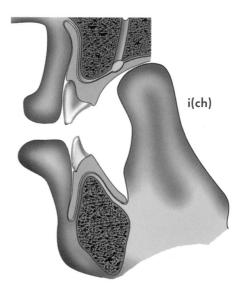

Abb. 888 Ein vorn gerolltes R entsteht, wenn die Zunge hinter den Frontzähnen im kräftigen Tremolo bewegt wird und dabei einen vibrierenden Verschlusslaut produziert. Zahnstellungsfehler und Fehlformen der Basis behindern die Bildung des Konsonanten.

Abb. 889 Die Konsonantengruppe ch wird palatinal gebildet. Es ist ein Reibelaut, der bei zu engem Zahnbogen gestört wird.

Modellanalyse zahnloser Kiefer

Bei der Beschreibung der Prothesenlager können auf den Kiefern Punkte und Linien festgelegt werden, mit denen später die individuelle Zahnstellung auf die Kiefer bezogen gefunden werden kann.

Ziel der Modellanalyse ist es, die Punkte auf den unbezahnten Kiefern zu finden und einzuzeichnen, die von der normalen Atrophie nach dem Zahnverlust unberührt bleiben. Es wird daraus ein symmetrisches Raster aus statischen Linien entwickelt, das bei der Aufstellung von Zähnen und Formung der Zahnbögen benutzt wird.

Statistische Untersuchungen haben gezeigt, in welcher Lagebeziehung sich diese Punkte zu den normalen Zahnstellungen befinden. Es handelt sich hier um Mittelwerte zur Beschreibung einer eugnathen Zahnstellung. Anhand dieser Linien und Fixpunkte kann die ursprüngliche Zahnstellung rekonstruiert werden. Unter Zuhilfenahme von topographischen Merkmalen aus der Beschreibung des eugnathen Gebisses lässt sich dann die Aufstellung totaler Prothesen erklären. Im folgenden werden die Lage und Form der Modellanalysefixpunkte dargestellt, ihre Bezüge zu der natürlichen Zahnstellung geklärt und weitere prothetische Bezüge festgestellt.

Modellanalyse des Oberkiefers

Sutura palatina mediana (mittlere Gaumennaht) legt die Mitte des Kiefers bzw. die Modellmitte fest.

Symmetrieachse des oberen Zahnbogens entlang der mittleren Gaumennahtfalte wird im allgemeinen als erstes auf dem Modell eingezeichnet. Auf dieser Mittellinie befindet sich im vorderen Vestibulärbereich das Lippenbändchen, während der dorsale Abschluss durch den hinteren Nasendorn gebildet wird.

Papilla incisiva (Schneidezahnpapille) erscheint beim zahnlosen Kiefer nach labial versetzt, da der Kieferkamm palatinalwärts resorbiert.

Raphe-Papilla-Transversale zieht transversal durch die Mitte der Schneidezahnpapille (etwa 2 mm von der Spitze nach hinten) durch die Eckzahnspitzen verlaufend (CPC-Linie = Caninus-Papilla-Caninus) und berührt im vollbezahnten Kiefer die Lingualkanten der oberen mittleren Schneidezähne. Annähernd 7 mm nach labial befinden sich die Labialkonturen der Schneidezähne.

Erstes großes Gaumenfaltenpaar endet etwa 2 mm vor den Lingualkanten der oberen Eckzähne. Beim unbezahnten Kiefer lassen sich daher die Eckzahnpunkte auf den Kieferkämmen festlegen, näm-lich ca. 5 mm von den Gaumenfalten in Richtung auf die Raphe-Papilla-Transversale. Dieser Wert ist, je nach Schwundfortschritt der Kieferkämme, variabel.

Tuber maxillae ist der dorsale Abschluss des Kieferkamms, der ebenfalls nach Zahnverlust nicht resorbiert. Die Mitte des Tuber wird durch den Ansatz der Rachenbläserfalte (Plica pterygomandibularis) angedeutet.

Kieferkammmitten im Seitenzahnbereich werden durch die Eckzahnpunkte und die Mitten der Oberkieferhöcker festgelegt. Die Kieferkammmitte im Frontzahnbereich lässt sich vom Eckzahnpunkt bis zur Spitze der Papilla incisiva ziehen.

Praktische Durchführung:

1. Man zeichnet zunächst alle Fixpunkte ein (Papilla incisiva, erstes großes Gaumenfaltenpaar, mittlere Gaumennaht, Mitte der Tuber maxillae).

2. Dann zeichnet man die Modellmitte ein und überträgt sie auf den Modellrand.

3. Der Eckzahnpunkt muss konstruiert werden: Man zieht eine Diagonale von der Mitte des Tuber maxillae durch die Spitze der gegenüberliegenden ersten großen Gaumenfalte. Dazu wählt man die Fixpunkte, die eindeutig sichtbar sind. Um ein symmetrisches Raster zu erhalten, werden die eindeutigen Fixpunkte und der gefundene Eckzahnpunkt über die Symmetrieachse gespiegelt.

4. Danach zeichnet man die Kieferkammmitten im Seiten- und Frontzahnbereich ein und überträgt die Verlängerungen auf die Modellränder.

5. Zuletzt wird die Raphe-Papilla-Transversale gezogen und auch auf die Modellränder übertragen. Es entsteht so auf den Modellrändern ein ganz typisches Bild der Modellanalysemarkierungen.

Anwendung der Modellanalysefakten:

Durch die Modellanalyse werden die statischen Hilfslinien (Modellmitten, Kieferkammmitten), ebenso die Stellungspunkte für die Eckzähne und die mittleren oberen Schneidezähne gefunden; dadurch liegt auch die Stellung der seitlichen oberen Schneidezähne fest. Die Lage der Seitenzähne wird durch die Mitte des Kieferkamms festgelegt: die Zentralfissurenlinien der Seitenzähne liegen über der Kieferkammmitte.

Damit der Mund nicht überfüllt aussieht und der Bukkalkorridor entsteht, stehen die Prämolaren innerhalb der Prämolarentangente (Verbindungslinie zwischen labialer Schmelzwulst des Eckzahns und mesiobukkaler Höckerleiste des ersten Molaren).

Abb. 890 Die Bezugspunkte der Modellanalyse müssen auf jedem Kiefer vorhanden sein, sie müssen sich immer an der gleichen Stelle befinden und von der resorptiven Atrophie der Kiefer unberührt bleiben; sie müssen gut sichtbar sein und in einem eindeutigen Bezug zur Zahnstellung stehen. Zu den Modellanalysefixpunkten gehören:

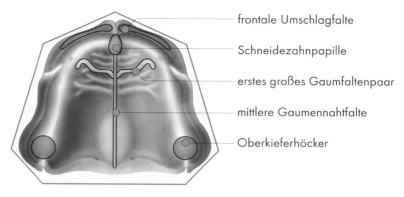

frontale Umschlagfalte

Schneidezahnpapille

erstes großes Gaumfaltenpaar

mittlere Gaumennahtfalte

Oberkieferhöcker

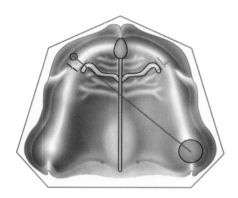

Abb. 891 Der Eckzahnpunkt wird anhand der Modellanalysefixpunkte konstruiert: Zunächst wird die Modellmitte durch die mittlere Gaumennahtfalte gezogen; dann wählt man das Tuber maxiallae und die erste große Gaumenfalte, die am besten zu erkennen sind. Von der Mitte des Tuber maxillae wird eine Diagonale über die Spitze der gegenüberliegenden ersten großen Gaumenfalte gezogen. Der Eckzahnpunkt liegt auf dieser Linie ca. 5 mm nach vestibulär. Der gefundene Eckzahnpunkt wird über die Symmetrieachse gespiegelt.

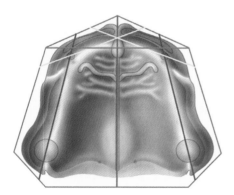

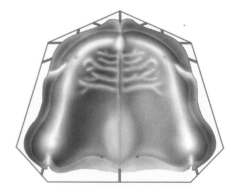

Abb. 892 Die statischen Linien durch die Modellanalysefixpunkte sind die:
- Modellmitte über die mittlere Gaumennahtfalte;
- Raphe-Papilla-Transversale durch die Mitte der Papilla;
- frontale Kieferkammmitten durch die Eckzahnpunkte und zur Spitze der Papilla;
- seitliche Kieferkammmitten durch Mitte der Tubera maxillae und die Eckzahnpunkte.

Abb. 893 Die statischen Linien werden auf die Modellränder übertragen, damit sie beim Aufstellen auf einer undurchsichtigen Basis noch Orientierung bieten können. Auf dem Rand des Oberkiefermodells müssen 12 Markierungen erscheinen, die ein symmetrisches Raster ergeben.

Modellanalyse des Unterkiefers

Trigonum retromolare (bzw. Tuberculum alveolare mandibulae) kann für die Konstruktion verschiedener statischer Linien benutzt werden. Es resorbiert nach Zahnverlust nicht, so dass weiterhin die halbe Höhe (bzw. oberes Drittel) des Trigonums die dorsale Lage der Kauebene angibt. Die halbe Höhe des Trigonums dient bei manchen Kalottenaufstellgeräten und Mittelwertartikulatoren als Fixpunkt für die dazugehörigen Einrichtschlüssel, die auf die Trigonen und auf den unteren Symphysenpunkt eingestellt werden.

Symphysenpunkt befindet sich unmittelbar auf der Mitte des Kieferkamms und ist die Entsprechung des unteren Inzisalpunkts. (Wenn man annimmt, dass die vordere Spitze des Bonwilldreiecks am unteren Inzisalpunkt bei Zahnverlust nach unten abkippt, so beschreibt diese Spitze einen Bogenausschnitt und wird der Schrumpfung des Kieferkamms folgend auf der Mitte des Kamms liegen, nämlich auf dem Symphysenpunkt, ohne dass sich die Seitenlänge des Bonwilldreiecks verändert hätte.) Man findet den Symphysenpunkt auf der Mitte der Kieferkammkontur dort, wo Lippen- und Zungenbändchenansätze verbunden werden können.

Symmetrieachse des unteren Zahnbogens bzw. die Kiefermitte verläuft durch den Symphysenpunkt und den halben Trigonenabstand. Anders gesagt, durch die Mitten der retromolaren Dreiecke und den Symphysenpunkt wird ein Dreieck aufgespannt, dessen Mittellinie, durch den Symphysenpunkt ziehend, die Modellmitte bzw. Kiefermitte angibt.

Eckzahnpunkte des Unterkiefers liegen eindeutig auf dem Eckpunkt des unbezahnten Kieferkammes, der, wie beschrieben, durch seine Neigungsrichtung bedingt, zu einer trapezförmigen Grundform resorbiert.

Kieferkammmitten im Seitenzahnbereich verlaufen durch die Mitten des Trigonums und die Eckzahnpunkte. Im Frontzahnbereich verläuft die Kieferkammmitte durch die Eckzahnpunkte.

Umschlagfalten im Frontbereich von Ober- und Unterkiefer sind Fixpunkte für den vertikalen Frontzahnbogen, der die Labialflächen der oberen mittleren Schneidezähne berührt; dieser Kreisbogen verläuft 7 mm von der Mitte der Papilla entfernt. Die Labialflächen der Schneidezähne geben auf diese Weise der Oberlippe die nötige Fülle, während die Schneiden dieser oberen Zähne die Unterlippe stützen.

Die **untere Umschlagfalte** ist noch Bezugspunkt für die Lage der Kauebene, die etwa 18 bis 20 mm über dem tiefsten Punkt der Umschlagfalte unmittelbar neben dem Lippenbändchchen verläuft. Außerdem wird dieser tiefste Punkt der Umschlagfalte als Ansatz für einige Einrichtschlüssel benutzt.

Molarenpunkt zeigt sich im Seitenzahnbereich als eindeutige Mulde in der Gegend des ersten unteren Molaren, von der aus das Kieferkammprofil nach dorsal sehr steil und nach ventral relativ sanft ansteigt. Diese Mulde entsteht durch die natürliche Form des Zahnbogens innerhalb der sagittalen Okklusionskurve und wird noch verstärkt durch die ausgeprägte Resorption der Knochensubstanz nach Verlust des größten Seitenzahns.

Dieser tiefe Punkt im Kieferkammprofil dient als Referenzpunkt für Einrichtschlüssel im Mittelwertverfahren, um untere Kiefermodelle in einem Mittelwertartikulator einzurichten. Für die Rekonstruktion der ursprünglichen Zahnstellung ist der Bezug auch unmittelbar; über dieser tiefsten Stelle wird der untere Sechser aufgestellt.

Praktische Durchführung:

1. Man zeichnet zunächst wieder alle Modellanalysefixpunkte ein (Symphysenpunkt, Trigonum retromolare, Eckzahnpunkte).
2. Dann wird die Modellmitte konstruiert und auf den Modellrand übertragen. Dazu wird der Abstand der Trigonen halbiert und eine Verbindungslinie zum Symphysenpunkt gezogen. Auch der halbierte Abstand zwischen den Molarenpunkten lässt sich zur Mittenbestimmung heranziehen.
3. Danach zeichnet man die Kieferkammmitten im Seiten- und Frontzahnbereich ein und überträgt die Verlängerungen auf die Modellränder. Es entsteht auf den Modellrändern wiederum das typische Bild der Modellanalysemarkierungen.

Anwendung der Modellanalysefakten:

Auch hier werden die statischen Hilfslinien (Modellmitten, Kieferkammmitten) und die Stellungspunkte für die Eckzähne und ersten Molaren gefunden. Die Seitenzähne liegen mit ihren Zentralfissuren exakt über der Kieferkammmitte.

Der untere parabolische Zahnbogen lässt sich durch den Bonwillkreis und seine Prämolarentangenten beschreiben (vgl. Bd. 1 S. 120 ff). Die Größe des Bonwillkreises wird durch die Eckzahnpunkte festgelegt; die bukkale Begrenzung der Trigonen legt den Verlauf der Tangenten fest.

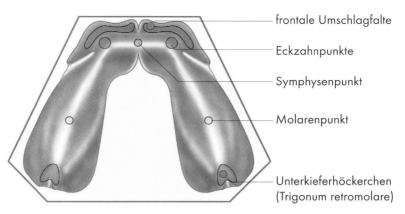

Abb. 894 Die Modellanalyse-fixpunkte des Unterkiefers müssen die gleiche Qualität besitzen wie im Oberkiefer: Sie müssen auf jedem Kiefer immer an gleicher Stelle vorhanden sein, von der resorptiven Atrophie unberührt bleiben, gut sichtbar sein und in einem eindeutigen Bezug zur Zahnstellung stehen. Zu den Modellanalysefixpunkten gehören:

frontale Umschlagfalte

Eckzahnpunkte

Symphysenpunkt

Molarenpunkt

Unterkieferhöckerchen (Trigonum retromolare)

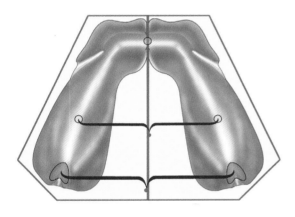

Abb. 895 Die Modellmitte im Unterkiefer muss konstruiert werden: Zunächst werden die Fixpunkte eingezeichnet; dann werden die Abstände zwischen den Molarenpunkten und den Unterkieferhöckerchen halbiert. Die Mittellinie verläuft vom Symphysenpunkt zwischen diesen arithmetisch gemittelten Punkten hindurch.

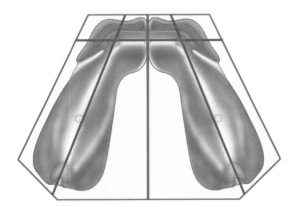

Abb. 896 Die Kieferkammmitten verlaufen frontal zwischen den Eckzahnpunkten und seitlich zwischen den Eckzahnpunkten und den Mitten der Unterkieferhöckerchen. Die tatsächliche Kieferkammkontur weicht bei den Molarenpunkten nach vestibulär aus. Die Kieferkammmitten bilden ein Trapez.

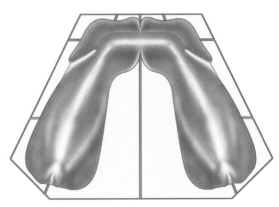

Abb. 897 Auch beim Unterkiefer gilt es, die statischen Linien auf die Modellränder zu übertragen, damit sie beim Aufstellen als Orientierung genutzt werden können. Es entstehen zehn Markierungen einschließlich der Sechserposition, die den tiefsten Punkt der Kieferkammkontur kennzeichnet.

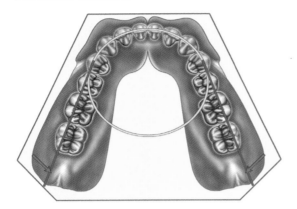

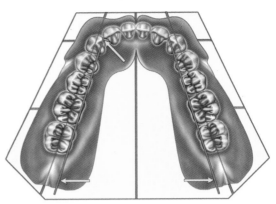

Abb. 898 Der untere Zahnbogen kann durch den Bonwillkreis (gelb) beschrieben werden, wonach die unteren Frontzähne und der Vierer auf einem Kreisbogen liegen. Tangenten (grün), im Vierer angelegt, schneiden die bukkalen Höcker und die bukkale Begrenzung des Trigonums. Die mittleren Schneidezähne stehen bei stark geschrumpftem Kieferkamm etwas lingual innerhalb des Kreisbogens.

Abb. 899 Die Poundsche Linie berührt die linguale Begrenzung des Trigonums und verläuft über die lingualen Höcker der Seitenzähne bis zur mesialen Kante des Eckzahnes. Die einfachste und sicherste Methode zur Aufstellung der Seitenzähne besteht darin, die Zentralfissuren mit der Kieferkammlinie zur Deckung zu bringen.

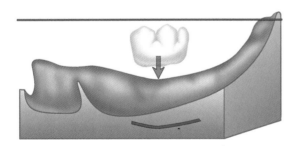

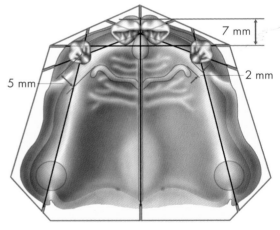

Abb. 900 Der untere Kieferkamm schrumpft im Bereich der Sechserposition am stärksten, so dass das Kieferkammprofil von vestibulär betrachtet hier am tiefsten einfällt. Diese Stelle wird als Molarenpunkt bezeichnet und dient sowohl als Referenzpunkt für Einrichtschlüssel im Mittelwertverfahren als auch zur Rekonstruktion der ursprünglichen Zahnstellung, indem der untere Sechser unmittelbar über dieser tiefsten Stelle aufgestellt wird.

Abb. 901 Die oberen Frontzähne lassen sich anhand der Modellanalyse in der ursprünglichen Anordnung rekonstruieren, was dem ästhetischen Eindruck dient. Die mittleren Schneidzähne werden mit ihrer Labialkontur ca. 7 mm vor die Raphe-Papilla-Transversale gestellt; die Eckzähne lassen sich in bezug zum ersten großen Gaumenfaltenpaar relativ genau in ihre ursprüngliche Position bringen; die Eckzahnspitzen berühren dabei die Raphe-Papilla-Transversale.

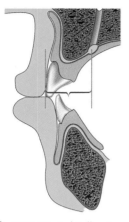

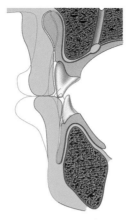

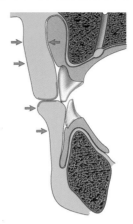

Abb. 902 Die Labialkonturen der oberen Schneidezähne sollen ca. 7mm vor der Mitte der Papilla stehen, damit eine natürliche Lippenfülle entsteht.

Abb. 903 Die Lippen fallen ein, wenn die oberen Schneidezähne auf Kieferkammmitte stehen. Der Eindruck des Greisengesichts wird verstärkt bei verringerter Bisshöhe.

Abb. 904 Wird zur Straffung der Falten um den Mund der Prothesenkörper verstärkt, zieht sich das Lippenrot nach innen und die Lippen erscheinen ganz schmal.

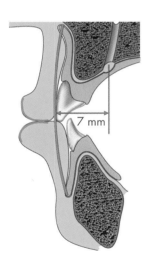

Abb. 905 Die natürliche Lippenfülle mit ausreichendem Lippenrot wird wieder hergestellt, wenn die oberen Frontzähne innerhalb des vertikalen Frontzahnbogens ca. 7 mm vor der Mitte der Papilla incisiva aufgestellt werden und der Prothesenkörper nur den Kieferkammschwund ausgleicht. Das Vestibulum ist im vollbezahnten Gebiss ein kapillarer Spalt, der durch die Prothesenbasis geweitet wird, wodurch sich die Mundpartie verändert.

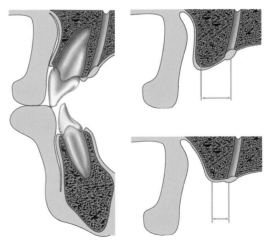

Abb. 906 Die Papilla incisiva wird im Zusammenhang mit der Raphe-Papilla-Transversalen als Modellanalysefixpunkt verwendet. Im vollbezahnten Gebiss befindet sie sich eindeutig hinter dem Kieferkamm. Je nach Schrumpfungsfortschritt wandert sie scheinbar bis auf die Kieferkammmitte (A und B).

Allgemeine Regeln zum Aufstellen

Ein Vergleich verschiedener Darstellungen zur totalen Prothese zeigt, dass es einige grundsätzliche Regeln gibt, nach denen man Zähne aufzustellen hat. Im folgenden sollen diese Grundsätzlichkeiten aus den verschiedener Darstellungen abgeleitet und benutzt werden. Hierbei wird keine Methode priorisiert, sondern aus allen Darstellungen sind die wesentlichen Hinweise zur Zahnstellung übernommen. Da die meisten Aufstellkompendien auf die besonderen Zahnformen bezogen sind, kann keine Methode für sich den Anspruch auf Allgemeingültigkeit erheben.

Ein **Mittelwertartikulator** ist die Mindestanforderung zur Aufstellung zweier Vollprothesen, um Kontrollbewegungen durchzuführen und das Aufstellen der Zähne innerhalb der Kompensationskurven durchzusetzen. Die Aufstellung in einem Vollwertartikulator würde eine Gelenkbahnvermessung am Patienten voraussetzen. Ob es für eine totale Prothese angebracht ist, eine aufwendige Gelenkbahnvermessung durchzuführen, bleibt die Entscheidung des Zahnarztes, zumal die Festlegung eines mittelwertigen Okklusionsfeldes auch therapeutisch für die Kiefergelenke genutzt werden kann.

Die **Fakten der Modellanalyse** sind die primären Orientierungshinweise sowie die statischen Linien, die der Zahnarzt einzeichnet; zum anderen können die bekannten Beschreibungsmodelle des Regelgebisses als Orientierung dienen.

Die **statische Lagesicherheit** der Prothese wird erreicht, wenn die künstlichen Zähne auf die Mitte des Kieferkamms gestellt werden; denn stehen sie außerhalb der Kammmitte, das heißt nach vestibulär, so kommt es bei exzentrischen Unterkieferbewegungen zu ungünstigen Hebelwirkungen. Eher können die unteren Seitenzähne etwas nach lingual gestellt werden, wenn der Zungenraum nicht eingeengt wird. Die obere Front bildet von diesem Grundsatz die Ausnahme; diese Zähne stehen zur Stützung der Lippen vor dem Kieferkamm.

Die **Kompensationskurven** sind herzustellen; die Zähne sollen innerhalb der sagittalen und transversalen Kompensationskurven aufgestellt werden. Der Begriff des Dreipunktkontakts verdeutlicht diesen Sachverhalt: Bei Seitwärts- und Vorschubbewegungen kann die Prothese auf der Leerlaufseite abgehebelt werden, wenn nicht durch Antagonistenkontakte auf der Leerlaufseite (Balanceseite) ein Abkippen vermieden wird.

Beim Zerkauen der Speise ist nicht gewährleistet, dass die Balanceseite Kontakt hat. Der höchste Kaudruck und damit die Gefahr des Abhebelns findet unmittelbar vor dem Eingleiten in den Schlussbiss statt, also unmittelbar vor dem Zahnkontakt auf der Balanceseite; ein Stabilisieren ist dann sofort möglich.

Die **Bewegungsrichtung** beim Eingleiten in den Schlussbiss kann ebenfalls zur Stabilisierung der Prothese beitragen. Der Bewegungsschlag wird beim Zerkauen immer von vestibulär kommend nach lingual in die zentrische Okklusion geführt, die Bewegungsrichtung ist dann palatinalwärts, drückt also die obere Prothese an der Gegenseite an den Kiefer. Stehen die unteren Zähne geringfügig innerhalb der Kieferkammlinie, so führt der Kraftvektor auch innerhalb des Drehpunktes vorbei und presst die Prothese auf den Kiefer.

Beim **Sprechen** und bei den normalen Spielbewegungen werden die Zähne ebenfalls unter Kontakt gegeneinander bewegt, und die Prothese könnte dabei abgehebelt werden, wenn nicht innerhalb der Kompensationskurven aufgestellt wurde. Stehen jedoch die Zähne innerhalb dieser Kurven, so ist dem Patienten ein Stabilisieren ohne Schwierigkeiten möglich. Beim Sprechen wird die Peinlichkeit eines unsicheren Prothesenhalts besonders betont, weswegen schon für diesen Gebrauch eine Prothese Balancekontakte aufweisen sollte.

Eine **Eckzahnführung** (oder Zahngruppenführung), die die Seitenzähne aus dem Okklusionskontakt hebt, wenn Vorschub- oder Seitwärtsbewegungen durchgeführt werden, ist in der Totalprothetik unangebracht, weil auch die beste Funktionsabformung sowie die Lagesicherung durch die mechanischen Retentionen der untersichgehenden Bereiche niemals einen so sicheren Halt bieten können, wie ihn ein festsitzender Ersatz bietet. Selbst wenn eine Eckzahnführung die Prothese nicht abheben würde, so werden die Prothesen doch immer transversal gegen die Schleimhautunterlage bewegt.

Solche, meist transversalen, Zwangsbewegungen schädigen auf die Dauer die Gewebsunterlage, die Passgenauigkeit geht verloren, wodurch wiederum die dynamischen Belastungen auf die Schleimhaut größer werden. Eine Unterfütterung wird nötig, die oft nicht zeitig genug gemacht wird, was stets einen auffallend raschen Abbau der knöchernen Unterlage zur Folge hat; das nötige Prothesenlager geht verloren.

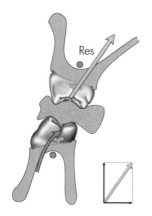

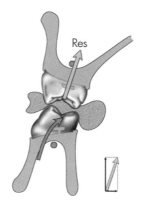

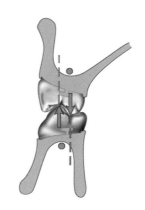

Abb. 907 Der Kauschlag in der letzten Phase ist palatinalwärts gerichtet. Der Unterkiefer presst die Nahrung in dieser Richtung gegen die oberen Zähne. Die resultierende Kraft (Res) verläuft in der oberen Prothese an dem Drehpunkt auf der Kieferkammmitte vorbei, die Prothese wird auf der Gegenseite stabilisiert.

Abb. 908 Auch kurz vor dem Schlussbiss, wenn die Kaukraft am größten ist und eher senkrecht aufgebracht wird, zieht die palatinalwärts gerichtete Resultierende noch am Drehpunkt vorbei. Dadurch wird die Prothese auf der Gegenseite immer noch angepresst.

Abb. 909 Im Schlussbiss ist es unerheblich, wie die Resultierende verläuft, weil auch die Gegenseite im Zahnkontakt liegt. Patienten richten ihren Bewegungshabitus beim Kauen so ein, dass Kaukräfte die Prothese stabilisieren können. Kritisch sind Abbissbewegungen und reflektorische Kontrollbewegungen.

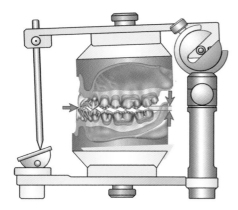

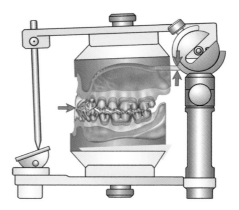

Abb. 910 Eine Zahngruppenführung im frontalen Bereich lässt sich bei totalen Prothesen konstruieren, wenn hinreichende mechanische Retentionen vorhanden sind, die durch eine exakte Funktionsabformung erfasst und ausgenutzt werden. Im Seitenbereich wird der Okklusionskontakt bei exzentrischen Unterkieferbewegungen aufgehoben. Aber es kommt zu transversalen Zwangsbewegungen der Prothese, die das Prothesenlager unphysiologisch belasten und schädigen.

Abb. 911 Reichen die mechanischen Retentionen nicht aus, werden die Prothesen durch eine Zahngruppenführung von ihrem Prothesenlager abgehebelt. Diese Lageunsicherheit mindert den Funktionswert und führt zu dynamischen Belastungen des Gewebsuntergrunds. Es kommt zu einem progressiven Abbau des knöchernen Fundaments, wodurch die Lagesicherung noch mehr vermindert wird. Eine bibalancierte Okklusion ist für die totale Prothese die anzustrebende Okklusionsart.

Kontrollmöglichkeiten für die Zahnstellung

Die Aufstellung der Zähne erfolgt Zahn für Zahn, wobei immer Kontrollbewegungen (Seitwärts- und Vorschubbewegungen) durchgeführt werden, um sicherzugehen, dass allseitige Antagonistenkontakte bestehen. Der Schneidezahnführungsstift muss dabei immer Kontakt mit dem Schneidezahnführungsteller behalten, das vor allem, wenn eine bestimmte Tellerneigung vorgeschrieben wird.

Bei **Seitwärtsbewegungen** liegen auf der Arbeitsseite die bukkalen Höcker der Seitenzähne übereinander, während die Schneiden der Frontzähne auf dieser Seite Kopfbisskontakt haben. Die Frontzähne der Balanceseite haben keinen Antagonistenkontakt, während bei den Seitenzähnen dieser Seite die bukkalen Höcker der unteren Seitenzähne auf den palatinalen Höckern liegen.

Bei **Vorschubbewegung** haben die Frontzähne Kopfbisskontakt, und im Seitenzahnbereich berühren sich einzelne Höckerspitzen an den Molaren. Hierbei kann der Schneidezahnführungsstift unter Umständen seinen Kontakt mit dem Führungsteller verlieren. In **drei Raumrichtungen** wird die Stellung der einzelnen Zähne kontrolliert: von okklusal, vestibulär und von approximal. Von **okklusal** soll die Verdrehung innerhalb des Zahnbogens kontrolliert und korrigiert werden. Anhaltspunkt für die Seitenzähne ist die Zentralfissur und für die Frontzähne die Inzisalkante. Die Zentralfissuren bilden eine gerade Linie, welche direkt über dem Kieferkamm liegt. Die Inzisalkanten bilden den Zahnbogen.

Von **vestibulär** wird die Achsenneigung nach mesial oder distal kontrolliert und korrigiert. Dabei wird die Höhe des Zahnes zum Nachbarzahn überprüft; es muss eine korrekte Approximalfurche entstehen, in der die Antagonistenkontakte auf beide Zähne gleichermaßen verteilt sind. Bei Seitwärtsbewegungen gleiten die antagonierenden Höcker in diesen Approximalfurchen entlang.

Von **approximal** wird die Achsenneigung vom Kieferkamm nach lingual überprüft. Im Unterkiefer stehen die Zähne entsprechend der Kronenflucht nach lingual geneigt, im Oberkiefer stehen die Zähne nach vestibulär geneigt, wodurch die transversale Kurve entsteht.

Die **Länge der oberen Frontzähne** ist sicherlich abhängig von der Länge der Oberlippe. Das sicherste Mittel, die Länge festzulegen, ist die Einzeichnung auf den Bisswällen durch den Zahnarzt. Wird die Lippenschlusslinie eingezeichnet, sollten die Frontzähne etwa 1 bis 2 mm darüber hinausragen.

Eine **sagittale Stufe** wird grundsätzlich gebildet, d. h., aus Gründen der Statik haben die Frontzähne einschließlich der Eckzähne keinen Antagonistenkontakt in der zentrischen Okklusion. Wird diese sagittale Stufe nicht gebildet, kann die Prothese beim Abbeißen bzw. bei Vorschubbewegungen abhebeln.

Individuelle Zahnstellungen sind immer dann positiv, wenn sie nach Anweisungen des Zahnarztes oder nach einem Situationsmodell der ursprünglichen Zahnstellung angefertigt werden, wobei extreme Zahnstellungsanomalien natürlich gemildert werden. Eine individuelle Zahnstellung darf die Statik der Prothese nicht beeinträchtigen.

Es empfiehlt sich, die individuellen Abweichungen von der Regelzahnstellung nach der vollständig ausgeführten Aufstellung aller Zähne vorzunehmen, weil dann ein besserer Überblick möglich ist, da die dynamische Okklusion mit allseitigem Gleitkontakt schon funktioniert. Störungen sind dann nur an den umgestellten Zähnen zu suchen.

Folgende Abweichungen von der Regelzahnstellung können gewählt werden:

Der **Verlauf der Schneidekanten** der oberen Frontzähne folgt der Unterlippenkontur oder der Nasenbasislinie. Beide Linien können vom Zahnarzt auf den Bisswällen eingezeichnet sein. Die Form und die Breite der Nasenflügel lassen sich für die Auswahl der Frontzahnbreite verwenden.

Die **Frontzähne** können innerhalb des Zahnbogens **verdreht** werden: so können die mittleren Schneidezähne mit ihren distalen Kanten aus dem Zahnbogen herausgedreht werden oder, im Gegenteil, mit den mesialen Kanten aus dem Zahnbogen herausgedreht werden; die Frontzähne können auch mit ihren vestibulären Achsen verschoben werden, so dass sich die Zähne an den Schneidekanten teilweise überdecken; auch lassen sich zwischen einzelnen Zähnen Lücken aufstellen, wobei die mittleren Zähne davon ausgenommen sind, wenn der Patient hernach Schwierigkeiten bei der Lautbildung bekommt.

Die **Auswahl der Zahnfarbe** erfolgt durch den Arzt, wobei das Alter, die Hauttönung, die Lippenfarbe und die Gesichtsbehaarung berücksichtigt werden. Die Zahnform der Frontzähne sollte ebenfalls vom Behandler festgelegt werden, um die typenspezifischen Grundformen für den Patienten auszusuchen.

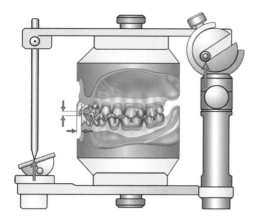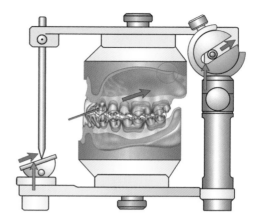

Abb. 912 Der Begriff der sagittalen Stufe definiert den Überbiss (ÜB) gleich dem Maß des Vorbisses (VB); d. h., man stellt die Schneidezähne so zueinander, dass die oberen Schneidekanten um das Maß über die unteren Zähne greifen, wie die oberen Zähne vor den unteren Schneidekanten stehen.

Abb. 913 Mit dem Ausmaß der sagittalen Stufe soll sichergestellt werden, dass beim Vorschub die Frontzähne aneinander vorbeigleiten und gleichzeitig die Seitenzähne im Gleitkontakt bleiben. Mit dieser balancierten Okklusion werden die Prothesen auf ihrem Prothesenlager stabilisiert, sie hebeln nicht ab.

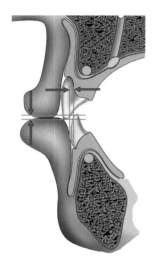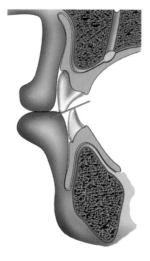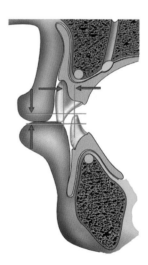

Abb. 914 Die Lage der Kiefer zueinander beeinflusst die sagittale Stufe: Steht der Unterkiefer vor, wird ein geringes Stufenmaß gewählt. Die Frontzähne erreichen dadurch schon nach kurzen Bewegungsausschlägen den Gleitkontakt.

Abb. 915 Bei den Frontzähnen können Abrasionskanten eingeschliffen werden, auf denen die Frontzähne bei exzentrischen Bewegungen entlanggleiten. Viele konfektionierte Zähne weisen Abrasionskanten auf; Eckzähne müssen meist eingeschliffen werden.

Abb. 916 Bei langer Oberlippe kann der Überbiss ausgedehnt werden. Dadurch müssen die unteren Zähne weit zurück oder die oberen weit nach vorn gestellt werden, um ein ausgeglichenes Stufenmaß zu erreichen; die Lagestabilität ist gefährdet.

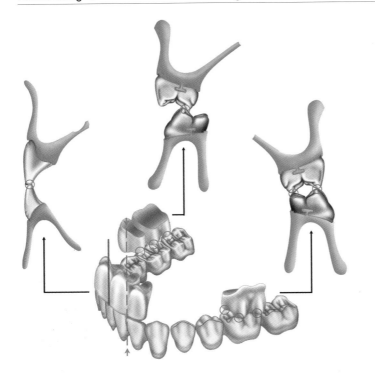

Abb. 917 Zur Kontrolle wird die Seitwärtsbewegung so weit durchgezogen, bis die Approximalkante zwischen 1er und 2er von Ober und Unterkiefer übereinanderliegen. Dann haben die Schneidezähne der Arbeitsseite Kopfbisskontakt (SK). Auf der Arbeitsseite haben die Seitenzähne dann Höcker-Höcker-Kontakt (AS), während auf der Balanceseite die palatinalen Oberkiefer-Höcker mit den Bukkalhöckern der unteren Zähne Gleitkontakt besitzen (BS). Der Schneidezahnführungsstift hebt vom Führungsteller nicht ab.

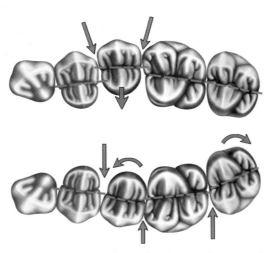

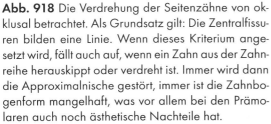

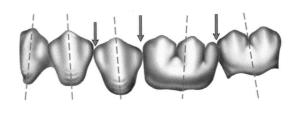

Abb. 918 Die Verdrehung der Seitenzähne von okklusal betrachtet. Als Grundsatz gilt: Die Zentralfissuren bilden eine Linie. Wenn dieses Kriterium angesetzt wird, fällt auch auf, wenn ein Zahn aus der Zahnreihe herauskippt oder verdreht ist. Immer wird dann die Approximalnische gestört, immer ist die Zahnbogenform mangelhaft, was vor allem bei den Prämolaren auch noch ästhetische Nachteile hat.

Abb. 919 Von vestibulär betrachtet kann die Achsenstellung der Zähne kontrolliert werden. Stehen im Frontalbereich eher ästhetische Aspekte im Vordergrund, so kommt es im Seitenzahnbereich jedoch darauf an, die Approximalfurchen auszuprägen, weil dort die Kontaktbereiche der antagonierenden Höcker liegen. Bei Seitwärtsbewegungen kann im Furchenbereich sonst ein Gleithindernis entstehen.

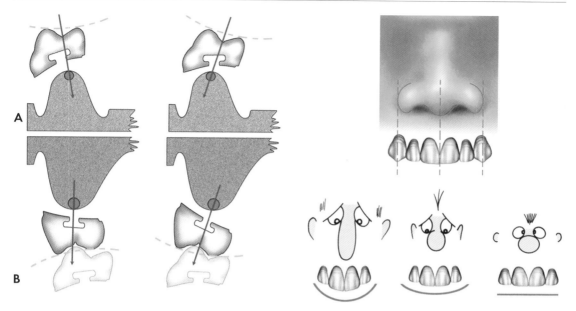

Abb. 920 - 921 Die Approximalneigung der Zähne zu kontrollieren ist deswegen so wichtig, weil mit dieser Neigung auch die Stellung der Zähne zu den Okklusionskurven festgelegt wird:

A) Steht ein unterer Zahn nach vestibulär gekippt, entsteht keine transversale Kompensationskurve, sondern ein invertierter Kurvenverlauf.

B) Steht ein oberer Zahn nach lingual gekippt, gehen die palatinal gelegenen Okklusionskontakte verloren; steht er jedoch zu weit nach vestibulär, entstehen statische und äthetische Nachteile.

Abb. 922 - 924 Die Breite der Frontzähne lässt sich auf die Form der Nase beziehen:

A) Die senkrechte Zahnachse der Dreier zieht an den äußeren Rändern der Nasenflügel entlang.

B) Die Schneidezähne können der Nasenbasislinie angeglichen werden, eine lange, spitze Nase fordert eine Stufenstellung der Frontzähne heraus.

C) Eine normal geschwungene Nasenbasis lässt eine harmonische Zahnstellung der Front zu.

D) Zur breiten Nasenbasis des Patienten passt die relativ gleichförmige Schneidekantenlinie.

Abb. 925 - 927 In der Form der mittleren oberen Schneidezähne spiegeln sich die Kretschmerschen Konstitutionstypen wider, die hier vom Autor, flankiert von zwei Kollegen, dem geneigten Leser demonstriert werden:

A) Die maskuline, athletische Konstitution ist ausgeglichen und kraftvoll und stellt sich in der eckigen, fast quadratischen Zahnform dar.

B) Der leptosome Typ, eher lang, nervös und hektisch, wird durch die dreieckige Zahnform charakterisiert.

C) Der Pykniker, als rund und zutraulich bekannt, wird am besten durch eine ovale Grundform des Zahns repräsentiert.

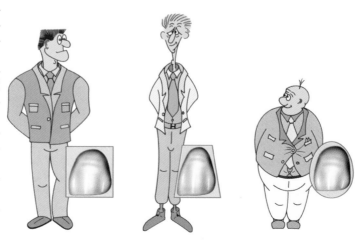

Stellung der unteren Frontzähne

Es gibt keine eindeutige Festlegung, mit welchen Zähnen man bei einer Zahnaufstellung beginnt. Wenn man sich nach den Modellanalysemarkierungen des Oberkiefers richtet, die noch durch die Einzeichnungen auf den Bisswällen und die Aufpolsterung der Bisswälle ergänzt sind, dann ist es sicherlich sinnvoll, mit der Aufstellung der oberen Zähne zu beginnen. Fehlt diese Aufpolsterung und soll mit einer Mittelwertkalotte aufgestellt werden, so bietet es sich an, zunächst die unteren Zähne aufzustellen, wobei die statischen Linien der Modellanalyse des Unterkiefers auch sichere Hilfen bieten. Außerdem lässt sich die parabolische Zahnbogenform ohnehin leichter nachbilden als die halbe Ellipse im Oberkiefer.

Die **Handlungsstruktur,** nach der hier aufgestellt wird, beginnt mit den unteren Frontzähnen, danach erfolgt die Aufstellung der oberen Frontzähne mit der Ausformung der sagittalen Stufe. Die Seitenzähne werden in festgelegten Antagonistenpaarungen (Zahn-zu-Zahn) aufgestellt: untere Prämolaren und der obere Vierer, um eine mögliche Lückenstellung zwischen Eckzähnen und ersten Prämolaren zu bestimmen. Dann folgen der untere erste Molar und der antagonierende obere zweite Prämolar, dann der untere Siebener und zuletzt die oberen Molaren.

Die **unteren Frontzähne** stehen ausnahmslos auf dem Kieferkamm. Sie bilden von inzisal gesehen den Ansatz des Bonwillkreises, jenes Kreisbogens, dessen Tangenten die Bezugslinien für die Seitenzähne bilden. Da der Kieferkamm des Unterkiefers im Frontbereich im allgemeinen geradlinig verläuft, muss durch die Approximalneigung der Frontzähne und eine Drehung um die Zahnachse der Kreisbogen erzeugt werden. Die Zahnachse für die Ausrichtung in der Approximalneigung zu benutzen ist ungünstig; bessere Orientierung bieten die Labialkonturen der Frontzähne.

Die **inzisalen Kanten** der unteren Frontzähne bilden eine gerade Linie deckungsgleich mit der Lippenschlusslinie (Kauebene), wobei der Eckzahn diese Linie mit der Spitze leicht überschreiten kann. Von vestibulär gesehen stehen die Einser und die Zweier senkrecht mit leichter Mesialtendenz, während der Eckzahn nach mesial geneigt steht.

Die **mittleren unteren Schneidezähne** stehen mit ihrer Zahnachse kräftig nach vestibulär geneigt, wobei die Labialkontur senkrecht steht und in ihrer Verlängerung in die untere Umschlagfalte weist.

Die **seitlichen unteren Schneidezähne** stehen mit ihrer Zahnachse fast senkrecht auf der Kammmitte; die Labialkonturen sind leicht nach lingual geneigt.

Die **unteren Eckzähne** stehen mit ihrer Zahnachse senkrecht eher etwas nach lingual, wobei die Labialkonturen deutlich nach lingual geneigt sind. Die Position der Eckzähne wird durch den Eckzahnpunkt bestimmt, wie ihn die Modellanalyse vorgibt.

Eine **individuelle Zahnstellung** durch Verdrehungen und Überlappungen ist statthaft und sollte so gebildet werden, dass keine Störung in der Okklusion eintritt bzw. bei Seitwärtsbewegungen immer Gleitkontakt bestehen bleibt. Die unteren Frontzähne können unregelmäßig aufgestellt werden, um einen günstigen ästhetischen Eindruck zu erzeugen.

Wenn die Zähne in ihren senkrechten Zahnachsen verdreht und zusammengeschoben werden, lässt sich auch die Frontbreite von Eckzahn zu Eckzahn verringern. Durch Lückenstellung der unteren Frontzähne lässt sich natürlich auch die Frontbreite vergrößern.

Fehleranalyse

Für den Anfänger ist es schwierig, die gebotenen Orientierungslinien und Stellungshinweise korrekt zu nutzen. Schon die Forderung nach der Zahnstellung auf der Mitte des Kieferkamms ist schwer umzusetzen. Wann steht ein geneigter Schneidezahn auf der Kieferkammmitte? Muss der Zervikalrand auf die Kieferkammkontur zeigen, oder muss die Schneidekante über der Kieferkammmitte stehen, oder muss die Basis die Kieferkammkontur überdecken?

Aus statischen Gründen sollten die Schneidekanten über der Kieferkammmitte stehen, aber dann lässt sich kein Bonwillkreis bilden.

Als **Kompromiss** bilden die Zervikalränder aller unteren Frontzähne eine annähernd gerade Linie parallel ca. 2 mm vor der Kieferkammmitte; durch die beschriebene Vestibulärneigung der Zähne und ihre Drehung um die Zahnachse wird der Zahnbogen geformt.

Eine gute Orientierung bietet der Hinweis, die Verlängerung der Labialkontur des ersten unteren Schneidezahns in die Umschlagfalte zeigen zu lassen. Auch dieser Hinweis enthält eine große Toleranzbreite. Denn die Labialkontur kann in die Tiefe der Umschlagweite, an den äußeren oder den inneren Rand weisen; eine Abweichung entsteht auch, wenn die Kontur nicht senkrecht steht. Ein Lineal, an die Kontur gehalten, kann die Abweichung deutlich machen.

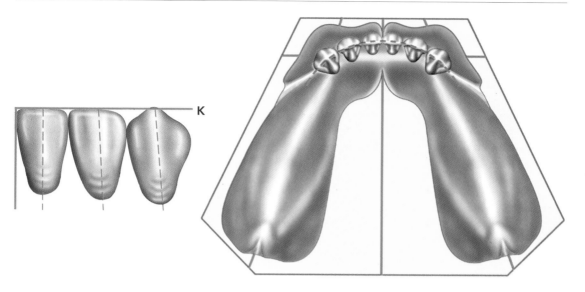

Abb. 928-929 Die unteren Frontzähne stehen exakt an der Kauebene (K) und bilden mit den Schneidekanten eine gerade Linie. Die Zahnachsen weisen von labial gesehen Mesialtendenz auf.
Der Zahnbogen, von okklusal betrachtet, bildet den Bonwillkreis; dabei stehen die Eckzähne über den Eckzahnpunkten.

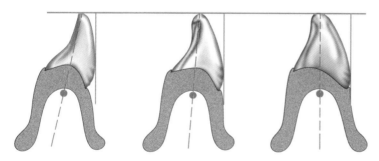

Abb. 930 Die Approximalneigungen sind differenziert, um den Zahnbogen nach dem Bonwillkreis zu formen: Alle Frontzähne stehen auf der Mitte des Kieferkamms. Die Approximalneigung lässt sich am Verlauf der Labialkontur überprüfen: Die Labialkontur des 1ers steht senkrecht, die des 2ers ist leicht nach lingual geneigt und die des 3ers weist deutlich nach lingual. Das entspricht den korrekten Zahnachsenneigungen.

Abb. 931 Von labial betrachtet bilden die Schneidekanten eine gerade Linie entsprechend der Kauebene, die die Eckzahnspitzen geringfügig überragen. Bei symmetrischer Aufstellung scheint die untere Front durch die oben angegebenen Approximalneigungen invertiert zu stehen.

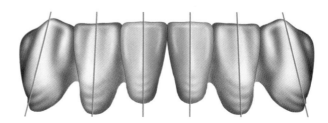

Stellung der oberen Frontzähne

Die oberen Frontzähne sollen die **sagittale Stufe** bilden. Die unteren Frontzähne werden also bis an die Lippenschlusslinie gestellt, die oberen Frontzähne überragen diese Linie um etwa 2 mm. Die oberen Frontzähne stehen um das gleiche Maß auch vor den unteren Frontzähnen. Wurden die unteren Frontzähne zuerst aufgestellt, so kann man die oberen zunächst mit dem entsprechendem Überbiss an die unteren Frontzähne stellen und, solange das Wachs noch weich ist, eine Seitwärtsbewegung bis auf Kopfbisskontakt durchführen, wodurch der obere Schneidezahn nach vestibulär gedrückt wird. Lässt man nun wieder in die zentrische Okklusion zurückgleiten, so zeigt sich die normale sagittale Stufe mit dem rechten Maß: Vorbiss gleich Überbiss.

Der **mittlere obere Schneidezahn** steht vor dem Kieferkamm, und zwar entsprechend der Bisswallaufpolsterung oder aber nach dem Mittelwert der Modellanalyse 7 mm von der Mitte der Papilla bis zur Labialflächenkontur. Die Vestibulärneigung, von approximal geprüft, zeigt: Er steht nach vestibulär geneigt mit dem Zahnhals zum Kieferkamm; die Labialkontur folgt dem vertikalen Frontzahnbogen. Die Inzisalkante ragt etwa 2 mm über die Lippenschlusslinie hinaus, damit ein Überbiss über die unteren Frontzähne entsprechend der sagittalen Stufe entsteht.

Von vestibulär prüft man die Achsenneigung nach mesial, diese Neigung ist allerdings nur sehr schwach. Von okklusal muss schon der Zahnbogen angedeutet sein, wenn man die Inzisalkanten beider Einser betrachtet.

Der **seitliche obere Schneidezahn** steht ebenfalls vor dem Kieferkamm, wie der Einser, also entsprechend dem vertikalen Frontzahnbogen bzw. der Bisswallkontur folgend. Die Achsenneigungen sind stärker ausgeprägt: von labial betrachtet eine stärkere Mesialneigung, von approximal betrachtet zeigt der Zahnhals mehr zum Kieferkamm. Der Zweier ist kürzer als der Einser, ragt aber immer noch über die Lippenschlusslinie. Von inzisal wird der Zahnbogen sichtbar.

Der **obere Eckzahn** steht auch vor dem Kieferkamm. Der Eckzahnpunkt wurde durch die Modellanalyse bestimmt, oder er wurde durch Einzeichnungen auf dem Bisswall festgelegt. Der Dreier ist nach mesial geneigt. Seine Approximalneigung ist nach vestibulär geneigt, dadurch liegen die Eckzahnspitze und der Zervikalrand annähernd senkrecht übereinander;

dadurch erscheint der bauchige Dreier sehr dominant. Der Eckzahn ist nicht länger als der Einser, was mit einer planen Platte parallel zur Okklusionslinie geprüft wird.

Eine Eckzahnführung wird nicht angestrebt, ein Antagonistenkontakt besteht bestenfalls zum unteren ersten Prämolaren, also distal, der untere Dreier hat in der zentrischen Okklusion keinen Kontakt. Es kann nötig werden, den oberen Eckzahn für die störungsfreie Seitwärtsbewegung einzuschleifen.

Die **Inzisalkanten** der oberen Frontzähne können eingeschliffen werden, indem sie von labial aus palatinalwärts abgeschrägt werden und Abrasionsflächen entstehen. Das kann schon nötig werden, wenn die Pressfahnen der Fabrikzähne nicht hinreichend verputzt sind. Meist wird es dann auch nötig, bei den unteren Frontzähnen diese Pressfahnen labialwärts abzuschrägen. Es entsteht dadurch ein regelmäßiger Gleitkontakt.

Individuelle Zahnstellungen

Dezente, bewusste Unregelmäßigkeiten in der Zahnstellung erhöhen den natürlichen Effekt der Prothesen. Dieser Erkenntnis folgend kann von der Regelstellung abgewichen werden und durch Konvergenz und Divergenz der Zahnachsen von labial gesehen eine harmonische Individualität erzeugt werden.

Auch Stellungsänderungen durch Rotation um die senkrechte Zahnachse, wodurch Überlappungen von Zähnen möglich sind, erhöhen den natürlichen Eindruck.

Fehleranalyse

Oft wird der Eckzahn mit Hinweis auf die Ästhetik mit dem Zahnhals nach vestibulär gestellt. Ein invertiert aufgestellter Eckzahn, bei dem die Schneide nach innen gekippt ist, stört jedoch massiv bei Seitwärtsbewegungen und wird bei Zwangsbewegungen nach vestibulär herausgedrückt. Durch korrigierendes Einschleifen wird der Eckzahn deformiert. Deshalb ist der Eckzahn so aufzustellen, dass Zahnhals und Schneidekante senkrecht übereinanderliegen.

Die Ausprägung der sagittalen Stufe hat neben dem funktionellen Wert auch ästhetische Aspekte. Der sagittale Abstand aller Zähne muss gleichmäßig sein. Häufig vergrößert sich der Abstand beim Zweier und Dreier. Der Fehler entsteht, wenn die künstlichen Zähne eine falsche Vestibulärneigung haben oder invertiert stehen; auch wenn die oberen Zähne zu eng gestellt werden, entsteht dieser Fehler.

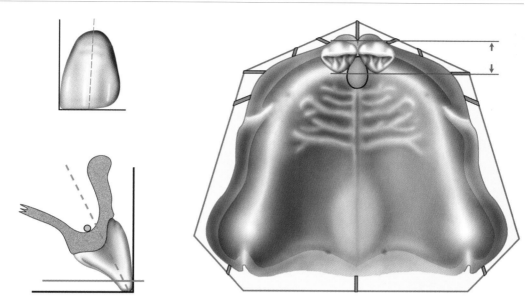

Abb. 932 - 933 Der obere mittlere Schneidezahn steht vor dem Kieferkamm, damit sich die Labialfläche etwa 7 mm vor der Mitte der Papilla incisiva befindet. Er ist nach vestibulär geneigt. Von labial betrachtet zeigt sich die Achsenneigung nach mesial. Der Zahn ragt etwa 1 bis 2 mm über die Kauebene bzw. Lippenschlusslinie hinaus. Von okklusal betrachtet stehen beide mittleren Schneidezähne im Zahnbogen.

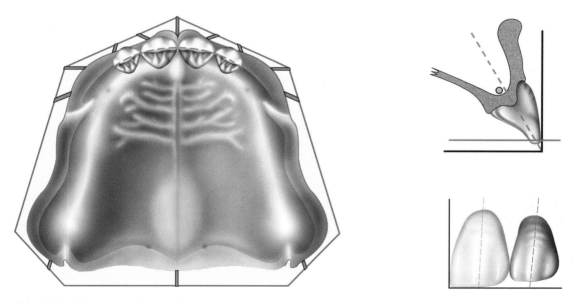

Abb. 934 - 935 Der seitliche Schneidezahn hat eine ausgeprägtere Approximalneigung, wird etwas kürzer aufgestellt und stärker nach mesial gekippt.
Die Zweier stehen vor dem Kieferkamm und setzen den Zahnbogen fort.

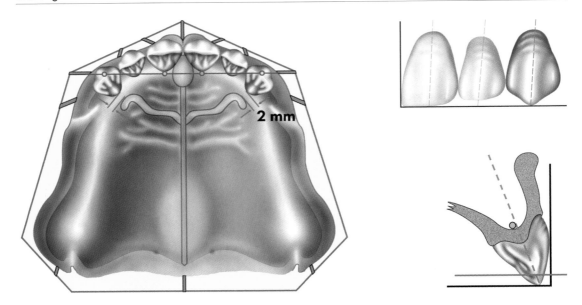

Abb. 936 - 937 Der Eckzahn steht ebenfalls vor dem Kieferkamm. Der Eckzahnpunkt wird durch das erste große Gaumenfaltenpaar fixiert. Der 3er weist wie alle Frontzähne eine Neigung nach vestibulär auf und ist gering nach mesial geneigt. Seine Länge entspricht der des mittleren Schneidezahnes. Von okklusal betrachtet muss der Eckzahn eine exponierte Stellung bekommen. Er ist Eckpunkt im Zahnbogen, 2 mm vor dem ersten großen Gaumenfaltenpaar.

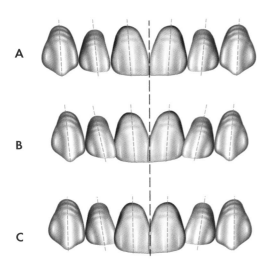

Abb. 938 - 940 Dezente, bewusste Unregelmäßigkeiten in der Zahnstellung erhöhen den natürlichen Effekt der Prothesen. Dieser Erkenntnis folgend kann von der Regelstellung (A) abgewichen und durch Konvergenz und Divergenz der Zahnachsen von labial gesehen eine harmonische Individualität erzeugt werden (B, C).

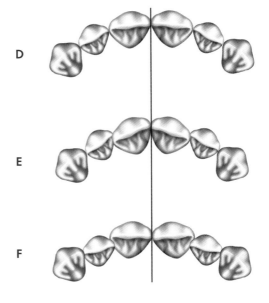

Abb. 941 - 943 Auch Stellungsänderungen durch Rotation um die senkrechte Zahnachse, wodurch Überlappungen von Zähnen möglich sind, erhöhen den natürlichen Eindruck (E, F).

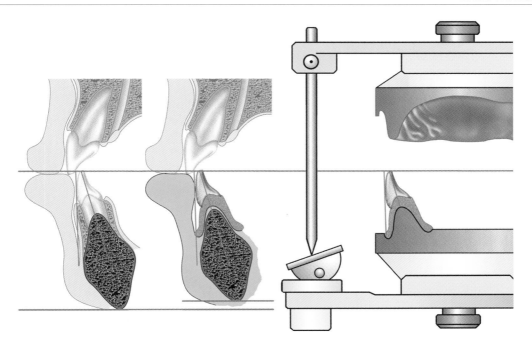

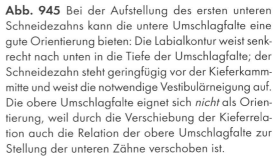

Abb. 944 Der erste untere Schneidezahn steht im eugnathen Gebiss nach vestibulär geneigt; seine Labialkontur, senkrecht verlängert, weist in die untere Umschlagfalte. Bei totalem Zahnverlust wird die Bisshöhe verringert, dadurch verschiebt sich die frontale Kieferkammmitte des Unterkiefers nach vorn. Wird der erste untere Schneidezahn in seine ursprüngliche Stellung gebracht, steht er geringfügig vor der Kieferkammmitte.

Abb. 945 Bei der Aufstellung des ersten unteren Schneidezahns kann die untere Umschlagfalte eine gute Orientierung bieten: Die Labialkontur weist senkrecht nach unten in die Tiefe der Umschlagfalte; der Schneidezahn steht geringfügig vor der Kieferkammmitte und weist die notwendige Vestibulärneigung auf. Die obere Umschlagfalte eignet sich *nicht* als Orientierung, weil durch die Verschiebung der Kieferrelation auch die Relation der obere Umschlagfalte zur Stellung der unteren Zähne verschoben ist.

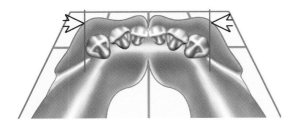

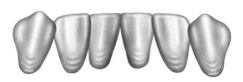

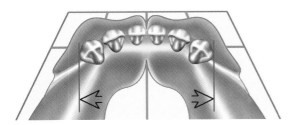

Abb. 946 - 948 Die unteren Frontzähne können unregelmäßig aufgestellt werden, um einen günstigen ästhetischen Eindruck zu erzeugen. Wenn die Zähne in ihren senkrechten Zahnachsen verdreht und zusammengeschoben werden, so dass sie sich teilweise überdecken, lässt sich auch die Frontbreite von Eckzahn zu Eckzahn verringern. Durch Lückenstellung der unteren Frontzähne lässt sich der frontale Zahnbogen vergrößern, was auch einen ästhetisch günstigen Eindruck erzeugen kann.

Stellung der unteren Seitenzähne

Aus statischen Erwägungen werden die unteren Seitenzähne auf die Mitte der Kieferkämme gestellt. Wenn der Zungenraum nicht eingeengt wird, ist auch eine leichte Verlagerung der Seitenzähne nach lingual möglich. Durch die Stellung der Seitenzähne werden die Kompensationskurven geformt. Bei einem Mittelwertartikulator mit einer Kalotte erreicht man die Kurven, wenn man die Zähne gegen die eingerichtete Kalotte stellt. Wenn die Seitenzähne ohne Hilfsmittel, also ohne Kalotte aufgestellt werden, sind folgende Punkte zu beachten:

Die **Aufstellung beginnt** mit den unteren Seitenzähne und die oberen werden dagegen gestellt. Denn im Unterkiefer sind die statischen Linien - wenn die Frontzähne stehen - überschaubarer, was die Aufstellung erleichtert. Die Aufstellung geschieht in Antagonistenpaarungen Zahn-für-Zahn; die notwendigen Korrekturen betreffen immer alle beteiligten Zähne.

Der **untere Siebener** steht mit seinem distobukkalen Höcker in gleicher Höhe wie die Eckzahnspitze, nämlich auf der Höhe der Kauebene. Diese Kauebene zieht vom unteren Inzisalpunkt zur halben Höhe des Trigonums. Diese Kauebene ist bei jedem Mittelwertgerät markiert, so dass sich jederzeit durch das Anlegen eines Lineals diese Ebene angeben lässt. Ein Gummiband zu spannen ist nicht genau, weil es sich durch die stehenden Zähne oder den Bisswall verschieben lässt.

Die **sagittale Kompensationskurve** muss von vestibulär betrachtet entstanden sein: Nur der Dreier und der disto-bukkale Höcker des Siebeners berühren die Okklusionslinie. Die Prämolaren stehen unterhalb dieser Linie, der Sechser steht senkrecht und am tiefsten innerhalb der Kurve.

Die **transversale Kompensationskurve** entsteht, wenn die Kronenflucht der unteren Seitenzähne nachgebildet wird, d. h., alle Seitenzähne nach lingual geneigt sind.

Die **Zentralfissuren** der unteren Seitenzähne bilden eine gerade Linie, die sich mit der Kieferkammmitte deckt; dadurch liegen die bukkalen Höcker auf der Tangente des Bonwillkreises. Die lingualen Höckerspitzen liegen an der Poundschen Linie.

Kontrollbewegungen zeigen, ob ein Antagonistenkontakt mit dem oberen Dreier vorhanden ist, ohne dass der Schneidezahnführungsstift abhebt.

Der **erste untere Prämolar** steht mit der bukkalen Höckerspitze etwas tiefer als der Dreier. Diese Höckerspitze soll genau auf die Approximalfurche zwischen Dreier und Vierer im Oberkiefer zeigen. Achsenneigung von vestibulär zeigt eine leichte Distalneigung.

Eine **Zahnlücke** zwischen den ersten Prämolaren und dem Eckzahn wird nötig, um die unterschiedlichen Breiten der Frontzahngarnituren auszugleichen. Dazu werden beide unteren Prämolaren und der obere Vierer in ihrer ungefähren Stellung fixiert, um festzustellen, wo die Lücke gebraucht wird. Ist die obere Garnitur zu breit oder die sagittale Stufe sehr klein, wird im Unterkiefer eine Lücke nötig; ist die obere Garnitur zu schmal oder die sagittale Stufe sehr weit, wird die Lücke im Oberkiefer entstehen.

Der **zweite untere Prämolar** steht mit seinem bukkalen Höcker wiederum etwas tiefer als der Vierer ca. 0,75 mm unter der Kauebene, die sagittale Kurve wird gebildet. Von vestibulär betrachtet steht die Zahnachse senkrecht, was die Kurvenform unterstützt. Damit eine exakte Approximalfurche entsteht, liegt die mesiale Kante des Fünfers auf gleicher Höhe mit der distalen Kante des Vierers. Die approximale Neigung zeigt die Kronenflucht, wodurch die transversale Kurve entsteht.

Bei der Zahn-für-Zahn-Aufstellung wird nun der obere Vierer aufgestellt, um unter Kontrollbewegungen die Gleitkontakte zu korrigieren.

Der **erste untere Molar** steht in der Vestibuläransicht senkrecht mit etwa 1 mm Abstand zur Kauebene. Er bildet den tiefsten Punkt der sagittalen Kompensationskurve. Seine Zentralfissur bildet mit dem Vierer und Fünfer eine gerade Linie, zur Kammlinie parallel verlaufend. Er steht mit leichter Kronenflucht nach lingual geneigt, um die transversale Kurve zu formen.

Bei der Zahn-für-Zahn-Aufstellung muss nun der obere Fünfer aufgestellt werden, um unter Kontrollbewegungen die Gleitkontakte zu korrigieren.

Der **zweite untere Molar** steht, von bukkal betrachtet, innerhalb der sagittalen Kompensationskurve nach mesial gekippt, so dass er mit dem Sechser eine korrekte Approximalfurche bildet und mit dem distobukkalen Höcker die Okklusionsebene berührt. Die transversale Kurve ist bei dem letzten Molaren ganz schwach ausgeformt.

Bei Zahn-für-Zahn-Aufstellung werden nun die Antagonisten aufgestellt und der vollständige Gleitkontakt korrigiert.

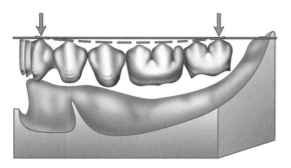

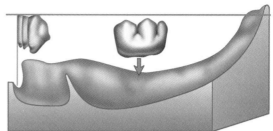

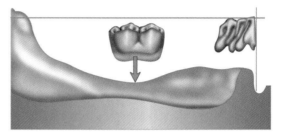

Abb. 949 Die Kauebene ist fixiert durch die halbe Höhe des Trigonums und durch die Lippenschlusslinie, die wiederum durch den Schneidezahnzeiger am Artikulator repräsentiert wird. Die Kompensationskurve schneidet die Kauebene am Eckzahn und am distobukkalen Höcker des Siebeners. Die Kurve entsteht, weil der Vierer tiefer als der Dreier, der Fünfer tiefer als der Vierer und der Sechser wiederum tiefer als der Fünfer steht, während der Siebener so steil gekippt wird, dass er die Kauebene wieder berührt.

Abb. 951 Die Plazierung des Sechsers erfolgt an der tiefsten Stelle des eingefallenen Kieferkamms, an dem sich das Kaukraftzentrum befindet.

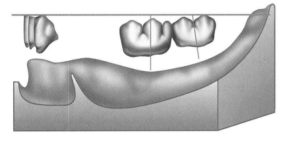

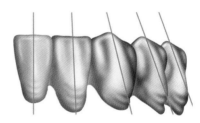

Abb. 952 Der 7er wird in Mesialneigung innerhalb der Kompensationskurve aufgestellt und berührt mit der distobukkalen Höckerspitze die Kauebene.

Abb. 953 Die Prämolaren werden innerhalb der Kompensationskurve eingefügt; ihre Vestibulärkonturen weisen die gleiche Neigung auf wie der 3er.

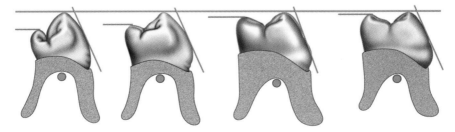

Abb. 954 - 957 Die Approximalneigungen der unteren Seitenzähne nach lingual erzeugen die transversale Kompensationskurve. Diese Neigung lässt sich in der Zahn-zu-Zahn-Aufstellung durch die Kontrollbewegungen finden, bei denen Gleitkontakte bestehen müssen. Die transversale Kurve nimmt nach distal ab, d. h., der 4er ist am stärksten und der 7er am schwächsten nach lingual geneigt.

Stellung der oberen Seitenzähne

Aus **statischen Gründen** ist die Stellung der oberen Seitenzähne auf der Mitte des Kieferkamms obligatorisch. Geringe Abweichungen nach vestibulär können durch die Achsenneigung innerhalb der transversalen Kompensationskurve entstehen. Durch die Funktionsabformung und die mechanischen Retentionen kann der sichere Halt der totalen Prothese dennoch gesichert bleiben.

Der **Zahnbogen** wird zur halben Ellipse geformt, die Prämolaren stehen innerhalb der Prämolarentangente, um den Bukkalkorridor zu formen, wozu als Fixpunkte der Dreier und Sechser dienen.

Sinnvoll ist es, zuerst das untere Seitenzahnpaar aufzustellen und den jeweils oberen Antagonisten danach auszurichten. Es ist darauf zu achten, die Seitenzähne in der Regelverzahnung nach der Antagonistenregel zu stellen, wobei die Höckerspitzen immer in den Approximalfurchen der Antagonisten liegen.

Der **obere Antagonist** kann, wenn die unteren Zähne aufgestellt sind, in seiner richtigen Interkuspidationsposition auf dieser Zahnreihe mit etwas Wachs fixiert werden, und wird durch Schließen des Artikulators in den oberen, erweichten Wachswall gedrückt. Die oberen und unteren Stampfhöcker greifen jeweils in ihre antagonistischen Kontaktbereiche. Durch Seitwärts- und Vorschubbewegungen wird der korrekte Gleitkontakt überprüft.

Die **oberen Prämolaren** stehen senkrecht und berühren mit ihren lingualen Höckern die Antagonisten in den Approximalfurchen. Die Kontrolle der richtigen Position ist auch von oral durchzuführen. Die palatinalen Höcker erscheinen länger als die bukkalen und bilden die transversale Kompensationskurve. Die Prämolaren haben bukkal nur einen geringen Überbiss und gleiten störungsfrei im Antagonistenkontakt aneinander vorbei, ohne dass die Gleitkontakte der Frontzähne verlorengehen.

Der **erste obere Molar** wird in die korrekte Interkuspidationsposition gebracht, indem der mesiolinguale Stampfhöcker in der zentralen Grube seines Antagonisten ruht. Sein distolingualer Stampfhöcker liegt in der Approximalfurche zwischen unterem Sechser und Siebener. Die mesiobukkale Facette bildet mit der Labialkontur des Eckzahns die Prämolarentangente, an der die Prämolaren liegen.

Der **zweite Molar** wird in seine korrekte Interkuspidationsposition eingefügt. Schwierigkeiten kann es bereiten, den Siebener innerhalb des ellipsoiden Zahnbogens zu halten. Wenn auf einen bukkalen Überbiss verzichtet wird und eher Kopfbissstellung gewählt wird, so kann die richtige Stellung innerhalb des Zahnbogens erreicht werden. Die Kompensationskurven werden durch die Stellung der unteren Zähne bestimmt; wenn ein vollständiger Antagonistenkontakt hergestellt wurde, ist die transversale Kompensationskurve an den oberen Zähnen ebenfalls eindeutig erkennbar.

Die **Zentralfissuren** der oberen Seitenzähne bilden wie in der unteren Zahnreihe eine annähernd gerade Linie, die über der Kieferkammmitte liegt.

In **Abweichung** von der Zahn-zu-Zahn-Aufstellung, kann auch die untere Zahnreihe fertig aufgestellt und dann der obere Sechser in seine Position gesetzt werden, um danach die Prämolaren in die Lücke zu bringen. Hierbei entsteht eine Lücke zwischen Dreier und Vierer, wenn die Okklusion bzw. die verschieden breiten Frontzähne es erfordern; wird eine Lücke im Unterkiefer nötig, muss die Aufstellung der unteren Seitenzahnreihe wiederholt werden.

Fehleranalyse

Zur **Kontrolle** der Zahnstellung werden Seitwärts- und Vorschubbewegungen durchgeführt, wobei die beschriebenen Gleitkontakte entstehen müssen, ohne dass der Schneidezahnführungsstift vom Führungsteller abhebt. Jede Antagonistenpaarung wird kontrolliert und korrigiert, bis der Gleitkontakt bei allen exzentrischen Bewegungen vorhanden ist; erst dann wird eine weitere Antagonistenpaarung aufgestellt. Kontrolliert und korrigiert werden die Approximalfurchen, die orale und vestibuläre Interkuspidation und die Krümmung der Kompensationskurven.

Fehlen Balancekontakte, kann die orale Interkuspidation fehlerhaft sein, oder die transversale Kompensationskurve muss verstärkt werden.

Fehlen Arbeitsseitenkontakte, kann die vestibuläre Interkuspidation fehlerhaft sein, oder beide Kompensationskurven sind zu stark ausgeprägt. Schon die erste Antagonistenpaarung (untere Prämolaren und oberer Vierer) kann auf diesen Fehler hinweisen. Wenn der bukkale Höcker des oberen Vierers in die Approximalfurche einleitet, soll er mit beiden Antagonisten Kontakt behalten. Wenn die sagittale Kurve zu stark ist, entsteht ein Spalt zum unteren Fünfer, der genau um die Spaltbreite anzuheben ist; so kann die sagittale Kompensationskurve korrigiert werden.

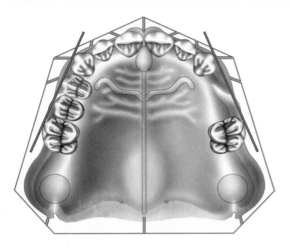

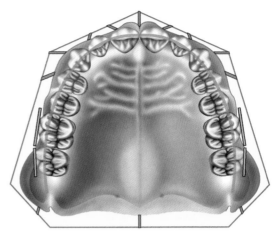

Abb. 958 Bei der Aufstellung der oberen Seitenzähne gelten zwei Grundsätze: Stellung auf Kieferkammmitte und die Einhaltung der Prämolarentangente: Die Vestibulärkanten von Sechser und Eckzahn werden von einer Geraden berührt, hinter der die Prämolaren stehen; es soll der Bukkalkorridor entstehen.

Abb. 959 Der obere Zahnbogen bildet eine halbe Ellipse. Dazu wird der zweite Molar distal in den Zahnbogen hineingedreht. Die Formung des ellipsoiden Zahnbogens wird nötig, damit im engen Tuben-Wangenbereich die Wange bei Kaufunktion nicht zwischen die Zahnreihen gezogen wird.

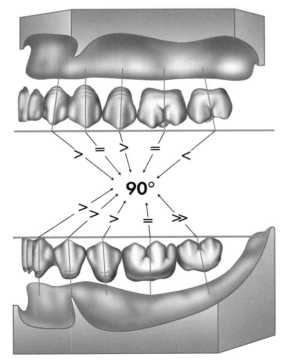

Abb. 960 Die Zahnachsen der unteren Seitenzähne sind so geneigt, dass die sagittale Kompensationskurve entsteht: Der Sechser steht senkrecht, der Siebener nach mesial gekippt; Vierer und Fünfer stehen mit leichter Distaltendenz zum Kieferkamm.

Abb. 961 Die Zahnachsenneigungen der oberen (und natürlich auch der unteren) Seitenzähne weichen bei der Aufstellung der totalen Prothese von den natürlichen Achsenneigungen ab, weil die sagittale Kompensationskurve auch stärker gekrümmt ist als die natürliche Okklusionskurve. Sechser und Siebener sind deutlich nach distal gekippt. Außerdem ragen durch die Kurvenform die Seitenzähne deutlich über die Kauebene (K) hinaus.

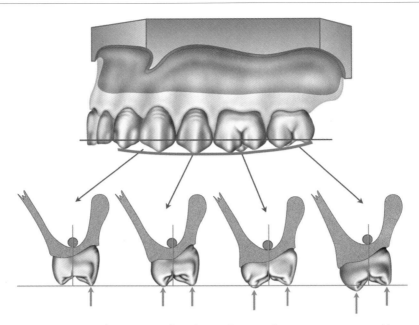

Abb. 962 - 963 Die Approximalneigungen der oberen Seitenzähne müssen so gewählt werden, dass die palatinalen Stampfhöcker Okklusionskontakt in den Zentralbereichen der unteren Zähne bekommen. Im einzelnen steht der Vierer so über der Kieferkammlinie, dass sein palatinaler Höcker kürzer ist als der bukkale; beim Fünfer stehen beide Höcker auf gleicher Höhe; der Stampfhöcker des Sechsers steht länger als der bukkale Scherhöcker, ein Verhältnis, das sich beim Siebener noch verstärkt. Von vestibulär betrachtet folgen die bukkalen Höcker der Kompensationskurve und überragen die Kauebene nach caudal.

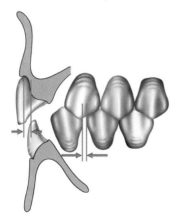

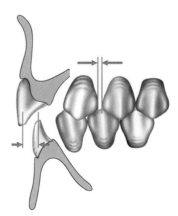

Abb. 964 Bei kleiner sagittaler Stufe, aber großer oberer Frontzahnbreite wird eine Lücke zwischen den unteren Eckzähnen und Vierern auf beiden Seiten nötig. Werden zuerst die Frontzähne aufgestellt, müssen die unteren Prämolaren und der obere Vierer in Antagonistenpaarung gestellt werden, um zu erkennen, wo und wie breit die Lücke gelassen werden muss.

Abb. 965 Sind die oberen Frontzähne schmal und die sagittale Stufe sehr weit, entsteht eine Lücke zwischen dem oberen Eckzahn und ersten Prämolaren. Diese Lücke wird häufig als Affenlücke bezeichnet. Es ist beim Aufstellen ohnehin ratsam, zwischen den Seitenzähnen jeweils einen geringfügigen Spalt zulassen, um die einzelnen Anatgonistenpaarungen in störungsfreie Interkuspidationsposition stellen zu können.

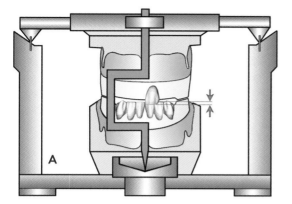

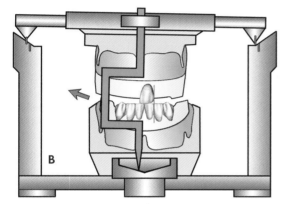

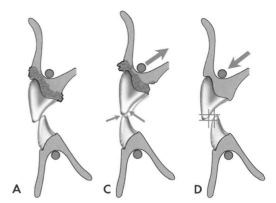

Abb. 966 - 970 Man konstruiert die sagittale Stufe bezogen auf einen definierten Bewegungsausschlag:
A) Nachdem die untere Front in beschriebener Weise ausgestellt wurde, plaziert man den oberen 1er im weichen Wachs in seiner Position exakt zur Mittellinie mit einem Überbiss (ca. 2mm).
B) Dann wird eine durch den Schneidezahnführungsteller geführte Seitwärtsbewegung durchgesetzt, bis die distalen Approximalkanten der oberen und unteren 1er in einer Flucht stehen. Dabei drückt sich der obere 1er nach vestibulär (C); er wird in dieser Seitwärtsstellung im weichen Wachs auf Kopfbissposition gedrückt.
D) Wird der Bewegungsausschlag zurückgenommen, steht der obere 1er in passender sagitaler Stufe.

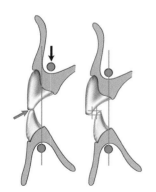

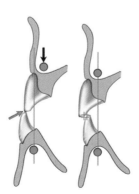

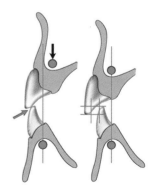

Abb. 971 - 973 Die Größe der sagittalen Stufe lässt sich innerhalb des oben genannten Bewegungsausschlags variieren, wenn die Berührungssituationen der abradierten Inzisalkanten verändert werden:
(A) Setzt man die die abradierten Schneidekanten exakt auf Kopfbisskontakt, entsteht ein mittleres Maß der sagittalen Stufe.
(B) Wird der obere 1er mit der vestibulären Kante der Abrasionsfacette auf die lingualen Kanten der abradierten Schneiden der unteren Antagonisten gesetzt, entsteht eine sehr kleine sagittale Stufe.
(C) Plaziert man den oberen 1er dagegen mit der lingualen Kante seiner Abrasionsfacette an die vestibulären Kanten der abradierten Schneiden der unteren Zähne, entsteht eine große sagittale Stufenweite.

Halt der totalen Prothese

Die hauptsächliche Problematik bei der Versorgung zahnloser Kiefer besteht darin, dem totalen Zahnersatz in der Ruhelage wie auch bei Funktion einen hinreichend sicheren Halt zu verleihen.

Vollprothesen werden ohne mechanische Verankerung dem Kiefer aufgelagert, wobei dann statische Verhältnisse und dynamische Vorgänge die Funktionstüchtigkeit beeinflussen.

Der Halt der totalen Prothese wird beeinflusst durch anatomische und physikalische Gegebenheiten, die berücksichtigt bzw. ausgenutzt werden können. Es muss eine hinreichende Haftung gegen abziehende Kräfte geboten werden.

Diese **abziehenden Kräfte** können Hebelkräfte aus der Kaufunktion, Zugkräfte durch klebrige Speise oder das Eigengewicht sein. Normalerweise kann die Prothesenhaftung am Kiefer ohne zusätzliche Hilfsmittel allein durch Saugwirkung, Adhäsions- und Kohäsionskräfte und die mechanischen Retentionen untersichgehender Kieferanteile zustande kommen.

Durch **exakte Funktionsabformung** können Prothesenränder und Prothesenkörper so passgenau angefertigt werden, dass die Prothese fest haftet. Die Qualität der Haftung kann daran gemessen werden, in welcher Weise die Prothesenunterlage, also das Kiefergewebe, geschont und wie wirksam die Prothese gegen abziehende Kräfte geschützt wird.

Folgende **physikalische Gegebenheiten** beeinflussen den Halt der totalen Prothese:

- Haftwirkung und Klebewirkung,
- Passgenauigkeit,
- stabiles Widerlager,
- mechanische Retentionen,
- Saugwirkung,
- Statik der Prothesenkonstruktion.

Haft- und Klebewirkung durch Adhäsions- und Kohäsionskräfte sind für den Halt der totalen Prothese ausschlaggebend. In dem Spalt zwischen der Schleimhaut und der Prothesenbasis befindet sich Speichel, der Adhäsionskräfte zum Prothesenkunststoff einerseits und zum Gewebe andererseits erzeugt. Diese Form der Haftung kann am Beispiel zweier Glasplatten deutlich gemacht werden.

Als **Adhäsion** bezeichnet man die Anziehungskräfte zwischen den Molekülen zweier Körper. Diese Kraft ist um so größer, je näher diese beiden Körper zusammengebracht werden. Meist kann dieser Spaltabstand zwischen den Körpern mit den leichtbeweg-

lichen Molekülen eines flüssigen Stoffes ausgefüllt werden, wodurch die Adhäsionswirkung über diese Moleküle erfolgt und, wie zwei angefeuchtete Glasplatten zeigen, enorme Kräfte erzeugen kann. Die Adhäsionskraft der Prothesenbasis ist demnach größer, wenn der Spaltraum sehr klein ist, d. h., die Passgenauigkeit der Prothese sehr groß ist.

Als **Kohäsion** wird die Anziehungskraft zwischen den Molekülen eines Stoffes bezeichnet. Die Kohäsionskraft oder Klebewirkung entsteht durch den Speichel selber. Diese Kohäsionskraft ist bei dem zähflüssigen Speichel relativ groß, kann aber durch geeignete Haftmittel noch erhöht werden (Haftpulver). Haft- und Klebewirkung wirken immer zusammen, nämlich die Adhäsionskraft zwischen Speichel und Prothese bzw. Gewebe und die Kohäsionskraft im Speichel.

Passgenauigkeit erhöht die Kapillarwirkung der beschriebenen Kräfte durch Adhäsion und Kohäsion. Je dichter die Prothesenbasis an die Schleimhaut angelagert ist, umso wirksamer ist die Kapillarwirkung und der Saugeffekt. Die gute Passgenauigkeit verhindert zudem auch ein dynamisches Fehlverhalten der Prothese bei Funktion, d. h., eine sehr passgenaue Prothese würde bei Kaufunktion oder beim Sprechen auf der Schleimhautunterlage nicht so stark hin- und herrutschen wie eine nicht passende Prothese, die Scheuerstellen erzeugt.

Stabiles Widerlager durch ein relativ festes Prothesenlager ist für den sicheren Halt der totalen Prothese nötig. Ein knöcherner Kieferkamm mit wenig resilienter Schleimhautbedeckung ist als Prothesenauflage am besten geeignet. Auf einer verschieblichen Unterlage (Schlotterkamm) aus derbem Bindegewebe wird eine Prothese verschoben und abgehebelt. Den Kieferbewegungen gegenläufige Prothesenbewegungen erzeugen Zonen gegenläufiger Druckbelastung, die zu erheblichen Druckstellen führen.

Mechanische Retentionen sind untersichgehende Kieferkammanteile an den Kiefern, in die die Prothesenbasen extendiert werden müssen. Im Oberkiefer sind es die unterschnittigen Anteile der Tubera links und rechts, zwischen Tuber und frontalem Kieferkamm und manchmal der gesamte Vestibulärbereich. Im Unterkiefer sind es die frontalen Kieferkammanteile sowie die retromolaren Flügel. Diese morphologischen Besonderheiten der Kiefer werden als Extensionsmöglichkeiten beschrieben.

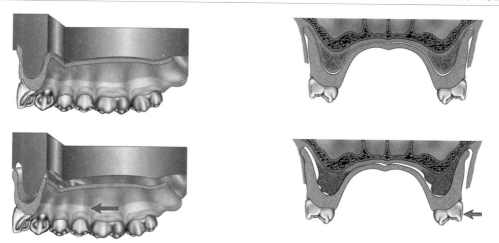

Abb. 974 - 977 Die horizontale Lagestabilität ist abhängig vom geweblichen Untergrund. Bei sogenannten Schlotterkämmen (A), wo die Kieferkämme nur aus derbem Bindegewebe bestehen, lassen sich die Prothesen bei sehr starker Schleimhautwalkung transversal und sagittal verschieben. Voraussetzung für den guten Prothesenhalt sind hohe, gut erhaltene Kieferkämme; denn auch wenn die knöcherne Unterlage mit gleichmäßiger Schleimhautbedeckung nicht hoch und ohne mechanische Retentionen ausgeformt ist, lässt sich die Prothese verschieben (B)! Prothesenbewegungen und Schleimhautwalkungen forcieren den Knochenabbau.

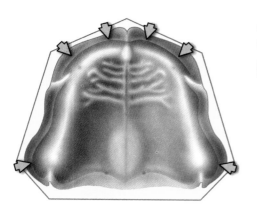

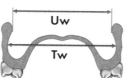

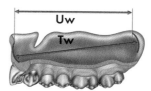

Abb. 978 - 980 Die mechanischen Retentionen gut erhaltener Kieferkämme findet man im Oberkiefer in den untersichgehenden frontalen Vestibulärbereichen und in den Tubenwangenbereichen. Als mechanische Retentionen wirken die genannten Bereiche immer nur im Zusammenhang, wenn die Umschlagfaltenweite (Uw) geringer ist als die Tubenweite (Tw), die frontalen Bereiche sind also erst wirksam, wenn auch die dorsalen Retentionen vorhanden sind.

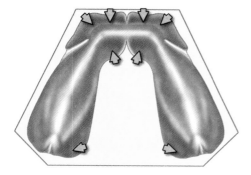

Abb. 981 Im Unterkiefer sind gut erhaltene Kieferkämme im frontalen Vestibulärbereich untersichgehend und bieten mechanische Retentionen. Wird die Prothesenbasis in die Sublingualbereiche ausgeweitet, kann die Auflagekraft der Zunge als mechanische Retention dienen. Die Paralingualbereiche sind immer untersichgehend und lassen sich bei entsprechender Abformung als mechanische Retention nutzen.

Saugwirkung

entsteht durch einen luftverdünnten Raum, der durch die Wirkung des normalen atmosphärischen Drucks verkleinert wird. An einem Saugnapf lässt sich die Wirkung verdeutlichen: Wird ein Gumminapf auf eine glatte Fläche gedrückt, so bieten seine Ränder einen dichten Randabschluss. Die Druckdifferenz entsteht, weil der beim Andrücken deformierte Gumminapf sich aufgrund seiner Elastizität aufrichten will und so zwischen Napf und glatter Fläche ein kleiner, luftverdünnter Spalt entsteht. Der atmosphärische Luftdruck presst die Ränder des Gumminapfes an die glatte Fläche. Wird an dem Napf senkrecht zur Fläche gezogen, wird der luftverdünnte Raum und damit die Druckdifferenz größer und die Haftung steigt an.

Der **Funktionsrand** wirkt bei der Prothese wie die Ränder des Saugnapfes, er erzeugt einen allseitig geschlossenen Raum. Um bei einer Prothese diese Saugwirkung zu erzielen, benötigt man diesen allseitig geschlossenen Raum, der durch abziehende Kräfte vergrößert werden kann, und der luftverdünnte Raum entsteht. Durch die abziehende Kraft wird der atmosphärische Luftdruck wirksam, der die ursprüngliche Raumgröße wiederherstellen will. Wird die Prothese senkrecht abgezogen, vergrößert sich der Spalt zwischen Kiefer und Prothesenbasis. In der wenigen Luft, die sich im Speichel innerhalb dieses Spaltraums befindet, entsteht eine Druckdifferenz zum höheren Außendruck und Saugwirkung tritt auf. Bei axialen, also senkrecht zur Saugfläche abziehenden Kräften, ist diese Saugkraft am größten, d. h., flache Kiefer sind keineswegs ungünstig, sondern gegen axial wirkende Kräfte besser zu versorgen.

Ventilrand bezeichnet einen besonders geformten Funktionsrand an einer totalen Prothesenbasis. Weil die Umschlagfalte in der Ruhelage ein enger Spalt ist, bei dem die Schleimhautpartien einander berühren, kann ein nach Funktionsabformung gestalteter, glatter und abgerundeter Prothesenrand im Übergangsbereich von festliegender zur beweglichen Schleimhaut die nach vestibulär ziehende Schleimhaut etwas verdrängen. Die Schleimhaut wird geringfügig gespannt und verbleibt bei Prothesenbewegungen am Prothesenrand. Der Prothesenrand bildet im gesamten Verlauf den Ventilrand, wobei man zwischen Außenventil und Innenventil unterscheidet.

Als **Innenventil** gilt der Bereich der unbeweglichen Schleimhaut von der Tiefe der Umschlagfalte zum Kieferkamm.

Das **Außenventil** entsteht, wenn durch den breiten Prothesenrand die Schleimhaut aus der Ruhelage nach vestibulär verdrängt und um den Funktionsrand gespannt wird. Die Prothesenränder dürfen dabei nur so breit sein, dass durch den Platzbedarf bei Belastung keine Druckstellen entstehen.

Die **Wirkung des Ventilrands** ist um so besser, je genauer und großflächiger der Ventilrand - vor allem das Außenventil - nach der Funktionsabformung gestaltet wird. Durch entsprechende Gestaltung der Prothesenaußenfläche lässt sich die Außenventilfläche vergrößern, wodurch sich der Weg für die den Druck ausgleichende Luft verlängert. Das Innenventil kann wirksam hergestellt werden, wenn die Schleimhaut in diesem Umschlagfaltenbereich ebenfalls aus der Ruhelage zur knöchernen Unterlage hin verdrängt wird und dadurch unter Spannung steht.

AH-Linien-Radierungen am dorsalen Plattenrand der oberen Prothese stellt die Ergänzung des Ventilrandes dar. Die AH-Linie wird einradiert, damit sich der Plattenrand in die Schleimhaut presst. Die Radierung kann verschiedenartig gestaltet werden. Am günstigsten zur Vorbeugung gegen einen Brechreiz beim Patienten ist es, die Kontur der Radierung der knöchernen Unterlage anzupassen, d. h., sie sollte flach, nach dorsal ansteigend, in den Übergang vom harten zum weichen Gaumen versenkt werden. Die Radierung sollte etwa 2 bis 3 mm breit und etwa 1 bis 1,5 mm tief sein. Die Kunststoffplatte kann sanft auslaufen, damit ein glatter, dorsaler Übergang von der Prothese zur Schleimhaut entsteht.

Die AH-Linien-Radierung sollte außer der Ventilrandwirkung auch die durch die Kunststoffschrumpfung erzeugte Passungenauigkeit des dorsalen Plattenrandes ausgleichen. Auch wenn bei den Nachpressgeräten für die Kunststoffpolymerisation die Schrumpfung zum größten Teil ausgeglichen wird und damit die Passgenauigkeit erhöht werden kann, ist eine AH-Linien-Radierung immer noch als Ventilrandergänzung zu empfehlen.

Zusätzliche Radierungen auf der Gaumenfläche können die Haftwirkung der oberen Prothesenbasis erhöhen. Durch das Einradieren zusätzlicher Wülste oder Leisten wird die gesamte Haftfläche in mehrere für sich wirkende Schotten eingeteilt. Dazu können verschiedene Profilformen gewählt werden. Radierungen sollten so gesetzt werden, dass die knöcherne Unterlage nicht geschädigt wird.

Abb. 982 - 983 Die Saugwirkung einer totalen Prothese entsteht wie bei einem normalen Gummisauger durch die Vergrößerung des Spaltraumes zwischen der Prothese und Gewebe, wenn die Prothese von der Unterlage abgezogen wird. Während beim Gummisauger an der glatten Fläche eine Vorspannung durch die Elastizitat des angepressten Gummis für die Haftung sorgt, wird bei einer Prothese die Saugkraft erst eintreten, wenn äußere Zugkräfte den Spaltraum vergrößern. Der Prothesenrand in der Umschlagfalte muss dazu wie beim Gummisauger einen luftdichten Abschluss bieten. Es wird also nötig, die Funktionsränder als sogenannte Ventilränder zu formen.

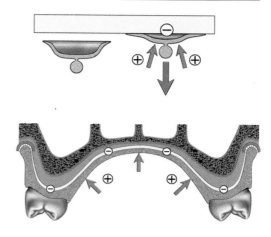

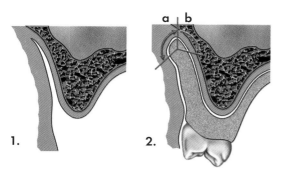

1.   2.

Abb. 984 - 985 In der Ruhelage ist die Umschlagfalte ein enger Spalt, bei dem die Schleimhautpartien einander berühren (1.). Der Funktionsrand der Prothese (2.) muss in seinem gesamten Verlauf als Ventilrand geformt werden. Man definiert dabei das Außenventil und das Innenventil. Das Außenventil (a) entsteht, wenn die Schleimhaut aus der Ruhelage vom breiten Prothesenrand nach vestibulär verdrängt und um den Funktionsrand gespannt wird. Das Innenventil (b) ist der Bereich der unbeweglichen Schleimhaut von der Tiefe der Umschlagfalte bis zum Kieferkamm.

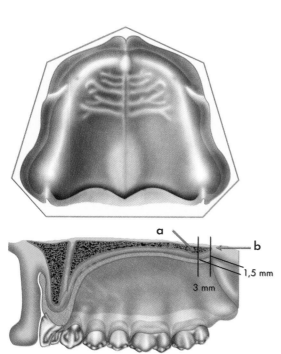

Abb. 986 - 987 Der dorsale Rand der oberen Totalprothese wird zur Vervollständigung eines umlaufenden Ventilrandes radiert. Wie im vestibulären Randbereich muss die Schleimhaut aus ihrer Ruhelage verdrängt werden. Dazu wird eine kontinuierlich nach dorsal abfallende 3 mm breite und 1,5 mm tiefe Rille unmittelbar am Übergang zum weichen Gaumen radiert. Der Verlauf der AH-Linie wird im Funktionsabdruck sichtbar, wenn während der Abformung durch Schlucken oder den Nasenblaseffekt oder durch das Sprechen des Vokals „A" das Gaumensegel bewegt wird. Dabei wird auch die Lage des hinteren Nasendorns sichtbar, der unbedingt berücksichtigt werden sollte, weil dort die Gaumennaht verstärkt ist (a). Diese sogenannte AH-Linien-Radierung muss exakt dem Verlauf des dorsalen Knochenrandes folgen, um Druckstellen zu vermeiden. Bemerkenswert ist, dass der dorsale Knochenrand nach kranial abgeschrägt ist und scharfkantig endet (b), was der AH-Linien-Radierung entgegenkommt.

Extensionsmöglichkeiten

sind die Gestaltungsprinzipien, um Prothesenbasen in Schleimhautbereiche zu erweitern, damit sowohl Kaukräfte nach dem Schneeschuhprinzip verteilt, als auch zusätzlicher Halt für die Prothesenbasis geschaffen werden.

Im **Oberkiefer** ist es obligatorisch, den gesamten Mundvorhof mit der Prothesenbasis zu umfassen, bis in die Tubenwangenräume hinein. Damit ist auch das Tuber maxillae umfasst, das bei Zahnverlust nicht von der Atrophie betroffen ist und als hervorragende Abstützung dienen kann.

In einzelnen Fällen können im Seitenzahnbereich die Prothesenkörper nach bukkal in den Wangenbereich ausgedehnt werden, damit die Wangenschleimhaut einen zusätzlichen Halt für die Prothese erzeugt.

Die **Gestaltung der Prothesenaußenseite** zur Sicherung des Prothesenhalts sieht der neben der sparsamen, glatten Nachbildung der Alveolenhügel eine umlaufende Einkehlung unmittelbar oberhalb des Ventil- bzw. Funktionsrandes vor. Hier können sich bei Berücksichtigung der Reduktionsnotwendigkeiten die Wangen- und Lippenschleimhäute mit ihren Muskelpaketen einlagern und die Prothese stützen.

Muskelgriffig wird die Außenfläche des Prothesenkörpers im Frontalbereich gestaltet, indem sogenannte Lippenschilder für den Mundringmuskel ausgearbeitet werden; im Seitenzahnbereich sind Bukkinatorauflagen zu schaffen und die Muskelzüge an den Wangenbändern nachzuziehen. Die Reduktionsnotwendigkeiten werden beachtet.

Im **Unterkiefer** wird das **Molarendreieck** bzw. Unterkieferhöckerchen (Tuberculum alveolare mandibulae) beidseitig zur Abstützung der Prothese und Vergrößerung der Basis umfasst. Diese dorsalen Kieferkammbereiche können durch eine gut ausgeprägte Rachenbläserfalte geringfügig eingeschränkt werden, die beim Öffnen des Mundes gespannt wird und die Prothese abhebelt; dementsprechend muss die dorsale Randbegrenzung ausgespart werden.

Sublingualtaschen (der vordere Unterzungenraum) können mit der sogenannten Sublingualrolle belegt werden. Hierbei handelt es sich um eine horizontale Verlängerung des Prothesenrandes unter die Zunge bis in den Bereich der Prämolaren. Eine vertikale Verlängerung bewirkt das Gegenteil, lässt nämlich bei Zungenbewegungen die Prothese abheben. Eine horizontale Randverlängerung erhöht die Haftwirkung der Prothese ganz erheblich. Bei Funktionsabformung wird der vordere Unterzungenraum durch sogenannte Extensionsabformung ohne Behinderung der Zungenbeweglichkeit abgeformt, bei Aussparung des Zungenbändchens.

Paralingualtaschen (Regio paralingualis; seitliche Unterzungenräume) befinden sich beidseitig lingualdorsal unterhalb des retromolaren Dreiecks. Meistens handelt es sich um untersichgehende Bereiche hinter der Kieferzungenbeinlinie, in die die retromolaren Flügel der Prothesenbasis einrasten und als mechanische Retention im Verein mit den untersichgehenden Kieferkammanteilen des Frontzahnbereichs den Halt der unteren Prothese sichern können. Größe und Form dieser retromolaren Region werden durch die Bewegung der Zungenwurzel eingeschränkt.

Bukkinatortaschen sind die seitlichen Wangenräume, in die eine Ausweitung des Prothesenrandes mit sogenannten Bukkinatorstützen erfolgen kann. Oberhalb des entsprechend der Schrägen Linie gekürzten Plattenrandes kann ähnlich der Sublingualrolle eine horizontale Ausweitung als Auflage für die Wangen geschaffen werden, durch die die Prothese auf den Kiefer gedrückt wird.

Muskeltonusgleichgewicht von Zunge und Wange kann den Halt der unteren Prothese unterstützen, wenn die Zähne so aufgestellt werden, dass durch den Muskeltonus von Zunge und Wange die Prothese nicht bewegt werden kann, bzw. dass der Patient sich nicht auf die Zunge oder in die Wange beißt. Da auch im Normalfall die Zähne aus statischen Erwägungen weiter oral stehen als vor dem Zahnverlust, wird der Zungenraum immer etwas eingeengt werden. Deshalb werden von den Herstellern künstliche Zähne geliefert, deren vestibulär-linguale Breite geringer ist als bei normalen Zähnen.

Hohllegungen der Papilla, der mittleren Gaumennahtfalte und des Torus können die Saugwirkung einer oberen totalen Prothese kurzfristig vergrößern. Es entsteht eine Art Saugkammer, die allerdings nach kurzer Tragdauer mit Schleimhaut zuwuchert. Werden Radierungen und Hohllegungen gleichzeitig angefertigt, werden die Folien zum Hohllegen über die Radierungslinien geführt.

Die **Haltekraft** der Prothese durch die Saugwirkung, Adhäsions- und Kohäsionskraft liegt bei guter Passgenauigkeit und funktionierenden Ventilrändern zwischen 70 und 100 Newton, die bei senkrechtem Abziehen erheblich höher liegen können.

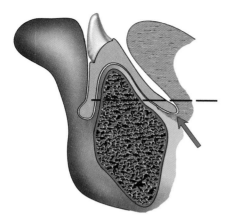 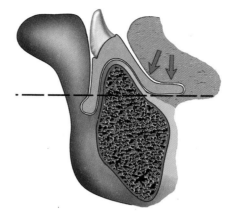

Abb. 988 Der Unterzungenraum kann durch einen verlängerten Prothesenrand ausgefüllt werden, damit die Zunge durch ihr Gewicht die untere Prothese stabilisieren kann. Es ist ungünstig, den Prothesenrand nach vertikal zu verlängern, weil so der Mundboden verdrängt und die Zungenbeweglichkeit beeinträchtigt wird.

Abb. 989 Die Ausdehnung des Prothesenrandes in der Horizontalen unter die Zunge behindert den Mundboden nicht und erfüllt daher die Funktion als zusätzliche Hafthilfe, weil das Zungengewicht die Prothese nach unten drücken kann. Ein dermaßen verlängerter Prothesenrand wird als Sublingualrolle bezeichnet.

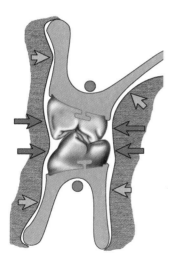 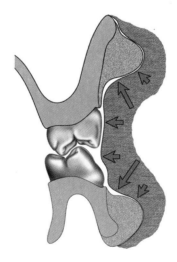

Abb. 990 Die Seitenzähne werden so gestellt, dass sie weder die Wangen noch die Zunge behindern. Sie stehen so über der Mitte des Kieferkamms und befinden sich im Tonusgleichgewicht von Wange und Zunge. Das Tonusgleichgewicht ist die Gleichgewichtslage zwischen der Ruhespannung der Gewebe von Zunge und Wange. Wenn sich die Seitenzähne im Tonusgleichgewicht befinden, kann sich der Patient weder in die Wange noch in die Zunge beißen.

Abb. 991 Im Seitenzahnbereich kann der Prothesenkörper in den Wangenraum ausgedehnt werden, damit sich die Wange auf diese Ausbuchtungen legen kann und die Prothese zusätzlich halten kann. Die sogenannte Bukkinatorstütze beginnt oberhalb der Umschlagfalte. Im Unterkiefer kann die Bukkinatorstütze über die schräge Linie nach vestibulär ausgeweitet werden. Eine entsprechende Abformung ist immer Grundlage für die Gestaltung dieser akzessorischen Hafthilfen.

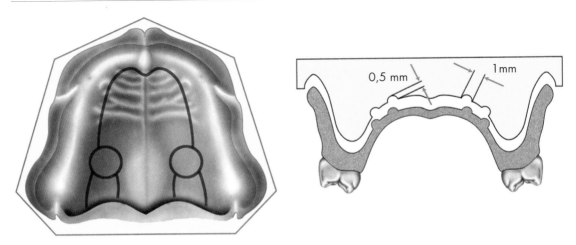

Abb. 992 - 993 Eine Verbesserung der Haftung einer oberen totalen Prothese kann durch die Anbringung einer Radierung erfolgen. Hierzu wird die Haftfläche in verschieden große Einzelflächen unterteilt und unabhängig voneinander haftende Schotten entstehen. Dringt Luft am Ventilrand unter die Prothese, so wird sie dennoch halten, weil die einzelnen Schotten noch hinreichenden Unterdruck haben können. Die Radierung, in diesem Fall die sogenannte Frankfurter Radierung, wird vorzugsweise in der Drüsen- und Fettpolsterzone angebracht. Vertikalbandradierung ist eine andere Radierungsmethode, bei der der gesamte Kieferkamm durch eine umlaufende Leiste gefasst wird. Die Leiste ist kantig und etwa 1,5 mm tief. Eine AH-Linien-Radierung ist ebenfalls vorgesehen. Diese Radierungsform wurde bei Schlotterkämmen angewendet und ist für den Normalkiefer nicht zu empfehlen.

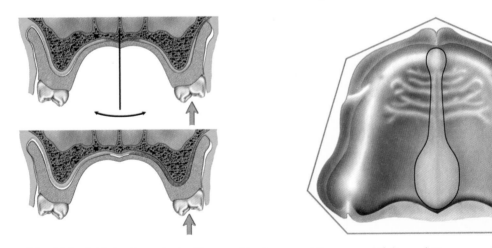

Abb. 994 - 996 Im Bereich der fibrösen Medianzone (Gaumennahtfalte und Gaumenwulst) kann es bei einseitiger Prothesenbelastung zu einer Schaukelbewegung um eben die mittlere Gaumennaht und zum Abheben des Prothesenrandes auf der unbelasteten Seite kommen. Daher kann es ratsam sein, diesen Bereich hohlzulegen, wodurch die Prothese gleichmäßig einsinkt und auch stärker belastet werden kann. Wenn die Prothesenbasis im Bereich der mittleren Gaumennaht hohl gelegt wird, kann ein zusätzlicher Saugeffekt entstehen, weil ein Unterdruckraum geschaffen wurde; dieser Effekt geht nach kurzer Zeit verloren, weil die Schleimhaut in den Hohlraum wuchert.

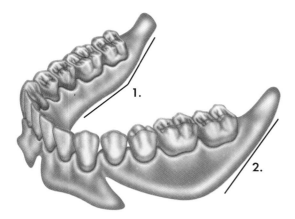

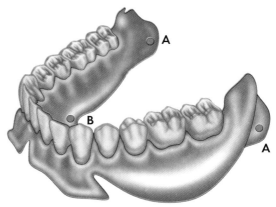

Abb. 997 Die normal geformte Unterkieferprothese unter Berücksichtigung der Reduktionsnotwendigkeiten (1. Kieferzungenbeinlinie, 2. schräge Linie) weist eine schmale Schleimhautauflage auf. Wird die Prothesenbasis in die Extensionsräume ausgeweitet, entstehen hervorragende mechanische Retentionen in untersichgehenden Kieferbereichen.

Abb. 998 Die paralingualen Bereiche (A) müssen individuell abgeformt werden und bieten Platz für die retromolaren Flügel an der Prothese. Die untersichgehenden Vestibulärbereiche der frontalen Kieferkämme bilden für die retromolaren Flügel brauchbare Widerlager. Die sublingualen Räume (B) lassen sich für die sogenannte Sublingualrolle nutzen.

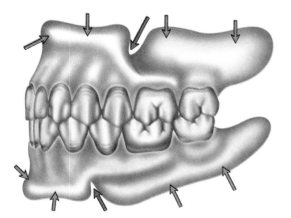

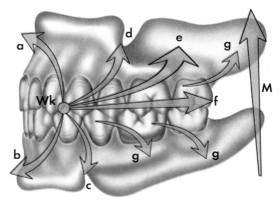

Abb. 999 Die Außenflächen der Prothesenkörper werden muskelgriffig gestaltet, d. h., es werden im Frontalbereich sogenannte Lippenschilder für den Mundringmuskel ausgearbeitet, im Seitenzahnbereich werden Bukkinatorauflagen geschaffen, und die Muskelzüge an den Wangenbändern werden nachgezogen. Die Reduktionsnotwendigkeiten sind zu beachten.

Abb. 1000 Der Verlauf der Muskelzüge vom Wangenmuskelknoten ausgehend (Wk) weist auf die Notwendigkeit der muskelgriffigen Gestaltung hin: Der Mundringmuskelzug (a + b) greift in die Lippenschilder. Mundwinkelheber und -senker (c + d) ziehen in Richtung der Wangenbändchen. Der große Jochbeinmuskel (e) zieht mit Anteilen des Bukkinators (g) zur Unterjochbeinleiste. Der Lachmuskel (f) verläuft ebenfalls mit Anteilen des Bukkinators (g) nach hinten und zur schrägen Linie. Der Masseter (M) überdeckt den Tubenwangenraum.

Arbeitsmethode nach Professor Gysi

Der Begriff der **Artikulationslehre** ist eng mit dem Namen Gysi verbunden, denn Professor Gysi stellte schon 1908 in einer Veröffentlichung das „Artikulationsproblem" dar. Dort und in folgenden Veröffentlichungen sowie während seiner Lehrtätigkeit untersuchte und belegte er als erster den funktionellen Zusammenhang zwischen Zahnform und Zahnstellung, Kiefergelenk und Unterkieferbewegung. Die Belege dazu lieferten Langzeituntersuchungen, experimentelle Forschungen und statistische Erhebungen; hierbei wurden die Prinzipien moderner zahnmedizinischer Forschung begründet. Aus seinen Untersuchungsergebnissen formulierte Professor Gysi eine umfassende und im eigentlichen Sinne vollständige Lehre, die in Anweisungen zur praktischen Herstellung von Zahnersatz umgesetzt wurde.

Der **Kauvorgang** erfolgt nach Gysi in einem Bewegungshabitus, der von der Konsistenz der Speise abhängig, individuell variabel ist, aber nach einem festen Prinzip erfolgt: Das Zerquetschen der Nahrung geschieht danach durch ein Zerreiben gegeneinander schiebender Okklusionsflächen. Dazu wird der Unterkiefer in eine leichte Seitwärtsposition gebracht, aus der heraus ein reibendes Eingleiten in den Schlussbiss erfolgt.

Vier-Phasen-Rundbiss ist nach Gysi der Bewegungsablauf zum Zerkauen der Nahrung:

- Die erste Phase ist das Öffnen des Mundes, um die Nahrung aufnehmen zu können.
- Die zweite Phase ist ein leichtes Seitwärtsgleiten des Unterkiefers zur Kauseite, um die Nahrung zu fassen
- Die dritte Phase zeigt das Schließen des Mundes in einen annähernden Höcker-Höcker-Kontakt, wobei die Nahrung gequetscht, aber nicht zerrieben wird.
- Die vierte Phase stellt das Eingleiten aus der seitlichen Position in den Schlussbiss dar, bei dem die Speise durch ständige Kaukraftzunahme zerkleinert wird.

Die einzelnen Phasen gehen fließend ineinander über. Interessant ist nur die vierte Phase, in der die Zähne der Kauseite bei vollem Zahnkontakt in die zentrische Okklusion gleiten und der Unterkiefer nicht nur durch die Gelenke, sondern auch durch die Okklusionsmuster der Zähne geführt wird. Beim Abbeißen wird diese Zahnführung noch deutlicher: Der Mund wird geöffnet und der Unterkiefer vorgeschoben, um die Nah-

rung zu fassen; wenn jetzt die Nahrung abgeschnitten werden soll, so gleiten die Schneidezähne unter Kontakt in die zentrische Okklusion. Zum Eingleiten in den Schlussbiss führen die Front- und Eckzähne den Unterkiefer in die richtige Position.

Führende Elemente der Unterkieferbewegung sind danach die Kiefergelenke und die Okklusionsmuster der Zähne. Die Okklusionsmuster aller Zähne lassen sich in einer gedachten Führungsfläche zusammengezogen vorstellen: zur Schneidezahnführungs(fläche).

Die **Unterkieferbewegungen** lassen sich an den Gelenkköpfen und an einem Fixpunkt an den Schneidezähnen nachvollziehen. Zunächst ist feststellbar, dass sich der Gelenkkopf auf einer festen Bahn sowohl nach vorn als auch zur Seite bewegt, nämlich auf der sagittalen und lateralen Kondylenbahn. Dabei bewegt sich der Fixpunkt an den unteren Schneidezähnen auf den Palatinalflächen der oberen Schneidezähne innerhalb der sogenannten sagittalen und lateralen Symphysenbahn. (Hier gelten Symphysenpunkt und unterer Inzisalpunkt als Synonyme für den vorderen Bonwilldreieckspunkt.)

Sagittale und laterale Symphysenbahn sowie Kondylenbahn beschreibt Gysi als eine funktionelle Einheit mit den Höckerneigungen der Seitenzähne und den Neigungen und Stellungen der Zähne innerhalb der Okklusionskurven. Hierbei wurden diese Kurven noch als Speekurven bezeichnet, obgleich schon der Hinweis erfolgte, dass die Idealform der Speekurve nach der Beschreibung Spees ein anatomischer Sonderfall sein müsse.

Folgerungen aus diesen Zusammenhängen sind zwingend: Wenn der Kauvorgang nach festen, immer wiederkehrenden Bewegungen abläuft und der Unterkiefer dabei durch die Kiefergelenke und die Zahnformen und -stellungen geführt wird, dann müssen zur Herstellung des funktionstüchtigen Zahnersatzes

1. die Unterkieferbewegung nachgeahmt werden,
2. die Zahnformen anatomisch exakt nachgebildet werden,
3. die Zahnstellung auf die Unterkieferbewegung bezogen vorgenommen werden.

Ganz einfach gesagt: Professor Gysi bewies, dass der Erfolg des Zahnersatzes durch die exakte Nachbildung bestimmter Teile des funktionierenden Kausystems gesichert wird.

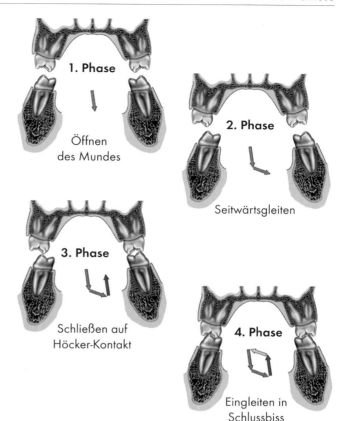

Abb. 1001 - 1004 Der Bewegungsablauf des Kauvorgangs wird von Gysi als Vier-Phasen-Rundbiss bezeichnet. Dieser Bewegungsablauf folgt zwar einem festen Prinzip, ist aber von der Konsistenz der Speise abhängig und daher variabel. Es werden vier Phasen benannt:
1. Phase: Öffnen des Mundes,
2. Phase: Seitwärtsgleiten des UK,
3. Phase: Schließen auf Höcker-Kontakt,
4. Phase: Eingleiten in den Schlussbiss.
Die Phasen gehen harmonisch ineinander über. Interessant ist die vierte Phase des Eingleitens in den Schlussbiss unter Kaukraft, bei der für die totale Prothese von Gysi das Artikulationsgleichgewicht gefordert wird.

1. Phase

Öffnen
des Mundes

2. Phase

Seitwärtsgleiten

3. Phase

Schließen auf
Höcker-Kontakt

4. Phase

Eingleiten in
Schlussbiss

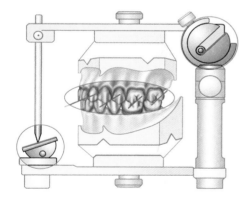

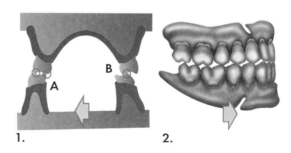

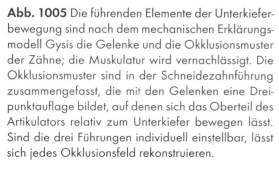

Abb. 1005 Die führenden Elemente der Unterkieferbewegung sind nach dem mechanischen Erklärungsmodell Gysis die Gelenke und die Okklusionsmuster der Zähne; die Muskulatur wird vernachlässigt. Die Okklusionsmuster sind in der Schneidezahnführung zusammengefasst, die mit den Gelenken eine Dreipunktauflage bildet, auf denen sich das Oberteil des Artikulators relativ zum Unterkiefer bewegen lässt. Sind die drei Führungen individuell einstellbar, lässt sich jedes Okklusionsfeld rekonstruieren.

Abb. 1006 - 1007 Der Begriff des Artikulationsgleichgewichts in der vierten Phase des Gysischen Rundbisses definiert die Arbeitsseite (A) und die Balanceseite (B). Die Arbeitsseite ist die Seite, in die der Unterkiefer geschoben wird, während auf der Balanceseite Zahnkontakte bestehen, die ein Abhebeln der unbelasteten Zahnreihenanteile verhindern sollen (1). Beim Abbeißen müssen Gleitkontakte der Seitenzähne in der Vorschubposition ein Abkippen der Prothese unterbinden (2).

Gelenkgeräte nach Professor Gysi

Professor Gysi entwickelte Gelenkgeräte zur prinzipiellen Nachahmung der Unterkieferbewegungen und Geräte, die schon stark angenäherte individuelle Bewegungsnachahmung ermöglichten.

Der **Simplex-Artikulator** ist der bekannteste Mittelwertartikulator, mit dem sich die prinzipiellen Unterkieferbewegungen durchführen lassen auf Gelenkbahnen, deren sagittale Neigung zur Kauebene etwa 33° beträgt und einen Bennettwinkel von etwa 15 bis 17° aufweist. Die Modelle ließen sich gelenkbezogen in den Mittelwertartikulator einsetzen. Entscheidend war die Möglichkeit, den Schneidezahnführungsteller zwischen 0 und 55° variabel zu neigen, um auch asymmetrische Gelenkbahnneigungen von Patienten versorgen zu können.

Der **Vollwertartikulator Trubyte** ermöglichte die Einstellung der sagittalen Gelenkbahnneigung nach individuellen Werten zwischen 0 und 55°, sowie die individuelle Wahl des Bennettwinkels von 0 bis 20°. Diese individuellen Gelenkwerte mussten gemessen werden, was mit einem speziell entwickelten Gesichtsbogen sowie besonderen Registrierplatten durchzuführen war.

Die **Zahnformen,** die Gysi als weiteres entwickelte, waren dem anatomischen Vorbild nachempfunden und wiesen Höckerflächen mit einer Neigung auf, die der Gelenkbahnneigung angepasst war. Die Anatoformzähne hatten eine sagittale Neigung von 32° und nach bukkal und lingual eine Neigung zwischen 10 und 20°, während die Mühlsteinzähne nach Gysi eine sagittale Neigung von 20° und eine laterale Neigung von 3° aufwiesen.

Die **Zahnstellung** beschrieb Gysi in Bezug auf die Unterkieferbewegung mit dem Begriff des Artikulationsgleichgewichts, indem er die Zahnreihen während des Kauens in Arbeitsseite und Balanceseite einteilte.

Als **Arbeitsseite** gilt beim Kauen die belastete Seite, während er die Leerlaufseite als Balanceseite bezeichnete, weil die Zahnkontakte auf dieser Seite beim Kauen während der vierten Phase die Prothese vor dem Abhebeln bzw. Abkippen bewahren sollen.

Bei **Vorschubbewegungen** soll der Zahnkontakt im Frontzahnbereich durch Balancekontakte an den letzten Molaren ausgeglichen werden. Die Zahnreihen müssen dazu sowohl eine sagittale als auch eine transversale Okklusionskurve aufweisen, mit denen das Christensensche Phänomen kompensiert wird, so dass diese von Gysi als Kompensationskurven bezeichne-

ten Zahnbogenformen auch bei der Aufstellung der Zähne nachzubilden waren.

Es wurde ein **Dreipunktkontakt** bei Seitwärts- und Vorschubbewegungen angestrebt, der über die gesamte Zahnreihe verteilt jeweils einen Kontakt im Seitenzahnbereich jeder Seite und einen Kontakt im Frontzahnbereich aufwies.

Die **statischen Bedingungen** am Prothesenkörper in Beziehung zu den geschrumpften Kieferkämmen waren bei der Aufstellung von Zähnen zu berücksichtigen. Gysi fordert in dem **Kammliniengesetz**, die künstlichen Zähne statisch sicher über der Mitte der Kieferkämme aufzustellen, um Hebelwirkungen durch den Prothesenkörper zu unterbinden.

Kreuzbissaufstellung im Seitenzahnbereich wird nötig, wenn die Verbindungslinien der Kieferkammmitten zur Kauebene einen Winkel unter 80° einnehmen. Diese Verbindungslinie wird **Interalveolarlinie** und der Winkel **Kammstellungswinkel** genannt. Abschließend gab Professor Gysi eine Arbeitsanleitung zur Herstellung totaler Prothesen. Zunächst wird die Funktionsabformung mit individuellen Löffeln gefordert, und dann eine exakte Bissnahme.

Die **extraorale Bissregistrierung** wurde von Gysi beschrieben und empfohlen. Dazu wurden auf den Bissschablonen Bisswälle aus Stentsmasse (thermoplastisches Abformmaterial) über der Kieferkammmitte geformt und auf exakte Bisshöhe gesetzt, so dass sie sich in der Kauebene berühren. Danach wurde am unteren Bisswall eine Registrierplatte und am oberen Bisswall der Registrierstift angebracht.

Registrierplatte und Registrierstift ragten aus dem Mund und ermöglichten die Kontrolle der Unterkieferbewegungen, bei der der sogenannte Pfeilwinkel (Gotischer Bogen) in das Registrierwachs gezeichnet wurde. Die Spitze des Pfeilwinkels gab die Lage der zentrischen Okklusion an. In dieser Position wurden die Bissschablonen fixiert.

Als **Stellungshinweise** für die Zähne wurde gefordert, die Bisswälle der natürlichen Lippenfülle entsprechend aufzupolstern, um danach die Gesichtsmitte auf die Bisswälle zu zeichnen, ebenso die Lippenschlusslinie, die Eckzahnpunkte und die Lachlinie der Oberlippe, damit die Zahnlänge und Zahnbreite festgelegt ist. Diese Anzeichnungen sollten auf die Modelle übertragen und durch die Anzeichnung der Sagittalneigung des hinteren Unterkieferkamms ergänzt werden.

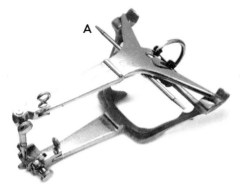

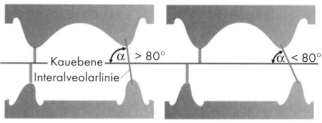

Abb. 1009 Die unterschiedliche Schrumpfung der Kieferkämme kann die Zahnaufstellung der Seitenzähne zum Problem machen. Wenn nämlich die Zähne nach dem Kammliniengesetz auf der Kammlinie aufgestellt werden müssen, so können Störungen der normalen Interkuspidation auftreten. Nach Gysi wird bei der Neigung der Interalveolarlinie zur Kauebene über 80° ein Normalbiss und bei Neigungen unter 80° ein Kreuzbiss aufzustellen sein.

Abb. 1008 Der Simplex-Artikulator ist ein Mittelwertartikulator, bei dem die Bennett-Bewegung durch nach dorsal versetzte Gelenke erzeugt wird; als Scharnierachsmarkierung dient die vor den Gelenkflächen am Oberteil befindliche Querstange (A).

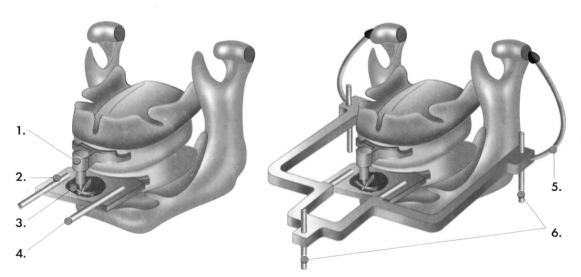

Abb. 1010 Die extraorale Bissregistrierung stellt den Versuch dar, mit geeigneten Registrierbestecken die zentrische Okklusion wiederzufinden und des weiteren mit einem Gesichtsbogen sowohl die Modelle gelenkbezogen in den Artikulator zu bringen als auch die Gelenkbahnen zu vermessen. Der Registrierstift (1) wird am oberen Bisswall und die Registrierplatte (2) am unteren Bisswall angebracht; das Registrierwachs (3) zur Einzeichnung der Unterkieferbewegung befindet sich an der unteren Registrierplatte mit den Steckstiften (4) für den Gesichtsbogen.

Abb. 1011 Der Gesichtsbogen wird auf die Steckstifte gesetzt und die biegsamen Gelenkzeiger (5) werden auf die Kondylenpunkte des Patienten ausgerichtet. Am Gesichtsbogen sind Justierstifte (6) angebracht, die in der Höhe verstellbar sind, um beim Eingipsen in den Artikulator die Schablonen in die korrekte Höhe zu bringen.

Gelenkbahnvermessung

Ein **Gesichtsbogen** konnte an der Registrierplatte der Unterkiefer-Schablone aufgesteckt werden, um die Modelle gelenkbezogen in den Artikulator zu bringen. Die biegsamen Enden des Gesichtsbogens wurden auf die Kondylenpunkte des Patienten ausgerichtet und stellten die räumliche Beziehung zwischen den Kondylen und der Kauebene her. Der Gesichtsbogen ließ sich mit der Registrierplatte, der Schablone und dem Unterkiefermodell so in den Artikulator justieren, dass die biegsamen Enden auf die Gerätekondylen zeigten und der untere Inzisalpunkt der Schablone mit dem des Geräts übereinstimmte.

Die **Gesichtsbogentechnik** ließ eine individuelle Gelenkbahnvermessung und Bissregistrierung zu, wenn nämlich beim Aufzeichnen des Pfeilwinkels mit den biegsamen Enden des Gesichtsbogens der sagittale Verlauf der Gelenkbahnen aufgezeichnet wurde. Dazu wurden zwei Registrierplatten seitlich am Kopf des Patienten angebracht, auf denen Graphitstifte der biegsamen Enden am Gesichtsbogen den sagittalen Verlauf der Gelenkbahn einzeichneten. Die Neigung der Gelenkbahn zur Kauebene ließ sich dann mit einem einfachen Winkelmesser bestimmen.

Die **Artikulationslehre** von Professor Gysi lässt neben dem historischen Rückblick interessante Aufschlüsse zu, weil hier die Vollständigkeit, die Konsequenz und der Wert dieser Lehrmeinung deutlich wird. Die Lehrmeinung hat nach Phasen der Anfeindung und Diffamierung ihre Bedeutung behauptet. Die derzeit gängigen Methoden zur Herstellung totaler Prothesen stellen sowohl in ihren kompendiarischen Aufstellregeln als auch in ihren Begründungskonstrukten entweder eine Verfeinerung der Gysischen Anschauungen dar oder eine einseitige Vertiefung bestimmter Arbeitsweisen dieser Lehre.

Die **Kritiken** an der Gysischen Artikulationslehre entstanden daraus, dass bestimmte anatomische Gegebenheiten auch andere Interpretationen zulassen. So hatte Gysi die Balancekontakte auch bei natürlichen Gebissen als Idealform angenommen und fehlende Kontakte als degenerative Gebissdeformation gedeutet, woraus Kritiker ableiteten, die Lehre sei falsch. Kritisiert wurden die hochhöckrigen Zähne, weil an ihnen die physiologisch-funktionellen Schlifflächen fehlten. Auch die Stellung der oberen Frontzähne und die fehlende sagittale Stufe wurden kritisiert, weil dadurch eine mangelhafte Ästhetik und Statik der oberen Prothese entstand.

Die **Aufstellhinweise** für die einzelnen Zähne sind sehr detailliert und lassen sich in der nebenstehenden Abbildungsreihe verfolgen. Professor Gysi hat genaue Anleitungen zur Herstellung von totalen Prothesen entwickelt, wobei die Aufstellregeln für den Zahntechniker interessant sind.

Die Aufstellregeln legen die Zahnstellung und auch die Reihenfolge des Aufstellens fest.

Die Aufstellung beginnt mit den oberen Frontzähnen, wozu aus dem Bisswall ein entsprechendes Wallsegment herausgeschnitten wird, der Rest des aufgepolsterten Bisswalls als Orientierung aber stehenbleibt.

1. Die **oberen Frontzähne** werden an die Okklusionslinie gestellt und stehen mit ihren Labialkonturen an der äußeren Kontur des Wachsbisswalls, der nach der Lippenfülle aufgepolstert wurde. Die vestibulär sichtbaren Achsenneigungen sind festgelegt.

2. Die **unteren Frontzähne** sollen ohne sagittale Stufe im Kontakt mit ihren Antagonisten stehen. Auch hier sind die approximal und vestibulär sichtbaren Achsenneigungen festgelegt.

3. Die **Approximalneigung** der oberen Frontzähne ist ebenfalls festgelegt, wobei Gysi die Labialkontur in ihrer Neigung benennt, und nicht die Zahnachse. Danach stehen die Labialkonturen der Eckzähne senkrecht und ihre Zahnachsen eindeutig nach vestibulär geneigt.

3. Der **erste Prämolar** des Oberkiefers berührt mit seinem bukkalen Höcker die Okklusionslinie, die durch eine Glasplatte simuliert wird. Eine kleine Lücke zwischen Dreier und Vierer ist möglich.

4. Der **zweite obere Prämolar** hat mit beiden Höckern Kontakt zur Okklusionslinie.

5. Der **obere Sechser** berührt die Okklusionslinie mit dem mesio-palatinalen Höcker.

6. Der **Siebener** steht entsprechend der Kompensationskurve ohne Kontakt zur Okklusionslinie .

7. Die **unteren Frontzähne** stehen auf der Kieferkammmitte mit den Schneidekanten auf gleicher Höhe. Die labiale Achsenneigung zeigt Mesialtendenz, die Approximalneigungen sind festgelegt. Dadurch wird der untere Zahnbogen entwickelt.

8. Der **untere Sechser** wird zuerst in seine korrekte Lage gesetzt.

9. Erst dann werden die restlichen Zähne aufgestellt.

Abb. 1012 - 1020 Professor Gysi hat genaue Anleitungen zur Herstellung von totalen Prothesen entwickelt, wobei die Aufstellregeln für den Zahntechniker interessant sind. Die Aufstellregeln legen die Zahnstellung und auch die Reihenfolge des Aufstellens fest.

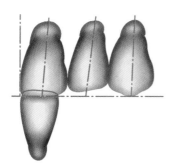
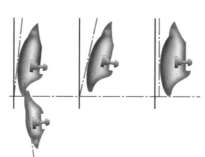
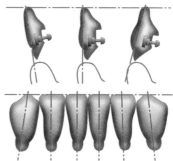

Abb. 1012 Die oberen Frontzähne werden an die Okklusionslinie gestellt und stehen mit der Labialkontur an der äußeren Kontur des Wachsbisswalls, der nach der Lippenfülle aufgepolstert wurde. Die Achsenneigungen sind festgelegt. Der untere Einser soll ohne sagittale Stufe im Kontakt mit seinem Antagonisten stehen.

Abb. 1013 Die Approximalneigung der oberen Frontzähne ist ebenfalls festgelegt, wobei Gysi die Labialkontur in ihrer Neigung benennt, und nicht die Zahnachse. Danach stehen die Eckzähne mit der Zahnachse eindeutig nach vestibulär geneigt!

Abb. 1014 Die unteren Frontzähne stehen auf Mitte Kieferkamm mit den Schneidekanten in einer geraden Linie. Die labiale Achsenneigung zeigt Mesialtendenz, die Approximalneigungen sind festgelegt. Dadurch wird der untere Zahnbogen entwickelt.

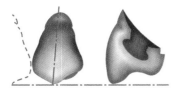
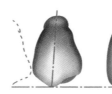
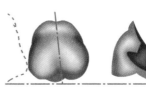

Abb. 1015 Der erste obere Prämolar berührt mit seinem bukkalen Höcker die Okklusionslinie. Eine kleine Lücke zwischen Dreier und Vierer ist möglich.

Abb. 1016 Der zweite obere Prämolar hat mit beiden Höckern Kontakt zur Okklusionslinie.

Abb. 1017 Der obere Sechser berührt die Okklusionslinie mit dem mesio-palatinalen Höcker.

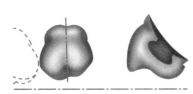
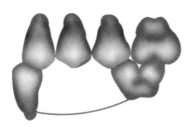
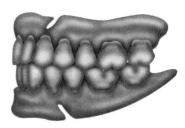

Abb. 1018 Der Siebener steht entsprechend der Speekurve ohne Kontakt zur Okklusionslinie.

Abb. 1019 Der untere Sechser wird zuerst in seine korrekte Lage gesetzt.

Abb. 1020 Erst dann werden die restlichen Zähne aufgestellt.

Arbeitsmethode nach Hiltebrandt

Die **Darstellungen** von Dr. Carl Wilhelm Hiltebrandt bieten eine in sich geschlossene Lehre mit einer Arbeitsanleitung zur Herstellung von totalen Prothesen. Hier dient das Form-Funktions-Gesetz, den Zusammenhang zwischen funktionellen Unterkieferbewegungen und der Form des Kausystems so zu interpretieren, um die Gysische Lehre zu relativieren. Nach dieser Anschauung bilden die Form und die Funktion eine harmonische Einheit, in der sich die Form den Funktionsstörungen anpassen kann.

Die Unterkieferbewegungen sind ausschließlich von der Muskulatur geführte Bewegungen, die nicht in festen Bahnen verlaufen. Die Kiefergelenke und die Okklusionsmuster der Zähne haben keine Bedeutung als führende Elemente der Bewegung.

Die **Gelenkbahnneigungen** haben die Aufgabe, die Zahnreihen bei Vorschub- und Seitwärtsbewegungen in dem Bereich zu trennen, in dem keine Kautätigkeit ausgeübt wird. Die Trennung in Arbeitsseite und Balanceseite besteht in einem gesunden, vollständigen Gebiss nicht. Nur der Eckzahn führt den Unterkiefer in die zentrische Okklusion und wird daher als das **vordere Kiefergelenk** bezeichnet.

Die **Okklusionskurven** werden als eine Folge des Gesetzes des kleinsten Kraftmaßes interpretiert, d. h., die „Treppenstellung" der Molaren dient der Stabilität des Alveolarknochens.

Unterkieferbewegungen werden als regulatorischen Kontrollbewegungen oder Quetsch-Reibe-Bewegung im Okklusionsfeld beschrieben.

Die **regulatorischen Kontrollbewegungen** sind leichte, seitliche Unterkieferbewegungen unter Zahnkontakt, mit denen geringe Unebenheiten der Höcker, die der Artikulation im Wege stehen, abgeschliffen und die Stellung der Zähne und der Zahnreihen im ständigen Gleichgewicht gehalten werden.

Die **Quetsch-Reibe-Bewegung** ist die eigentliche Kaubewegung, mit der die Nahrung zerkleinert wird. Sie wird von zentral nach palatinal ausgeführt und erfolgt nur einseitig. Nach Dr. Hiltebrandt ergibt sich daraus die Neigung der Zähne: im Oberkiefer nach vestibulär und im Unterkiefer nach lingual.

Die **physiologische Abrasion** entsteht durch die Quetsch-Reibe-Bewegung und die regulatorischen Kontrollbewegungen; dadurch schleifen die Zähne zu mulden- und kuppelförmigen Funktionsformen ab.

Das **Okklusionsfeld** ist der Funktionsbereich der Kaufläche, das sich durch Abrasion bildet und ausweitet. Im Okklusionsfeld finden die effektiven Kaubewegungen als Quetsch-Reibe-Bewegungen statt; es ist der Bereich des vollständigen Zahnkontakts. Alle Bewegungen außerhalb des Okklusionsfeldes werden mit Artikulation, alle Bewegungen innerhalb des Feldes als Okklusion bezeichnet.

Die **Molarenwurzeln** sind ausgerichtet, um die Kaukräfte axial aufnehmen und an den Kieferknochen weitergeben zu können. Der untere erste Molar steht innerhalb einer Linie, die als Achse durch die palatinale Wurzel des oberen Sechsers verläuft. Der obere Sechser steht senkrecht zur Kauebene.

Die **ideelle Achse** zwischen unteren und oberen ersten Molaren ist die physiologische Verbindungslinie, mit einem Winkel zur Kauebene von etwa 160°. Innerhalb dieser Achse liegt das Okklusionsfeld.

Das **statische Grundgesetz** besagt, der erste obere Molar steht auf Kieferkammmitte senkrecht zur Kauebene; der untere Molar steht mit seiner Längsachse entsprechend der physiologischen Verbindungslinie in einem Winkel zur Kauebene.

Folgerungen von Hiltebrandt:

- Kaubewegungen abradieren die Zähne zu flachen Funktionsformen; anatomisch geformte, hochhöckrige Seitenzähne sind ungünstig.
- Kompensationskurven sind nicht nötig, weil:
  - die Stabilität der Prothese durch statische Zahnformen gesichert wird;
  - Hackbiss die effektive Kaubewegung als Form funktioneller Anpassung bei Prothesenträgern ist.
- Kiefergelenke haben keine Führungsaufgaben; Vermessungen von Gelenkwerten und deren Übertragung auf Gelenkgeräte sind unnötig, daher:
  - Okklusion ist das Wesentliche, sie allein ist reproduzierbar;
  - Aufstellung der Zähne erfolgt im Okkludator mit stabilen Zahnstellungen ohne Stützkontakte auf der Gegenseite.
- Führung der effektiven Kaubewegungen erfolgt im Okklusionsfeld, daher werden physiologisch geformten Kuppel-Mulden-Zähne verwendet.
- Obere Frontzähne stehen aus ästhetischen Gründen vor dem Kieferkamm mit Inzisalspalt zu den unteren Frontzähnen für effektive Kaubewegungen.
- Seitenzähne stehen durch die typische Neigung zur Kauebene für sich stabil.
- Aufstellung innerhalb der physiologischen Verbindungslinie macht Kreuzbissstellungen unnötig.

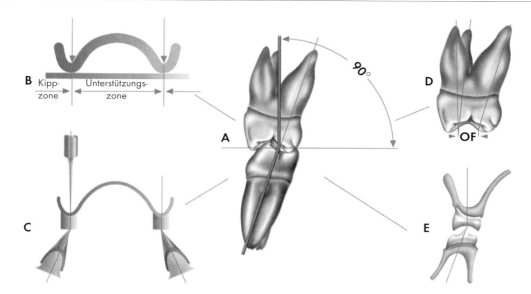

Abb. 1021 - 1025 Nach den Anschauungen Hiltebrandts steht der erste obere Molar senkrecht zur Kauebene. Die ideelle Achse des unteren Molaren verläuft parallel zur palatinalen Wurzelachse seines Antagonisten.

A) Die physiologische Verbindungslinie aus den ideellen Achsen der ersten beiden Molaren, die in der Kauebene in einem Winkel geknickt ist.

B) Das statische Grundgesetz fordert, die Seitenzähne so auf den Kieferkamm zu stellen, dass die ideellen
Längsachsen die Kammlinie schneiden. Außerhalb der Kammlinie treten Kippungen auf.

C) Schon die Bisswälle stehen statisch günstig innerhalb der physiologischen Verbindungslinie.

D) Das Okklusionsfeld (OF) ist ein begrenzter Kauflächenteil mit fester Beziehung zur Wurzelanordnung.

E) Die physiologisch geformten Seitenzähne zeigen ein vergrößertes Okklusionsfeld, in das die sagittal ge-
stellte Leiste des Antagonisten fasst. Hier wird das Mörser-Pistill-Prinzip deutlich.

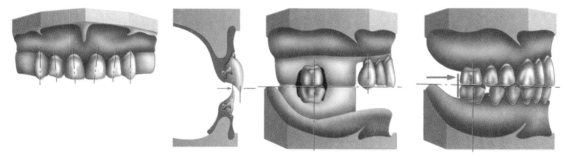

Abb. 1026 - 1029 Die Aufstellregeln nach Dr. Hiltebrandt sind einfacher und übersichtlicher:

A) Die Frontzähne werden, ästhetischen Erwägungen folgend, in den entsprechenden Achsenneigungen
aufgestellt. Der Eckzahn steht senkrecht.

B) Eine sagittale Stufe wird belassen, die Frontzähne stützen die Lippen.

C) Der Sechser des Unterkiefers wird an die tiefste Stelle des Kieferkamms gestellt, um zur Lagestabilität der
unteren Prothese beizutragen. Der Antagonist wird exakt dazugestellt.

D) Die restlichen Zähne werden in der Lücke Dreier bis Sechser untergebracht. Die Zahnreihe endet am
Sechser. Nach Dr. Hiltebrandt würde jeder dorsal plazierte Zahn die untere Prothese auf der schiefen
Ebene des abfallenden Kieferkamms nach vorn schieben.

Arbeitsmethode nach Haller

Die **Arbeitsmethode nach Haller** ist keine geschlossene Kaufunktionslehre, sondern es werden Teilaspekte der Zahnstellung bei prothetischer Versorgung behandelt. Die Funktionalität der totalen und auch partiellen Prothese soll dabei über bestimmte, differenzierte Einzelmaßnahmen gesteigert werden. Die empfohlenen Maßnahmen betreffen im besonderen eine Zahnstellung, die die Statik und damit den Halt der totalen Prothese verbessert.

Ludwig Haller bezeichnet seine Aufstellmethode als **zentripetales System der Verschlüsselung** von Prothesen. Der Halt der totalen Prothese wird dadurch verbessert, dass die Seitenzähne eine Kerbstellung innerhalb der Okklusionslinie aufweisen. Die sehr flachen und breiten Molaren (Haller-Molaren) der unteren Seitenbereiche werden dachförmig gegeneinander gestellt, so dass sie einen Dachfirst bilden, der in eine Kerbe innerhalb der oberen Zahnreihe passt. Die eingearbeitete Kerbe soll beide Prothesen miteinander verschlüsseln und in der richtigen Lage an den Kiefern halten. Die Funktionstüchtigkeit soll dabei im gleichen Maße zunehmen, wie der Patient an Sicherheit gewinnt, die Prothese durch „regulative Bewegungen" in die richtige Lage zu bringen.

Die **Kiefergelenke** werden durch die zentripetale Aufstellung orthopädisch unterstützt, indem durch die sicher fixierte, zentrische Okklusion günstige Reize während der Kaufunktion zur Regeneration atrophischer Vorgänge in den Gelenken führen. Die Verschlüsselung sichert den Halt der Prothese dermaßen, dass auch größere Kauleistungen möglich sind, wodurch die Kaumuskulatur gekräftigt wird.

Das **Prinzip der Verschlüsselung** wird einer Aufstellung innerhalb von Kompensationskurven vorgezogen, weil durch die Kurven die Prothese bei Belastung nach dorsal gegen den aufsteigenden Ast des Unterkiefers gedrängt würde und eine echte Dreipunktführung über die zu flachen Höcker anatomischer Zähne nicht für möglich gehalten wird.

Durch **Kerbstellung** der Seitenzähne und einen starken Frontzahnüberbiss entstehen zentripetale Kräfteverläufe, die alle auf einen Punkt gerichtet sind und die Prothese in sicherer Lage fixieren. Bei der unteren Prothese verlaufen diese Kraftlinien direkt auf einen Punkt gerichtet; an der oberen Prothese kann durch Parallelverschiebung ein Kräfteparallelogramm auf einen Punkt fixiert konstruiert werden.

Ludwig Haller empfiehlt zum besseren Halt der totalen Prothese, den labialen Prothesenrand unmittelbar in der Umschlagfalte durch Leisten zu verstärken, die durch eine kräftige Kerbe gegen den Prothesenkörper hin abgesetzt werden. Die Schleimhaut des Lippenbereichs legt sich in diese Kerbe bzw. auf die Leiste und stützt die Prothese. Des weiteren kann an der unteren Prothese ein „peripherer Prothesenanker" angesetzt werden. Dieser etwa fünf Millimeter hohe, abgerundete Kegelanker wird vestibulär in Höhe des Siebeners am Prothesenrand plaziert und soll sich in der Wangenmuskulatur „verkeilen".

Arbeitsmethode nach Fehr

Die Arbeitsmethode nach Fehr stellt keinen neuen Ansatz zur Klärung der statischen Verhältnisse vor; hier werden die Ansichten über die Unterkieferbewegungen im Gysischen Sinne konstatiert. Für die Bissnahme werden die Bisswälle in der korrekten Bisshöhe entsprechend der Kompensationskurven geformt. Dann werden die Bisswälle so lange modelliert, bis ein allseitiger Flächenkontakt bei allen Verschiebebewegungen vorhanden ist und die Schablonen sicher auf den Kiefern liegen bleiben. Anders gesagt: es wird mit den Bisswällen ein glattes, kurvenförmiges und individuelles Okklusionsfeld modelliert, was das Christensensche Phänomen völlig kompensiert. Das Verfahren nach Fehr wird als Kalottenbissnahme bezeichnet.

Es wird ein **einfacher Okkludator** benutzt.

Zum **Aufstellen** werden sehr flachhöckrige Zähne benutzt, Eckzähne werden an den Spitzen gekappt, und die Frontzähne werden in einem Sagittalabstand von etwa 1 mm aufgestellt.

Das **Arbeitsprinzip** sieht vor, die unteren Zähne zunächst auf einer Kieferhälfte exakt gegen den individuell geformten Bisswall zu stellen, dann die Antagonisten dagegen; danach erfolgt in gleicher Reihenfolge die Aufstellung der anderen Kieferhälfte. Auf diese Weise entsteht eine Zahnstellung, die prinzipiell einen allseitigen Gleitkontakt im Sinne einer Dreipunktabstützung aufweisen wird.

Andere Autoren geben ebenfalls Konzepte zur Aufstellung der Zähne nach Kalotten (Eichner, Monson, Hall, Faber u. a.), wofür entweder Gelenkgeräte mit Mittelwertkalotten oder kalottenförmige Aufstellschablonen angeboten werden. Allen Verfahren liegt die Einsicht zugrunde, die Lagestabilität der Prothese durch einen Dreipunkt zu erreichen und nicht durch extreme Verschlüsselung der Prothesen.

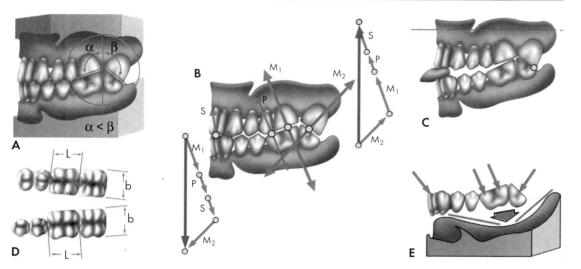

Abb. 1030 - 1034 Nach der Vorstellung von Ludwig Haller lässt sich eine Prothese auf dem zahnlosen Kiefer (und auch im Lückengebiss) durch die besondere Stellung der Molaren stabilisieren.

A) Die vier Molaren werden in einer übertriebenen Kerbstellung zueinander aufgestellt. Dabei stehen die Siebener stärker gegen die Kauebene geneigt als die Sechser. Der Winkel α ist kleiner als der Winkel β.

B) Die Kraftvektoren an den Molaren, Prämolaren und den Schneidezähnen verlaufen zentripetal, also auf die Mitte der Prothese bzw. des Prothesenlagers zu. Das Kräfteparallelogramm soll eine Resultierende ergeben, die senkrecht auf dem Kiefer steht.

C) Beim Abbeißen verhindert die Kerbstellung der Molaren ein völliges Abheben der Prothese. Der Patient kann den Zahnersatz sofort stabilisieren.

D) Die besonders geformten Haller-Molaren sind breiter und länger als natürliche Zähne und sind auf der Kaufläche völlig flach. Dadurch würde ein sehr großes Aktionsfeld erzeugt.

E) Die Kraftverläufe an der unteren Zahnreihe zeigen, dass die Kerbstellung die Prothese gegen den Kiefer und den ansteigenden dorsalen Kieferkamm presst. Die untere Prothese soll daher stabil liegen.

Abb. 1035 - 1037 Werden (nach Fehr) die Bisswälle in der Schlussbissposition mit einem geeigneten Instrument in der Kauebene kalottenähnlich geformt und unter Seitwärts- und Vorschubbewegungen individuell nachgearbeitet, bis die Bissschablonen ohne zu kippen störungsfrei gegeneinander bewegt werden können, dann lassen sich die unteren Zähne gegen den kalottenförmigen Bisswall stellen. Sie stehen dadurch innerhalb einer individuellen Okklusionskurve. Bei der Anprobe im Mund sind Seitwärts- und Vorschubbewegungen störungsfrei bei voller Prothesenstabilität durchführbar.

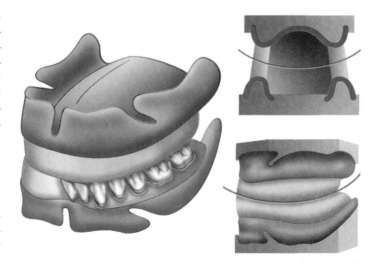

Arbeitsmethode nach Schreinemakers

Eine weitere Arbeitstechnik, den Halt des Totalersatzes zu verbessern, ist die, das Prothesenlager für die Totalprothese zu analysieren, um durch individuelle Gestaltung der Prothesenbasis die Funktionstüchtigkeit zu sichern.

Bei der **Prothesenlageranalyse**, die gegen die Artikulationslehre gestellt wird, erfolgt ein individueller Behandlungsplan, nach dem die Form des Prothesenkörpers und die Randgestaltung im Vestibulum, zum Mundboden und zur AH-Linie festgestellt wird. Es soll danach eine Prothesenform entstehen, die die Lagestabilität des Ersatzes sichert. Die Zahnaufstellung erfolgt nach statischen Gesichtspunkten: im Seitenzahnbereich auf Kieferkammmitte und im Frontzahnbereich aus ästhetischen Erwägungen vor dem Kieferkamm.

Die **Arbeitsmethode nach J. Schreinemakers** stellt ein theoretisches Modell voran, in dem nachgewiesen wird, welchen Randverlauf, welche Randlänge und Randstärke die Prothese besitzen soll.

Die **Aktionsgrenze** definiert den Übergang der unbeweglichen zur beweglichen Schleimhaut. Hierbei werden keine Hinweise über die Resilienz der beweglichen Schleimhaut gegeben, sondern diese gilt als inkompressibel. Der Prothesenrand soll die Aktionsgrenze allseitig überschreiten, damit durch die Spannung der eng anliegenden Schleimhaut ein Ventilrand erzwungen wird, der den Unterdruck in der Flüssigkeitsschicht unter der Prothesenbasis sichert; hiernach ließe sich für jeden Kiefer eine saugende Prothese herstellen.

Durch die **Funktionsabformung** wird ein Prothesenrand konzipiert, der einen Gleichgewichtszustand zwischen Gewebsspannung am Ventilrand und Muskelspannung zum Abhebeln herstellt. Der Verlauf der Muskelansätze unterhalb der Umschlagfalten und zum Mundboden sowie zum weichen Gaumen wird exakt festgestellt; ebenso wird die Kraft- bzw. Zugrichtung beschrieben, um die Dimensionen der Randstärke anzugeben.

Die **Randtiefe** im lingualen Bereich des Unterkiefers zur Zunge und zum Mundboden muss mit größter Genauigkeit bestimmt werden. Die Randtiefe des labialen Umschlagfaltenbereichs fordert große Genauigkeit, um den Lippenpartien unter Funktion Unterstützung und Spannungsfreiheit zu sichern. Der Umschlagfaltenverlauf sowie die Lage und Ausdehnung von Muskelansätzen entsprechen dem beschriebenen

Prothesenlager des Ober- und Unterkiefers. Im Detail wird der **vordere Sublingualbereich** analysiert, um dort die **linguale Rille** um den Musculus genioglossus von etwa 2 mm Länge und 3 mm Tiefe für die Sublingualrolle zu nutzen.

Die **Auflagefläche** für die Zunge über diese Sublingualrolle hinaus kann vergrößert werden, indem die linguale Fläche des Prothesenkörpers von den Zähnen bis zum Prothesenrand hohlgeschliffen wird; es soll ein funktioneller Spielraum für die Zunge geschaffen werden, der den Halt der Prothese verbessert. Im bukkalen Seitenzahnbereich soll der Prothesenkörper hingegen nach außen gewölbt werden, um die Selbstreinigung zu ermöglichen; eine Bukkinatorstütze wird nicht angestrebt.

Die **Prothesenrandbegrenzung** zum weichen Gaumen wird an die AH-Linie gesetzt, wo eine etwa 2,5 mm tiefe und ebenso breite Rille von der Rachenbläserfalte an um die palatinalen Ausläufer der Tuber maxillae bis zum Übergang vom harten zum weichen Gaumen radiert wird. Als Orientierung sind die Gaumengrübchen angegeben. Die Radierungslinie muss mit einem Instrument individuell im Mund abgetastet werden.

Das **Trigonum retromolare** wird an seiner dorsalen Begrenzung ebenfalls durch eine etwa 1 mm tiefe Radierung von einem Zentimeter Länge abgeschlossen, wodurch der Plattenrand zur Rachenbläserfalte hin endet.

Zur **praktischen Durchführung** bietet Schreinemakers einen halbindividuellen Löffelsatz für die Erstabformung an. Auf den Situationsmodellen aus der Erstabformung werden individuelle Löffel angefertigt, auf denen gleichzeitig Bisswälle in der genauen Bisshöhe aufgesetzt sind. Eine Funktionsabformung erfolgt nach intensiver Randkontrolle an der Aktionsgrenze und genauester Randkorrektur der Schablone. Die individuellen Löffel/Bissschablonen sollen schon einen gewissen Saugeffekt besitzen. Zur Abformung wird eine Abformmasse benutzt, die nachträgliche Korrekturen ermöglicht; die Funktionsabformung erfolgt also in mehreren Gängen.

Die **Frontzahnaufstellung** erfolgt nach ästhetischen Belangen, die Seitenzähne werden an der Poundschen Linie ausgerichtet. Wenn die unteren Seitenzähne mit ihren lingualen Flächen an dieser Linie ausgerichtet werden, dann stehen sie ziemlich genau über der Kieferkammitte.

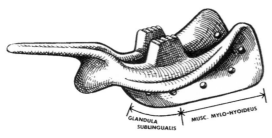

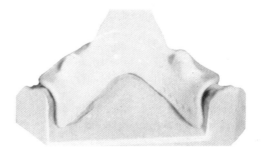

Abb. 1038 Die wesentlichen Arbeitsanleitungen beziehen sich bei Schreinemakers auf die Abformungen der Kiefer. Die Erstabformung wird mit speziellen konfektionierten „Clan-Tray-Abdrucklöffeln" durchgeführt, die den anatomischen Gegebenheiten zahnloser Kiefer sehr stark angeglichen sind.

Abb. 1039 Der untere Clan-Tray-Abdrucklöffel reicht sehr tief in den Mundbodenbereich hinein, um eine Abformung des Sublingualbereichs und der Kieferzungenbeinlinie zu ermöglichen.

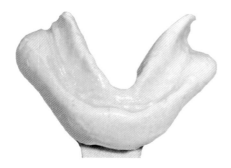

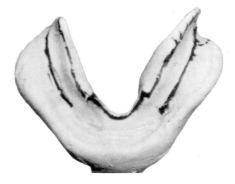

Abb. 1040 Eine Erstabformung mit zäh-konsistentem Alginat ergibt eine extendierte Darstellung des unteren Prothesenlagers

Abb. 1041 In die Erstabformung wird der linguale Randverlauf des individuellen Löffels eingezeichnet, der auf dem Gipsmodell erscheinen soll.

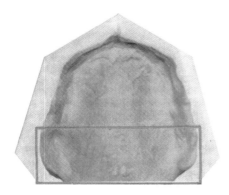

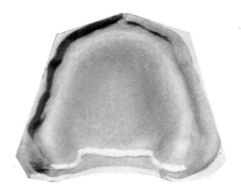

Abb. 1042 Der dorsale Gaumenbereich wird bis in den weichen Gaumen hinein abgeformt. Der Prothesenrand soll ebenfalls im weichen Gaumenbereich verlaufen.

Abb. 1043 Der dorsale Randverlauf des „knöchernen Kiefermassivs" wird abgetastet und in das Kiefermodell als halbrunde, 2 mm tiefe Rille einradiert, die „bis in die Tberausläufe" reicht.

Arbeitsmethode nach Uhlig

Die Arbeitsmethode nach Professor Horst Uhlig setzt die Prothesenlageranalyse gegen die Artikulationslehre nach Professor Gysi. Die Analyse des Prothesenlagers wird als die einzig notwendige Voraussetzung zur Herstellung des totalen Ersatzes formuliert.

Die **Haftung der Prothese** am Kiefer wird dargestellt als das Zusammenwirken von Kapillarkräften (Adhäsions-Kohäsions-Effekt) und durch Druckdifferenzkräfte (Saugwirkung), wobei der Speichel als Haftvermittler wirkt. Der Randverschluss besteht aus Innen- und Außenventil sowie der mechanischen Randverriegelung untersichgehender Kieferbereiche. Der Funktionsrand weist das Innenventil an der Kieferaußenfläche und das Außenventil an der Wange gelegen auf und nutzt sämtliche mechanischen Retentionen wie Tuber maxillae und frontale Kieferkammanteile aus. Als sogenannte akzessorische Hafthilfen (akzessorisch = hinzutretend) werden das Hohllegen bestimmter Gaumenbereiche, die Frankfurter Radierung und das Radieren der AH-Linie empfohlen.

Zur **praktischen Durchführung** wird ein formales Schema zur Prothesenlageranalyse vorgeschlagen, in dem der Gewebszustand, die Lage der Bänder, Muskelansätze und Knochenwülste sowie die Kieferkammformen beschrieben und in ein Formblatt eingetragen werden. Nach dieser Analyse werden notwendige chirurgische Maßnahmen, wie Straffung eines Schlotterkamms, Tieferlegen von Umschlagfalten, Trennen und Verlegen von Bändern oder das Glätten scharfkantiger Kieferkämme vorgenommen. Danach werden die resilienten Gaumenbereiche und der Verlauf der AH-Linie eingezeichnet.

Zur **exakten Randverriegelung** der Prothesenbasis wird ein individueller Löffel angefertigt, mit dem die Funktionsabformung erfolgt.

Für die Zahnstellung wird empfohlen, eine Abformung der „Prothesenherberge" vorzunehmen, wozu die Lage der Wangen, Lippen und der Zunge festgestellt wird, um die Zähne im Tonusgleichgewicht dieser Gewebe aufzustellen.

Die Außenflächen der Prothesenkörper sollen in der „Technik der individuellen Feinanpassung" auf die Lage, Form und Ausdehnung der Wangen und der Zunge ausgerichtet werden; das heißt, es wird eine umlaufende Hohlkehle zu formen sein, in die sich die Schleimhaut einlagert. Es wird von einer maßgerechten muskelgriffigen Zahnprothese gesprochen

Im oberen Labialbereich kann zur Straffung der Oberlippe die Prothese stark aufgepolstert werden, wodurch die Schrumpfung des Kiefers ausgeglichen wird.

Die oberen Frontzähne stehen dabei zur Stützung der Ober- und Unterlippe vor dem Kieferkamm. Im Seitenzahnbereich wird eine Kreuzbissstellung zur Lagestabilisierung der oberen Prothese angeboten, verbunden mit einer sagittalen Okklusionskurve, die jedoch nicht auf das Kiefergelenk bezogen konstruiert wird, sondern sich durch die Stellung der Zähne innerhalb der Interalveolarlinie ergibt.

Arbeitsmethode nach Jüde

Professor Jüde hat aufgrund genauester Untersuchungen den Verlauf des Prothesenrandes einer Unterkieferprothese festgelegt. Hierbei wird vor allem eine Extension in den retromolaren Bereich angegeben, um der unteren Prothese diese mechanische Retention zu sichern.

Die **Muskelbewegungen** der retromolaren Region werden durch die Zungenaktivität bestimmt und lassen oft eine untersichgehende Schleimhauttasche entstehen, in die die retromolaren Flügel einer Unterkieferprothese fassen können. Diese Flügel sollen nach dorsal kaudal geführt werden, ohne den Musculus myloglossus in seiner Aktivität zu behindern.

Der von Jüde beschriebene **Kieferzungenmuskel** entspringt unterhalb des Tuberculum alveolare mandibulae an der Innenseite des Unterkiefers. Das Muskelbündel zieht von dort zur Zungenwurzel und überdeckt dabei den hinteren Bereich des Kieferzungenbeinmuskels. Damit wird die Ausdehnung der retromolaren Flügel nach unten begrenzt.

Die **retromolaren** (paralingualen) **Bereiche** sollen durch eine Funktionsabformung bei Zungenaktivität individuell bestimmt werden. Meist sind die funktionellen Bewegungen der Zunge für die Abformung des Sublingualbereichs die gleichen wie zur Festlegung des paralingualen Bereichs.

Zur **praktischen Durchführung** wird die Randlänge vor der Funktionsabformung am individuellen Löffel eingeschliffen; dabei folgt der linguale Löffelrand der Mundbodenbegrenzung. Kürzung entlang der Linea mylohyoidea, dann Verlängerung in den paralingualen Bereich und Verlängerung sublingual für die Sublingualrolle. Im Mundvorhof wird der Löffelrand in der Umschlagfalte entlang geführt und entsprechend der Schrägen Linie gekürzt und an den Bändern ausgespart.

Abb. 1044 Die Frontzähne und besonders die Eckzähne stehen zur Stützung der Lippen vor dem Kieferkamm. Das Aufpolstern des labialen Mundvorhofs zur Straffung der Oberlippe muss als unzulänglich verworfen werden. Die Eckzahnstellung vor dem Kieferkamm bestimmt die Lage und Formung des Mundwinkels, indem der Wangenmuskelknoten (Modiolus) gestützt wird, in dem die abgebildeten Muskeln ansetzen. Hierzu muss auch der untere Eckzahn exakt angesetzt werden, um eine Straffung dieses Gewebsbereichs zu erreichen. Stehen die Eckzähne zu weit nach oral, so fällt ebenso wie bei zu geringer Bisshöhe der Mundwinkelbereich ein, Speichel tritt aus und die Mundwinkel können sich entzünden.

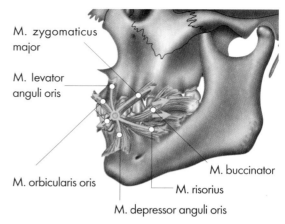

M. zygomaticus major

M. levator anguli oris

M. orbicularis oris

M. buccinator

M. risorius

M. depressor anguli oris

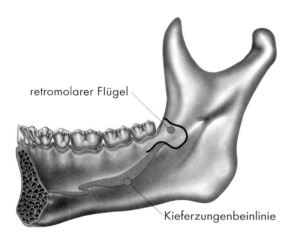

retromolarer Flügel

Kieferzungenbeinlinie

Abb. 1045 Die Ursprungslinie des Kieferzungenbeinmuskels gibt die Grenze des beweglichen Mundbodens an. Professor Jüde hat mit einer Vielzahl von Formtypen der Ursprungszonen die Mundbodengrenze beschrieben. Die durchschnittlich am häufigsten vorkommende Ursprungslinie ist hier dargestellt. Eine Verlängerung des Prothesenrandes ist im paralingualen Bereich dem Kieferzungenbeinmuskel aufgelagert; daher wird es nötig, die retromolaren Flügel nicht gegen den Unterkiefer zu drücken, sondern dem Kieferzungenbeinmuskel den nötigen Funktionsraum zu gewähren.

Abb. 1046 Die Lage und Form des Tuberculum alveolare mandibulae wird als eine derbe Schleimhautwulst beschrieben, die sich nicht über, sondern vor dem knöchernen Trigonum retromolare befindet. Tuberculum und Trigonum sind also nicht lagegleich, sondern das Tuberculum alveolare mandibulae befindet sich beim zahnlosen Kiefer annähernd an der Stelle des Weisheitszahns und sollte umfasst werden.

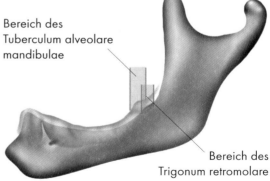

Bereich des Tuberculum alveolare mandibulae

Bereich des Trigonum retromolare

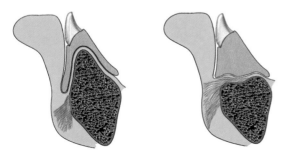

Abb. 1047 Der Ansatz des M. mentalis liegt unterhalb der Umschlagfalte; er kann sich bei starker Atrophie auf die Mitte des frontalen Kieferkamms in den Bereich des Prothesenlagers verschieben und die Lagesicherheit der unteren Prothese einschränken.

Arbeitsmethode nach Gerber

In den letzten Jahren hat die Arbeitsmethode nach Professor Gerber an Bedeutung gewonnen, weil hier die Methoden und theoretischen Grundlagen, wie sie in den vorhergegangenen Abschnitten beschrieben sind, zu einer gelungenen Synthese zusammengetragen und gleichzeitig neuesten Erkenntnissen angepasst wurden. Dadurch entstand im Laufe der Jahre eine nahezu geschlossene, mechanisch begründete Kaufunktionslehre mit den praktischen Anleitungen zur Herstellung totalen Zahnersatzes.

Die **funktionellen Unterkieferbewegungen** werden mit sehr differenzierten Untersuchungsmethoden, unter anderem Röntgensequenzen von Gelenkbewegungen und Filmaufnahmen des Kauvorgangs analysiert, um daraus ein Gelenkgerät und statische Funktionsformen der Kunstzähne zu entwickeln. Zunächst wird der Zusammenhang der Kiefergelenke zu den Zahnformen und den Zahnstellungen festgestellt und folgendermaßen definiert:

In der **zentrischen Okklusion** wird in einem eugnathen Gebiss maximaler Zahnkontakt vorhanden sein. Die beiden Kondylen befinden sich dabei in der Tiefe (Zenit) der Gelenkgruben völlig druck- und zugfrei. Kaukräfte werden in dieser Position nicht über die Gelenkköpfe weitergegeben.

Die **Beladephase** ist der Beginn des Kauvorgangs, wozu der Unterkiefer zur Kauseite geführt wird, um die Nahrung zu fassen. Dabei ist der Kondylus der Kauseite im Gelenk frei schwebend und kann durch die Muskulatur nach dorsal und lateral gezogen werden; es wird eine Bennettbewegung durchgeführt. In der Beladephase wird der Unterkiefer zum Zerreiben der Nahrung aus der rückwärtigen Seitwärtsposition nach vorn und zentral geschoben. Danach kann beobachtet werden, dass der Unterkiefer einen Lagewechsel zur Gegenseite (Balanceseite) und zu den Frontzähnen vornimmt, bevor er in die zentrale Schlussbisslage zurückgleitet.

Die **Analyse des Kauvorgangs** belegt den grundsätzlichen Bewegungsablauf der Bennettbewegung, sie zeigt aber auch die Position der Kondylen während des Bewegungsablaufs. Es wird ebenfalls deutlich, dass die funktionelle Kaubewegung im Gegensatz zum Vier-Phasen-Rundbiss nicht zweidimensional nur in der Transversalebene verläuft, sondern dreidimensional zur Seite und nach dorsal, um danach einen „Schlenker" nach der Balanceseite hin durchzuführen.

Die **Lippen-, Wangen- und Zungenaktivitäten** während des Kauvorgangs verhindern ein Abrutschen der Speiseteile in den Mundvorhof, während die Zunge die Speise immer wieder zwischen die Zahnreihen drückt. Diese Muskelaktivität bestimmt die Bewegungsausschläge während des Kauens mit. Aus den Betrachtungen über die funktionellen Unterkieferbewegungen leitet Gerber diese Forderungen ab:

1. Die Unterkieferbewegung muss zur Herstellung von Zahnersatz in geeigneten Gelenkgeräten nachgeahmt werden.
2. Bei der Bissregistrierung muss die zentrale, druckfreie Position der Gelenkköpfe im „Zenit" der Gelenkgruben wieder gefunden werden.
3. Eine Gelenkbahnvermessung muss durchgeführt werden, um individuelle Werte auf den Artikulator übertragen zu können.
4. Die Kunstzähne müssen auf die Unterkieferbewegung bezogen sein und statischen Anforderungen genügen.
5. Die Zahnstellung der totalen Prothesen muss die Lagestabilität des Ersatzes sichern.
6. Die Prothesenkörpergestaltung muss muskelgerecht zur Unterstützung des Prothesenhalts ohne Behinderung der Muskelaktivität vorgenommen werden.

Condylator nach Gerber

Der Condylator ist ein halbeinstellbarer Artikulator, bei dem die Gelenkbahnen von 0 bis 60° einstellbar sind.

Die **Gelenkpfanne** (Kondylarblende) und die **Gelenkköpfe** (Kondylarkörper) übernehmen Führung und Bewegungsbegrenzung bei allen Unterkieferbewegungen; sie lassen eine Retralbewegung aus der zentralen Lage zu. Diese Rückwärtsbewegung ist nicht geradlinig, sondern entsprechend der natürlichen Gelenkweite in der Kondylarblende gekrümmt. Der Kondylarkörper ist doppelt konisch geformt, wobei der nach innen gerichtete Konus mit 17° und der nach außen gerichtete Konus mit 13° die Führung der Bennettbewegung übernehmen.

Der **Schneidezahnführungsteller** hat für die Totalprothetik 18° Neigung, kann jedoch bei bezahnten Kiefern über deren intakte Schneidezahnführung mit selbsthärtendem Kunststoff zu einem individuellen Führungsteller modelliert werden.

Für die intraorale Bissregistrierung wird ein optimiertes Registrierbesteck nach den Angaben von McGrane empfohlen.

Abb. 1048 - 1050 Der Kauvorgang verläuft nach Professor Gerber in festen Bahnen:

A) Der Unterkiefer bewegt sich aus zentrischer Position in die Beladeposition. Der Kondylus der Balanceseite rutscht nach vorn unten. Der Kondylus der Arbeitsseite bewegt sich in der Bennettbewegung nach hinten-außen und bleibt unbelastet.

B) Aus der Beladezone kommt es auf der Arbeitsseite zur „kauaktiven Press- und Vorschiebeaktion". Dazu rutscht der Kondylus nach vorn innen in die Gelenkgrube. Bei dieser kauaktiven Phase bewegt sich der UK in Richtung Frontzahnkontakt und macht einen kontaktlosen Lagewechsel zur Balanceseite, um in die Zentrallage zurückzugleiten.

C) Während der kauaktiven Phase treten auf der Balanceseite gleitende Balancekontakte im gelenknahen Molarenbereich auf.

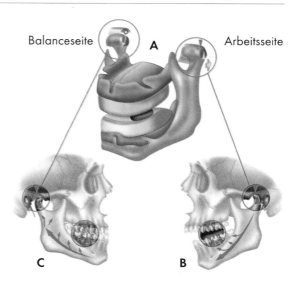

Abb. 1051 Der Condylator nach Gerber ist ein Gelenkgerät, bei dem die Gelenkbahnneigung zwischen 0 und 60° einstellbar ist. Die Condylatorblende (a) ist entsprechend der natürlichen Gelenkbahn gekrümmt. Der Condylarkörper (b) ist doppelt konisch geformt und übernimmt die Führung in allen lateralexzentrischen Bewegungen. An der Gelenkplatte (c) lässt sich mit dem „Vario"-Dispositiv (d) das Gelenk von 0,3 bis 1,0 mm höher stellen. Der Feststeller (e) öffnet im hochgezogenen Zustand die Gelenkbewegungen, sonst blockiert er den Condylarkörper, und nur die Scharnierbewegung ist möglich.

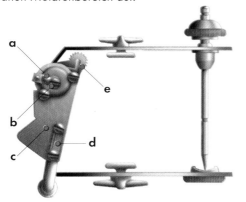

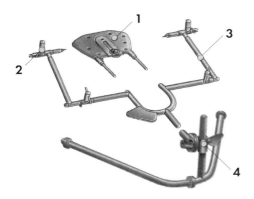

Abb. 1052 Zum Condylator steht ein Gesichtsbogen (3) zur Verfügung, mit dem sich die Neigungen der Gelenkbahnen vermessen lassen. Der Gesichtsbogen wird auf die Registrierplatte (1) gesteckt, und die Schreibspitzen (2) zeichnen die Unterkieferbewegungen als Gelenkbahnverläufe auf Registrierflaggen.

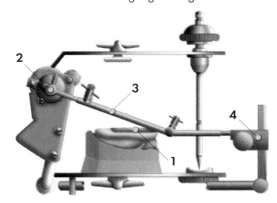

Abb. 1053 Mit dem Gesichtsbogen lassen sich die Modelle gelenkbezogen in den Artikulator stellen. Dazu wird der Gesichtsbogen in das Stativ (4) gesetzt und dieses um den Artikulator geschoben, bis die Schreibspitzen auf den Mittelpunkt des Condylarkörpers zeigen.

Condyloformzähne

Aus den Betrachtungen über die Unterkieferbewegungen, der Kiefergelenkformen und -bewegungen wurde der Condylator-Artikulator entwickelt. Dieser funktionelle Zusammenhang besteht nach Gerber auch zwischen Gelenk- und Zahnformen. Während der Gebissentwicklung kommt es zu einer fortschreitenden Anpassung zwischen den Gleitflächen der Kiefergelenke und Zahnoberflächen. Diese Abrasion erzeugt bei den Molaren Schliffflächen, die Formähnlichkeiten mit den Gelenkpfannen haben.

Die **Gelenkpfannen und Kondylen** passen wie **Mörser** und **Pistill** zusammen, und nach diesem Mörser-Pistill-Prinzip erfolgte die Angleichung der oberen palatinalen Höcker und der unteren Kauflächen bei den Condyloform-Backenzähnen nach Gerber. Die palatinalen Höcker bilden Mikro-Kondylen und die lingualen Kaumulden der unteren Seitenzähne bilden Mikro-Gelenkpfannen.

Das **statische Prinzip** der Mörser-Pistill-Zähne nach Hiltebrandt wird mit den anatomischen Höckerneigungen nach Gysischer Auffassung verbunden. Die Kauflächen werden als auf dem Kopf stehende Mikro-Gelenke ausgeformt, bei denen ein Gelenkanteil feststehend und der andere beweglich ist. Die Mikro-Gelenk-Kauflächen weisen Führungsflächen in gleicher Neigung und Form wie die realen Gelenkflächen auf.

Die **Kauflächen der unteren Seitenzähne** haben die mörserförmige Kaufurche nach lingual verschoben, während die bukkalen Höcker eine markante Abrasionsfläche aufweisen, die nach vestibulär abfallend ist.

Die **palatinalen Höcker** der oberen Zähne fassen pistillförmig in die untere Kaufurche, während die bukkalen oberen Höcker mit den angepassten Abrasionsflächen über die unteren Zähne greifen. In der endgültigen Form gleichen die Stampfhöcker Mikro-Condylen, die in den Mikro-Gelenkpfannen artikulieren.

Die **Gelenkbahnneigungen** und die Bewegungsformen des Unterkiefers sind in den Schrägflächen der bukkalen Höcker in sagittaler und transversaler Richtung, wie auch in den Krümmungen der Mörser-Pistill-Höcker widergespiegelt. So können unter Zahnkontakt Vorschubbewegungen auf den langen Arbeitsfacetten und Rückwärtsbewegungen auf den kurzen Balancefacetten der Kauflächen durchgeführt werden.

Die **Mörser-Pistill-Zähne** lassen in zentrischer Okklusion geringe Unterkieferbewegungen unter Zahnkontakt zu, ohne dass es zu dynamischen Prothesenbewegungen kommt oder leichte Öffnungsbewegungen des Mundes gemacht werden müssten; bei den normal geformten anatomischen Abrasionsformen sind Verschiebebewegungen nur möglich, wenn der Mund geringfügig geöffnet wird und die Zähne aus der zentrischen Okklusion gehoben werden.

Zur **Lagestabilität** tragen die nach lingual versetzte Kaumulde der unteren Zähne und die abradierten bukkalen Höcker bei, weil diese funktionellen Elemente (Mikro-Kondylus und Mikro-Gelenkpfanne) von der Zahnmitte deutlich nach lingual verschoben sind.

Das **Tonusgleichgewicht** von Zunge und Wange kann genutzt werden, weil die Zähne in lingual/vestibulärer Richtung breiter gehalten sind. Die anatomisch geformten Vestibulärflächen weisen eine markante Krümmung auf, was einen guten Wangenkontakt möglich macht. Der Prothesenträger kann die Prothesen mit den Wangen und der Zunge führen und stabilisieren.

Die **Condyloform-Zähne** lassen sich auf der Mitte des Kieferkamms mit ihren Antagonisten autonom kaustabil aufstellen. Weil eben die funktionellen Elemente markant nach lingual verlagert sind, können die Zähne weiter vestibulär gestellt werden. Bei Stellung der kauaktiven Anteile auf der Mitte des Kieferkammes bleibt hinreichend Zungenfreiheit.

Zur Erweiterung des **Zungenraums** können im Unterkiefer an Stelle von Molaren auch Prämolaren verwendet werden, ohne dass die Kauaktivität leidet.

Ein **Kreuzbiss,** der bei fortgeschrittener Atrophie der Kiefer nötig wird, wird nicht durch Vertauschen der Molaren erzeugt, sondern die bukkalen Höcker der oberen Molaren werden zu den kauaktiven Höckern gemacht, wobei allerdings der palatinale Höcker die Artikulationsbewegung nicht behindern darf. Deswegen wird der Zahn stark nach bukkal gekippt, wodurch auch wieder Wangenkontakt entsteht.

Die bukkalen Höcker können beschliffen oder außer Kontakt gestellt werden, wenn sie die Prothesenstabilität oder die Artikulation behindern.

Abb. 1054 Die von Professor Gerber beschriebene intraorale Bissregistrierung folgt dem gleichen Prinzip wie die Gysische extraorale Registrierung. Hier wird das Registrierbesteck jedoch zentral über den Kiefern angesetzt, damit Verkantungen ausgeschlossen sind. Bei der Unterkiefer-Bewegung zeigt sich auf der Registrierplatte ebenso ein Pfeilwinkel. Über dem Kreuzungspunkt wird ein gelochtes Plexiglasplättchen fixiert. Der Registrierstift fasst in die Lochung des Plättchens, und der Unterkiefer ist in der zentrischen Okklusion festgestellt (vgl. Bd. 1 Seite 259).

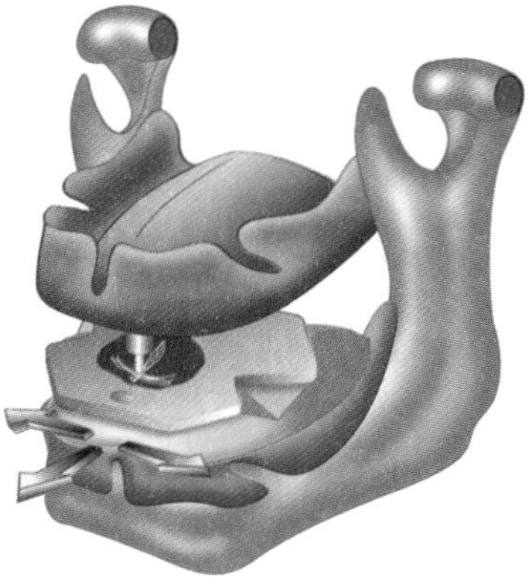

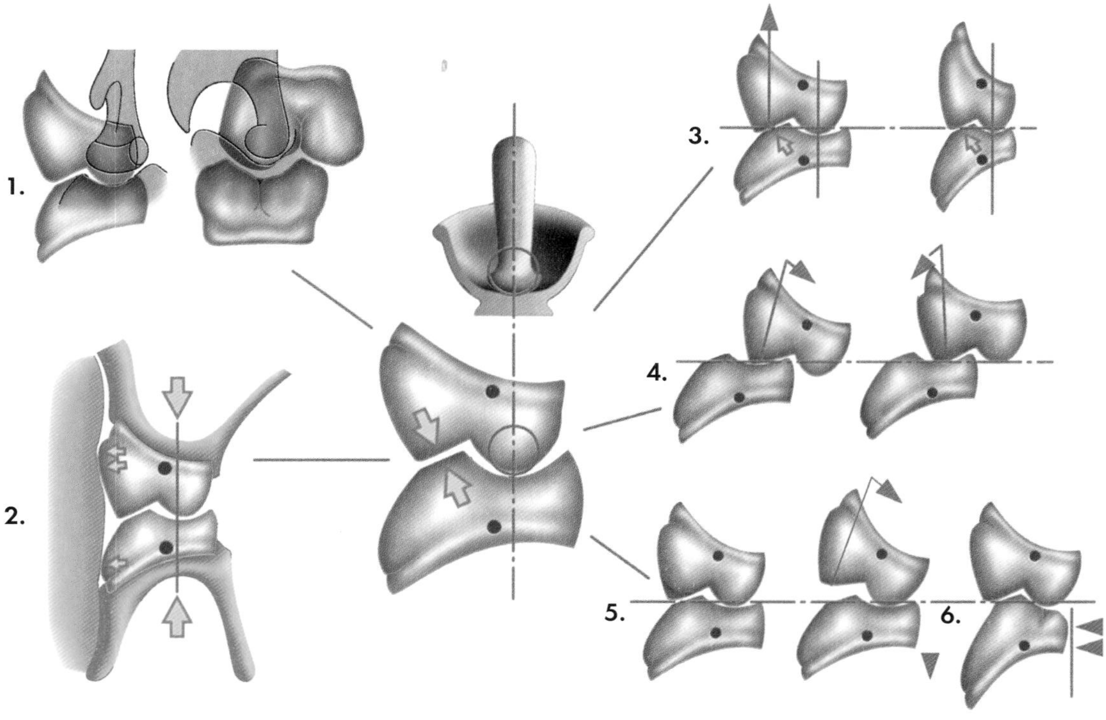

Abb. 1055 - 1059 Bei den Condyloform-Backenzähnen greifen die oberen Stampfhöcker wie Mörser in die Pistill-Kaufläche der unteren Zähne.
1. Stampfhöcker gleichen Mikro-Condylen, die in den Mikro-Gelenkpfannen artikulieren.
2. Kauaktive Mikro-Condylen und Mikro-Gelenkpfannen befinden sich im lingualen Anteil der Zähne;
   - die bauchigen bukkalen Zahnflächen haben Wangenkontakt und stabilisieren die Prothese;
   - bei Stellung der kauaktiven Anteile auf der Mitte des Kieferkammes bleibt hinreichend Zungenfreiheit;
   - funktionelle Elemente liegen markant lingual, die Zähne können weiter vestibulär gestellt werden.
3. Die abradierten bukkalen Höcker dienen der Statik und Kaustabilität.
4. Beim Kreuzbiss werden die Molaren nicht vertauscht, sondern die bukkalen Höcker der oberen Molaren werden zu den kauaktiven Höckern; der palatinale Höcker darf die Kaubewegung nicht behindern.
5. Die bukkalen Höcker können beschliffen oder außer Kontakt gestellt werden.
6. Zur Erweiterung des Zungenraums lassen sich unten an Stelle von Molaren auch Prämolaren verwenden.

Die Kaustabilität

Die Lagestabilität ist nach Gerber von der Zahnform, von der Prothesenkörpergestaltung und Zahnstellung der künstlichen Zähne in bezug zu den Kieferkämmen abhängig.

Die **Seitenzähne** stehen auf der Mitte der Kieferkämme; denn das, was nach Professor Gysi das Kammliniengesetz und bei Dr. Hiltebrandt das statische Grundgesetz fordern, gilt auch bei Gerber. Bei Zahnstellungen außerhalb der Kammlinie kann die Prothese abgehebelt werden. Bei den Condyloformzähnen sind die funktionellen Elemente, wie die Kaumulde und der linguale Stampfhöcker, markant nach lingual versetzt. Wenn diese funktionellen Mörser-Pistill-Anteile exakt über der Kieferkammmitte aufgestellt werden, dann reichen die bukkalen Höcker weit nach vestibulär.

Eine **Kreuzbissstellung** wird jetzt nur noch ganz selten nötig, der Zungenraum ist fast normal und wird nicht eingeengt, und der Wangenkontakt ist hervorragend für die Lagestabilität zu nutzen. Alle Zähne stehen mit ihrem Antagonisten für sich autonom stabil und lassen leichte Bewegungen unter Zahnkontakt zu. Die Forderung nach Stellung der Zähne auf der Kieferkammmitte wird bei den Condyloformzähnen nicht zum Problem, womit der erste Faktor für die Lagestabilität einer totalen Prothese erfüllt wäre.

Die **Instabilität** der unteren Prothese auf dem nach dorsal ansteigenden Kieferkamm kann durch eine besondere Zahnstellung aufgefangen werden. Hiltebrandt sah die Lösung in der Verkürzung der Zahnreihe bis zum Sechser und Ludwig Haller in einer nach oben gerichteten Kerbstellung der Seitenzähne. Professor Gerber findet die Lösung in der Synthese von beiden Ansichten.

Die **Kieferkammkontur** des Unterkiefers ist nach unten durchgebogen und hat im allgemeinen beim ersten Molaren ihren tiefsten Punkt. An dieser Stelle muss das Kauzentrum einer totalen Prothese liegen, weswegen dieser Bereich von Gerber als kaustabiles Zentrum beschrieben wird. Diese tiefste Stelle wird am Modellrand angezeichnet und der Sechser dort hingestellt.

Damit nun das **Kauzentrum** auch an diesem kaustabilen Zentrum bleibt, endet die obere Zahnreihe beim Sechser und die Prothesenplatten werden in einem hinreichenden Abstand voneinander gehalten. Hinter dem unteren Sechser steht nur noch ein Prämolar, der als Nebenantagonist für den oberen Sechser die

gebogene Kurve beendet. Die Seitenzähne werden außerdem in einer steilen, nach unten durchgebogenen Kurve aufgestellt. Es entsteht eine steile sagittale Okklusionskurve. Mit dieser Kerbstellung, der Verkürzung der Zahnreihe und der besonderen Zahnform soll verhindert werden, dass die untere Prothese beim Kauen auf der schiefen Ebene des Kieferkamms ausrutscht.

Um **Balancekontakte** auf der nicht arbeitenden Seite zu erzeugen, werden die Seitenzähne auch innerhalb der transversalen Kurve zu neigen sein. Wenn auch beim Zerkleinern der Nahrung keine Balancekontakte möglich sind, so werden diese Kontakte bei den funktionellen Unterkieferbewegungen während des „Schlenkers" zur Balanceseite erfolgen. Außerdem schonen diese Balancekontakte bei normalen Funktionsbewegungen, zum Beispiel während des Sprechens, die Kiefer und Gelenke.

Weil die Seitenzähne nach Gerber innerhalb der transversalen und sagittalen Kurven aufzustellen sind, und diese Kurven bei Unterkieferbewegungen Balancekontakte erzeugen sollen, handelt sich danach im strengen Sinne um Kompensationskurven.

Zur **Sicherung der Kaustabilität** gehört jedoch auch, die Prothese in der Eckzahnregion in besonderer Weise zu stützen. Oft wird das Abbeißen mit den Eckzähnen und den Prämolaren erfolgen, weil in diesem Bereich die Prothese meist schon sicherer sitzt als im Schneidezahnbereich. Wenn nun anstelle der oberen Eckzähne breite Prämolaren aufgestellt werden, dann können die unteren Antagonisten in der Kaufurche des oberen „Eckzahnvierers" einen hervorragenden Schneideeffekt erzeugen, ohne die obere Prothese nach außen zu drücken und dabei abzuhebeln. Denn die unteren Antagonisten zerteilen die Nahrung, wie es ein Messer zwischen zwei parallelen Schneiden tun würde.

Die **Lagesicherung** der totalen Prothese soll als letztes noch durch die Gestaltung der Prothesenkörper unterstützt werden. Während Schreinemakers, Uhlig und Jüde eine umfassende Prothesenlageranalyse empfehlen, schlägt Gerber vor, nach einem Muskelreliefabdruck der perioralen Muskeln an den Prothesen oben und unten Lippenschilder zur Schleimhautauflage zu formen und für die Wangenbändchen enge Passagen in Funktionsrichtung der Bänder zu modellieren.

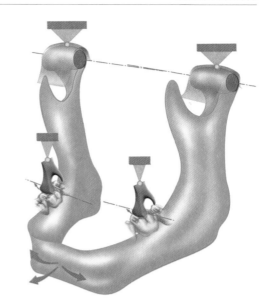

Abb. 1060 Der Grundgedanke, die Kauflächen der Seitenzähne als Mikro-Gelenkpfannen und Mikro-Condylen aufzufassen, ist hier im Schema dargestellt. Die Gleitbewegungen der realen Gelenke sind auch auf den Seitenzähnen möglich. Die Kauflächen werden als auf dem Kopf stehende Mikro-Gelenke aufgefasst, bei denen ebenfalls ein Gelenkanteil feststehend und der andere beweglich ist. Die Mikro-Gelenk-Kauflächen weisen gleiche Führungsflächen auf wie die realen Gelenke; das ist der angestrebte Zusammenhang.

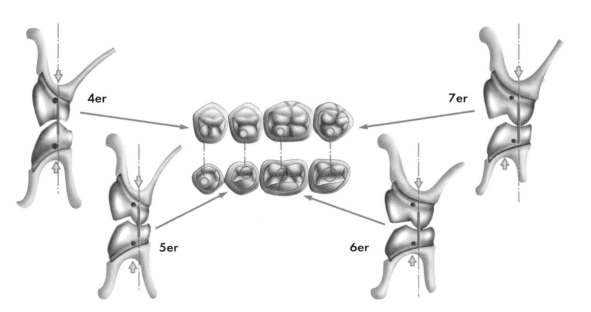

Abb. 1061 - 1064 Auch bei Professor Gerber gilt der Grundsatz, die Seitenzähne auf die Mitte des Kieferkamms zu stellen. Bei den besonderen Condyloformzähnen müssen die kauaktiven, lingualen Flächenanteile über der Kammlinie stehen. Im Unterkiefer kann, wegen der nach bukkal ausladenden Form, der Zahn etwas nach lingual gerückt werden, was der Statik der unteren Prothese förderlich ist, ohne den Zungenraum einzuengen. Beim Vierer ist das Mörser-Pistill-Prinzip „auf den Kopf gestellt". Das dient der Kaustabilität und der Zahnform in diesem Bereich. Die bukkalen Höcker der folgenden Zähne werden so weit außer Kontakt gestellt, dass sie die Prothesenstatik nicht stören, sondern bei Seitwärtsbewegungen Balancekontakt bieten. Auf die oberen Siebener kann in der Regel verzichtet werden, während der untere Siebener ein Prämolar sein kann, der dem oberen Sechser nur als Nebenantagonist dient.

Zahnaufstellung nach Gerber

Die besondere Zahnstellung für die totale Prothese wird von Professor Gerber mit der besonderen Zahnform der Condyloformzähne begründet. Die Antagonistenpaare der Seitenzähne bilden harmonische Kaueinheiten, die für sich autonom stabil in der Zahnreihe stehen sollen. Damit ist gemeint, dass die Zähne nur Stampfhöcker-Kontakt haben und die abrasierten bukkalen Höcker sich zur Erhöhung der Kaustabilität berühren; die oberen Seitenzähne sind in ihren Antagonisten zentriert und werden keinen Mehrfachhöckerkontakt aufweisen.

Es werden zum Aufstellen vier Phasen angesetzt:

1. der Frontzähne,
2. der unteren Seitenzähne,
3. des oberen Fünfers,
4. der restlichen oberen Seitenzähne.

Die **Frontzähne** werden in bezug auf Modellanalysemarkierungen, Anzeichnungen auf den Bisswällen und statische Erwägungen aufgestellt. Die Schneidezähne haben einen Sagittalabstand von 1,5 bis 2 mm; die Schneidekanten sind abrasiert, um bei Vorschubbewegungen in einen hindernisfreien Kopfbiss zu gleiten.

Die **Eckzähne** stehen niemals mit markanter Überlappung, sondern lassen freie Artikulationsbewegungen zu; notfalls müssen die bewegungshemmenden Eckzahnspitzen gekürzt werden. Die Eckzähne stehen etwas außerhalb des Zahnbogens, also in dominierender Stellung. Die entscheidende „Eckzahnstabilität" wird erreicht, wenn anstelle des oberen Eckzahns ein Prämolar aufgestellt wird. Die untere Eckzahnspitze fasst in die Mörsermulde des oberen Eckzahnprämolaren und presst dabei die Prothese an den Kiefer.

Die breiten **Seitenzähne** sollen mit den gewölbten Bukkalflächen einen Wangenkontakt bekommen; die Kaumulden und Stampfhöcker stehen über der Kieferkammmitte.

Die **unteren Seitenzähne** werden zuerst aufgestellt, wobei zwischen Eckzahn und erstem Prämolaren eine Lücke belassen wird. Die „Speekurve" wird ausgeprägt gestaltet, indem die Okklusionslinie als Fixierung mit einem Lineal oder Gummiband am Artikulator imitiert wird.

Die **oberen Seitenzähne** werden in ihrer Stellung auf den oberen Fünfer bezogen. Dieser Zahn wird als erster der oberen Reihe aufgestellt, und die noch fehlenden zwei Zähne werden eingefügt. Es wird von

oral kontrolliert, ob die „Pistillhöcker" vollen „Mörserkontakt" besitzen und ob die abgeschrägten bukkalen Abrasionsflächen hindernisfreie Gleitbewegungen zulassen.

Die **oberen Fünfer** stehen mit den lingualen Stampfhöckern über der Mitte des Kamms, während die unteren Antagonisten mit der deutlich nach lingual verlagerten Kaumulde mittig stehen. Eine vergleichbare Zahnstellung wird auch für die ersten Molaren angesetzt; für die zweiten Molaren gilt diese Zahnstellung auch dann, wenn sie bei günstigen Kieferkammverhältnissen aufgestellt werden können.

Für den **ersten unteren Prämolaren** gilt die Stellung der bukkalen Höckerspitze über der Mitte des Kieferkamms, wozu der obere Vierer dann mit der Zentralfissur über der Kammmitte zu stehen hat.

Der **erste untere Molar** soll zentral über der tiefsten Stelle des Kieferkammprofils liegen. Die Stelle wird am Modellrand markiert, wodurch die Lage des ersten Molaren feststeht. Dieser Zahn wird auch zuerst aufgestellt, und die anderen Zähne werden danach ausgerichtet.

Das **Reokkludieren** der Prothesen dient dazu, Zahnstellungsfehler durch Wachsspannungen und Polymerisationsschrumpfungen nach der Fertigstellung auszugleichen. Dazu werden die fertigen Prothesen auf den Modellen in dem Artikulator eingeschliffen.

Mit Blaupapier werden die groben Störstellen einer möglichen Bisserhöhung sowie bei den funktionellen Seitwärts- und Vorschubbewegungen aufgefunden und mit einem Schleifstein beseitigt. Die Korrektur erfolgt nur an den unteren Zähnen.

Danach erfolgt das **Einschleifen** mit einem Brei aus Karborundumpulver und Glyzerin. Unter leichtem Druck werden die Zähne mit kleinsten, abwechselnd rechts- und linksseitigen Kreisbewegungen gegeneinander bewegt, wobei die Gelenke und die Schneidezahnführung die Bewegungen führen.

Die **palatinalen Höcker** der oberen Seitenzähne dürfen nicht abgeschliffen werden, denn die okklusionsfixierenden Aufgaben dieser Höcker müssen erhalten bleiben.

Das Einschleifen im Mittelwertartikulator erzeugt eine Kaubahn, die die Prothese stabilisieren kann, aber dem Gelenk eine bestimmte Bewegung aufzwingt. Solche Bewegungen werden nach kurzer Eingewöhnungszeit auch angenommen, so dass dieser Zusammenhang therapeutisch genutzt werden kann.

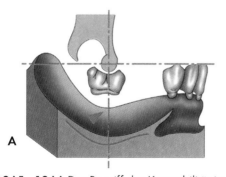 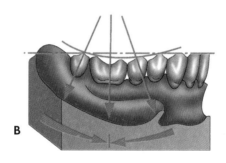

Abb. 1065 - 1066 Der Begriff der Kaustabilität ist bei Professor Gerber an zwei Sachverhalte gebunden: A) Der erste untere Molar muss an die tiefste Steile des geschrumpften Unterkiefers gesetzt werden. Der Molar steht dann zwischen zwei schiefen Ebenen, deren konträre Wirkung sich neutralisiert. Diese stabile Lage wird verglichen mit einem Sattel, der in der Mulde eines Pferderückens seinen sicheren Platz hat.
B) Die Seitenzähne werden innerhalb einer steilen Okklusionskurve aufgestellt. Hierbei sollen neben der Kompensation der Lagedefekte durch Christensensches Phänomen und Bennettbewegung die konträre Wirkung der schiefen Ebene verstärkt werden.

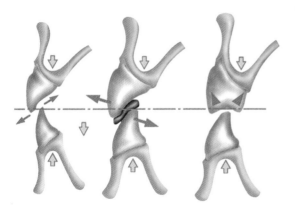

Abb. 1067 - 1069 Die Kaustabilität der oberen Prothese wird vor allem durch den Eckzahn gefährdet, weil beim Kauschlag immer ein Frontzahnkontakt gesucht wird. Professor Gerber schlägt zunächst vor, die Schneide- und auch die Eckzähne so zu stellen, dass sie aneinander vorbeigleiten können. Wenn jetzt anstelle des oberen Eckzahnes ein breiter Prämolar gestellt wird, in dessen Kaumulde der untere Eckzahn zentral gleitet, dann könnte die Kraftwirkung sogar für die Stabilisierung der Prothese genutzt werden. Die „Eckzahnprämolaren" weisen eine besondere Stellungsstabilität auf.

Abb. 1070 - 1071 Die fertige Prothese zeigt nach Professor Gerber folgende Merkmale:
- Der untere Sechser steht mit der Kaumulde an der tiefsten Stelle des muldenförmigen Kieferkamms.
- Die Seitenzähne stehen innerhalb der Okklusionskurven.
- Die Seitenzahnreihe endet beim ersten Molaren; der untere Prämolar-Siebener ist Nebenantagonist.
- Der obere „Eckzahnprämolar" greift zentral über den unteren Eckzahn.
B) Die Außenfläche des Prothesenkörpers wird muskelgriffig gestaltet, mit frontalen Lippenschildern für den Mundringmuskel, im Seitenzahnbereich werden Bukkinatorauflagen geschaffen, und die Muskelzüge an den Wangenbändern werden nachgezogen. Die Reduktionsnotwendigkeiten werden beachtet.

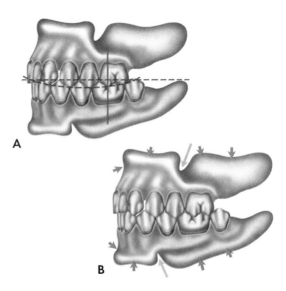

Bio-logische Prothetik

Das Konzept der bio-logischen Prothetik von Dr. E. End wird gegen die bisherigen Okklusions- und Artikulationstheorien gestellt, die als künstlich induzierte Konzepte mit therapeutischer Zielsetzung klassifiziert werden. Die bio-logische Prothetik wird als diagnostisches Abbild der Okklusion und Artikulation natürlicher, unversehrter, gesunder, eugnather Gebisse definiert, das sich gleichermaßen auf festsitzenden, partiellen und totalen Zahnersatz anwenden lässt.

Die bio-logische Prothetik postuliert die neuromuskuläre Unterkieferführung, während die klassischen Konzepte die mechanische Zahn- und Gelenkführung unterstellen. Dr. End stellt fest, dass sich im natürlichen Gebiss bei allen physiologischen Bewegungen keine Eckzahn- oder Zahngruppenführung oder bilaterale Balancierung feststellen lässt. Im Kausystem gibt es keine Zahnführung, sondern nur eine neuromuskuläre Führung. Damit stellt die bio-logische Prothetik ein übergeordnetes Konzept dar.

Im gesunden Gebiss stimmt die habituelle Interkuspidation mit einer entspannten, lockeren, neuromuskulär eingenommenen Zentrik überein. Diese Kontaktaufnahme ist die physiologische Zentrik, die vom Patienten jederzeit aus der Ruhelage des Unterkiefers heraus eingenommen werden kann.

Die physiologische Zentrik des natürlichen Gebisses zeigt nach Dr. End folgende Charakteristika:
- gleichmäßige und gleichzeitige Punktkontakte auf den Kauflächen im Seitenzahnbereich in typischer Verteilung;
- Kontaktpunkte liegen vorwiegend auf den inneren Abhängen der Arbeitshöcker; oben auf den lingualen, unten auf den bukkalen Höckern;
- es gibt nur wenige Randwulstkontakte (10% der Seitenzahnkontakte);
- es gibt nur wenige Scherhöckerkontakte;
- Frontzähne haben vollen oder nur teilweisen leichten Berührungskontakt gleichzeitig mit den Seitenzähnen;
- sagittaler Überbiss mit einer vertikalen Bandbreite von 1 bis 8 mm und einer horizontalen Bandbreite von 1 bis 6 mm;
- keine Punkt-Flächen-Abstützung im Sinne der Longcentric;
- die Schlussbissstellung ist ein labiles Kontaktgleichgewicht mit okklusalen Freiräumen.

Die klinische und instrumentelle Funktionsanalyse natürlicher Gebisse zeigt, dass ungestörte Funktion die Physiologie der natürlichen Zahnformen erhält. Physiologie führt nicht zur Selbstzerstörung, sondern erhält die Struktur. Auch die physiologischen, neuromuskulär geführten Unterkieferbewegungen beim Kauen, Schlucken, Sprechen oder reflektorische Tastbewegungen erzeugen keine Schlifflächen an den Zähnen. Nur unphysiologische Bewegungen des Unterkiefers (Parafunktionen) erzeugen Abrasionszustände; zahngeführte Bewegungen des Unterkiefers sind unphysiologisch.

Dabei zeigt sich die axiale Belastung der Zähne als physiologisch; exzentrische nicht-axiale Belastung wirkt atrophisch und destruktiv. Nur wenn der Regelkreis des Kausystems gestört ist, kommt es zu Fehlbewegungen und Fehlbelastungen, die sich pathologisch auswirken.

Die Kaubewegungen laufen reflektorisch, unbewusst ab; sie sind konditioniert, d. h. sie müssen in der Kindheit erlernt und über Feedback-Mechanismen erhalten werden. Es entwickelt sich ein individueller Kaustil. Nur die Schlussphase der Kauzyklen ist bei allen Menschen gleich. So wird bei Rückführung des Unterkiefers in den Schlussbiss die Bewegung kurz vor oder mit Kontakt in der Zentrik abgestoppt.

Aus dieser physiologischen Zentrik heraus erfolgen die Kauzyklen und enden in ihr. Die typische Kaubewegung beginnt mit der Öffnungsbewegung aus der Zentrik mit sofortiger Zahnreihentrennung. Die Schließbewegung trifft wieder mittig die physiologische Zentrik. Dabei bewegt sich der Unterkiefer zur Arbeitsseite, wo die Nahrung zwischen den Zähnen gekaut werden soll.

In den gebräuchlichen Artikulatoren ist die Zentrik der einzige Kontakt, der physiologisch nachgeahmt werden kann. Alle anderen Kontaktpositionen und Kontaktbewegungen sind unphysiologisch und werden von Zahnärzten und Zahntechnikern willkürlich ausgeführt. Kaubewegungen sind individuell verschieden und nahrungsabhängig und lassen sich im Artikulator auch nicht simulieren.

Damit ist festgestellt, dass die Frontzahnführung oder die sequentielle laterale Zahngruppenführung kein systemerhaltendes Artikulationskonzept darstellen kann. Es gibt kein Normgebiss, das die Unversehrtheit und physiologische Funktion sichert. Ein individuelles physiologisches Gebiss arbeitet störungsfrei durch die neuromuskuläre Zahnführung und physiologische Zentrik.

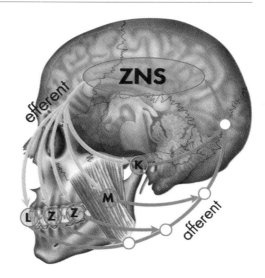

Abb. 1072 Das Kausystem arbeitet nach einem kybernetisch gesteuerten Regelkreis zur Erhaltung all seiner Komponenten. Physiologische Zentrik und habituelle Interkuspidation fallen in einem störungsfreien Kausystem zusammen. Die Kauzyklen werden in der Kindheit erlernt, gespeichert und über Feed-back-Mechanismen erhalten. Die bio-logische Prothetik postuliert als übergeordnetes Konzept die neuromuskuläre Unterkieferführung, bei der sich keine Eckzahn- oder Zahngruppenführung oder bilaterale Balancierung feststellen lässt. Im Kausystem gibt es keine Zahnführung, sondern nur eine neuromuskuläre Führung.

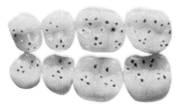

gnathologische Tripodisierung

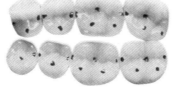

Long-centric

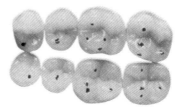

physiologische Zentrik

Abb. 1073 - 1075 Man findet nach Dr. E. End im natürlichen Gebiss keine Tripodisierung über die ganze Zahnreihe und auch keine Long-centic mit Punkt-Flächen-Abstützung. Man findet nur die physiologische Zentrik mit den sechs Charakteristika: Gleichmäßige und gleichzeitige Punktkontakte mit okklusalen Freiräumen, Kontaktpunkte vorwiegend auf den inneren Abhängen der Arbeitshöcker, wenige Randwulst- und Scherhöckerkontakte, Frontzähne mit leichtem Berührungskontakt und sagittalem Überbiss. (Abbildung VITA)

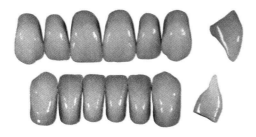

Abb. 1076 Die körperhaften, ästhetischen und kaufunktionellen Frontzahnformen der Firma VITA sind auf das Konzept der bio-logischen Prothetik bezogen und daher gleichermaßen für die Teil- als auch Totalprothetik einsetzbar. Das 3-D-Farbwahlsystem der Firma VITA ist bei diesen Zahngarnituren umgesetzt. (Abbildung VITA)

Abb. 1077 Die Systematisierung der Formgruppen erfolgt nach der Zuordnung der Patientenphysiognomie von oval (O) über dreieckig (T) nach rechteckig (X) und quadratisch (Z). (Abbildung nach VITA)

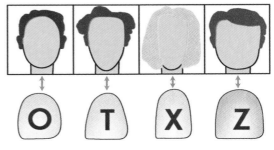

Zahnaufstellung in der bio-logischen Prothetik

Für die **Zahnaufstellung** einer totalen Prothese nach der Konzeption der bio-logischen Prothetik wird folgender Rahmen festgesetzt. Es werden die Gesetzmäßigkeiten natürlicher Gebisse vorausgesetzt, so dass die Aufstellung in physiologischer Zentrik ohne Bibalancierung oder Zahngruppenführung zu erfolgen hat. Ist eine ausreichend punktförmige Zentrik vorhanden, ohne seitliche oder frontale Balancen im Kausystem zu erzwingen, lassen sich Parafunktionen weitgehend beseitigen oder verhindern.

Zahnkontakte treten in den Kauzyklen nur in der Zentrik auf, wo die Zerkleinerungsarbeit stattfindet. Eine Eckzahnführung, einseitige Gruppenführung oder die bilaterale Balancierung sind im natürlichen Gebiss und daher auch bei der totalen Prothese nicht erforderlich.

Der **Halt von totalen Prothesen** außerhalb der Okklusion ist abhängig vom koordinierten neuromuskulären Zusammenspiel zwischen den intra- und extraoralen Strukturen und der Prothese. Daher sollen auch die Zähne im neuromuskulären Gleichgewicht aller beteiligten Strukturen stehen. In der physiologischen Zentrik wird eine gleichmäßige Belastung der Prothese ohne Kippmomente durch das gleichzeitige Zusammentreffen der punktförmigen Okklusionskontakte erreicht.

Die **Kauebene** wird parallel zur Camperschen und Bipupillarebene jeweils auf die Mitten der Trigona retromolaria in therapeutischer Bisshöhe ausgerichtet. Die **therapeutische Bisshöhe** bemisst sich aus dem Sprechabstand von 1 bis 2 mm und aus der Rekonstruktion des Patientenprofiles.

Die **transversalen und sagittalen Okklusionskurven** werden ausgeformt, stellen aber keine Kompensationskurven dar, mit denen eine Balancierung zu erreichen ist, sondern sie optimieren den Kraftvektor der Kaumuskulatur. Die individuellen Okklusionskurven balancieren oder führen nicht die Prothesen, sondern ermöglichen die stereotyp wiederkehrenden Kaubewegungen.

Nach üblicher Funktionsabformung und Modellherstellung wird mit der Gesichtsbogenregistrierung die physiologische Zentrik der Kiefer festgestellt. Die Arbeitsmodelle werden im Mittelwertartikulator montiert. Die **Oberkieferfront** wird vom Zahnarzt am Patienten nach ästhetischen und phonetischen Gesichtspunkten ausgeformt, weil die Ästhetik des Gesichtes von der Form und Stellung der Frontzähne abhängt. Ein Gipsschlüssel, der die Bisswallkontur und -länge wiedergibt, bestimmt die obere Frontzahn-Stellung. Nach der Oberkieferfront werden die unteren Frontzähne ausgerichtet.

Die **sagittale Stufe** ergibt sich aus ästhetischen und phonetischen Erwägungen. Die oberen Frontzähne stehen deutlich vor der Kieferkammkontur, die UK-Frontzähne ein wenig vor oder auf dem Kieferkamm. Die Labialkonturen der unteren Frontzähne und ersten Prämolaren stehen meist über der Umschlagfalte. Nach den Frontzähnen werden die unteren Seitenzähne komplett aufgestellt.

Die weiteren **unteren Seitenzähne** sollen mittig über einer geraden Linie von den Eckzahnspitzen bis zum Trigonum retromolare stehen, während die oberen Seitenzähne auf einer elliptischen Verbindungslinie zwischen Eckzahnspitzen und Tubera zu stellen sind. Die statische Stellung auf die Kieferkammmitten würde zu einer Kreuzbiss-Stellung führen.

Als **Aufstellgrenze** gilt die Mitte des Trigonum retromolare. Werden die zweiten Molaren nicht aufgestellt, ist der Speisefluss zum Schlund unterbrochen. Zunge und Wange drücken in den freien Raum und schieben die Prothesen nach vorn, wodurch atrophische Beanspruchungen der Kieferkämme und Druckstellen im sublingualen Bereich und an der Papilla incisiva auftreten können.

Die **Physiodens**-Zähne der Firma VITA sind für die Konzeption der biologischen Prothetik vorgesehen und lassen sich in physiologischer Zentrik, die als neuromuskuläre Kontaktposition immer wieder eingenommen werden kann, aufstellen. Die Physiodens-Zähne ermöglichen eine Zahnaufstellung mit:

- gleichmäßigen, gleichzeitigen Punktkontakten,
- Freiheit in der Okklusion,
- Kontaktpunkten auf den inneren Abhängen der Arbeitshöcker,
- wenigen Scher- und Randwulstkontakten,
- leichten Berührungskontakten auf den Frontzähnen,
- funktionell, phonetisch und ästhetisch optimierte Frontzahnstellung,
- individuellem Überbiss ohne Frontzahnführung oder Bibalancierung.

Die natürlich gestalteten Kauflächen und ihre nichtbalancierte Aufstellung verhindern Parafunktionen. Exkursionen aus der Zentrik und in die Zentrik bleiben neuromuskulär interferenzfrei und werden durch die okklusalen Freiräume möglich.

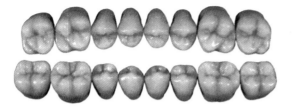

Abb. 1078 Die Seitenzähne der Firma VITA Physiodents/Posteriores sind von Dr. E. End nach natürlichen Gesetzmäßigkeiten entwickelt und auf die physiologische Zentrik bezogen worden; sie weisen die okklusalen Freiräume mit den gleichmäßigen okklusalen Punktkontakten auf. (Abbildung VITA)

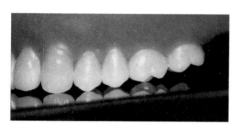

Abb. 1079 Die Aufstellung der oberen Seitenzähne erfolgt in der sagittalen und transversalen Okklusionskurve, die beim ersten Prämolaren beginnt und deutlich bei dem folgenden Zähne weitergeführt wird. (Abbildung VITA)

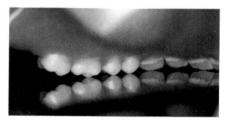

Abb. 1080 Die orale Ansicht der oberen Seitenzähne zeigt die sagittale und transversale Kauflächenneigung zur individuellen Formung einer helikoiden Verwindungskurve. (Abbildung VITA)

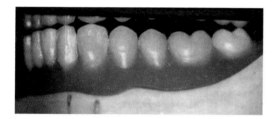

Abb. 1081 Auch die unteren Seitenzähne werden in der sagittalen und transversalen Okklusionskurve aufgestellt, die aber nicht die Funktion von Kompensationskurven übernehmen sollen. (Abbildung VITA)

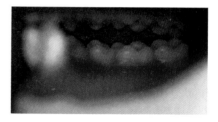

Abb. 1082 Die Orientierungsebene für die Zahnaufstellung bildet die Kauebene, die hier durch einen planen Spiegel dargestellt ist. Die Okklusionskurven sind deutlich durchgebogen. (Abbildung VITA)

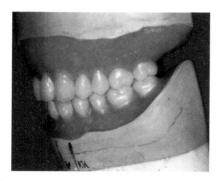

Abb. 1083 Die vestibulär sichtbare Interkuspidation folgt der Antagonistenregel in der Zahn-zu-Zwei-Zahn-Verzahnung. (Abbildung VITA)

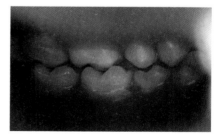

Abb. 1084 Die orale Interkuspidation folgt der Antagonistenregel. Die anatomisch geformten Physiodens haben keine sehr enge Verzahnung, sondern weisen die okklusalen Freiräume für Exkursionen aus der physiologischen Zentrik auf. (Abbildung VITA)

Ludwigs-Technik

Die Methode stellt ein technisches Handlungskonzept zur Herstellung von totalen Prothesen vor ohne den Anspruch, eine geschlossene Artikulationslehre zu bieten. Priorität haben bei diesem Verfahren die ausgereifte Abformtechnik und die physiologische Gestaltung der Prothesenbasis vor allem für stark resorbierte untere Prothesenlager.

Mit einer **Vor-Funktions-Abformung**, für das besonders stabiles Silikon verwendet wird, beginnt das Verfahren. Diese Vorabformung erfasst in einem dynamischen Verfahren den funktionsbezogenen Prothesenrand, und sie wird durch eine Mundvorhofabformung zu einem provisorischen Bissregistrat verschlüsselt. Die Mundvorhofabformung bildet die innere Lippenschlusslinie ab, woraus sich der Bisstyp und der Okklusionsebenenverlauf ablesen lässt.

Diese **verschlüsselten Vorabformungen** werden benutzt, um in einem Einricht- und Nivelliergerät (Lutemat) die individuellen, kieferrelationsbezogenen Bissschablonen mit integriertem Besteck zur intraoralen Bissregistrierung anzufertigen. Die integrierten Funktionslöffel-Bissschablonen, mit denen sowohl abgeformt als auch der Biss registriert wird, sind funktionell gestaltet und lassen die Bewegungsfreiräume von Zunge und Kiefermuskulatur frei. Zur Funktionsabformung wird das Registrierbesteck entfernt.

Die **definitive Funktionsabformung** erfolgt wieder mit einer Mundvorhofabformung zur Darstellung der inneren Lippenform. Damit sollen die Lippenschlusslinie, die korrekte Lippenfülle, der Bisstyp, die sagittale Stufe und die Kauebene festgestellt werden.

Die **Stützstiftregistrierung** erfolgt im gängigen Verfahren. Die Verschlüsselung der definitiven Funktionsabformungen zu einem Registrat und die Mundvorhofabformung liefern die notwendigen Informationen zur lagerichtigen Einstellung der Modelle in einen Mittelwert-Artikulator. Mit dem Einricht- und Nivelliergerät Lutemat wird die mittelwertige Position für den Artikulator erfasst und fixiert.

Für die **Zahnaufstellung** wird die systemeigene Ludwigs-Technik-Kalotte verwendet; sie lässt sich in jedem Artikulatortyp integrieren und auf individuelle Kauebenenneigungen einrichten.

Von der **Mundvorhofabformung** wird ein Vorwall angefertigt, der bei der folgenden Frontzahnaufstellung wichtige Orientierung bietet. Die oberen Frontzähne werden im Verlauf des individuellen vertikalen Frontzahnbogens zur individuellen sagittalen Stufe aufgestellt, um natürliche Lippenfülle zu erreichen.

Die **Seitenzahnaufstellung** erfolgt nach statischen Gesichtspunkten auf den Kieferkammmitten; es wird eine bibalancierte Okklusion angestrebt, die nach der Fertigstellung eingeschliffen wird.

Die **weichbleibende Prothesenbasis** vorzugsweise für den stark atrophierten Unterkiefer bildet einen weiteren Schwerpunkt der Ludwigs-Technik. Die weich abgepufferte Basisfläche der Prothese wird in die physiologischen Bewegungsabläufe des Kiefers integriert und mindert die potentielle Druckstellenbildung. Die **Herstellung der physiologischen Funktionsprothese** erfolgt in drei Schritten:

1. Eine **individuelle Stahlarmierung** zur Aufnahme des weichbleibenden Basismaterials wird zunächst hergestellt.
2. Das **weichbleibende Basismaterial** wird anvulkanisiert und ausgearbeitet. Dieses Basismaterial (Lutemoll 40) besitzt eine Härte von 40 shore A; besonders druckstellensensible Bereiche lassen sich mit einem weicheren Material (Lutemoll 25) der Härte 25 shore A ausführen.
3. Auf der **fertigen Prothesenbasis** erfolgt die Wachsaufstellung und die anschließende Fertigstellung der Prothese in Kunststoff.

Die **Langzeitbeständigkeit** der speziellen weichbleibenden Basismaterialien wird nach einstündiger Vulkanisation bei ca. 150°C und durch anschließendes Tempern über 4 Stunden bei 200°C erreicht. Es ist nicht möglich, das Material im direkten Verbund mit dem Prothesenkunststoff zu verarbeiten, weil dieser und auch die Kunststoffzähne bei den hohen Verarbeitungstemperaturen depolymerisieren.

Daher wird zunächst eine individuelle Stahlarmierung angefertigt und das weichbleibende Basismaterial anvulkanisiert, getempert und ausgearbeitet. Dann kann die Wachsaufstellung auf der Prothesenbasis erfolgen. Es wird empfohlen, die endgültige Fertigstellung der Prothese im Injektionsverfahren durchzuführen, jedoch kann auch die Stopfpresstechnik angewendet werden.

Als weiterer Vorteil der physiologischen Funktionsprothese wird genannt, dass durch die Stahlarmierung eine hervorragende **Bruchfestigkeit** erreicht wird. Dieses Verfahren wird auch für implantatgetragene Vollprothesen empfohlen.

Alle folgenden Abbildungen sind der Veröffentlichung der Firma Markiewicz Bielefeld entnommen.

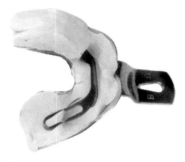
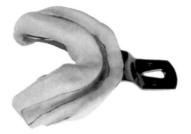
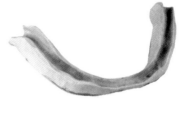

Abb. 1085 Für die Vorfunktions-abformung wird eine Stabilisie-rungsschiene in das Silikon (Lutes-il) gelegt; die Abformung erfolgt in einem unperforierten Konfek-tionslöffel.

Abb. 1086 In die fertige Vorfunk-tionsabformung wird die durch die Umschlagfalte vorgegebene Be-grenzung eingezeichnet und die Abformung aus dem Löffel genom-men.

Abb. 1087 Das stabile Silikon (Lu-tesil) lässt sich mit einem Messer zu einem provisorischen individu-ellen Löffel beschneiden.

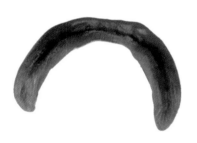
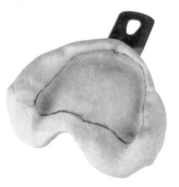
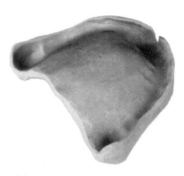

Abb. 1088 Die zu einem „indivi-duellen Löffel" beschnittene Vorab-formung wird mit dem dünnfließen-den Silikon (Perfekt) beschichtet und das untere Prothesenlager bei Funktionsbewegungen abgeformt. Damit ist die Grundlage für einen individuellen Löffel geschaffen.

Abb. 1089 Die obere Vorfunkti-onsabformung wird in gleicher Weise behandelt: Die Randbe-grenzung im Vestibulum und in dem AH-Linienverlauf wird einge-zeichnet.

Abb. 1090 Die Vorabformung wird aus dem Löffel genommen und entsprechend der Randein-zeichnung beschnitten. Mit dieser Vorabformung als „individueller Löffel" wird eine Korrekturabfor-mung des oberen Prothesenlagers vorgenommen.

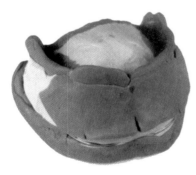

Abb. 1091 Die beiden Vorfunktionsabformungen werden durch eine provisorische Bissregistrierung miteinander verschlüsselt und durch eine Mundvorhofabformung ergänzt.

Nach diesen Abformungen werden Modelle angefertigt und es stehen alle Informationen zur Verfügung, um individuelle Bissschablonen-Ab-formlöffel anzufertigen, auf denen ein Registrierbesteck zur intraoralen Bissregistrierung befestigt ist.

Mit diesen Bissschablonen-Abformlöffel wird die endgültige Abformung und endgültige Bissregistrierung wiederum mit einer Mundvorhofabfor-mung durchgeführt.

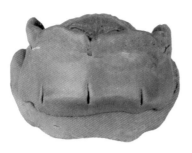

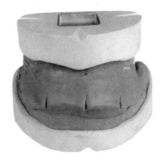

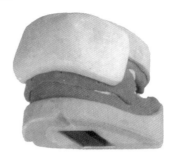

Abb. 1092 Die endgültige Abformung mit Bissregistrierung und Mundvorhofabformung geben die exakte Lippenfülle wieder; es sind die Mittellinie und Eckzahnpunkte eingeschnitten; die innere Lippenschlusslinie zeichnet sich ab.

Abb. 1093 Die Modellherstellung erfolgt im Kontrollsockelverfahren und wird für das Einsetzen in den Artikulator vorbereitet.

Abb. 1094 Von der Mundvorhofabformung wird ein Vorwall angefertigt, der die Begrenzung und Ausdehnung des Vestibulums darstellen soll.

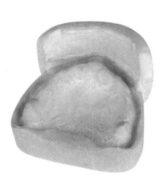

Abb. 1095 - 1096 Der Vorwall am Oberkiefermodell zeigt die Ausdehnung des Vestibulums. Zum Aufstellen der oberen Frontzähne wird der Vorwall mit Wachs ausgelegt; die äußere Wachswallkontur bietet die Orientierung für die Labialkonturen der oberen Frontzähne.

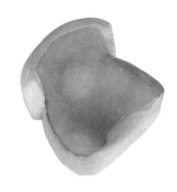

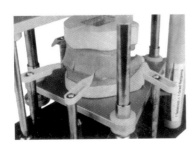

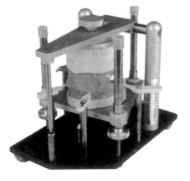

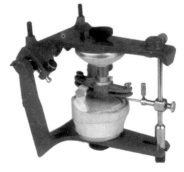

Abb. 1097 Die fertigen Modelle werden mit dem Registrat im Lutemat eingerichtet. Dieses Zusatzgerät ist auf die Artikulatorgeometrie bezogen.

Abb. 1098 Das obere Modell wird an dem Modellträger festgesetzt und in den kompatiblen Artikulator übertragen; dort wird in einem weiteren Schritt das untere Modell eingesetzt.

Abb. 1099 Die Kallotte wird auf die Bezugsebenen des Artikulators eingerichtet und auf einen Modellträger gegipst. Sie ist mit einem Schablonenzahn und einem glasklaren Kalottenfenstern versehen.

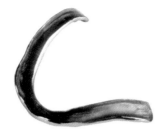

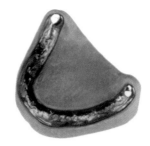

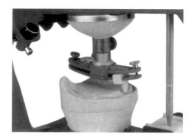

Abb. 1100 Als Träger für das elastische, weichbleibende Basismaterial wird zunächst eine Metallarmierung im Modellgussverfahren hergestellt.

Abb. 1101 Die Metallarmierung wird mit dem weichbleibenden Material unterfüttert, das bei ca. 200°C aufvulkanisiert wird.

Abb. 1102 Die Zahnaufstellung beginnt damit, den sagittal verschiebbaren Schablonenzahn auf die Mitte des unteren Kieferkamms einzurichten.

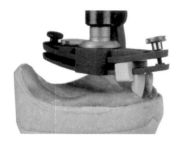

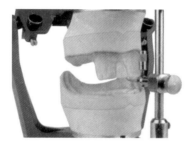

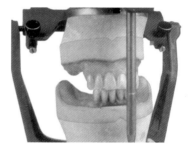

Abb. 1103 Dann wird der erste untere Schneidezahn neben den Schablonenzahn in Wachs auf die fertige Metallbasis gestellt.

Abb. 1104 Der erste obere Schneidezahn wird auf die Artikulatormarkierung und auf den, aus der Mundvorhofabformung erstellten Wachswall ausgerichtet.

Abb. 1105 Die Frontzahnaufstellung wird entsprechen der Mundvorhofabformung aufgestellt und erfüllt damit die individuellen ästhetischen Gegebenheiten.

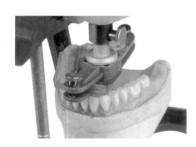

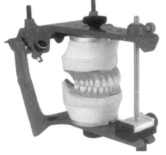

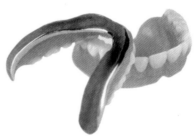

Abb. 1106 Ausgehend vom unteren Schneidezahn wird der untere Zahnbogen rekonstruiert; dabei dienen die Markierungslinien der Kalotte als Orientierung.

Abb. 1107 Die Einprobe erfolgt auf der fertigen „Lutemoll"-Basis.

Abb. 1108 Bei der fertigen Prothese reichen die Ränder der Metallarmierung exakt in den Bereich der Umschlagfalten, um so das sehr elastische weichbleibende Basismaterial abzustützen.

APF*NT*-System

Das APF-System (**A**esthetik, **P**honetik, **F**unktion) wird seit 1975 von der Firma DeTrey (Densply) als didaktisches, überprüfbares Aufstellregelwerk angeboten. Um die Praxisrelevanz dieses Systems zu erhöhen wurde 2001 das APF*NT*-System (NT = Neue Technologie) entwickelt und vorgestellt. Das neue System soll nicht nur schulischen Anforderungen genügen, sondern den Standard bei der Herstellung mittelwertiger Totalprothesen verbessern.

Das **APF*NT*-System** beschreibt vier umfassende Maßnahmen zur Anfertigung einer patientenbezogenen Zahnaufstellung:

1. Die Modellmontage mit dem Modellpositionierer für den Protar-Artikulator der Firma KaVo.
2. Die Bestimmung der Okklusionsebene mit dem Okklusions-Neigungsanzeiger des gleichen Systemgerätes der Firma KaVo.
3. Die Modellanalyse zur Bestimmung der Aufstellbereiche auf der knöchernen Basis der Kiefer.
4. Die Zahn-zu-Zahn-Aufstellung in lingualisierter Okklusion.

Die **Modellmontage** des oberen Modells erfolgt mittelwertig mit dem Modellpositionierer, der Unterkiefer wird mit einem intraoralen Bissregistrat dem oberen Modell zugeordnet.

Der **Oberkiefer-Modellpositionierer** ist ein in der Höhe variabel einstellbares Einrichtgerät, das einen Schieber zur Auflage in den Ansatzpunkten der beiden Tuben und eine bewegliche Gabel für die tiefsten Stellen in den oberen frontalen Umschlagfalten besitzt.

Die **Okklusionsebene** als Bezugslinie zur Seitenzahnaufstellung wird auf die Ansatzpunkte der beiden Tuben und die Schneidekanten der oberen Frontzähne bezogen. Der **Unterkiefer** wird als nicht zum Schädel gehörend definiert und bietet danach keine Orientierung für die Okklusionsebene; denn die Okklusionsebene, die vom unteren Inzisalpunkt zu den Oberkanten der retromolaren Polster verläuft, fällt nach hinten unten ab und destabilisiert die untere Prothese.

Der **Okklusions-Neigungsanzeiger** (Aufstellhilfe) der Firma KaVo wird auf die Ansatzpunkte der beiden Tuben und die oberen Schneidekanten ausgerichtet und zeigt, wie sich die Okklusionsebene im interalveolären Raum orientiert ist. Die Okklusionsebene steigt nach hinten an, so dass die unteren Seitenzähne die Oberkante des retromolaren Polsters über-

ragen. Das **Okklusions-Neigungsanzeiger**-Set besteht aus dem Befestigungsbügel, der Aufstellhilfe mit Frontzahntisch und dem Bedienwerkzeug.

Die **Zahnaufstellung** muss zum Ausrichten der Aufstellhilfe mit den oberen Frontzähnen beginnen, die im muskulären Gleichgewicht von Lippen und Zunge aufgestellt werden, um die Funktionsbereiche von Sprache und Physiognomie des Patienten zu stützen. Mit einer **physiognomischen Kontrollschablone**, die vom Zahnarzt zu individualisieren ist, wird die optimierte Frontzahnposition gefunden. Auch die sagittale Stufe, als individuelle, patientenspezifische Größe, wird mit der Kontrollschablone bestimmt.

Bei der **Modellanalyse** der unbezahnten Kiefer wird auf die Einzeichnung der Kieferkammmitten verzichtet, stattdessen wird die knöcherne Kieferunterlage als Aufstellbereich für die Seitenzähne definiert. Dieser Aufstellbereich liegt im Oberkiefer innerhalb der tiefsten Punkte der Umschlagfalte, im Unterkiefer zwischen der inneren Begrenzung der Linea mylohyoidea und der äußeren Begrenzung der Linea obligua. Es wird unterstellt, dass die Zähne, die innerhalb dieser Linien stehen, alle Kräfte sicher auf Prothesenlager übertragen; auch wenn die Zähne nicht auf der Mitte des Kieferkammes stehen, bleibt die Prothese stabil.

Die **Aufstellung der Seitenzähne** erfolgt in der Zahn-zu-Zahn-Beziehung, d. h. es hat immer nur ein Zahnpaar Kontakt zueinander; jede antagonierende Zahnpaarung steht autonom. Für die Stabilität in der Zentrik oder bei intermediären Bewegungen in der dynamischen Okklusion sind keine mesialen oder distalen Partner nötig. Für **intermediäre Bewegungen** sind Schleifkorrekturen vorzunehmen. Die intermediäre Führungswege sind maximal 1 mm weit und stellen keine Exkursionsbewegungen dar.

Das Konzept der **lingualisierten Okklusion**, bei dem die Zähne nach bukkal verlagert stehen, wird vorgeschrieben, um mehr Zungenraum zu schaffen, aber ohne die Zähne zu destabilisieren. Bei der lingualisierten Okklusion greifen die lingualen Stampfhöcker der oberen Prothesenzähne in die zentralen Kontaktbereiche der unteren Prothesenzähne (zentrale Gruben).

Die **bukkalen Höckeranteile** stehen deutlich außer Antagonistenkontakt; sie müssen aber innerhalb der knöchernen Begrenzungslinie stehen. In der Zentrik darf kein Frontzahnkontakt bestehen.

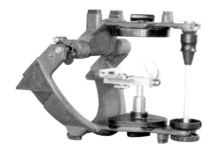

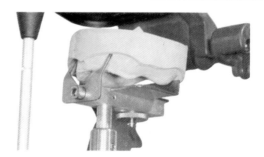

Abb. 1109 Zur systematischen Modellmontage steht ein Modellpositionierer zur Verfügung, der höhenverstellbar ist, eine bewegliche Gabel für die anteriore Fixierung und einen Schieber für die Tubenansatzpunkte besitzt. Dieses Einrichtgerät ermöglicht eine mittelwertige Positionierung des oberen Modells. (Abbildung Densply/DeTrey)

Abb. 1110 Die Metalldorne der Gabel werden auf die anterioren Anlagepunkte in der Tiefe der frontalen Umschlagfalte und auf die Ansatzpunkte der Tuben ausgerichtet. (Abbildung Densply/DeTrey)

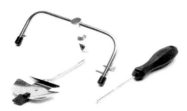

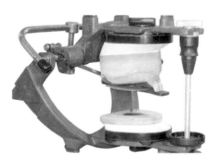

Abb. 1111 Der Okklusions-Neigungsanzeiger wird als Aufstellhilfe für die Seitenzähne verwendet. Die Aufstellhilfe wird mit dem Befestigungsbügel im Protar-Artikulator der Firma KaVo befestigt. (Abbildung Densply/DeTrey)

Abb. 1112 Zur Ausrichtung des Okklusions-Neigungsanzeiger auf die Tubenansätze und die Inzisalkanten werden zunächst die oberen mittleren Schneidezähne aufgestellt. (Abbildung Densply/DeTrey)

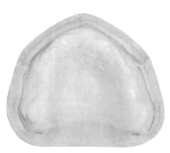

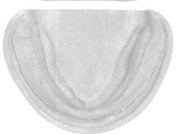

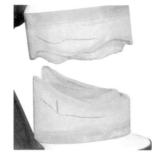

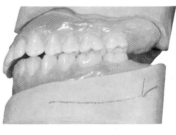

Abb. 1113 Die Modellanalyse beschränkt sich auf die Einzeichnung der Kieferkammkonturen, der Umschlagfaltentiefen und der Kieferzungenbeinlinie, um den Aufstellbereich, in dem die antagonierenden Kontakte liegen sollen, einzugrenzen. (Abbildung Densply/DeTrey)

Abb. 1114 Die Zahn-zu-Zahn-Aufstellung in lingualisierter Okklusion und mit individueller sagittaler Stufe ermöglichen intermediäre Bewegungen von maximal 1 mm Weite; diese Bewegungen sind keine Exkursionsbewegungen. Das wesentliche Aufstellziel ist die Zentrik. (Abbildung Densply/DeTrey)

Implantatbegriff

Als **Implantate** (lat.; implantare = einpflanzen) werden alle zum Ersatz oder zur Verstärkung von Organen oder Geweben in den Körper eingebrachten Materialien bezeichnet, wie z. B. Knochenspäne oder alle Formen von Endoprothesen (künstliche Gefäße, Gelenke usw.). Dementsprechend bezeichnet die **Implantologie** die Lehre über das Einpflanzen von Fremdmaterial in den Körper; z. B. in der Zahnmedizin das Einpflanzen von dentalen Implantaten (Zahnwurzelersatzteile) in den Ober- und Unterkiefer zur Aufnahme von Zahnersatz.

Diese **Zahnwurzelersatzteile** werden aus alloplastischen (körperfremden) Materialien in den Kieferbereich implantiert, um einzelne Zähne, einen weitreichenden festsitzenden oder abnehmbaren Zahnersatz zu verankern.

Dabei sind **geschlossene Implantate** solche, die allseitig von körpereigenem Gewebe umgeben sind, z. B. geschlossene Magnetimplantate, Gelenkersatz oder Herzklappen. Die **offenen Implantate** sind in den Körper versenkte Gewebsersatzteile, die dauerhaft durch die Körperoberfläche ragen und eine permanente Eintrittspforte für Keime bilden können. Die in der Zahnmedizin üblichen Zahnwurzelersatzteile zur Fixierung von Zahnersatz sind offene Implantate.

Die **Implantation** erfolgt in mehreren Schritten und beginnt mit der Anamnese, den klinischen und röntgenologischen Untersuchungen und schließt mit der eigentlichen operativen Ausführung ab. Hier unterscheidet man nach dem zeitlichen Ablauf die einzeitige (einphasige) und zweizeitige (zweiphasige) Implantation.

Bei der **einphasigen Implantation** wird das Implantat eingesetzt, so dass die Exostruktur (Implantatpfosten) während der gesamten Einheilungsphase durch die Schleimhaut ragt und durch den implantatgetragenen Zahnersatz unmittelbar nach der Implantation funktionell belastet wird; nur um die Wundheilung der Schleimhaut nicht zu beeinträchtigen, wird ca. zwei Wochen kein prothetischer Ersatz getragen. Bei der einphasigen Implantation werden einteilige Implantate benutzt, die sich im zahnlosen Unterkiefer für steggelagerte Prothesen verwenden und in einer Sitzung einsetzen lassen.

Bei der **zweiphasigen Implantation** wird das Implantat während einer unbelasteten Einheilphase (ca. 3 bis 6 Monate), bei der ein direktes knöchernes Einwachsen (Osteointegration) des Implantats möglich ist, von der vernähten Schleimhaut bedeckt und nicht durch Zahnersatz funktionell belastet. In einer zweiten Operation wird der Implantathals freigelegt und die Mesostruktur eingeschraubt. Für diese zweiphasige Methode stehen zweiteilige Implantate zur Verfügung, bei denen die Endostruktur (Implantatkörper) und Exostruktur (Implantatpfosten) getrennt sind. Bei zweiteiligen Implantaten lässt sich der Implantatpfosten auf den prothetischen Ersatz ausrichten.

Das **Implantatbett** ist bei enossalen Implantaten die knöcherne Kavität oder bei mukösen Implantaten die formgenaue Schleimhauthöhlung, in die das Implantat eingesetzt wird. Die implantatkongruente Kavität wird in den Knochen eingefräst oder in die Schleimhaut eingestanzt. Für die Präparation des knöchernen Implantatbettes stehen innengekühlte **Implantatfräser** zur Verfügung. Das sind spezielle Knochenfräser für niedrige Drehzahlen (ca. 200 U/min). Sie besitzen eine zentrale Bohrung im Fräserschaft für das Kühlmittel. Das Kühlmittel kühlt den Fräser und das Präparationsfeld und spült gleichzeitig, kontinuierlich die Knochenspäne aus.

Sofortimplantationen sind Einpflanzungen, die unmittelbar mit einer Zahnextraktion vor der knöchernen Konsolidierung der Alveole durchgeführt werden. Die alveoläre Knochenkontur bleibt erhalten, so dass eine rasche funktionelle Belastung des Alveolarabschnittes erfolgen kann und der Alveolarkamm erhalten bleibt. Sofortimplantate können in ihren Abmessungen den natürlichen Wurzeln der zu ersetzenden Zähne entsprechen.

Spätimplantationen erfolgen nach der Zahnextraktion, wenn der Alveolarknochen ausgeprägt atrophiert ist. Dadurch verändert sich neben der vertikalen und transversalen Rückbildung auch die innere Knochenstruktur. Spätimplantate haben meist geringere Abmessungen als die Wurzeln der zu ersetzenden Zähne.

Die **Suprastruktur** ist der direkt oder indirekt mit dem Implantat verbundene prothetische Ersatz, der dabei gleichzeitig auf natürlichen Pfeilerzähnen gelagert sein kann. Nach der Art der Verbindung mit dem Implantat unterscheidet man festsitzende, bedingt herausnehmbare und herausnehmbare Suprastrukturen. Bei den bedingt und unbedingt herausnehmbaren Suprastrukturen sind zusätzliche Verbindungselemente wie Schrauben, Riegel oder Geschiebe nötig; es sind auch intramobile Dämpfungselemente möglich.

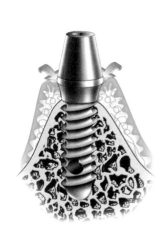

Abb. 1115 - 1116 Offene Implantate sind in den Körper versenkte Gewebsersatzteile mit einem dauerhaft
durch die Körperoberfläche ragen-
den Implantatanteil. Dadurch entsteht eine permanente Eintrittspforte
zum Körperinneren für Krankheitskeime. Zahnmedizinische Zahnwurzelersatzteile zur Fixierung von Zahnersatz sind offene Implantate. Die geschlossenen Implantate sind allseitig
von körpereigenem Gewebe umgeben, z. B. geschlossene Magnetimplantate, Gelenkersatz oder Herzklappen. Diese Implantate können
nicht durch äußere Einflüsse korrodieren und sie bilden keine Eintrittsöff-
nungen für Krankheitserreger.

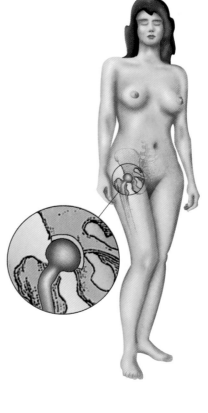

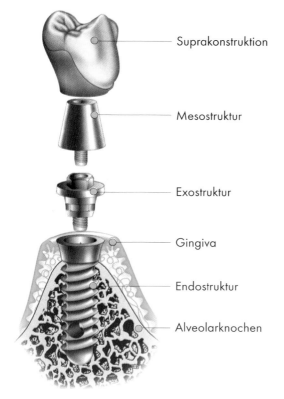

Suprakonstruktion

Mesostruktur

Exostruktur

Gingiva

Endostruktur

Alveolarknochen

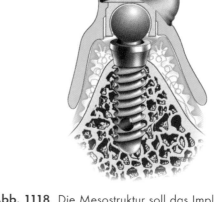

Abb. 1117 Ein enossales Implantat besteht aus der
Endostruktur, dem im Knochen versenkten Anteil, und
der Exostruktur, die aus dem Gewebe ragt und auf
dem die Mesostruktur befestigt ist, die das Verbindungselement zum prothetischen Ersatz darstellt.

Abb. 1118 Die Mesostruktur soll das Implantat mit
der Suprakonstruktion, das ist der Zahnersatz, verbinden. Für herausnehmbare totale Prothesen lassen
sich Kugelkopfverankerungen verwenden, wie sie
auch auf Wurzelkappen angebracht werden.

Indikation von Implantaten

Eine **Implantation** sollte nur dann durchgeführt werden, wenn ein Langzeiterfolg für den Patienten prognostiziert werden kann. Die Grenzen für eine Implantation sind durch die unterschiedliche Struktur der Implantate gegenüber natürlichen Zähnen eng gesteckt.

Der von Gewebe (Schleimhaut, Knochen) umschlossene Teil bis zur Zahnfleischmanschette (Peripilastrium) heißt **Endostruktur** und besteht aus Implantatfuß, Implantatkörper und Implantatschulter. Dieser Anteil muss die Kaulast in den Knochen ableiten. Im Vergleich zur funktionellen Wurzeloberfläche natürlicher Zähne besitzen enossale Implantate eine geringere Verankerungsfläche im Knochen. Daher ist im Vergleich zu natürlichen Zähnen die Implantatbelastbarkeit - das ist die Aufnahmefähigkeit von Kaudrücken bei enossalen Implantaten - geringer.

Die **Exostruktur** ist der aus dem Tegument in die Mundhöhle ragende Anteil, der aus Implantathals und Implantatpfosten besteht. Diese Struktur ist das besondere Kennzeichen eines offenen Implantats, das durch die geschlossenen Körperhülle stößt und eine Eintrittspforte für Krankheitskeime bilden kann. Auch dieses Strukturmerkmal beschränkt den Indikationsbereich. Als **Mesostruktur** bezeichnet man das Verbindungselement zum prothetischen Ersatz; der prothetische Ersatz stellt die **Suprastruktur** dar.

Die geringere **Eigenbeweglichkeit** des Implantats und seine Dämpfung bei Belastung wird aufgrund der Osseointegration der Endostruktur und weil parodontale Rezeptoren fehlen, nicht wahrgenommen; es können unkontrollierte Krafteinwirkungen auftreten.

Allgemeine Begründung für Implantationen besteht, wenn herausnehmbarer Zahnersatz nicht integriert werden kann (z. B. Epilepsie) oder wenn besondere berufliche Anforderungen oder spezielle Hobbies (z. B. Blasmusiker, Schauspieler, Politiker) vorhanden sind.

Einzelzahnimplantate sind indiziert zum Zahnreihenschluss, z. B. nach Verlust eines einzelnen Zahnes innerhalb einer intakten, füllungs- und kariesfreien Zahnreihe. Das Einzelzahnimplantat erspart den Verlust an natürlicher Zahnsubstanz, z. B. bei Schneidezähnen, die sonst als Brückenpfeiler verwendet werden müssten. Unter normalen Bedingungen führt ein Einzelzahnimplantat zu besseren Ergebnissen als eine entsprechende Versorgung durch die Frontzahnbrücke.

Dentale enossale Implantate sind indiziert bei kleinen Schaltlücken, verkürzten Zahnreihen bzw. reduzierten Restgebissen mit großen Schaltlücken und einer ungünstigen Pfeileranordnung; hier kann nur eine Implantatunterstützung die statischen Verhältnisse sichern.

Implantate sind auch indiziert bei zahnlosen Kiefern, wenn durch fortgeschrittene resorptive Atrophie die Kieferkämme soweit reduziert sind, dass eine totale Prothese keinen Halt mehr finden würde, oder bei hochgradiger Alveolarkammatrophie im Unterkiefer oder bei Kieferdefekten.

Allgemeine Kontraindikationen liegen hauptsächlich vor, wenn Operationsrisiken bestehen, vor allem bei Herz- und Kreislauferkrankungen verschiedenster Art und anderen organischen Leiden wie z. B. Leberschäden. Auch akute Infektionen, Leukämien, Zuckerkrankheit und eine gestörte Infektabwehr stehen einer Implantation entgegen.

Bei **medikamentösen Therapien** gegen rheumatische Erkrankungen, verschiedene Haut- und Autoimmunerkrankungen, AIDS und andere akute Infektionskrankheiten (vor allem des Mundraums) wie auch bei Depressionen oder bei einer Schwangerschaft verbietet sich eine Implantation.

Wenn durch **Knochenerkrankungen** (z. B. Osteoporose u. a.) eine Beeinträchtigung der Knochenqualität oder eine gesteigerte Kalziumausscheidung bei Niereninsuffizienz besteht, kommt eine Implantation ebensowenig in Frage, wie bei schweren körperlichen oder geistigen Behinderungen, persönlichkeitsverändernden Psychopathien oder schlecht motivierbaren, lethargischen Patienten.

Eine **lokale Kontraindikation** liegt vor, wenn das Knochenangebot für ein Implantatbett zu gering ist, wenn die Vertikalabstände der Kieferkämme zu gering oder zu groß sind oder wenn Bisslagenanomalien, Parafunktionen oder sanierungsbedürftige Restgebisszustände vorliegen.

Entzündliche Reaktionen am marginalen Parodontium zeigen ähnliche Verläufe und Merkmale wie die Entzündungen im periimplantären Gewebe, so dass trotz der verschiedenen biologischen Strukturen keine wesentlichen Unterschiede zwischen Periimplantitis und Parodontitis bestehen. Überbelastungen, die parodontal geschädigte Zähne nur wenig beeinflussen, wirken sich jedoch bei periimplantären Entzündungen viel stärker aus.

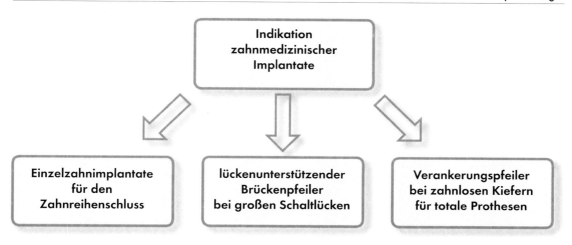

Abb. 1119 Für Implantate, die einen Zahnwurzelersatz darstellen, bestehen drei große Indikationsbereiche. Damit ist die Verankerung von Zahnersatz im Mund möglich, ohne dass ein Restzahnbestand mit einbezogen werden muss. Häufig werden aber auch kombinierte Verankerungsmöglichkeiten genutzt, d. h., eine bedingt herausnehmbare Brücke wird sowohl auf Implantaten als auch auf natürlichen Pfeilerzähnen verankert.

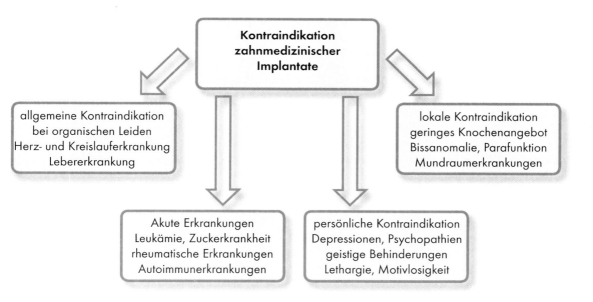

Abb. 1120 Weil die Implantation eine erheblichen chirurgisch-operativen Aufwand erfordert, besteht eine allgemeine Kontraindikation aufgrund von Operationsrisiken, die auch andere klinische Operationen erschweren würden; chronische oder akute Erkrankungen verhindern daher eine Implantation. Auch die persönlichen Dispositionen des Patienten, wie schlechte Motivierbarkeit, Psychopathien u. a., können eine Implantation verbieten.

Implantationsverfahren

Es lassen sich verschiedene zahnmedizinische Implantationsverfahren in Bezug auf die Implantatlokalisierung unterscheiden:

Transdentale (endodontische) **Implantate** werden durch den Wurzelkanal eines Zahnes in den Knochen versenkt, um die natürliche Wurzel zu verlängern. Man unterscheidet die apikal geschlossene Implantation, bei der der Transfixationsstift in den periapikalen Knochen verlegt wird, und die apikal offene Implantation, die mit einer Wurzelspitzenresektion kombiniert wird.

Dieses **transdentale Fixationssystem** ist eine Kombination aus konventionellen Wurzelstiften und enossalen Implantaten. Durch den endodontischen Metall- oder Keramikstift verlagert sich der Drehpunkt eines gelockerten Zahnes nach apikal und der Zahn wird stabilisiert. Außerdem bleibt der physiologische Zahnhalteapparat erhalten und es entsteht ein geschlossenes Implantat.

Intramuköse Implantate sind in die Schleimhaut versenkte Knopfanker, die basal an einer herausnehmbaren Prothese befestigt sind. Der intramuköse Knopfanker wird in eine artifizielle Höhlung der Kieferschleimhaut versenkt, die mit normalem Epithel ausgekleidet ist. Das knopfförmige Verankerungsteil sitzt fest in der Prothesenbasis und wird beim Herausnehmen der Prothese aus dem Implantatlager entfernt.

Subperiostale Implantate bestehen aus einem individuellen Modellgussgerüst, das zwischen Knochenoberfläche und Periost eingelagert wird. Dazu wird die Knochenoberfläche freigelegt und abgeformt, das Gerüst im Modellgussverfahren passgenau angefertigt und auf die blanke Knochenfläche gesetzt, um danach mit dem Periost und der Schleimhaut wieder bedeckt zu werden. An definierten Stellen durchbrechen die Implantatpfosten die Schleimhaut.

Enossal-subperiostale Implantate sind sowohl in den Knochen versenkt als auch zwischen die Knochenoberfläche und das Periost eingelagert. Die Implantatpfosten durchstoßen die Kieferschleimhaut. Diese Implantate werden im Modellgussverfahren individuell hergestellt, indem das Implantatbett in den Knochen präpariert und abgeformt wird.

Enossale Implantate sind Zahnwurzelersatzteile, die in den Knochen versenkt werden und die Kieferschleimhaut durchstoßen. Enossale Implantate sind in eine formschlüssige Kavität des Kieferknochens eingelassen, die mit einem speziellen, auf die Implantatform bezogenem Instrumentarium präpariert wurde.

Transossale Implantate sind Unterkieferimplantate, die senkrecht durch den gesamten Unterkieferkörper verlaufen.

Implantatintegration

Bezogen auf das Implantatmaterial gibt es unterschiedliche Gewebereaktionen des Knochens. Durch mikro- und makromorphologische Retentionsverbesserungen des Implantatkörpers, wie z. B. spezielle Beschichtungsverfahren oder Schraubengewinde, lässt sich die Gewebsreaktion des Implantatlagers beeinflussen.

Bei der **Einheilung** des Implantates kann es zu einer bindegewebige Einscheidung des Implantats kommen (Distanzosteogenese) oder es entsteht ein kapillarer Spalt zwischen Knochen und Implantat; es können sich auch Kollagenfasern an die Implantatoberfläche anlagern (Kontaktosteogenese).

Die **Osseointegration** (Osteointegration) ist ein direkter struktureller Verbund ohne jede bindegewebige Trennschicht zwischen dem Knochengewebe und dem Implantat. Dieser Verbund stellt einen starre (ankylotische) Verbindung dar, bei der desmodontale Fasern fehlen und daher nur eine sehr geringe Beweglichkeit des Implantates möglich ist. Beweglichkeit entsteht nur durch die Elastizität der Knochenumgebung. Der Implantat-Knochenverbund muss die Kraftübertragung bei Implantatbelastung sichern.

Zwischen **Epithelzellen** der Mukosa und dem Implantathals kommt es zu einer biologischen Verbindung, indem sich ein Saumepithel mit einer Basallamina aus Glykoproteinen ausbildet. Diese gewebliche Verbindung weist ähnliche histologische und biochemische Merkmale auf wie das Saumepithel bei natürlichen Zähnen und führt die epitheliale Mukosa bis an die harten Implantatoberflächen.

Dieses **Saumepithel** zeigt eine ständige Erneuerungrate und verhindert so bakertielle Anlagerungen an ihrer Oberfläche. Desgleichen sammeln sich in diesem Bereich neutrophile Granulozyten, die parodontale oder periimplantäre Infektionen abwehren können. Daneben bildet sich in dem geweblichen Bereich ähnlich wie bei natürlichen Zähnen ein System aus zirkulären und senkrecht zur Implantatoberfläche verlaufenden Bindegewebsfasern aus, die die Mukosa an dem Implantat fixieren. Ob diese Fasern fest an der Implantatoberfläche verankert sind, konnte noch nicht nachgewiesen werden.

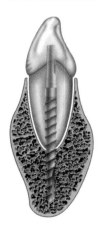

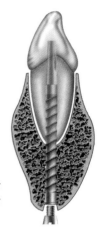

Abb. 1121 Das transdentale (endodontische) Implantat wird durch den Wurzelkanal in den Knochen versenkt und verlängert die natürliche Wurzel. Man unterscheidet die apikal geschlossene Implantation, bei der der Transfixationsstift in den periapikalen Knochen verlegt wird, und die apikal offene Implantation, die mit einer Wurzelspitzenresektion kombiniert wird.

Abb. 1122 Das transossale (transmandibuläre) Implantat wird von kaudal durch den Kieferkörper gesetzt und reicht bis in den Zahn.

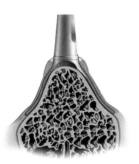

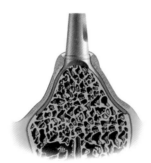

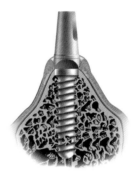

Abb. 1123 Das subperiostale Implantat wird als Metallgerüst zwischen Knochenoberfläche und Periost eingelagert. Das Metallgerüst wird nach Abformung der Knochenoberfläche im Modellgussverfahren passgenau angefertigt und auf die blanke Knochenfläche gesetzt.

Abb. 1124 Das enossal-subperiostale Implantat ist in den Knochen versenkt und zwischen Knochenoberfläche und Periost eingelagert; der Implantatpfosten durchstößt die Kieferschleimhaut. Es wird im Modellgussverfahren hergestellt. Das Implantatbett wird in den Knochen präpariert.

Abb.1125 Das enossale Implantat wird in den Knochen versenkt und durchstößt die Kieferschleimhaut. Der von Gewebe umschlossene Teil heißt Endostruktur; der in die Mundhöhle ragende Teil ist die Exostruktur; Mesostruktur heißt das Verbindungselement zum prothetischen Ersatz.

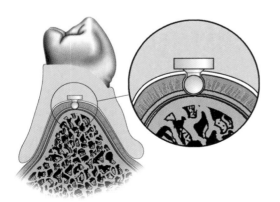

Abb. 1126 Das intramuköse Implantat ist ein in die Schleimhaut versenkter Knopfanker einer herausnehmbaren Prothese. Der Knopfanker wird in eine artifizielle Höhlung der Kieferschleimhaut versenkt, die mit normalem Epithel ausgekleidet ist.

Qualität der Implantatmaterialien

Die Einteilung der Implantatmaterialien erfolgt in vier große Stoffgruppen:

- autologe (körpereigene) Materialien,
- homologe (artgleiche) Materialien,
- heterologe (artfremde) Materialien,
- alloplastische (nichtbiologische) Materialien.

Autologe Implantate entstammen dem gleichen Organismus, z. B. extrahierte Zähne, körpereigene Knochenimplantate. Homologe Implantate sind von anderen Menschen übertragene Gewebsteile. Heterologe Implantate sind von einer anderen Spezies übertragene Gewebsteile. Alloplastische Materialien sind Metalle und ihre Legierungen, Keramiken oder Kunststoffe. Die Forderungen an die Implantatmaterialien sind mechanische Stabilität und Biokompatibilität.

Die **mechanischen Eigenschaften** von Implantatmaterialien und Knochen müssen einander angenähert sein, damit durch Kaubelastungen keine scherenden Beanspruchungen zwischen Knochen und Implantatverbund entstehen. Gesucht ist ein Material mit genügender Festigkeit und einen auf den Knochen abgestimmten Elastizitätsmodul. Metalle besitzen eine hinreichende Zugfestigkeit, Bruchdehnung und eine variable Elastizität, während Keramik eine hohe Bruchzähigkeit aufweist.

Biokompatibilität des Implantatmaterials ist gegeben, wenn die mit dem Implantat in Kontakt befindlichen Zellen ungehindert am natürlichen Stoffwechselgeschehen teilnehmen können. Gewebe, das mit nicht biokompatiblen Materialien in Kontakt steht, kann Antikörperreaktionen, Allergien, Abkapselungen, toxische und entzündliche Reaktionen zeigen und absterben. Dagegen kann das Implantatmaterial im Organismus korrodieren, es kann ausgelaugt, abgetragen oder resorbiert werden.

In der zahnärztlichen Implantologie werden fast ausschließlich **alloplastische Materialien** verwendet, weil diese nahezu unbegrenzt verfügbar sind, einfach gelagert und auf ein definiertes, kontrollierbares Qualitätsniveau gebracht werden können. Jedoch können bei alloplastischen Materialien Fremdkörperreaktionen auftreten. Besonders bei Metallen treten komplexe Wechselwirkungen mit dem Lagergewebe auf, wobei metallische Implantate korrodieren und im Lagergewebe die sogenannte Metallose entsteht. Die Metallose kann zu einer bindegewebige Trennschicht zwischen Knochengewebe und Metallimplantat führen.

Korrosion ist die Schädigung von Metallen oder Legierungen durch chemische oder elektrochemische Reaktionen. Im Organismus wirken die Gewebsflüssigkeiten und Speichel, in denen Ionen und Salze gelöst sind, als Elektrolytlösungen, die das Metall angreifen. Durch galvanische Prozesse zwischen den metallischen Werkstoffen von Implantat und Suprakonstruktion, durch Kontakt- und Reibungskorrosion, sowie durch Lokalelemente können weitere Schädigungen am Implantat und Lagergewebe entstehen.

Die **Ionenbewegungen** im Gewebe stören die natürlichen physiologischen Abläufe, können das biologische Gleichgewicht im Zellwachstum stören oder Allergien auslösen. Metallionen gelangen auch über den Speichel in den Verdauungstrakt zu den Organen des Körpers und reichern sich dort über den physiologisch tolerierten Grenzwert an. Durch den Transport von Ionen entstehen Schäden in entfernt liegenden Organen.

Metalle lassen sich gegen die verschiedenen Formen der Korrosion durch eine passivierende Oberflächenschicht schützen. Manche Metalle bilden spontan eine **passivierende Schutzschicht** durch Oxidation, diese Metalle sind passivierbar. Es bildet sich über die gesamte Metalloberfläche ein Oxidfilm aus, der den Ladungsträgeraustausch mit anderen Medien verhindert und das Metall vor weiterer Korrosion schützt. Diese Passivierungsschicht kann mechanisch verletzt werden, regeneriert dann sehr schnell durch erneute Passivierung.

Einige **unedle Metalle** bilden schon bei geringem Sauerstoffangebot stabile, hochedle Oberflächenoxide als Passivierungsschicht aus. Titan und seine Legierungen zeigen dabei ein besonders schnelles Wachstum der Passivierungsschicht; andere Implantatlegierungen enthalten passivierende Zusätze. Gold- und Platinlegierungen sind als Edelmetalle auch ohne passivierende Schutzschicht korrosionsstabil.

Zwischen **Kieferknochen** und Implantat bildet sich durch den Speichel einen geschlossener Stromkreis aus, dessen galvanische Lokalströme die Korrosionsprodukte transportieren. Durch die Ablagerung von **Korrosionsprodukten** entstehen zunächst dunkle Verfärbungen im Lagergewebe, die Zellaktivität wird behindert bis hin zur aseptischen Nekrose. Bei Titan und Tantal treten diese Reaktionen nicht auf. Keramiken und Kunststoffe sind korrosionsfest, können aber durch Körperflüssigkeiten resorbiert werden.

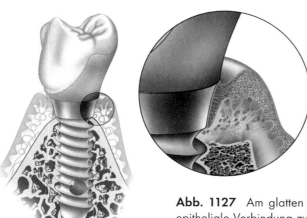

Abb. 1127 Am glatten bzw. poliertem Implantathals bildet sich eine epitheliale Verbindung zwischen der Mukosa und der Implantatoberfläche. Es bildet sich ein Saumepithel mit einer Basalmembran, die ähnliche Merkmale aufweist wie das marginale Parodontium. Es kann auch eine Häufung von Leukozyten in diesem Gewebsbereich festgestellt werden.

Abb. 1128 Kommt es bei der **Einheilung** des Implantates zu einer bindegewebige Einscheidung oder zu einem kapillaren Spalt zwischen Knochen und Implantat, so spricht man von einer Distanzosteogenese.

Abb. 1129 Die Osseointegration (Osteointegration) ist die vollständige knöcherne (ossale) Umschließung eines Implantates ohne jede bindegewebige Trennschicht.

Abb. 1130 Bei engem chemischen Anwachsen des Knochens an das Implantat kann es zu Ionenaustausch kommen (Austauschosteogenese). Während der Einheilung wird das Implantat in den physiologischen Stoffwechsel des wachsenden Knochens einbezogen.

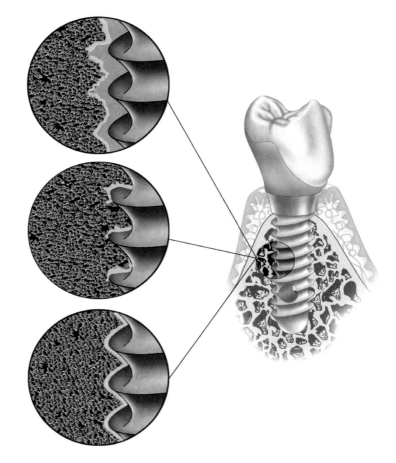

Implantatmaterial und Gewebsreaktion

Von allen Implantatarten müssen Zahnimplantate differenzierteste Anforderungen erfüllen, weil sie in die Mundhöhle hineinragen und Kontakt zu verschiedenen Gewebearten wie Kieferknochen, Parodontium und Gingiva haben. Zahnärztliche Implantate bestehen fast ausschließlich aus alloplastischem Material wie:

- Metalle,
- Keramiken,
- Verbundwerkstoffe.

Zu den mechanisch stabilen metallischen Werkstoffen zählen: Titan und Titanlegierungen, Tantal und Edelmetalllegierungen, daneben Kobalt-Chrom-Molybdän-Legierungen und Edelstähle. Die letztgenannten sind wenig korrosionsbeständig und nur bedingt geeignet. Als nichtmetallische Implantatmaterialien werden Kunststoffe, Aluminiumoxidkeramiken, Biolite, Glaskeramiken, Kalziumphosphatkeramiken und Hydroxylapatitkeramiken verwendet.

Als **Verbundwerkstoffe** bezeichnet man die Implantatbeschichtungen, bei denen die Belegung der Implantatoberflächen z. B. mit Titanplasma, Hydroxylapatit oder bioliten Kohlenstoffen erfolgt, um ein direktes Aufwachsen des Knochens am Implantat zu erzielen.

Alloplastische Implantatmaterialen lassen sich nach dem Grad ihrer Biokompatibilität einteilen: biotoleriert, bioinert, bioreaktiv.

Biotolerierte Materialien (meist Metalle) bilden eine Trennschicht aus Bindegewebe zwischen Implantat und Knochenlager aus, die als Distanzosteogenese bezeichnet wird. Die Zwischenschicht aus Bindegewebe schwächt die Verankerung des Implantats und entsteht möglicherweise durch die Wechselwirkung des Knochens mit toxischen Metallionen. Die Distanzosteogenese wird auch initiiert, wenn das Implantat während der Einheilphase belastet wird.

Bioinerte Materialien (meist Oxidkeramiken) geben kaum Ionen ab und zeigen keine Reaktion mit dem Lagergewebe. Es entsteht eine direkte Anlagerung des Knochens an das Implantatmaterial, was als Kontaktosteogenese (Osseointegration) bezeichnet wird. Eine Knochenregeneration reicht bis unmittelbar zur Implantatoberfläche und erzeugt ein haltbares, biokompatibles Implantatlager.

Bioreaktive Materialien (meist Hydroxylapatite, Kalziumphosphat und Biogläser) erzeugen aktiv ein enges chemisches Anwachsen des Knochens. Aus dem Apatitanteil dieser Materialien treten Kalziumphosphationen aus, die während der Einheilung des Implantats in den physiologischen Stoffwechsel des wachsenden Knochens einbezogen werden. In den Oberflächenporen des Implantats kommt es zur zentripetalen Knochenanlagerung, ohne dass eine bindegewebige Zwischenschicht entsteht. Daher wird eine stimulierende (bioaktive) Wirkung des Materials angenommen.

Eine **Neubildung von Knochen** außerhalb des knöchernen Implantatbetts kann bioreaktives Implantatmaterial nicht induzieren. Eine induzierte Neubildung von Knochen kann durch sogenannte autolysierte, antigenextrahierte, allogene Knochen (AAA-Knochen) möglich werden. Bei diesem Verfahren werden die „Bone Morphogenetic Proteins" genutzt. Das sind vom Knochengewebe bei Umbauprozessen und bei der Bruchheilung produzierte Eiweißstoffe, die die undifferenzierten Bindegewebszellen aus dem umgebenden Gewebe anziehen und zur Knorpel- und Knochenneubildung anregen.

Die sogenannte **Bioadhäsion** aus mechanischer und biologischer Komponente ist eine adhäsive Kraft, die das Implantat in seinem Lager ausübt. Die makroskopischen, mechanischen Retentionen des Implantat-Knochen-Kontakts sorgen für eine primäre Stabilität in der Einheilphase. Durch die biologische Reaktion des aktiven Knochenwachstums kommt es zu einer mechanischen Fixierung in mikroskopisch kleinen untersichgehenden Bereichen, wenn der Knochen in Oberflächenporen einwächst. Eine große Oberflächenrauhigkeit erzeugt deshalb eine stabile Bioadhäsion des Implantats im Implantatlager.

Die **Implantatmaterialien** müssen einen unmittelbaren Knochen-Implantat-Übergang ohne bindegewebige Zwischenschicht ermöglichen. Es muss eine starre (ankylotische) Verbindung zwischen Implantat und Knochen entstehen (Osseointegration). Dazu muss die Einheilung in absoluter Ruhigstellung erfolgen, denn nur dann kann der Knochen an die Implantatoberfläche heranwachsen. Bei mechanischer Belastung geht der Knochenkontakt wieder verloren und es entstehen bindegewebige Trennschichten.

Nach **Abschluss der Einheilung** muss das Implantat normal belastet werden, um den physiologischen Knochenerhalt zu sichern, denn nur belasteter Knochen stabilisiert sich und wird zur Neubildung von Gewebe stimuliert.

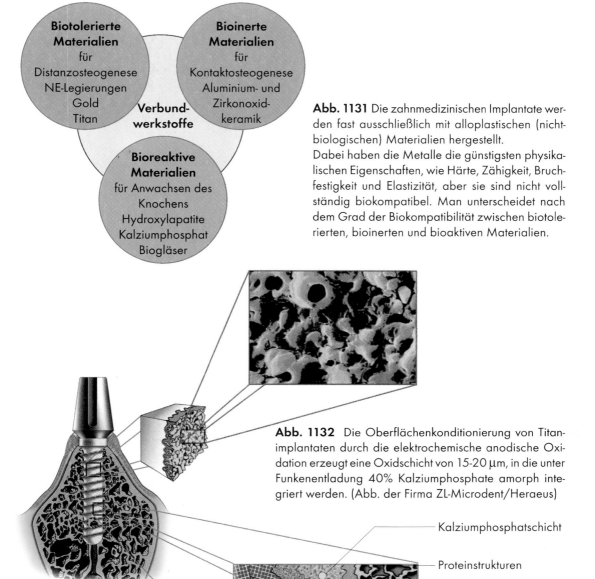

Biotolerierte Materialien
für
Distanzosteogenese
NE-Legierungen
Gold
Titan

Verbundwerkstoffe

Bioinerte Materialien
für
Kontaktosteogenese
Aluminium- und
Zirkonoxid-
keramik

Bioreaktive Materialien
für Anwachsen des
Knochens
Hydroxylapatite
Kalziumphosphat
Biogläser

Abb. 1131 Die zahnmedizinischen Implantate werden fast ausschließlich mit alloplastischen (nicht-biologischen) Materialien hergestellt.
Dabei haben die Metalle die günstigsten physikalischen Eigenschaften, wie Härte, Zähigkeit, Bruchfestigkeit und Elastizität, aber sie sind nicht vollständig biokompatibel. Man unterscheidet nach dem Grad der Biokompatibilität zwischen biotolerierten, bioinerten und bioaktiven Materialien.

Abb. 1132 Die Oberflächenkonditionierung von Titanimplantaten durch die elektrochemische anodische Oxidation erzeugt eine Oxidschicht von 15-20 µm, in die unter Funkenentladung 40% Kalziumphosphate amorph integriert werden. (Abb. der Firma ZL-Microdent/Heraeus)

Kalziumphosphatschicht

Proteinstrukturen

Knochensubstanz

Titan

Titanoxid

Abb. 1133 Durch die Plasmabeschichtung lässt sich die physikalisch messbare Oberfläche um das Sechsfache vergrößern. Die Osteokompatibilität des Titanbasismaterials wird gesteigert und es kommt zur verbesserten Osseointegration des Implantats. Mit der Konzentration von Kalziumphosphaten in der Implantatoberfläche werden Proteine besser absorbiert und die Heilung der Knochenwunde wird gefördert.

Metalle als Implantatmaterial

Es haben sich nur wenige Metalle und Metalllegierungen als Implantatwerkstoffe durchgesetzt.

Goldlegierungen haben trotz ihrer Korrosionsfestigkeit und guten Gewebeverträglichkeit fast keine Bedeutung. **Legierte Stahlimplantate** mit hoher Dauerfestigkeit und guter Bearbeitbarkeit sind trotz passivierender Chrom- und Molybdänzusätze sehr korrosionsanfällig. Sie werden nur als temporäre Plattensysteme für Kieferbruchschienen eingesetzt, meist verwendet man **Kobalt-Chrom-Legierungen** mit höherer Korrosionsbeständigkeit. **Tantal** wurde für Nadelimplantate angewandt; diese zeigten bei guter Biokompatibilität eine knöcherne Einheilung, waren aber von geringer mechanischer Qualität.

Titan und dessen Legierungen sind im Mund sehr korrosionsfest durch seine passivierbare Oberfläche und besitzen eine hinreichende mechanische und chemische Stabilität. Titan wird meistens unlegiert verwendet, weil Legierungsbestandteile durch Korrosion Ionen freisetzen können. Reines Titan bildet auf der Oberfläche spontan ein passivierendes Oxid aus, das im Gewebe ein bioinertes Verhalten zeigt. Die passivierte Titanoberfläche korrodiert nicht und es gelangen nur wenige Titanionen in den umgebenden Knochen. Titanionen stören die Knochenanlagerung nicht und es wurden bisher keine negativen Auswirkungen auf den Gesamtorganismus festgestellt.

Mit der **Titanplasmaflamebeschichtung** lässt sich die Implantatoberfläche konditionieren und um das Sechsfache vergrößern. Bei diesem Verfahren werden Titanpulverpartikel bei hoher Temperatur auf das Titan zur einer Schichtstärke von 30 bis 40 μm geschweißt; dabei entsteht eine definierte Rauhtiefe von 15 μm.

Die **Rauhigkeit** macht die Oberfläche besser benetzbar und es kommt zur deutlichen Verbesserung des Knochenkontaktes. Die rauhe Oberfläche behindert außerdem die Bildung von bindegewebigen Zwischenschichten und steigert die Bioadhäsion des Verbunds zwischen Implantat und Knochen.

Das **elastische Verhalten** von Implantat und Knochen bestimmt die funktionelle Integration des Implantates in seine knöcherne Umgebung. Je größer die Übereinstimmung der Elastizitätsmodule ist, um so besser wächst das Implantat ein und die Knochenneubildung wird stimuliert. Die Elastizität von Titanlegierungen lässt sich am besten an die des Knochenlagers anpassen.

Keramiken für Implantate

Aluminiumoxidkeramiken sind keramische Werkstoffe aus Al_2O_3, einem chemisch sehr widerstandsfähigen Metalloxid. Implantate aus Al_2O_3 enthalten Magnesiumoxid in kleiner Konzentration. Al_2O_3 und Magnesiumoxid werden unter hohem Druck bei 1600-1800 °C gesintert, so dass polykristalline Körper aus 3-5 μm großen hexagonalen Kristalliten entstehen.

Al_2O_3 ist sehr hart, korrosionsfest und thermisch sehr stabil mit hoher Abrieb- und Bruchfestigkeit sowie hoher Druckfestigkeit aber geringer Zugfestigkeit. Aluminiumoxid weist gegenüber Knochen einen extremen Elastizitätsunterschied auf (Al_2O_3-Keramik ca. 400 GPa, Knochen ca. 30 GPa), so dass Scherkräfte bei Belastung im Knochen-Implantat-Verbund auftreten.

Die **Aluminiumoxidoberfläche** verhält sich bioinert und bietet Anlagerungsmöglichkeiten für bipolare Eiweißmoleküle, wodurch sich die Knochenstruktur sehr dicht anlagert. Die geringe elektrische Leitfähigkeit und die glatt polierbaren Oberflächen verringern die Möglichkeit zur Plaque- und Zahnsteinablagerung. Die Biokompatibilität von Aluminiumoxid zeigt sich in der sehr guten parodontalen Verträglichkeit.

Zirkonoxidkeramik (ZrO_2) ist ebenfalls ein polykristallines Material, das in drei chemischen Phasen mit verschiedenen Eigenschaften auftritt: monoklin, tetragonal und kubisch. Die tetragonale Phase, die sich als Implantatwerkstoff eignet, ist bei Körpertemperatur metastabil und kann durch thermische Belastung (Reibungswärme beim Beschleifen) zerstört werden. ZrO_2 ist biokompatibel und lässt sich ähnlich wie Metall röntgenologisch darstellen.

Kalziumphosphatkeramiken sind bioaktive Materialien. Sie werden aus Kalziumoxid und Diphosphorpentoxid in verschiedenen Verhältnissen (Ca/P) gesintert und bilden ein stabiles Hydroxylapatit aus, das dem mineralischen Knochen ähnlich ist. Klinisch relevant sind die Hydroxylapatitkeramik (HAK) und die Trikalziumphosphatkeramik (TCP).

HAK und **TCP** lassen sich wegen ihrer mangelnden mechanischen Stabilität nicht für Vollimplantate verwenden. Diese bioaktiven Keramiken lassen sich nur als Beschichtungsmaterial für metallische und oxidkeramische Werkstoffe einsetzen, um deren Biokompatibilität zu steigern. Sie werden auch als Knochenersatzmaterialien verwendet, wobei vorzugsweise

Implantat-materialien / Eigenschaften	Gold	NE-Legierungen	reines Titan beschichtetes Titan	Bioglas	Aluminium-oxid-keramik	Kalzium-phosphat-keramik
Korrosions-festigkeit	★★★☆	★★☆☆	★★★★	★★☆☆	★★★★	★★★★
Biokompa-tibilität	★★★☆	★★☆☆	★★★★	★★★★	★★★★	★★★★
mechanische Stabilität	★★☆☆	★★★★	★★★★	★☆☆☆	★☆☆☆	★☆☆☆
Implantat-integration	★★☆☆	★☆☆☆	★★★★	★★★★	★★★★	★★★★
Knochen-verbund	★★☆☆	★☆☆☆	★★★★	★★☆☆	★☆☆☆	★☆☆☆

Abb. 1134 Implantatwerkstoffe und ihre Eigenschaften

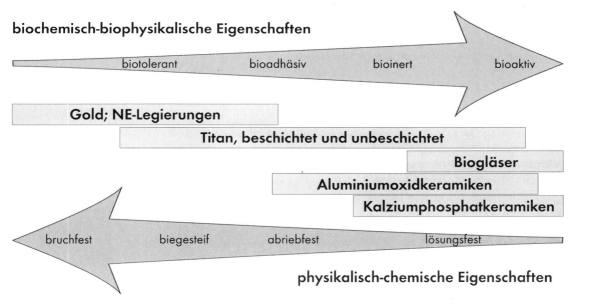

Abb. 1135 Mit Zunahme der Biokompatibilität sinken die chemisch-physikalischen Eigenschaften

HA-Keramiken Einsatz finden. Bei Titanimplantaten, die mit HAK beschichtet werden, verbindet sich das Hydroxylapatit mit Titanoxid zu Kalziumtitanat.

Bioglas ist ein bioaktives Phosphorsilikat, das aus CaO, Na_2O, P_2O_5 und SiO_2 gesintert wird. Das Bioglas hat eine amorphe, keine kristalline Struktur. Zwischen Knochen und Bioglas entsteht eine sehr dünne Zwischenschicht, in der sich das bioaktive Material direkt mit dem Knochen verbindet. Die Phosphatanteile des Bioglases beeinflussen die Bildung von Hy-

droxylapatit positiv, während die Quarzanteile die Anlagerung von Proteinen ermöglichen. Biogläser sind mechanisch instabil und werden an der Oberfläche angelöst. Bei hohem Alkaligehalt zeigt sich eine verbesserte Knochenreaktion, aber gleichzeitig nimmt die Oberflächenlöslichkeit zu.

Kunststoffe, z. B. isoelastisches TCP/PMMA, wurden als Implantatmaterialien experimentell bei beschichteten Implantatkernen erprobt. Dabei kam es zur unkontrollierten Resorption der Beschichtung.

Implantatformen enossaler Implantate

Enossale Implantate sind offene Implantate, die aus der Körperoberfläche herausragen. Sie sind auf die anatomischen Gegebenheiten, wie die Form und Lage der Oberkieferhöhle und des Unterkieferkanals sowie die Form und Struktur des Unterkieferkörpers, bezogen; man unterscheidet:

- Zylinderimplantate,
- Hohlzylinderimplantate,
- Schraubenimplantate,
- Blattimplantate,
- Nadel- und Pfeilstiftimplantate.

Zylinderimplantate sind Vollkörperimplantate, deren Oberfläche durch chemische bzw. mechanische Bearbeitung oder durch eine Plasmabeschichtung aufgerauht sind. Dadurch wird die Oberfläche vergrößert und die Verbundstabilität erhöht. Einige Zylinderimplantate besitzen apikale Perforationen, die sich während der belastungsfreien Einheilphase mit Knochen füllen, so dass eine zusätzliche Stabilisierung erreicht wird.

Für die Zylinderimplantate muss mit systembezogenen Knochenfräsern ein formschlüssiges Implantatbett präpariert werden. Mit einem Setzinstrument lässt sich das Implantat in die Kavität einklopfen, bis es sich in der Spongiosa wie in einer Presspassung verkeilt.

Intramobile Zylinderimplantate (z. B. IMZ-Implantatsystem) bestehen aus dem Implantatkörper und einem Dämpfungselement, dem intramobilen Konnektor (IMC).

Ein **Hohlzylinderimplantat** besteht aus einem rotationssymmetrischen, perforierten Implantatkörper, der eine große Implantatverankerungsfläche aufweist und wegen seines geringen Implantatvolumens nur wenig Knochensubstanzverlust beim Präparieren des Implantatbettes erfordert. Das Implantatbett wird mit einem Hohlfräser bei niedriger Drehzahl geschnitten, wobei eine formschlüssige Implantatbettung mit gleichmäßiger Druckverteilung auf das Knochengewebe entstehen soll.

Hohlzylinderimplantate gibt es in verschiedenen Typen (ITI-Hohlzylinderimplantate) als Einzelzylinder und Doppelzylinder, die auf einem Verbindungssteg den Implantatpfosten tragen. Hohlzylinder weisen eine Implantatsteifigkeit auf, die dem Knochen ähnlich ist, was die Spannungen zwischen Knochen und Implantat verringert, wenn der Knochen in die Perforationen einwächst.

Schraubenimplantate besitzen einen zylinderförmigen oder konischen Implantatkörper, der mit Gewindegängen ausgestattet ist. Die Oberfläche der metallischen Schraubenimplantate (meist Titan) kann beschichtet sein. Man unterscheidet die selbstschneidenden Gewinde von denen, die in vorgeschnittene Kavitäten eingedreht werden.

Die **Gewindegeometrie** soll über die Gewindeflanken eine gleichmäßige Krafteinleitung in den Knochen ohne Spannungsspitzen garantieren. Selbstschneidende Gewinde sitzen in der lockeren Spongiosa sofort fest. Beim Vorschneiden der Gewindegänge können Kontaktflächen für das Implantat abbrechen, die Knochenspäne wird aber vor dem Einschrauben des Implantates ausgespült, was eine bessere Einheilung gewährleistet. Konische Schraubenimplantaten besitzen eine annähernde Wurzelform, so dass bei Sofortimplantationen wenig Knochensubstanz geopfert werden muss.

Blattimplantate sind **Extensionsimplantate** mit sehr ausgeweiteten flächigen, diskusförmigen oder auch doppelblattförmigen Implantatkörpern. Extensionsimplantate bieten große funktionell wirksame Oberflächen für die Knochenanlagerung. Aus den Extensionsimplantaten sind die heute gängigen Implantatformen hervorgegangen. Blattimplantate können bei extrem geringem horizontalem Knochenangebot indiziert sein, wenn sich ein rotationssymmetrisches Implantat nicht einsetzen lässt. Der Nachteil von Blattimplantaten liegt in dem hohen Knochenverlust bei einer möglichen Explantation, weil das Implantat weit freizulegen ist, wenn es entfernt werden muss.

Pfeilstiftimplantate sind enossale Implantate, die einen stiftartigen Implantatschaft und pfeilartige Flügelfortsätze zur Rotationssicherung aufweisen. Die grazilen Aluminiumoxidkeramikstifte wurden als Spätimplantat für den Einzelzahnersatz im frontalen Ober- und Unterkieferbereich eingesetzt. Wegen der Bruchgefährdung werden diese grazilen Zahnwurzelersatzteile nicht mehr eingesetzt.

Nadelimplantate sind lange nadelförmige Metallstifte aus Tantal. Die angeschliffenen spitzen Nadeln wurden selbstbohrend mit Hammerschlägen in den Knochen eingetrieben oder selbstschneidend mit dem Winkelstück eingesetzt. Es wurden immer mehrere Nadeln eingesetzt, z. B. drei, sich kreuzende Nadeln oder sieben bis zehn Nadeln als Nadelstraße. Wegen der hoher Misserfolgsraten werden nadelförmige Implantate nicht mehr angewandt.

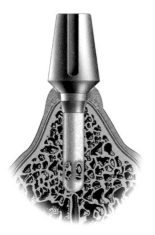

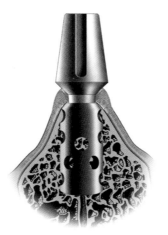

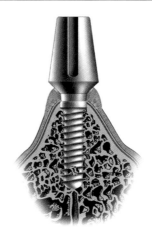

Abb. 1136 Vollzylinderimplantate können eine durch chemische bzw. mechanische Bearbeitung oder Plasmabeschichtung aufgerauhte Oberfläche besitzen, die eine Verbundstabilität aufweist. Einige Zylinderimplantate besitzen apikale Perforationen.

Abb. 1137 Hohlzylinderimplantate sind perforierte Röhren mit einer doppelten Verbundoberfläche. Zur Präparation des Implantatbetts wird nur wenig Knochensubstanz ausgefräst.

Abb. 1138 Schraubenimplantate mit zylinderförmigem oder konischem Implantatkörper sind mit Gewindegängen ausgestattet, die über die Gewindeflanken die Kraft gleichmäßig einleiten. Die Oberflächen können beschichtet sein. Schraubenimplantate können selbstschneidende Gewinde haben.

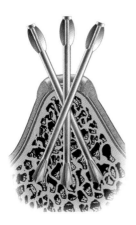

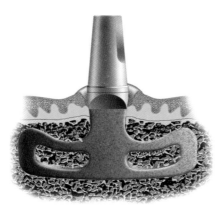

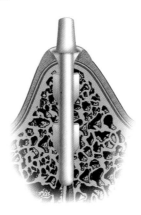

Abb. 1139 Nadelimplantate aus Tantal mit angeschliffenen Spitzen wurden mit Hammerschlägen in den Knochen getrieben. Es wurden immer mehrere Nadeln eingesetzt, sie werden heute nicht mehr angewandt.

Abb. 1140 Blattimplantate bieten als Extensionsimplantate mit flächigen, doppelblattförmigen Implantatkörpern große funktionell wirksame Oberflächen für die Knochenanlagerung. Sie wurden bei extrem geringem horizontalem Knochenangebot angewendet; heute nur noch selten.

Abb. 1141 Pfeilstiftimplantate sind stiftartige enossale Implantate mit pfeilartigen Flügelfortsätzen zur Rotationssicherung. Sie bestehen aus Aluminiumoxidkeramik und sind nicht sehr bruchfest; sie werden nicht mehr eingesetzt.

Implantatdesign enossaler Implantate

Implantatteile sind bei einem Zahnwurzelersatzteil die einzelnen funktionell bzw. morphologisch unterscheidbaren Abschnitte, wie Implantatfuß, Implantatkörper, Implantatschulter, Implantathals und Implantatpfosten.

Als **Implantatkörper** wird der im Knochen versenkte (enossale) Anteil eines Zahnwurzelersatzteils bezeichnet, bei dem sich Implantatschulter und Implantatfuß unterscheiden lassen.

Man unterscheidet Hohlkörper- und Vollkörperimplantate. **Hohlkörperimplantate** sind perforierte, hohle Zylinder (ITI-Hohlzylinderimplantate) mit einer inneren und äußeren Implantatverankerungsfläche, einem geringeren Implantatvolumen und einem dem Knochen angenäherten Verformungsverhalten.

Die **Vollkörperimplantate** sind zylinderförmig oder konisch und ermöglichen an der Außenfläche eine Osseointegration, wobei der Knochen in eine basale Perforation des Implantats einwachsen kann und das Implantat gegen Torsion stabilisiert.

Der **Implantatfuß** ist der untere (apikale) Anteil des Implantatkörpers, über den die vertikal auf das Implantat gerichtete Kraft auf den Knochen übertragen wird. Bei Schraubenimplantaten wird ein Teil der Vertikalkraft über die Gewindegänge in den Knochen geleitet.

Die **Implantatschulter** bildet den Übergang vom Implantatkörper zum Implantathals bzw. zu den Aufbauelementen. Dieser ausladende Anfangsteil des Implantatkörpers ist im Knochen versenkt und liegt im Bereich des Kompaktadurchtritts. Die Implantatschulter ist schmal, hochglanzpoliert und kann nach bukkal abgeschrägt sein, um den Zahnersatz ästhetisch vorteilhaft gestalten zu können.

Der **Implantathals** liegt im Bereich des Mukosadurchtritts zwischen dem im Kieferknochen steckenden Implantatkörper und dem Implantatpfosten. Der coronale Anteil des Implantatkörpers wird manchmal auch als Implantatkopf bezeichnet. Der Implantathals ist bei einteiligen Implantaten besonders ausgeprägt und liegt geringfügig supragingival, so dass die Implantatschulter deutlich oberhalb des Knochenkammes liegt. Der Implantathals ist umgekehrt konisch oder leicht kragenförmig gestaltet, um den periimplantären Übergang vor vertikal gerichteten Belastungen zu schützen. Er ist hochglanzpoliert, um Plaqueanlagerungen zu verhindern. An einem glatten, abgerundeten Implantathals soll sich die periimplantäre

Schleimhautmanschette reizlos anlagern; es kann sich ein Saumepithel, eine Epithelverklebung und ein Fasersystem für die Anlagerung der Schleimhautmanschette ausbilden. Um den Implantathals in seiner Höhe der Schleimhautdicke anzupassen, können austauschbare Distanzhülsen eingebracht werden. Diese Distanzhülsen lassen sich bei starker Verunreinigung oder Beschädigung durch neue hochglanzpolierte Elemente austauschen.

Der **Implantatpfosten** ist der in die Mundhöhle ragende Aufbau, auch **Abutment** genannt, der auf dem Implantathals sitzt und der direkten Aufnahme der Suprastruktur oder einer speziellen Mesostruktur dient. Bei einteiligen Implantaten ist der Pfosten fest mit dem Implantatkörper verbunden. Bei zweiteiligen Implantaten werden Aufbauten mit unterschiedlichen Neigungswinkeln und Pfostenlängen angeboten.

Die Verbindung zwischen Implantathals und dem Implantatpfosten muss Rotationssicherheit, Spaltfreiheit und hinreichende mechanische Stabilität gewährleisten. Implantatpfosten lassen sich in den Implantatkörper einzementieren, ein- oder anschrauben oder kraftschlüssig aufstecken und sind dann starr mit dem Implantatkörper verbunden.

Ein **intramobiles Element** (IME) aus Kunststoff lässt sich ergänzend zwischen Implantat und Suprastruktur einsetzen. Dieses intramobile Element ist elastisch und soll die Resilienz des Zahnhalteapparates imitieren, wenn ein gemischt gelagerter Zahnersatz, der auf Implantaten und natürlichen Zähnen sitzt, angefertigt wird.

Die **Suprastruktur** ist der prothetische Ersatz, der sich auf den Implantatpfosten festsitzend zementieren, bzw. verkleben oder bedingt abnehmbar verschrauben lässt. Zwischen Suprastruktur und Implantatpfosten kann ein vorgefertigter Zylinder eingesetzt werden, der in Form eines:

- vorfabrizierten Goldzylinders,
- verkleb- oder anschraubbaren Titanzylinders,
- vorfabrizierten Keramikkäppchens oder
- ausbrennbaren Kunststoffzylinders vorliegen kann.

Für eine Einzelzahnversorgung müssen die Zylinder rotationsgeschützt sein; bei Brückenversorgungen kann ein Rotationsschutz fehlen.

Der **Implantatteller** ist bei zweiteiligen Implantaten ein Abutment in Form eines zirkulären Absatzes am Implantatkörper, der mit der Suprastruktur abschließt und einen optimalen Randschluss sichert.

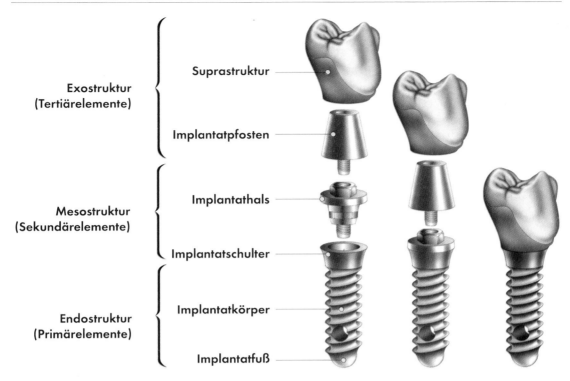

Exostruktur
(Tertiärelemente)

Suprastruktur

Implantatpfosten

Mesostruktur
(Sekundärelemente)

Implantathals

Implantatschulter

Endostruktur
(Primärelemente)

Implantatkörper

Implantatfuß

Abb. 1142 - 1144 Strukturelemente eines Implantats

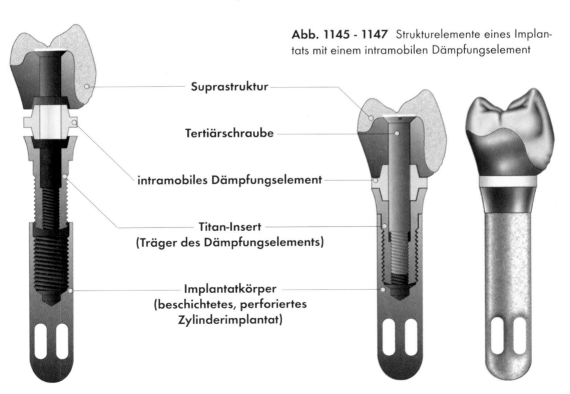

Abb. 1145 - 1147 Strukturelemente eines Implantats mit einem intramobilen Dämpfungselement

Suprastruktur

Tertiärschraube

intramobiles Dämpfungselement

Titan-Insert
(Träger des Dämpfungselements)

Implantatkörper
(beschichtetes, perforiertes
Zylinderimplantat)

Ankylos-Implantatsystem

Ankylos-Implantate bestehen aus unbeschichtetem Reintitan für den universellen Einsatz als Spät- und Sofortimplantate. Sie werden in den Durchmessern von 3,5, 4,5 und 5,5 mm in Längenabstufungen von 8, 9,5, 11, 14 und 17 mm angeboten und lassen sich knochenbündig im zweiphasigen Verfahren einsetzen. Es ist auch eine einphasige transgingivale Einheilung für Sofortbelastung möglich.

Der **zylindrische Implantatkörper** hat eine rauh strukturierte, retentive Oberfläche, die im Halsbereich poliert ist und ein Außengewinde mit nach apikal zunehmender Gewindetiefe besitzt. Die progressive Geometrie dieses Außengewindes sorgt für die Primärstabilität und für eine schonende Lasteinleitung in den Knochen.

Die **Aufbauelemente** bestehen aus hochbelastbarer Titan-Aluminium-Vanadium-Legierung, die in eine Konusverbindung auf den Implantatkörper geschraubt werden. Man kann zwischen geraden oder 15° abgewinkelten Aufbauten mit einer Pfostenhöhe von 4 und 6 mm wählen. Die abgewinkelten Implantatpfosten besitzen eine ausgepägte Implantatschulter mit geschwungenem, nach lingual und vestibulär abgesenkten Verlauf, der der Zahnfleichkontur angeglichen ist. Für Vollprothesen werden Kugelkopfanker und Magnetpfosten als Aufbauten angeboten.

Der **Implantatpfosten** verjüngt sich nach apikal zu einem Konuszapfen, der sich mit einer zentraler Stirnschraube in den Innenkonus des enossalen Teils einschrauben lässt. Der Konuszapfen wird vor dem Einsetzen mit Kältespray unterkühlt. Nach dem Einschrauben erwärmt sich der Pfosten, dehnt sich aus und verkeilt sich im Implantatkörper zu einer rotationsstabilen Verbindung.

Ein **Sulcusformer** bereitet nach der Wiedereröffnungsoperation in der Phase der Weichgewebsausheilung die Schleimhautsituation für den Implantatpfosten vor. Die **Abformung** erfolgt mit Abformkappen aus Kunststoff, in die die Analogteile (Laborimplantat und rotationsgesicherter Laborpfosten) zur Modellherstellung reponiert werden.

Der **Zahntechniker** arbeitet immer auf den Analogteilen, welche die gleichen Gewindebohrungen zur Verschraubung der Suprakonstruktion besitzen wie das Originalimplantat. Die Laborpfosten entsprechen den zahnärztlichen Aufbauten. Die Abformkappen aus rückstandslos verbrennbarem Kunststoff dienen als Modelliergerüste für die Suprakonstruktionen.

Brånemark-System

Brånemark-Implantate besteht aus 7 - 20 mm langen 3,75 und 4 mm durchmessenden zylindrischen Schraubenimplantate aus hochreinem Titan, die keine ohne Oberflächenmodifikationen besitzen (Standardimplantat). Daneben gibt es das selbstschneidende Mk-II-Implantat. Das Innengewinde im Implantatkörper nimmt während der Einheilphase die Deckschraube auf und danach die Aufbauten.

Brånemark-Implantate werden im zweiphasigen Implantationsverfahren eingebracht. Nach der Einheilungsphase wird das Implantat freigelegt und eine Heilungsdistanzhülse in Form eines Sulcusformers zur Stabilisierung der Gingivakontur eingesetzt. Nach der Wundheilung wird die Heilungsdistanzhülse gegen endgültigen Distanzhülsen ausgetauscht.

Als **Implantataufbauten** werden verschieden lange Distanzhülsenformen und mehrere prothetische Hilfsteile im Baukastenprinzip angeboten.

Folgende Distanzhülsen werden angeboten:
- Standard-Distanzhülse,
- Estheticone, 15° konisch,
- Cera-One-Distanzhülse,
- Kugelkopfpfosten.

Die **Distanzhülsen** aus Titan lassen sich im Implantatkörper einschrauben, sie durchstoßen die Mukosa und tragen die prothetischen Aufbauten. Die Distanzhülsen sind sehr glatt zur Ausbildung einer epithelialen Verbindung. Prothetische Konstruktionen werden auf angussfähigen Goldzylindern gefertigt und bedingt abnehmbar verschraubt.

Zur **Abformung** werden quadratische, konische und Cera-One-Abdruckpfosten auf die Distanzhülsen geschraubt. Eine Überabformung fixiert die Abdruckpfosten in der exakten Implantatposition. Zur Modellherstellung werden Modelldistanzhülsen aus rostfreiem Stahl und aus Kunststoff vor dem Ausgießen der Abformung mit den Abdruckpfosten verbunden.

Die **Herstellung von Suprakonstruktionen** erfolgt auf angussfähigen Goldzylindern oder auf Kunststoffkappen; zur Anfertigung vollkeramischer Kronen stehen auch Keramikkappen aus gesintertem Aluminiumoxid zur Wahl. Die Suprakonstruktionen werden mit Okklusalschrauben festgesetzt und sind dadurch bedingt abnehmbar. Die Fixierung von Deckprothesen kann auf Stegkonstruktionen oder Druckknopfverbindungen erfolgen. Dafür werden prothetische Hilfsteile (Stege, Stegreiter, Kugelkopfanker) in unterschiedlichen Ausführungen angeboten.

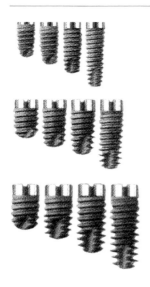

Abb. 1148 Die **Ankylos-Implantate** sind unbeschichtete Bauteile aus Reintitan in den Durchmessern von 3,5, 4,5 und 5,5 mm und den Längenabstufungen von 8, 9,5, 11, 14 und 17 mm. Sie lassen sich als Sofort- und als Spätimplantate einsetzen. Der zylindrische Implantatkörper mit der rauhen Oberfläche ist im Halsbereich poliert und besitzt ein Außengewinde mit nach apikal zunehmender Gewindetiefe.

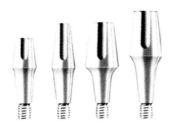

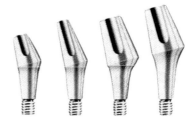

Abb. 1149 Die konischen Aubauten besitzen einen sich nach apikal verjüngenden Implantathals, der sich im Implantatköper verkeilt und rotationssicher sitzt.

Abb. 1150 Die Standardaufbauten sind um 15° abgewinkelt und erlauben so eine Ausrichtung der Pfosten bei abweichenden Implantatrichtungen.

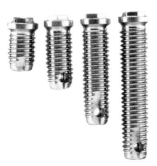

Abb. 1151 Die **Brånemark-Standardimplantate** stehen in einem Durchmesser von 3,75 mm und in den Längen von 7 bis 20 mm zur Verfügung. Die Reintitanimplantate besitzen keine Oberflächenkonditionierungen.

Abb. 1152 Die selbstschneidenden MK-II-Implantate des Brånemark-Systems haben ebenfalls einen Durchmesser von 3,75 mm und sind 10 bis 18 mm lang.

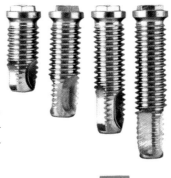

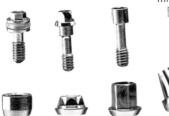

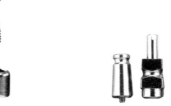

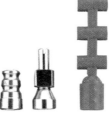

Abb. 1153 Für die Brånemark-Implantate werden unterschiedliche Distanzhülsen eingesetzt; von links: Standarddistanzhülse; EsthetiCone-Distanzhülse; CeraOne-Distanzhülse und die abgewinkelte Distanzhülse.

Abb. 1154 Zur Modellherstellung gibt es die verschiedenen Abdruckpfosten; von links: konische und quadratische Abdruckpfosten für die Standarddistanzhülsen; konische und quadratische Abdruckpfosten für die EsthetiCone-Distanzhülse, sowie Abdruckpfosten für die CeraOne-Distanzhülse.

Frialit-2-Implantate

Die Frialit-2-Implantate aus hochreinem Titan werden in einer zweiphasigen Implantation eingesetzt. Das **Implantatdesign** umfasst den Implantatkörper, Einzelzahnaufbauten, Brücken- und Stegaufbauten und präfabrizierte Kronen; die Aufbauten für Einzelkronen, Brücken und Stege werden verschraubt. Für die Wundheilung der Mukosa werden Sulcusformer aus hochglanzpoliertem Titan benutzt.

Der **Implantatkörper** wird als Stufenzylinder, mit einer Plasmaflame- oder einer Hydroxylapatitbeschichtung, oder als Stufenschraube mit selbstschneidenden Gewindegängen geliefert. Die Oberfläche der Stufenschraube wird durch Korundbestrahlung und Ätzung strukturiert. Die Abrundungen der Stufen und des Implantatfußes verringern lokale Überlastungen des Implantatlagers. Der Implantatkörper wird in vier Durchmessern (3,8, 4,5, 5,5 und 6,5 mm) und drei verschiedenen Längen (11,13 und 15 mm) geliefert.

Die **geraden und abgewinkelten Aufbauten** besitzen verschieden hohe, auf die Gingivadicke bezogene, hochglanzpolierte Implantathälse, die eine epitheliale Verbindung mit der Mukosa ermöglichen. Die Aufbauten werden in ein Innengewinde des Implantatkörpers verschraubt; die Rotationssicherung erfolgt über ein Innensechskant.

Die **asymmetrischen Abdruckpfosten** (Übertragungsaufbau) werden zur Abformung auf das Implantat geschraubt. Nach der Abformung wird ein Manipulierimplantat mit dem Übertragungsaufbau fest verschraubt und in den Abdruck reponiert; zur eindeutigen Fixierung wird zusätzlich ein Transfercap benutzt.

IMZ-TwinPlus-System

IMZ-TwinPlus-Implantate aus hochreinem Titan besitzen einen intramobilen Connector (IMC). Der Connector besteht aus dem IMC-Titaninsert und dem intramobilen Element (IME) aus Polyoxymethylen (POM). Das IMC-Titaninsert ist starr mit dem Implantat verschraubt und nimmt das IME auf. Die Dauerfestigkeit des IMEs wurde unter zyklischen Belastungen von 100 N bei 1.000.000 Lastspielen im künstlichem Speichel geprüft.

Das **elastische Pufferelement** wird zwischen Implantat und Suprastruktur eingesetzt und soll das Verhalten des gesunden Parodontiums simulieren. Es ist einmal jährlich auszuwechseln.

Das **intramobile Element** soll Kaukräfte auf einem Belastungsniveau unterhalb der Gewebetoleranz in das Knochenlager einleiten. Außerdem werden Spannungen durch Passungstoleranzen der Suprastruktur oder durch Verwindungen des Unterkiefers, bzw. weitspanniger Brücken kompensiert.

Das **ossale Implantat** wird in apikal abgerundeter Zylinderform, als selbstschneidende Zylinderschraube oder als Apikalschraube angeboten. Die Implantatkörper sind mit Titan- oder Apatitbeschichtung oder mit einer Tiefenstrukturierung durch Sandstrahlen versehen. Der Implantathals ist hochglanzpoliert, um eine feste epitheliale Verbindung zu erreichen.

Als **prothetische Hilfsteile** werden ausbrennbare oder angussfähige Gerüstbasen angeboten, die mit den kürzbaren Titanschrauben befestigt werden.

ZL-Duraplant-Implantatsystem

Das ZL-Duraplant-System bietet ein zylindrisches Schraubenimplantat in drei Längen und drei Durchmessern und ein 3,1 mm durchmessendes Zylinderimplantat in drei Längen. Für beide Implantattypen stehen vier Aufbauten (Abutments) zur Verfügung, die mit einer Druckschraube von oral befestigt werden können:

- Tiversa-**Starrkopf**-Abutment ist ein rotationsgesicherter Aufbau in zwei Stärken und drei Längen, für den präfabrizierte, seitlich verschraubbare Titanunterkronen lieferbar sind. Auf diese Kappe lassen sich gängige Titankeramiken aufbrennen;
- Tiversa-**Schwenkkopf**-Abutment ist ein rotationssymmetrischer Implantatpfosten, der bis zu 21° abgewinkelt werden kann;
- **individualisierbares Tiversa-Abutment** ist ein konischer Implantatpfosten in zwei Durchmessern und drei Längen in unterschiedlicher Abwinkelung;
- **Tiversa-ball-Abutment** ist ein kugelförmiger Implantatpfosten.

Duraplant-Implantate, Gewindeschneider und Aufbauten bestehen aus vergütetem Reintitan (Timedur). Die Oberflächen der Implantatkörper sind durch einen Oxidationsprozess unter Funkenentladung konditioniert und mit Kalziumphosphat beschichtet.

Die **Abformung** erfolgt mit Messing-Abdruckkappen in einem individuellen Löffel. Die Abformkappe wird mit einem Laborimplantat verbunden und in der Abformung reponiert. Nach der Modellherstellung befinden sich die Laborimplantate im Modell.

Zusätzlich stehen vertikal verschraubbare 6° konische, angussfähige Gold-Platinkappen für Konusrestaurationen oder Stegkonstruktionen zur Verfügung. Die zweiteiligen, teleskopierenden Stegteile werden mit feinjustierbaren Stegreitern aus Titan geliefert.

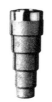 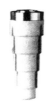   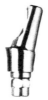

Abb. 1155 Das Frialit-2-System besteht aus drei verschiedenen Implantaten: dem Stufenzylinder mit Plasmaflamebeschichtung, dem Stufenzylinder mit Hydroxylapatitbeschichtung und der selbstschneidenden Stufenschraube.

Abb. 1156 Die geraden Kronenaufbauten zum Frialit-2-System besitzen für unterschiedliche Gingivalhöhen (1, 2 und 3 mm) einen entsprechend hohen, polierten Implantathals. Rotationssicherung erfolgt über einen Sechskant.

Abb. 1157 Zum Ausgleich unterschiedlicher Implantatachsen stehen im Frialit-2-System um 15° abgewinkelte Kronenaufbauten zur Verfügung, die bezogen auf unterschiedliche Gingivalhöhen polierte Implantathälse aufweisen.

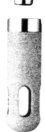

Abb. 1158 Das IMZ-TwinPlus-Implantat besitzt ein intramobiles Dämpfungselement aus Polyoxymethylen, das zwischen Implantat und Suprastruktur eingesetzt wird und das Verhalten des gesunden Parodontiums simulieren soll.

Abb. 1159 Für verschiedene Gingivalhöhen werden in der Weichteilheilung verschieden hohe Gingivalformer eingesetzt, um eine natürliche Ausformung der Weichgewebe für ästhetische Zahnrekonstruktionen zu erreichen.

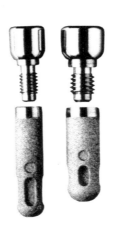

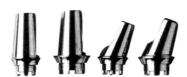

Abb. 1160 Es stehen für das IMZ-TwinPlus-Implantat gerade und abgewinkelte Aufbauten zur Verfügung, die jeweils mittels einer Tertiärschraube durch das Dämpfungselement mit dem Implantatkörper verschraubt werden (vergl. Abb. 1145)

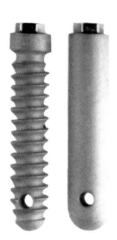

Abb. 1161 Das ZL-Duraplant-System besteht aus einem zylindrischen Schraubenimplantat in drei Längen und drei Durchmessern und einem 3,1 mm durchmessenden Zylinderimplantat in drei Längen. Für beide Implantattypen stehen vier Aufbauten zur Verfügung.

Abb. 1162 Das ZL-Duraplant-System bietet vier Aufbauten, die Ti-versa-Abutments: das rotationsgesicherte Starrkopf-Abutment, das individualisierbare, konische Abutment, das kugelförmige Ball-Abutment und das abgebildete Schwenkkopf-Abutment. Das letztgenannte Abutment ist ein rotationssymmetrischer Implantatpfosten, der bis zu 21° abgewinkelt werden kann und damit unterschiedliche Implantatrichtungen bis zu 42° ausgleichen kann.

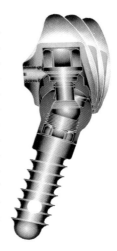

Klinische Implantation

Der **Implantation** wird eine klinische und röntgenologische Untersuchung vorangestellt, womit die topographischen und anatomischen Strukturen (Foramen mentale, Canalis mandibulae, Sinus maxillaris) und das Knochenangebot im Implantationsbereich beurteilt werden. Röntgenaufnahmen vom Implantationsbereich zeigen die Knochenhöhe und die Weichteilstärke und ermöglichen die Festlegung der Implantatpositionen. Nach der Analyse des Knochens und der Implantatposition erfolgt die Wahl und Anzahl der geeigneten Implantate.

Auf einem Situationsmodell lässt sich nach den klinischen und röntgenologischen Befunden eine Bohrschablone mit Bohrkanälen herstellen, in denen die chirurgischen Instrumente geführt werden.

Erste chirurgische Phase (Implantatinsertion)

Zur Implantatinsertion dient ein systembezogenes Instrumentarium, in dem alle für die Operation notwendigen Instrumente vorhanden sind. Die Patienten werden ambulant unter Lokalanästhesie behandelt; selten ist eine Vollnarkose indiziert. Die eigentliche Implantatinsertion erfolgt in mehreren Schritten:

1. Die **Schnittführung** legt das Operationsgebiet übersichtlich frei und muss später einen optimalen Wundverschluss ermöglichen. Zunächst wird die Mukosa mit dem Skalpell durchtrennt, das Periost des Alveolarkamms abgehoben und der mukoperiostale Lappen nach lingual abgelegt.

2: Das **Glätten des Implantatbereichs** erfolgt mit einem großen Knochenfräser und das Entfernen von Weichgewebsresten mit einem scharfen Löffel. Dann wird eine Markierungsbohrung mit einem Rosenbohrer vorgenommen.

3. Die **Präparation des Implantatbettes** mit Hilfe der Bohrschablone beginnt mit der Pilotbohrung, um die Knochenqualität zu beurteilen, die Implantatachse festzulegen und die Länge zu bestimmen.

4. Das **Auffräsen des Implantatbettes** erfolgt mit systembezogenen rotierenden Instrumenten. Die intermittierend geführten Fräsvorgänge werden zur Kühlung unter stetiger Spülung mit physiologischer Kochsalzlösung vorgenommen. Mit der Kühlflüssigkeit werden auch die Knochenspäne abgeführt. Das Implantatbett wird in mehreren Schritten mit innengekühlten Schaftlochbohrern in aufsteigenden Durchmessern aufbereitet. Die Fräser besitzen Markierungsringe zur Tiefenorientierung. Es wird mit niedrigen Drehzahlen (ca. 200 U/min) gebohrt bzw. gefräst,

um gewebsschädigende Reibungswärme zu vermeiden.

5. Die **maßgenaue Aufweitung** des Implantatbetts lässt sich mit konischen oder zylindrischen Ausreibern durchführen. Dieser Arbeitsschritt kann mit einem Handinstrument, einer sogenannten Ratsche durchgeführt werden.

6. Bei **Schraubenimplantaten** kann in den Frässtollen mit einem Handinstrument das Gewinde eingeschnitten und das Implantatbett ausgespült werden.

7. Das **Einschrauben** eines Schraubenimplantats erfolgt mit geringer Umdrehungszahl ohne Druck. Zylinderimplantate werden eingeklopft.

8. Eine **Verschlusskappe** schraubt man abschließend auf das Implantat, bedeckt das Insertionsgebiet mit dem mukoperiostalen Lappen und vernäht die Wunde spannungsfrei. Nach Beendigung der Implantatinsertion erfolgt eine Röntgenkontrolle.

Zweite chirurgische Phase (Implantatfreilegung)

In einer zweiten Operation wird das Implantat freigelegt, die Verschlussschraube entfernt und ein Sulcusformer (Gingivalformer, Heilungsdistanzhülse) eingesetzt. Die Schleimhaut über der Verschlusskappe kann chirurgisch freigelegt oder mit einer Schleimhautstanze entfernt werden. Die Schleimhaut wird um den Sulcusformer vernäht, um eine straffe Adaptation des Weichgewebes zu erreichen.

3. Klinische Phase (Abformung)

Zur Abformung der Implantatsituation wird ein retentiver **Abformpfosten** auf das Implantat geschraubt. Über diesen Abformpfosten erfolgt die Abformung mit einem ausgesparten (gefensterten) individuellen Löffel. Nach Verfestigung der Abformmasse lässt sich die Schraube lösen und die Abformung samt dem Abformpfosten aus dem Mund entfernen. Anschließend wird das Laborimplantat in die im Abdruck stekkenden Abformkappen verschraubt und das Modell hergestellt.

Die **Reponiertechnik** ist eine andere Möglichkeit, bei der eine auf das Implantat geschraubte Übertragungskappe abgeformt und die Abformung ohne die Kappe aus dem Mund entfernt wird. Die Übertragungskappe wird danach gelöst, mit den Laborimplantat verschraubt und in der Abformung zurückgesetzt. An der Übertragungskappe sind Unterschnitte vorhanden, um sie samt Laborimplantat exakt reponieren zu können. Zur Sicherheit kann die Kappe mit Sekundenkleber fixiert werden.

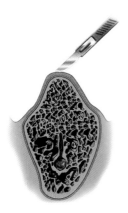

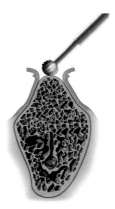

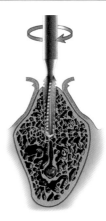

Abb. 1163 Das Operationsgebiet wird übersichtlich freigelegt, indem die Mukosa mit dem Skalpbell durchtrennt, das Periost des Alveolarkamms abgehoben und der mukoperiostale Lappen abgelegt wird.

Abb. 1164 Der Implantatbereich wird mit einem großen Knochenfräser geglättet und Weichgewebsreste mit einem scharfen Löffel entfernt. Die Bohrung mit einem Rosenbohrer markiert die Implantatstelle.

Abb. 1165 Die Präparation des Implantatbettes beginnt mit der Pilotbohrung, um die Knochenqualität zu beurteilen, die Implantatachse festzulegen und die Länge zu bestimmen.

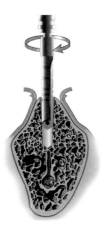

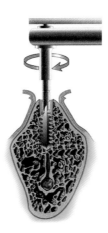

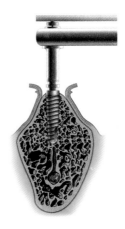

Abb. 1166 Das Implantatbett wird mit systembezogenen rotierenden Instrumenten aufbereitet. Die innengekühlten Schaftlochbohrer in aufsteigenden Durchmessern werden intermittierend geführt und mit physiologischer Kochsalzlösung gekühlt, wodurch gleichzeitig die Knochenspäne abgeführt werden.

Abb. 1167 Es wird mit niedrigen Drehzahlen (ca. 200 U/min) gebohrt bzw. gefräst, damit keine gewebsschädigende Reibungswärme entsteht. Bei Schraubenimplantaten wird in den Frässtollen mit einem Handinstrument das Gewinde eingeschnitten und das Implantatbett ausgespült.

Abb. 1168 Das Einschrauben eines Schraubenimplantats erfolgt mit geringer Umdrehungszahl ohne Druck, meist mit einer drehmomentregulierten Ratsche. Zylinderimplantate werden eingeklopft. Zum Abschluss wird eine Verschlusskappe aufgeschraubt und der mukoperiostale Lappen spannungsfrei vernäht.

Zahntechnische Implikationen

Zwischen der **Anfertigung einer Suprakonstuktion**, d. h. einer implantatgelagerten Prothese und einer parodontal bzw. gemischt gelagerten Prothese bestehen keine grundsätzlichen Unterschiede. Die Implantatpfosten lassen sich als präparierte Zahnstümpfe auffassen, die mit Einzelkronen, Brücken, partiellem oder totalem Zahnersatz in Form von Deckprothesen belegt werden.

Die **Suprakonstruktion** muss den Kriterien der Parodontalhygiene, der Statik und Ästhetik genügen und die volle Kaufunktion ermöglichen. Der Unterschied zur Herstellung einer normalen Prothese besteht darin, die systemeigenen prothetischen Hilfsteile der Implantate nach den Herstellerangaben einzuarbeiten. Die Werkstoffauswahl ist auf die Implantatmaterialien auszurichten, um eine Materialvielfalt und damit Korrosionsvorgänge zu vermeiden.

Die **Kaukräfte** werden über Suprakonstruktion und Implantat direkt auf den Knochen übertragen, weil die Dämpfung zwischen Implantat und Knochen fehlt; das IMZ-TwinPlus-Implantat besitzt als einziges System ein intramobiles Dämpfungselement zwischen Implantatpfosten und Suprakonstruktion. Die Implantate sind gegenüber vertikalen Kräften widerstandsfähiger als gegenüber horizontalen, daher ist vorzugsweise für eine vertikale Kraftrichtung zu sorgen.

Ein **einzelnes Implantat** kann ähnlich wie ein einwurzliger natürlicher Zahn belastet werden. Um horizontale Kräfte aufnehmen zu können, lässt sich der Zahnersatz mit dem natürlichen Gebiss verbinden.

Für **osseointegrierten Zahnersatz** gelten folgende **Okklusionskriterien**:

- Vollständig knochenverankerter Zahnersatz wird in physiologischer Okklusion hergestellt, mit Disklusion im Seitenzahnbereich bei exzentrischen Unterkieferbewegungen;
- implantatgetragene Totalprothesen weisen eine balancierte Okklusion auf;
- gemischt gelagerte (osseintergiert/parodontal) Frontzahnbrücken bis zum Eckzahn lassen eine gruppengeführte Okklusion zu;
- gemischt gelagerte (osseintergiert/parodontal) Seitenzahnbrücken werden mit einer Front-Eckzahnführung konstruiert.

Die **implantatgetragene Totalprothese** kann auf mehreren Implantatpfeilern verankert werden. Im Unterkiefer werden vorzugsweise zwei bis vier Zylinderimplantate im Kieferkammabschnitt zwischen den beiden Kinnlöchern gesetzt. Als Mesostrukturen eignen sich Stegverbindungen, Kugelkopfanker oder Konuskronen. Die Suprakonstruktion wird als rein schleimhautgetragene Prothese mit extendierter Basis, Funktionsrändern und Reduktionsnotwendigkeiten ausgeformt. Es wird eine statisch günstige Aufstellung der Zahnreihen mit balancierter Okklusion angestrebt.

Die **Implantatstege** sind so zu setzen, dass sie die Implantatpfeiler ohne lange Hebelarme axial belasten und dass sie hygienisch günstig im Abstand von ca. 2,5 mm zwischen Stegunterkante zum Alveolarfortsatz verlaufen.

Bei **Kugelkopfaufbauten** werden die federnden Ankersekundärteile direkt in die Prothesenbasis einpolymerisiert. Bei Konusverbindungen bilden die Implantataufbauten die Unterkronen, auf denen Konuskäppchen-Fertigteile sitzen; die Konuskäppchen werden in ein Modellgussgerüst integriert.

Die **Suprakonstruktion** wird auf Laborimplantaten (Laboranalog, Manipulatorimplantat) angefertigt. Zur Modellherstellung wird das Laborimplantat in das Abdruckkäppchen geschraubt und exakt in der Abformung reponiert (Reponiertechnik) und das Modell in Superhartgips hergestellt.

Im Bereich der **Laborimplantate** werden keine Sägeschnitte gesetzt, denn der Gingivalbereich muss unbeschädigt erhalten bleiben.

Auf den **Abdruckkappen** oder auf systemeigenen Mesostrukturen (Gold- oder Titankappen) erfolgt die Anfertigung der Kronen-, Brücken- oder Modellgussgerüste. Das Gerüst lässt sich auf die Mesostrukturen kleben, zementieren oder angießen.

Wenn eine **Schraubenverbindung** zwischen Mesostruktur (okklusal oder lingual) und Implantatpfosten vorhanden ist, muss die Schraubenöffnung im Gerüst der Suprakonstruktion freigehalten werden. Die linguale Schraubenöffnung wird nach mesiolingual ausgerichtet, so dass sie leicht zugänglich ist.

Festsitzende **Kronen- oder Brückengerüste** werden zur Gingiva und interdental ausgespart, um hinreichenden Raum zur Mundhygiene zu schaffen und die Selbstreinigung zu ermöglichen. Die Übergänge zwischen Implantat und Suprakonstruktion müssen glatt und spaltfrei gestaltet sein, um keine Ansätze für Beläge zu bieten.

Bei stegverankerten **Deckprothesen** müssen die Implantatpfosten und deren Gingivalsäume ausgespart werden.

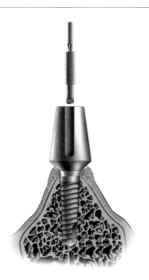

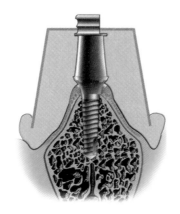

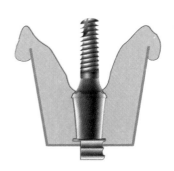

Abb. 1169 Zur Aufnahme eines prothetischen Ersatzes wird ein Implantatpfosten auf das Implantat geschraubt, der mit seinem überhängenden Implantathals das Weichgewebe schützt.

Abb. 1170 Zur Abformung der Implantatsituation wird ein retentiver Abformpfosten auf das Implantat geschraubt. Die Abformung erfolgt mit einem ausgesparten Löffel. Nach Verfestigung der Abformmasse lässt sich die Schraube lösen und die Abformung samt der Abformkappe aus dem Mund nehmen.

Abb. 1171 Bei der Reponiertechnik wird die Abformung ohne den Abformpfosten aus dem Mund genommen; dieser wird danach gelöst, mit den Laborimplantat verschraubt, in der Abformung zurückgesetzt.

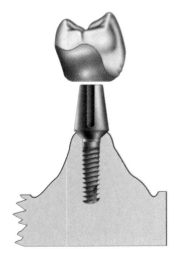

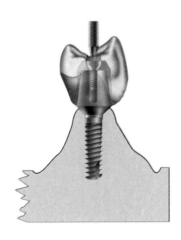

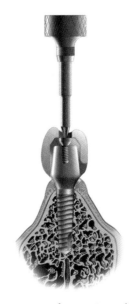

Abb. 1172 Es wird ein Einstückarbeitsmodell in Superhartgips hergestellt. Im Bereich der Laborimplantate werden keine Sägeschnitte gesetzt, denn die Gingivalbereiche müssen unbeschädigt erhalten bleiben. Die Verblendkrone wird auf Laborimplantaten angefertigt.

Abb. 1173 Das Gerüst lässt sich auf die Mesostrukturen kleben, zementieren oder angießen. Die Abdruckkappen oder systemeigenen Mesostrukturen (Gold- oder Titankappen) lassen sich als Gerüstgrundlagen für Kronen-, Brücken- oder Modellgussgerüste verwenden.

Abb. 1174 Die fertige Suprakonstruktion lässt sich auf den Implantatpfosten als bedingt herausnehmbarer Ersatz verschrauben, wenn in der Mesostruktur eine okklusale oder linguale Verschraubungsöffnung vorgesehen ist. Sonst werden die Suprakonstruktionen aufzementiert oder verklebt.

Sachregister

Literaturverzeichnis

Ahlers, O. M., Restaurative Zahnheilkunde mit dem Artex-System. dentaConcept, Hamburg 1998.

Albers H.-K., Hannig M.: Indikation und Verarbeitung von Kunststoffüllungs- Materialien im Seitenzahnbereich; Hanser, München 1990

Baser D., Stich H., Krekeler G., Schroeder A.: Faserstrukturen der periimplantären Mukosa bei Titanimplantaten; Zahnärztl. Implantol. 1989; 5; 15-23

Battistuzzi/Keltens: Die Quintessenz des partiellen Zahnersatzes; Quintessenz, Berlin 1979

Battistuzzi P. G., Käyser A. F., Keltjens H. M.. Plasmans P. J.: Teilprothesen, Planung, Therapie, Nachsorge; Deutscher Ärzte-Verlag, Köln 1991

Bauer/Gutowsky: Gnathologie, Einführung in Theorie und Praxis. Quintessenz, Berlin 1975

Behnke N.: Enossale Implantate aus prothetischer Sicht; Deut. Zahnärzt. Kalender, Hanser, München 1987

Böttger H., Gründler H.: Die Praxis des Teleskopsystems; Verlag Neuer Merkur, München 1978

Böttger H.: Das Teleskopsystem in der zahnärztlichen Prothetik; Barth Verlag, Leipzig 1961

Böttger, H./Häupl, K/Kirsten, H.: Zahnärztliche Prothetik Band 1 und Band 2, J. A. Barth, Leipzig 1959 und 1961

Brånemark P. I.: Einführung in die Osseointegration; Quintessenz, Berlin 1985

Breustedt, Lenz, Musil, Staegemann, Taege, Weiskopf: Prothetische Stomatologie. Barth, Leipzig 1987.

Brunner J., Meyer T.: Spätergebnisse mit Hypridprothesen bei Patienten mit niedrigem Einkommen. Schweiz Monatsschr. Zahnmed. 1989; 99; 166 - 173

Brunner Th., Kundert M.: Gerüstprothetik. 2. Auflage, Karger, Basel - München 1988

Brunner Th.: Die Klammer im Frontzahnbereich - ein ästhetisches Problem. Schweiz Monatsschr Zahnmed 1970; 80; 351-365

Bücking W., Suckert R.: Implanatat-Prothetik; Neuer Merkur, München 1995

Celenza, F. V.: Die Quintessenz der physiologischen Kauflächengestaltung. Quintessenz, Berlin 1975.

Dolder E., Wirz J.: Die Steg-Gelenk-Prothese. Quintessenz, Berlin 1982

Dolder E.: Steg-Prothetik; 4. Auflage; Hüthig, Heidelberg 1974

Eichner K.: Der Kronenrand und das marginale Parodontium; Dtsch. zahnärztl. Z. 24;1969; 741

Eichner K.: Über eine Gruppeneinteilung der Lückengebisse für die Prothetik. Dtsch Zahnärztl. Z. 1955;10; 1831-1834

Eichner K.: 2. Handatlas der zahnärztlichen Prothetik. C. Hanser, München 1967.

Eichner K.: Zahnärztliche Werkstoffe und ihre Verarbeitung, Bd. I: Grundlagen und Verarbeitung. Bd. II: Werkstoffe unter klinischen Aspekten. Hüthig, Heidelberg 1981

Elbrecht A.: Systematik der abnehmbaren partiellen Prothese; 4. Aufl. Barth. München 1950

End, E.: Biologische Prothetik; Sonderdruck (VITA) Quintessenz Zahntechnik, Quintessenz, Berlin 2000

Fallschüssel G. K. H.: Zahnärztliche Implantologie, Quintessenz, Berlin 1986

Ferger P.: Funktionsverbessernde Maßnahmen an der fertigen Prothese. Sonderdruck aus ZVR, 84. Jahrgang/Hüthig, Heidelberg 1975

Fischer J: Die Teilprothese aus ästhetischer Sicht. In: Schärer P.. Rinn L.A., Kopp F.R.: Ästhetische Richtlinien für die rekonstruktive Zahnheilkunde, Quintessenz, Berlin 1980; 211 -219

Freesmeyer W.B.: Konstruktionselemente in der zahnärztlichen Prothetik; Hanser, München 1987

Frenkel, G.: Immediatersatz und präprothetische Chirurgie; Hanser, München 1970

Fritz E.: Die Zahntechnik; Carl Marhold Verlagsbuchhandlung, Halle (Saale) 1952.

Fröhlich E., Körber E.: Die Planung der prothetischen Versorgung des Lückengebisses Hanser, München 1970

Fröhlich E., Körber E.: Die prothetische Versorgung des Lückengebisses. 2. Auflage, Hanser, München 1977

Fuchs P: Die Quintessenz des Brückenersatzes; Quintessenz, Berlin 1976

Fuhr K., Behneke N., Reiber Th.: Die Teilprothese - Diagnostik, Planung, Therapie; Hanser, München 1990

Fuhr K., Reiber Th.: Die Totalprothese, Urban & Schwarzenberg, München 1993

Fuhr K., Reiber Th.: Festsitzende Brücken; Urban & Schwarzenberg, München 1993

Fuhr, K, Reiber, Th.: Arcon- oder Non-Arcon-Artikulatoren? In: Ketterl, W. (Hrsg.): Deutscher Zahnärztekalender; Hanser, München 1986.

Geering A. H., Kundert M.: Total- und Hybridprothetik, 2. Auflage, Thieme, Stuttgart 1992

Gerber A.: Kaustabile Prothesen für Sattelkiefer-Motivation und Technik; Ouintessenz Zahntechnik 3/1977, Seite 11 - 20

Gerber A.: Kiefergelenksstörungen, Diagnostik und Therapie. Quintessenz, Berlin 1989

Gerber A.: Okklusionsgestaltung in der Totalprothetik, Condylator-Service. Zürich 1972

Gerber A.: Proportionen und Stellung der Frontzähne im natürlichen und künstlichen Zahnbogen, Quintessenz 1965; 16; 33 - 42

Gerber A.: Registriertechnik für Prothetik, Okklusionsdiagnostik, Okklusionstherapie; Condylator-Service Zürich/Schweiz

Gerber, A. Kontrollierte Kaustabilität für orales Wohlbefinden; Quintessenz Zahntechnik 12/1975; 11 - 21

Gerber, A.: Candulor Memorandum und Kurs-Notizen. Condylator-Service Zürich/Schweiz

Gerber, A.: Registriertechnik für Prothetik, Okklusions-

diagnostik und Okklusionstherapie. Condylator-Service, Zürich 1974.

Gernet W.: Funtionsanalysen im stomatagnathen System; Hanser, München 1982

Graber G.: Partielle Prothetik, Farbatlanten der Zahnmedizin, Band 3., 2. Auflage, Thieme, Stuttgart 1992

Grünewald F., Ludwigs H.: Die Ludwigstechnik; Quintessenz Zahntechnik , 15-16, Berlin 1990

Gysi A.: Die Herstellung einer totalen Prothese, 4. Auflage; De Trey GmbH, Berlin, 1931

Gysi, A.: Modifikation des Artikulators und der Aufstellregeln für Vollprothesen, Huber, Bern 1958

Haller L.: Die Zahnprothetik vor einer neuen Epoche, 1. Teil und 2. Teil. K. Weinbrenner, Stuttgart 1943

Hartmann H.-J.: Aktueller Stand der zahnärztlichen Implantologie; Spitta-Verlag, Balingen 2001

Haunfelder D., Hupfauf L., Ketterl W., Schmuth G.: Praxis der Zahnheilkunde, Bd. III (Zahnersatzkunde); Urban & Schwarzenberg, München 1969

Häupl, K, Kirsten, H., Rehm, H.: Zahnärztliche Prothetik. J. A. Barth, Leipzig 1951.

Heners M: Zahnerhaltende Prothetik durch gewebeintegrierende Konstruktionsweise; Zahnärztl. Mitt. 1990; 21; 2340-2344

Hiltebrand, C.: Die Gestaltung der totalen Prothese, Hüthig, Heidelberg 1956

Hoffmann M., Ludwig P.: Die teleskopierende Totalprothese im stark reduzienem Lückengebiß. Dtsch Zahnärztl. Z. 1973; 28; 2-17

Hoffmann-Axthelm, W.: Lexikon der Zahnmedizin. 6. Aufl. Quintessenz, Berlin 1995.

Hofmann, M.: Das All-Oral-System, Hanser, München 1978

Hofmann, M.: Totale Prothese nach dem All-Oral-Verfahren, Hanser, München 1979

Hohmann A., Hielscher W.: Das Prothesenlager; Quintessenz Zahntechnik 12/1987 Quintessenz, Berlin

Hohmann A., Hielscher W.: Die Endkontrolle einer totalen Prothese; Quintessenz Zahntechnik 2/1985; Quintessenz, Berlin

Hohmann A., Hielscher W.: Fehleranalyse an Konstruktionsbeispielen einer OK- und UK-Prothese; Quintessenz Zahntechnik 3/1988; Quintessenz Berlin

Hohmann A., Hielscher W.: Konstruktionsbedingungen für Zahnersatz; Quintessenz Zahntechnik 3/1988; Quintessenz, Berlin

Hohmann A., Hielscher W.: Konstruktionen für den partiellen Zahnersatz; 2. überarbeitete Auflage; ZL-Microdent GmbH Breckerfeld 1991

Hohmann A., Hielscher W.: Lehrbuch der Zahntechnik Band 2; 3. überarbeitete Auflage; Quintessenz, Berlin 1994

Hohmann A., Hielscher W.: Zahntechnik in Frage und Antwort; 2. überarbeitete Auflage, Neuer Merkur, München 1995

Hohmann A., Hielscher W.: Lehrbuch der Zahntechnik Band 1; 5. überarbeitete Auflage; Quintessenz, Berlin 1996

Hohmann A., Hielscher W.: Lehrbuch der Zahntechnik Band 3; 3. überarbeitete Auflage Quintessenz, Berlin 1997

Hohmann A., Hielscher W.: Zahntechnik interaktiv CD-ROM; Neuer Merkur, München 1997

Hohmann A., Hielscher W.: Lexikon der Zahntechnik; Neuer Merkur, München 1998

Hörauf K.: Form und Stellung der Frontzähne in ihrer Beziehung zu Körperbautypen, Hanser. München 1958

Horch H.-H, Hupfauf L., Ketterl W, Schmuth G. (Hrsg.): Praxis der Zahnheilkunde 3: Zahnerhaltung II. Urban & Schwarzenberg, München 1987

Horn R.: Auswahl und Aufstellung der Frontzähne; In: Hupfauf L. (Hrsg.): Totalprothesen; 3. Auflage, Urban & Schwarzenberg, München Wien 1991; 195-217

Horn, R., Stuck J.: Zahnaufstellung in der Totalprothetik, Quintessenz, Berlin 1980

Hupfauf L. (Hrsg.): Praxis der Zahnheilkunde; Bd. VII: Totalprothesen, 3. Aufl. Urban & Schwanenberg, München 1991

Hupfauf L. (Hrsg.): Totalprothesen. 3. Auflage. Urban & Schwarzenberg, München 1991

Jüde H. D.: Die Gestaltung retromolarer Flügel am unteren totalen Zahnersatz; Hanser, München 1975

Jüde H. D.; Kühl W., Rossbach A.: Einführung in die zahnärztliche Prothetik; Deutscher Ärzte-Verlag; Köln 1977

Jüde, H. D.: Der Halt des totalen Zahnersatzes in Abhängigkeit von anatomischen und funktionellen Grundlagen; Zahnärztl. Prax. 28; 1977; 190-193

Jüde, H. D.: Die Gestaltung retromolarer Flügel am unteren totalen Zahnersatz; Hanser, München 1975.

Jüde/Kühl/Roßbach: Einführung in die zahnärztliche

Prothetik; 5. Auflage, Deutscher Ärzte Verlag, Köln 1996.

Kaelin D., Schärer P.: Aunbausysteme in der Kronen- und Brückenprothetik; Schweiz Monatsschr Zahnmed 1991; 101; 457 - 463

Kennedy E.: Partielle Zahnprothesen und ihre Herstellung; Meusser, Berlin 1932

Kerschbaum Th., VossR.: Guß- und metallkeramische Verblendkrone im Vergleich - Ergebnisse einer Nachuntersuchung bei Teilprothesenträgern; Dtsch. zahnärztl. Z. 32 (1977) 200

Knischewski, F.: Einführung in die Anatomie; Verlag Arbeitsfront GmbH, Berlin 1931

Kobes, L. W. R.: Abformung; In Hupfauf, L. (Hrsg.): Praxis der Zahnheilkunde; Bd. VII. Totalprothesen, 3. Aufl. Urban & Schwarzenberg, München 1991

Körber E.: Die zahnärzliche prothetische Versorgung des älteren Menxhen; Hanser, München 1978

Körber E.: Die zahnärztlich-prothetische Versorgung des älteren Menschen; Hanser, München 1978

Körber K. H.: Dynamischer Mechanismus von Parodontium und Gewebsstrukturen unter herausnehmbarem Zahnersatz; Dtsch. zahnärztl. Z 38; 1983; 975-985

Körber K. H.: Konuskronen-Teleskope, Einführung in Klinik und Technik; 5. Aufl. Hüthig, Heidelberg 1983

Körber K. H.: Parodontologische und technische Probleme der vollverblendeten Konuskrone. Dtsch. zahnärztl. Z. 24; 1969; 768

Körber K. H.: Prothetische Planung in Konuskronen; 5. Aufl. Hüthig, Heidelberg 1983

Körber K-H.: Konuskronen: Das rationelle Teleskopsystem, Einführung in Klinik und Technik; Hüthig, Heidelberg 1988

Körber, K H.: Zahnärztliche Prothetik, Bd. 1 - 2. Thieme, Stuttgart 1975

Körber, K.H.: Zahnärztliche Prothetik. 4. Aufl. Thieme, Stuttgart 1995

Kump U: Neues Konstruktionssystem für die optimale Klammergestaltung; Degussa-Informationsbrief, Frankfurt 1986

Ledermann P. D.: Das TPS-Schraubenimplantat nach siebenjähriger Anwendung; Quintessenz 1984; 11; 2031 -2041

Lehmann G.: Die Totale Prothese nach der Methode von Professor Dr. A. Gerber; Dent. Labor 1982; 30; 1575 - 1591

Lehmann K. M.: Abformmaterialien und Methoden;

In Voss, R., Meiners H.: Fortschritte der zahnärztlichen Prothetik und Werkstoffkunde; Hanser, München 1980

Lehmann K. M.: Defektprothesen in Zahn-, Mund- und Kieferheilkunde; Bd. III; Thieme, Stuttgart 1982

Lehmann K. M.: Einführung in die Zahnersatzkunde. 6. Auflage; Urban & Schwarzenberg, MÜnchen 1988

Lehmann, K. M.: Die Herstellung von totalen Prothesen im Mittelwertartikulator; Dent.Labor 25; 1977

Lehmann, K. M.: Einführung in die Zahnersatzkunde; 7. Aufl. Urban & Schwarzenberg, München 1988.

Lehmann, K. M.: Einführung in die Zahnersatzkunde. Urban & Schwarzenberg, München 1975

Lehmann, KM., Hellwig, E., Einführung in die restaurative Zahnheilkunde; 8. Auflage. Urban & Schwarzenberg, München 1998

Lenz J.: Ein mathematisches Modell zur Berechnung des Haft- und Festigkeitsverhaltens von konischen Teleskopkronen; Dtsch Zahnärzt. Z. 1982; 37; 7-15

Lenz J.: Zum Haftmechanismus von konischen Teleskopkronen; Quintessenz Zahntechnik 1983; 9; 569-583

Lexikon Zahnmedizin, Zahntechnik; Urban & Fischer, München-Jena 2000

Lotzmann U.: Okklusionsschienen und andere Aufbißbehelfe - Grundlagen zur Theone und Praxis; Neuer Merkur, München 1992

Lotzmann, U.: Die Prinzipien der Okklusion; Neuer Merkur, München 1995

Mannello C P. Flun M M: Die Modellanalyse in der Teilprothetik (I, II); Quintessenz 1984; 35

Marinello C. P.: Die orale Rehabilitation mittels einer Teilprothese (I, II); Quintessenz 1983; 34: 2153-2163, 2355-2367

Marinello C. P.; Flury M. M.: Die Teilprothesengerüstherstellung im zahntechnischen Laboratorium; (1.11); Quintessenz Zahntech. 1984; 10; 23-33. 173- 180

Markeiwicz W.: Totalprothetik in neuen Dimensionen; Bisico GmbH, Bielefeld 2000

Marx R., Bieniek K. W.: Werkstoffkundliche Eigenschaften von Implantatmaterialien; In: Hartmann H.-J.: Aktueller Stand der zahnärztlichen Implantologie; Spitta-Verlag, Balingen 2001

Marxkors R.: Aufstellung der Seitenzähne; Sonderdruck aus ZVR, 84. Jahrgang, Hüthig, Heidelberg 1975

Marxkors R.: Die Aufstellung der Frontzähne; Sonderdruck aus ZVR, 84. Jahrgang, Hüthig, Heidelberg 1975

Marxkors R.: Die Gußklammerverankerung; Hanser, München 1977

Marxkors R.: Lehrbuch der Zahnärztlichen Prothetik; Hanser, München 1991

Marxkors R.: Modellgußkonstruktionen; Bego Bremer Goldschlägerei Wilhelm Herbst 1974

Marxkors, R.. Propädeutik der zahnärztlichen Prothetik, 4. Auflage. Hüthig, Heidelberg 1985

Marxkors, R.: Der funktionell zweckmäßige Zahnsatz; Hansen München 1975

Marxkors, R.: Funktioneller Zahnersatz. 3. Aufl., Hanser, München-Wien 1988

Meiners H.: Dentallegierungen; In Voss. R., Meiners H.: Fortschritte der zahnärztlichen Prothetik und Werkstoffkunde. Hanser. München 1980

Meyer G., Lotzmann U.; : Physikalische und medikamentöse Therapie, Muskelentspannung und Feedback; In: Hupfauf L. (Hrsg.): Funktionsstörungen des Kauorgans; 2. Aufl. Praxis der Zahnheilkunde; Band 8; Urban & Schwarzenberg, München 1989

Motsch A.: Funktionsorientierte Einschleiftechnik für das natürliche Gebiß; Hanser, München 1978

Nentwig G. H.: Implantologische Operationsverfahren; In: Hartmann H.-J.: Aktueller Stand der zahnärztlichen Implantologie; Spitta-Verlag, Balingen 2001

Newesely H.: Implantatmaterialien; In: Eichner K. (Hrsg.): Zahnärztliche Werkstoffe und ihre Verarbeitung; Hüthig, Heidelberg. 4. Aufl. Bd.2. 1988, 255-291

Ney Company J. M.: Die gegossene partielle Prothese; Degussa, Frankfurt/Main

Niedermeier W.: Prothesenkinematik; In Hupfauf L. (Hrsg.): Praxis der Zahnheilkunde, Bd. VI: Teilprothesen; Urban & Schwanrzenberg, München 1988

Nilges P: Psychologische Modelle, Diagnostik und Therapie bei Gesichts- und Kopfschmerzen, In: Siebert G.K. (Hrsg.): Gesichts- und Kopfschmerzen, Hanser, München 1992

Palla S.: Bestimmung der Kieferrelation; In: Hupfauf L. (Hrsg.): Totalprothesen; 3. Auflage, Urban & Schwarzenberg, München 1991;131-194

Palla, S.: Bestimmung der Kieferrelation. In Hupfauf, L. (Hrsg.): Praxis der Zahnheilkunde, Bd. VII. Totalprothesen, 3. Aufl. Urban & Schwarzenberg, München 1991

Preiswerk, G.: Zahnärztliche Technik. J. F. Lehmanns Verlag, München 1911

Pschyrembel, W: Klinisches Wörterbuch; 255. Aufl. Walter de Gruyter, Berlin 1986

Redtenbacher K.: Das ATR-System; Quintessenz, Berlin 1968

Rehm, H.: Vermeidung und Behebung von Mißerfolgen in der Totalprothetik; Hüthig, Heidelberg 1968

Reusch/Feyen/Cramer: Arbeitsanleitung Referenz-System: Montage des Unterkiefers mittels zentrischem Registrat; Girrbach Dental, Pforzheim 1995.

Roßbach A.: Abformung teilbezahnter Kiefer; In Hupfauf L. (Hrsg.): Praxis der Zahnheilkunde, Bd. VI: Teilprothesen; Urban & Schwanenberg. München 1988

Roßbach A.: Kronen und Brücken; In Schwenzer N., Grimm G.: Prothetik und Werkstoffkunde. Bd. III; Zahn-Mund-Kieferheilkunde, Thieme, Stuttgart 1982

Schmeissner H.: Die Quintessenz der Einzelkrone; Quintessenz, Berlin 1972

Schön E, Singer F.: Europäische Prothetik heute; Quintessenz, Berlin 1978

Schön F., Singer E.: Die partielle Prothese; Quintessenz, Berlin 1979

Schreinemakers, J.: Die vollsaugende Clan-Tray-Prothese; Begründung, Herstellung; Tholen NV. Utrecht 1962

Schreinemakers. J.: Die Logik in der Totalprothetik; Quintessenz, Berlin 1979

Schröder, H.: Lehrbuch der technischen Zahnheilkunde, Bd. I - II; Verlag Hermann Meusser, Berlin 1927.

Schroeder A., Sutter F., Krekeler G. (Hrsg.): Orale Implantologie; Thieme, Stuttgart 1988

Selbach F. W.: Das Modellieren der Zahnkronen; Hüthig, Heidelberg 1975

Shillingburg H. T.: Die Quintessenz des festsitzenden Zahnersatzes; Quintessenz, Berlin 1978

Shillingburg, Kessler: Restauration von wurzelbehandelten Zähnen, Quintessenz, Berlin 1982

Shillingburg/Hobo/Fisher: Atlas der Kronenpräparation; Quintessenz, Berlin 1974

Shillingburg/Hobo/Fisher: Grundlagen der Kronen- und Brückenprothetik; Quintessenz, Berlin 1977

Shillingburg/Willson/Morrison: Handbuch der Aufwachstechnik; Quintessenz, Berlin 1979

Spang H.: Die Quintessenz der prothetischen Hilfsteile; Quintessenz, Berlin 1973

Sperr, W.: Ergebnisse der Axiographie und deren Auswirkung auf die konservierende Zahnheilkunde. Quintessenz 12 (1983) 2343.

Spickermann H., Gründler H.: Die Modellguß-Prothese, 2. Auflage; Quintessenz, Berlin 1983

Spickermann H.: Implantatprothetik. In: Voß R., Meiners H. (Hrsg.): Fortschritte der zahnärztlichen Prothetik und Werkstoffkunde; Band 4. Hanser, München 1989

Spiekermann H., Gründler H.: Die Modellguß-Prothese, 2. Aufl. Quintessenz, Berlin 1983

Spiekermann, H.: Implantologie; In Rateitschak. K. H., Wolf H. F. (Hrsg.): Farbatlanten der Zahnmedizin, Thieme, Stungart 1994

Stenzel K., Gilde H., Lenz P.: Untersuchungen der Einflußgrößen zur Haftkraft von Konuskronen; Dtsch Zahnärztl. Z. 1980; 35; 920-922

Strub, J., Curriculum Prothetik, Band I - III; 2. Auflage, Quintessenz, Berlin 1999.

Strunz V.: Enossale Implantatmaterialien in der Mund- und Kieferchirurgie; Hanser, München 1985

Stuck, J.: Das APF$_{NT}$-Totalprothetik-System; Densply/DeTrey, Dreieich 2000

Stüttgen U., Hupfauf L.: Kombiniert festsitzend-abnehmbarer Zahnersatz, In: Hupfauf L. (Hrsg.): Teilprothesen. 2. Auflage, Urban & Schwarzenberg. München 1988

Tetsch P.: Enossale Implantationen in der Zahnheilkunde. 2. Auflage, Hanser, München 1992

Uhlig H.: Zahnersatz für Zahnlose; Quintessenz, Berlin 1970

Voss R.: Mißerfolge bei partiellen Prothesen; Zahnärztl. Welt 69 (1967) 302-307

White E. G.: Implantat - Zahntechnik; Quintessenz, Berlin, 1993

Wirz J, Jäger K., Schmidli F.: Magnetverankerte (Implantatgesicherte) Totalprothesen; Schweiz Monatsschr. Zahnmed. 1994; Vol. 104; 10

Witkowski S., Weng D.: Röntgenschablonen und bildgebende Verfahren in der prothetisch orientierten Implantologie; Quintessenz Zahntech 1996; 22; 1298-1316

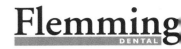

Lust auf individuelle Förderung?

Als marktführende Gruppe von Dentallaboratorien ist
Flemming Dental größter Ausbilder der Branche.
Gerade die Nachwuchsförderung liegt uns besonders
am Herzen: Die praktisch-theoretische Ausbildung in
den Laboratorien ergänzen wir durch ein umfang-
reiches, internes Kursangebot unserer Flemming
Akademie. So kann sich jeder Azubi sicher sein, am
Ende der Ausbildungszeit mit einem überdurchschnitt-
lich hohen Wissensstand richtig fit fürs weitere
Berufsleben zu sein.

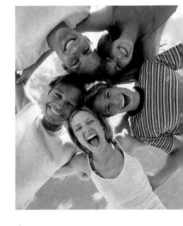

Grundsätzlich schreibt Flemming Dental die indivi-
duelle Weiterentwicklung der Mitarbeiter groß.
Fachspezifische Kursprogramme aus den vier
Fachschulungsbereichen Technik, EDV, Vertrieb und
Personal bilden die Basis für den beruflichen und
persönlichen Erfolg jedes einzelnen.

So sichert Flemming Dental den Mitarbeitern
eine überdurchschnittlich gute Qualifikation – die
Grundlage für beste Aufstiegschancen.

FLEMMING AKADEMIE

Flemming Zentrale GmbH · Ressort Personal
Meßberg 1 · 20095 Hamburg
Tel. 040/32 102-304 · Fax 040/32 102-216

Schöne Zähne.